眼科疾病
临床诊治精要

主编 关孟等

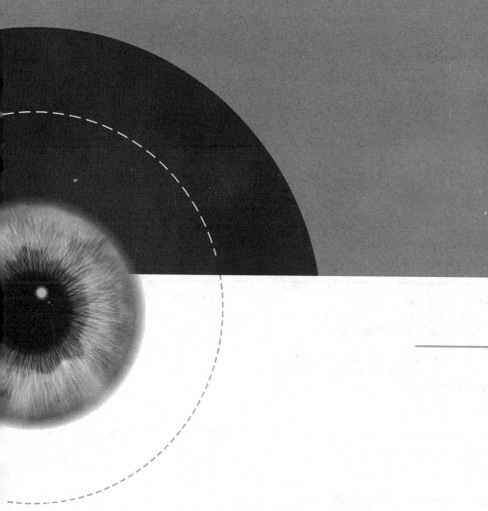

吉林科学技术出版社

图书在版编目（CIP）数据

眼科疾病临床诊治精要 / 关孟等主编 . —长春：吉林科学技术出版社，2024.5. —ISBN 978-7-5744-1609-3

Ⅰ . R771

中国国家版本馆CIP数据核字第2024YY3476号

眼科疾病临床诊治精要

主　　编　关　孟　等
出 版 人　宛　霞
责任编辑　李亚哲
封面设计　吴　迪
制　　版　北京传人
幅面尺寸　185mm×260mm
开　　本　16
字　　数　450 千字
印　　张　19.5
印　　数　1~1500 册
版　　次　2024年5月第1版
印　　次　2024年12月第1次印刷

出　　版　吉林科学技术出版社
发　　行　吉林科学技术出版社
地　　址　长春市福祉大路5788 号出版大厦A 座
邮　　编　130118
发行部电话/传真　0431-81629529 81629530 81629531
　　　　　　　　　81629532 81629533 81629534
储运部电话　0431-86059116
编辑部电话　0431-81629510
印　　刷　三河市嵩川印刷有限公司

书　　号　ISBN 978-7-5744-1609-3
定　　价　105.00元

《眼科疾病临床诊治精要》编委会

主 编

关 孟　昆明医科大学第一附属医院
钱一峰　苏州大学附属第一医院
季河清　江苏省苏北人民医院
张彩霞　苏州眼耳鼻喉科医院
成 芳　山西省儿童医院（山西省妇幼保健院）
李明哲　上海市浦东医院（复旦大学附属浦东医院）

副主编

贾 君　武汉市中心医院
刘 豫　中南大学湘雅三医院
夏红玉　昆明市儿童医院
李 晶　山西省儿童医院（山西省妇幼保健院）
李 娇　攀枝花市中西医结合医院
吴 碧　武汉市中心医院

编 委

武圣洁　山西省中西医结合医院
贾丽霞　临汾爱尔眼科医院集团有限公司

前　言

　　视觉器官主要由四个部分组成:眼球、眼附属器、视路和视觉中枢。眼球接收外界信息,由视路向视觉中枢逐渐传递,完成视觉功能。眼球是一部生物照相机,万紫千红的世界景观、人们的喜怒哀乐全都靠这部精美的相机捕捉,这些信息通过视神经传到大脑,经过大脑处理后就逐渐形成了人们的世界观和人生观;外界信息约90%由眼睛获得。因此,眼睛是否健康,视力是否正常,直接影响人们的生活质量。伴随着眼科新型仪器的研发、推广和使用,临床医师们能够在微观上更加全面、深刻地认识疾病和处理疾病;加之新的眼科诊疗方法与技术层出不穷,越来越多的眼科疾病可以被更早地发现,从而得到及时有效的治疗。所以,在当今的临床工作中,眼科的医师们必须与时俱进,不仅要具备扎实的基础理论、掌握诊疗的操作技巧,而且要不断地学习新知识、新技术。鉴于此,编者特地组织了一批有丰富临床经验的医师编写了本书。

　　全书从临床实用的角度出发,详细地介绍了当今眼科疾病的临床诊治要点。首先介绍了眼的解剖生理及眼科检查技术。然后以常见眼科疾病为核心,详细阐述了眼睑病、泪器病、结膜病等眼表疾病,以及玻璃体疾病、视神经疾病、视网膜疾病等眼底病变,视光学相关的屈光不正、斜视、近视等也有所涉及,重点阐述相关疾病的病理机制、临床表现、诊断依据、鉴别诊断、治疗等方面,并将近年来临床在相关方面取得的新进展融入其中。最后以眼科常见手术为重点,分别介绍了角膜屈光手术、晶体屈光手术、白内障手术、青光眼手术等内容,另外还简单介绍了各类眼底病的激光治疗等内容。本书内容丰富新颖、资料可靠,力求将眼科基本理论、基本技能与临床实践完美结合,融科学性、系统性、先进性、实用性与启发性于一体。本书可供眼科相关专业人员和县级医院、乡镇医院以及社区医疗服务中心的临床医师参考阅读,也可作为广大研究生、进修生、医学院校学生学习的参考资料。

　　由于知识水平有限,书中倘有疏漏之处,恳请读者批评指正。

编　者

目 录

第一章　眼的解剖和生理

第一节　眼　球

眼球由眼球壁,包括其前面的透明角膜和其余大部分的乳白色巩膜及眼球内容物组成。近似像球形,眼球的主要部分位于眼眶内,后端有视神经与颅内视路及视觉中枢连接。正常人眼球前后径在出生时约 16 mm,3 岁左右达 23 mm,成年时为 24 mm,垂直径稍短于水平径。平视时,中国人眼球一般突出于外侧眶缘 12~14 mm,双眼球突出度相差一般不超过 2 mm。眼球由眼球壁和眼球内容物组成。

一、眼球壁

包括前部单层纤维膜的角膜,后部眼球壁由外向内顺次为纤维膜、葡萄膜和视网膜。

1.外层　纤维膜外层由致密结缔组织构成,厚而坚韧,为眼的外壳,可分为前部的角膜和后部的巩膜。

(1)角膜:位于眼球中央,占眼球前部约 1/6,为略向前凸的透明的偏横椭圆形球面,横径为 11.5~12 mm,垂直径为 10.5~11 mm,为重要的屈光系统组成部分。角膜周边较厚,约 1 mm,中央薄,厚度约 0.5 mm。角膜曲率半径的前表面约为 7.8 mm,后内面约为 6.8 mm。角膜组织学上从前向后可分为 5 层。

1)上皮细胞层:由 5~6 层鳞状上皮细胞组成,厚约 35 μm,排列整齐,再生能力强,损伤后修复较快,且不留瘢痕。

2)前弹力层(Bowman's membrane):是一层均匀无结构的透明薄膜,厚约 12 μm,损伤后不能再生。

3)基质层(实质层):占角膜全厚 90% 以上,厚约 500 μm。约由 200 层排列整齐的纤维薄板构成。板层由胶原纤维构成,互相交错排列,与角膜表面平行,极有规则,具有相同的屈光指数。其间有固定细胞和少数游走细胞,以及丰富的透明质酸和一定含量的糖胺聚糖。此层损伤后不能完全再生,而由不透明的瘢痕组织所代替。

4)后弹力层(Descemet's membrane):是一层富有弹性的透明薄膜,坚韧,厚 10~12 μm,损伤后可迅速再生。

5)内皮细胞层:紧贴于后弹力层后面,由一层六角形细胞构成。厚约 5 μm,具有角膜-房水屏障作用。损伤后不能再生,常引起基质层水肿,其缺损区依靠邻近的内皮细胞扩展和移行来覆盖。另外在角膜表面还有一层泪膜,具有防止角膜干燥和维持角膜平滑以及光学性能的作用。泪膜由外到内由脂质层、水液层、黏液层三层构成。

角膜组织内没有血管,睫状前血管终于角膜缘,形成血管网,营养成分由此扩散入角膜。角膜的感觉神经丰富,由三叉神经的眼支经睫状神经到达角膜。

(2)巩膜:占眼球后部约 5/6,乳白色,不透明,质地坚韧,用来保护眼球内部结构。巩膜前方接角膜,后方与视神经外鞘相连续。角膜与巩膜衔接处为角膜缘。在近角膜缘的巩膜内有巩膜静脉窦(Schlemm 管),通过 25~35 根传出小管直接与巩膜内的静脉网相通,是房水的排出路。巩膜的后部有视神经纤维束穿过的环行区,为筛板。

组织学上巩膜分为三层:表层巩膜、巩膜实质层和棕黑层。巩膜厚度各处不一,眼外肌附着处最薄(0.3 mm),角巩膜缘及视神经周围最厚(1.0 mm)。

(3)角膜缘:是角膜和巩膜的移行区,由于透明的角膜嵌入不透明的巩膜内,并逐渐过渡到巩膜,因此在眼球表面和组织学上没有一条明确的分界线。前界一般认为位于连接前弹力层止端与后弹力层止端的平面,后界为巩膜突垂直于眼表的平面,宽 1.5~2.5 mm,各象限不同。角膜缘是内眼手术切口的标志部位,角膜干细胞所在之处。

角膜缘在临床上重要性表现在:①角巩缘下的前房角是眼内液循环房水排出的主要通道;②角膜缘是内眼手术切口的重要进路;③此处组织结构相对薄弱,眼球受钝挫伤时,容易破裂。

(4)前房角:位于周边角膜与虹膜根部的连接处(图 1-1),是房水排出眼球的重要通道,由角膜缘、睫状体及虹膜根部围绕而成。前房角从前外至后内为:①Schwalbe 线。前壁的前界线在前房角镜下呈一条灰白色发亮略凸起的线,为角膜后弹力层的终止部;②小梁网。为位于巩膜静脉窦内侧、Schwalbe 线和巩膜突之间的结构,宽约 0.5 mm 的浅灰色透明带,随年龄增加呈黄色或棕色,常附有色素颗粒,是房水排出的主要区域。组织学上是以胶原纤维为核心、围以弹力纤维及玻璃样物质,最外层是内皮细胞;③Schlemm 管。是一个围绕前房角一周的环行管,位于巩膜突稍前的巩膜内沟中,表面由小梁网所覆盖,向外通过巩膜内静脉网或直接经房水静脉将房水运出球外,向内与前房交通;④巩膜突。是巩膜内沟的后缘,向前房突起,为睫状肌纵行纤维的附着部;⑤睫状体带。由睫状体前端构成,房角镜下为一条灰黑色的条带;⑥虹膜根部。

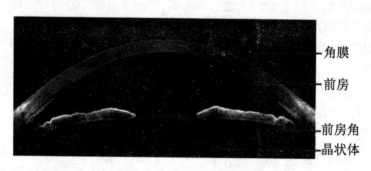

角膜
前房
前房角
晶状体

图 1-1　前节 OCT 显示角膜与前房角

2.中层　为葡萄膜,又称血管膜、眼球血管膜,富含血管与黑色素。从前向后为虹膜、睫状体和脉络膜。

(1)虹膜:为一圆盘状膜,将眼球前部腔隙分隔为前房与后房,虹膜主要由结缔组织构成,内含色素、血管、平滑肌,中央一圆孔为瞳孔,光线由此进入眼内。在瞳孔周围虹膜组织内含两种平滑肌纤维:一种向虹膜周边呈放射状排列,称为瞳孔开大肌,受交感神经纤维支配,收缩时使瞳孔开大;另一种环绕瞳孔周围,称为瞳孔括约肌,受动眼神经中的副交感神经纤维支配,收缩时使瞳孔缩小。虹膜的颜色主要取决于虹膜实质层中色素的多少而不同,且与种族有关。组织学上,虹膜由前向后可分为六层:内皮细胞层、前界膜、实质层、肌肉层、色素上皮层和内界膜层。

（2）睫状体：为眼球虹膜根部与脉络膜之间的环形组织，宽 6~7 mm，睫状体基底部附着于巩膜突处。前部 1/3 较肥厚，称为睫状冠，宽约 2 mm，内表面有 70~80 个放射状突起，称为睫状突，后 2/3 为睫状体扁平部，为视网膜玻璃体手术的切口部位。扁平部与脉络膜相接部位呈锯齿状，称为锯齿缘，为睫状体后界。

睫状体由睫状肌和睫状上皮细胞组成。其突发出晶状体悬韧带与晶状体囊相连在睫状体内有平滑肌，称为睫状肌，由外纵行的、中间呈放射状的和内侧环形的三组肌纤维组成，受副交感神经支配，其收缩与舒张可调节晶状体的曲度。上皮细胞层由外层的色素上皮和内皮的无色素上皮细胞组成。

（3）脉络膜：为葡萄膜的后部，位于视网膜和巩膜之间，富含血管和黑色素，起于前部的锯齿缘，后止于视神经周围。内面借助一层玻璃膜与视网膜的色素上皮层相联系，外面借一潜在性间隙（脉络膜上腔）与巩膜相接。脉络膜主要由血管所构成，由三层血管组成，外侧的大血管层，中间的中血管层和内侧的毛细血管层。组织学上脉络膜分五层：脉络膜周层、大血管层、中血管层、毛细血管层和玻璃膜。

3.内层　视网膜，为位于脉络膜内侧的一层透明的膜。视网膜具有感受光刺激的作用，其后极部有一椭圆形凹陷区，是视网膜最薄处，只有视锥细胞集中于此，这是解剖学上的黄斑，是视力最敏感区，黄斑区感知的视力即为中心视力，黄斑区以外感知的视力即为周边视力（图 1-2）。

视网膜主要由色素上皮细胞、视细胞、双极细胞、节细胞、水平细胞、无长突细胞、网间细胞和 Muller 细胞等组成。视网膜自外向内分为 10 层。①色素上皮层：由单层色素上皮细胞构成；②视杆视锥层：由视杆细胞和视锥细胞的外突构成；③外界膜：由 Muller 细胞的外突末端连接而成；④外核层：由视杆细胞和视锥细胞的细胞体组成；⑤外网层：由视杆细胞和视锥细胞的内突及双极细胞的树突构成；⑥内核层：由双极细胞、水平细胞、无长突细胞和 Muller 细胞的胞体构成；⑦内网层：由双极细胞的轴突和无长突细胞及节细胞的树突构成；⑧节细胞层：由节细胞的胞体组成；⑨神经纤维层：由节细胞的轴突组成；⑩内界膜：为 Muller 细胞的内突末端连接而成。

光感受器细胞结构包括外节、连接绒毛、内节、体部以及突触五个部分。

视盘（图 1-3），又称视乳头，1.5~1.75 mm 大小，边境清楚的竖椭圆形的盘状结构，是视网膜神经节细胞轴突纤维汇集成视神经穿出眼球的部位，视盘上有视网膜中央动脉与静脉通过（图 1-4）。

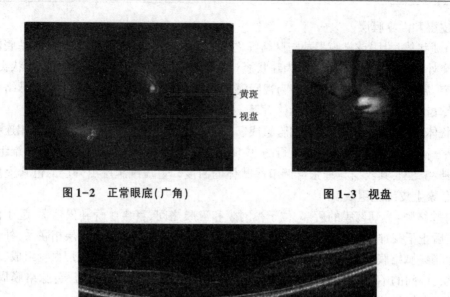

图1-2　正常眼底(广角)　　　　　　　图1-3　视盘

黄斑
视盘

图1-4　黄斑区 OCT

二、眼球内容物

眼球内容物包括房水、晶状体和玻璃体三部分,与角膜一起称为眼的屈光介质。

1.房水　为充满前后房的透明液体,占眼内容积的4%,由睫状体上皮细胞产生,处于动态循环中。前房指角膜后面与虹膜和瞳孔区晶状体前面之间的腔隙,容积约 0.2 mL。后房为虹膜后面、晶状体悬韧带前面,睫状体内侧和晶状体前侧面的环形间隙,容积约 0.1 mL。房水的循环:睫状体产生→后房→瞳孔→前房→房角小梁网→巩膜静脉窦→睫前静脉→眼静脉。功能:营养角膜和晶状体,维持眼压,屈光介质。

2.晶状体　位于虹膜与玻璃体之间,呈双凸镜状,无色透明,借睫状悬韧带与睫状体相连。晶状体前曲率为 10 mm,后面约 6 mm,前后面交界处为晶状体赤道部,两面的顶点为前极与后极。晶状体直径约为 9 mm,其厚度随着年龄的增长而逐渐增加,从儿童时期的 2 mm 到老年时期的 5 mm 左右。

晶状体由晶状体囊、晶状体纤维组成。晶状体囊包括前囊、后囊和赤道部 3 个部分。晶状体纤维是由赤道部上皮细胞向前、后板延长伸展形成,在一生中不断生长,可分为较新的皮质,和挤向中心并逐渐硬化的晶状体核。晶状体的弹性随着年龄的增长而逐渐减弱。

3.玻璃体　为充满于玻璃体腔的无色透明的胶状物质,充填于晶状体与视网膜之间,占眼内容积的 4/5 左右,约 4.5 mL。玻璃体前面为玻璃体凹,以容纳晶状体,其他部分与视网膜、睫状体相接,其中在视盘边缘、黄斑中心凹及玻璃体基底部粘连紧密。玻璃体中部有一光学密度较低的中央管,称 Clouget 管,为原始玻璃体的遗留,从晶状体后极到视盘前,为胚胎期玻璃体血管通过处。

第二节　视路

视路是视觉信息从视网膜光感受器开始到大脑枕叶视中枢的传导路径,临床上通常指从视神经开始经视交叉、视束、外侧膝状体、视放射到枕叶视中枢的神经传导路径。

视觉神经纤维在视路各部位的分布情况为视网膜光感受器的神经冲动经双极细胞传至神经节细胞,由神经节细胞发出的神经纤维(轴突)向视盘汇聚。

一、视神经

由视网膜神经节细胞的轴突汇集而成。从视盘开始后穿过脉络膜及巩膜筛板出眼球,经视神经管进入颅内至视交叉前角止。全长 42~47 mm。可分为眼内段、眶内段、管内段和颅内段四部分。

1.眼内段　由视盘起到巩膜脉络膜管为止,包括视盘和筛板部分,长约 1 mm,是整个视路中唯一可用肉眼看到的部分。神经纤维无髓鞘,但穿过筛板以后则有髓鞘。由于视神经纤维通过筛板时高度拥挤,临床上容易出现水肿。

2.眶内段　是从眼球至视神经管的眶口部分,全长 25~35 mm,在眶内呈 S 形弯曲,以保证眼球转动自如不受牵制。

3.管内段　为通过骨性视神经管部分,长约 6 mm。本段视神经与蝶窦、后组筛窦等毗邻,关系密切。由于处于骨管紧密围绕之中,当头部外伤、骨折等可导致此段视神经严重损伤,称为管内段视神经损伤。

4.颅内段　此段指颅腔入口到视交叉部分,长约 10 mm。两侧视神经越向后,越向中央接近,最后进入视交叉前部的左右两侧角。

视神经的外面有神经鞘膜包裹,由三层脑膜(硬脑膜、蛛网膜、软脑膜)延续而来。硬脑膜下与蛛网膜下间隙前端是盲端,止于眼球后面,鞘膜间隙与大脑同名间隙相同,其中充有脑脊液。临床上颅内压增高时常可引起视盘水肿,而眶深部感染也能累及视神经周围的间隙而扩散到颅内。

视神经的血液供应:眼内段,视盘表面的神经纤维层,由视网膜中央动脉来的毛细血管供应,而视盘筛板及筛板前的血供,则由来自睫状后动脉的分支供应。二者之间有沟通。Zinn-Haller 环为视盘周围巩膜内睫状后动脉小分支吻合所成。眶内段、管内段、颅内段则由视神经中的动脉及颅内动脉、软脑膜血管供应。

二、视交叉

位于蝶鞍之上,是两侧视神经交叉接合膨大部,略呈扁平的长方形,外被软脑膜包围。视交叉的纤维包括交叉和不交叉的两组纤维。交叉纤维来自两眼的视网膜鼻半部。来自视网膜上半部的交叉纤维居视交叉的上层,在同侧形成后膝,然后走向对侧视束。下半部的交叉纤维居视交叉的下层,在对侧形成前膝,进入对侧视束。不交叉纤维来自两眼的视网膜颞半部。来自视网膜上半部的不交叉纤维居视交叉同侧的内上方;下半部的不交叉纤维居同侧的外下方,然后进入同侧视束。盘斑束纤维也分为交叉与不交叉两部分,交叉纤维在视交叉的后上方交叉至对侧;不交叉纤维进入同侧视束。

视交叉与周围组织的解剖关系:前上方为大脑前动脉及前交通动脉,两侧为颈内动脉,下方为垂体,后上方为第三脑室。这些部位的病变都可侵及视交叉而表现为不同形状的视野损害。

三、视束

为视神经纤维经视交叉后位置重新排列的一段神经束。自视交叉开始绕大脑脚至外侧膝状体。每一视束包括来自同侧视网膜的不交叉纤维和对侧视网膜鼻侧的交叉纤维。不交叉纤维居视束的背外侧,交叉纤维居腹内侧,盘斑束纤维居中央,后渐移至背部。

四、外侧膝状体

为视觉的皮质下中枢,位于大脑脚的外侧,视丘枕的下外面,为间脑(后丘脑)的一部分。视网膜的纤维经视神经、视交叉、视束到此终止于外侧膝状体的节细胞,换神经元后发出的纤维构成视放射。在外侧膝状体中盘斑束纤维居背部,视网膜上半部纤维居腹内侧,下半部纤维居腹外侧。

五、视放射

自外侧膝状体节细胞发出的纤维呈扇形分散形成视放射。越过内囊,在大脑颞叶视放射区的腹部纤维成环形称 Meyer 环,绕侧脑室的下脚和后脚、终止于枕叶。来自视网膜下方纤维居腹部,上方纤维居背部,盘斑束纤维居视放射中部。交叉与不交叉的纤维混合在一起。

六、视皮质

位于大脑枕叶皮质相当 Brodmann 分区的 17、18、19 区。每侧与双眼同侧一半的视网膜相关联。此区有距后裂,为距状裂的后 2/3 段部分,将之分为上下唇。每侧的纹状区与双眼同侧一半的视网膜相关联,如左侧的纹状区与左眼颞侧和右眼鼻侧视网膜有关。上部的纤维终止于距状裂的上唇,下部的纤维终止于下唇。黄斑的盘斑束纤维终止于纹状区的后极部。交叉的纤维终止于深内颗粒层,不交叉的纤维终止于浅内颗粒层。

由于视觉纤维在视路各段排列不同,所以在神经系统某部位发生病变或损害时对视觉纤维的损害各异,表现为特定的视野异常。因此,检出这些视野缺损的特征改变,对中枢神经系统病变的定位诊断具有重要意义。

第三节　眼附属器

眼附属器包括眼睑、结膜、泪器、眼外肌和眼眶等,具有保护、支持和运动眼球的作用。

一、眼眶

为四边锥形的骨窝,其开口向前,锥向后略偏内,由额骨、蝶骨、筛骨、腭骨、泪骨、上颌骨、颧骨 7 块骨组成。成人深 4~5 cm,容积为 25~28 mL。眼眶内有眼球、脂肪、肌肉、神经、血管、筋膜、泪腺等。眶内无淋巴结,眼眶前部有一弹性的结缔组织膜,连接眶骨膜和睑板,称眶隔。

眼眶与额窦、筛窦、上颌窦、蝶窦相邻。眼眶有 4 个壁:上壁、下壁、内侧壁和外侧壁。眶尖有一孔二裂。尖端即为视神经孔位于眶尖部直径为 4~6 mm 圆孔,视神经管由视神经孔向后内侧,略向上方进入颅腔,长 4~9 mm,有视神经和眼动脉及交感神经纤维通过。视神经孔外侧有眶上裂,在眶上壁和眶外壁的分界处,位于视神经孔外上方,长约 22 mm,与颅中窝相通,第Ⅲ、Ⅳ、Ⅵ对脑神经和第Ⅴ对脑神经第一支,眼上静脉和部分交感神经纤维通过。位于眶外壁和下壁之间为眶下裂,第Ⅴ对脑神经第二支,眶下神经及静脉通过。动眼神经、滑车神经、外展神经及三叉神经的眼支和眼静脉由此通过。另外,在眶上缘内 1 与外 2 交界处为眶上切迹,有眶上神经及眶上动脉通过。

二、眼睑

为位于眼眶前部,覆盖于眼球表面,分上、下两部分,为上睑和下睑,有保护眼球的作用。上、下眼睑间的裂隙称为睑裂。正常平视时,睑裂高度约 8 mm,上睑缘可达角膜上缘下 1~2 mm。上下眼睑相连处为眦部,靠近鼻侧为内眦,靠近颞侧为外眦。内眦处有肉状隆起为泪阜,为变态的皮肤组织。泪阜周围的浅窝为泪湖;泪阜外侧有一淡红色纵行皱襞,称为半月皱襞。眼睑的边缘称为睑缘,睑缘前唇有 2~3 行排列整齐的睫毛,后唇有睑板腺开口,前、后唇之间交界称为灰线,为皮肤与结膜的交界处。

眼睑的组织结构由外向内分为五层。

1.皮肤层　为全身皮肤最薄处,易形成皱褶。

2.皮下组织层　为疏松的结缔组织和少量脂肪,有炎症和外伤时,易发生水肿和淤血。

3.肌肉层　①眼轮匝肌,其肌纤维与睑缘基本平行,专司闭眼,由面神经支配;②上睑提肌,起源于眶尖的总腱环,沿眶上壁向前至眶缘呈扇形伸展,一部分止于睑板上缘,一部分穿过眼轮匝肌止于上睑皮肤,具有提睑作用,受动眼神经支配。

4.睑板层　为致密较硬的结缔组织,是眼睑的支架。睑板内外两端各连一带状结缔组织,即内、外眦韧带。睑板内有垂直排列的睑板腺,开口于睑缘,它分泌脂质,构成泪膜的最表层,它可稳定泪膜并阻止水分的蒸发,且有对眼表面起润滑及防止泪液外溢的作用。

5.睑结膜　是紧贴在睑板后面的黏膜组织。不能移动,透明而光滑,有清晰的微细血管分布。在睑缘内 2 mm 处,有一与睑缘平行的浅沟,称为睑板下沟,是异物最易存留的地方。

眼睑的血液供应:为来自颈外动脉的面动脉分支和颈内动脉的眼动脉分支形成的浅部和深部两个动脉血管丛。浅部静脉回流到颈内和颈外静脉,深部静脉汇入海绵窦。眼睑静脉没有静脉瓣,炎症可能蔓延到海绵窦。眼睑的感觉神经为三叉神经第一和第二支。

三、结膜

为一层菲薄透明的黏膜,覆盖于睑板及巩膜的表面。根据解剖部位可分为睑结膜、球结膜、穹窿结膜。这三部分结膜和角膜在眼球前面形成一个以睑裂为开口的囊状间隙,称为结膜囊。

1.睑结膜　与睑板紧密连接不能移动,透明而光滑,有清晰的微细血管分布。在睑缘内 2 mm 处,一与睑缘平行的浅沟,称为睑板下沟,是异物最易存留的地方。

2.球结膜　覆盖在眼球前部巩膜的表面止于角膜缘,附着较为疏松,可以移动,在角膜缘处移行为角膜上皮,此处附着较紧。在泪阜颞侧的半月形球结膜皱襞为半月皱襞,相当于动物的第三眼睑。

3.穹窿结膜　是睑结膜与球结膜相互移行的皱褶部分,组织疏松,有利于眼球自由转动。上方穹窿部有上睑提肌纤维附着。

结膜含有杯状细胞、副泪腺等分泌腺，能分泌黏蛋白与水样液，以参与组成泪膜，维持眼表保护功能。结膜血管来自眼睑动脉弓及睫状前动脉，前者充血时为结膜充血，后者充血时称为睫状充血。感觉神经为第Ⅴ对脑神经。

四、泪器

包括分泌泪液的泪腺及排泄泪液的泪道两部分。

1.泪腺　位于眼眶外上方的泪腺窝内，有排泄管 10~20 条，开口于外侧上穹窿结膜部，能分泌泪液，湿润眼球。泪液中含有少量溶菌酶和免疫球蛋白 A，故有杀菌作用。血液供应来自泪腺动脉，神经为混合神经，由第Ⅴ对脑神经眼支为感觉纤维、面神经中的副交感神经纤维和颈内动脉丛的交感神经纤维支配泪腺分泌。

位于穹窿结膜的 Krause 腺和 Wolfring 腺分泌泪液浆液，称为副泪腺。

2.泪道　是排泄泪液的通道。由上下睑的泪点、泪小管、泪囊、鼻泪管组成。

(1)泪点：是引流泪液的起点，位于上、下睑缘内侧端乳头状突起上，直径 0.2~0.3 mm。孔口与泪湖紧靠，利于泪液进入泪点。

(2)泪小管：是连接泪点与泪囊的小管，长约 10 mm。开始约 2 mm 与睑缘垂直，后与睑缘平行，到达泪囊前，上、下泪小管多先汇合成泪总管然后进入泪囊。也有上、下泪小管各自分别进入泪囊者。

(3)泪囊：位于眶内壁前下方的泪囊窝内，是泪道最膨大的部分。泪囊大部分在内眦韧带的下方，上端为盲端，下端与鼻泪管相接，长约 12 mm，宽 4~7 mm。

(4)鼻泪管：位于骨部的鼻泪管内，上端与泪囊相接，下端开口于下鼻道，开口处有一半月形瓣膜称为 Hasner 瓣，有阀门作用。

正常情况下，依靠瞬目和泪小管的虹吸作用，泪液自泪点排泄至鼻腔，经黏膜吸收。若某一部位发生阻塞，即可产生溢泪。

五、眼外肌

是控制眼球运动的肌肉。每只眼的眼外肌有 6 条，即 4 条直肌和 2 条斜肌，直肌有上直肌、下直肌、内直肌和外直肌，斜肌有上斜肌和下斜肌。

所有直肌及上斜肌均起自眶尖的总腱环，下斜肌起自眶下壁前内缘，它们分别附着在眼球赤道部附近的巩膜上。收缩时，内直肌使眼球内转；外直肌使眼球外转；上直肌主要使眼球上转，其次为内转、内旋；下直肌主要使眼球下转，其次为内转、外旋；上斜肌主要使眼球内旋，其次为下转、外转；下斜肌主要使眼球外旋，其次为上转、外转。

眼外肌的神经支配：内、上、下；直肌及下斜肌均受动眼神经支配，外直肌受外展神经支配，上斜肌受滑车神经支配。

第四节　眼的血液供应

一、动脉

眼球的血液来自颈内动脉供应的视网膜中央血管系统和睫状血管系统。在一般情况下,颈内动脉分出的眼动脉和它的分支是营养眼眶组织的唯一血管,但有时,眼动脉或者它的分支——泪腺动脉,通过眶上裂和脑膜中动脉有吻合(图1-5)。

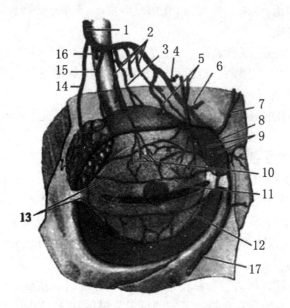

图1-5　眼部主要动脉血管分布(右眼示意图)

1.眼动脉;2.肌动脉;3.睫状后长动脉;4.筛后动脉;5.眶上动脉;6.筛前动脉;7.额动脉;8.鼻梁动脉;9.睑内侧动脉;10.巩膜表层动脉;11.上睑缘动脉弓;12.下睑缘动脉弓;13.睑外侧动脉;14.泪腺动脉;15.睫状后短动脉;16.视网膜中央动脉;17.内眦动脉

1.视网膜中央动脉(central retinal artery,CRA)　为眼动脉眶内段的分支,在眼球后9~12 mm处从内下或下方进入视神经中央,再经视盘穿出,分为颞上、颞下、鼻上、鼻下4支,走行于视网膜神经纤维层内,以后又分支达周边部。视网膜毛细血管网分浅、深两层。浅层分布于神经纤维层和神经节细胞层,深层位于视网膜内颗粒层。在视网膜黄斑区中央为一无血管区。视网膜中央动脉属于终末动脉,营养视网膜内5层。少数人部分视网膜由睫状动脉发出的睫状视网膜动脉供应。

视网膜血管是人体唯一用检眼镜即可直视观察到的血管。通过检眼镜检查,不只可以见到视网膜病变时血管损害情况,并可了解某些全身血管性疾病的状态,如高血压、动脉硬化、糖尿病等,有助于临床诊断和病情的判定。

2.睫状血管

(1)睫状后短动脉:为眼动脉的一组分支,分鼻侧和颞侧两主干,在视神经周围穿入巩膜前分为约20支,到脉络膜内逐级分支,直至毛细血管小叶,呈分区供应,营养脉络膜及视网膜外5层。

(2)睫状后长动脉:由眼动脉分出2支,在视神经鼻侧和颞侧稍远处,斜穿巩膜进入脉络膜上腔,前行达睫状体后部,开始发出分支,少数分支返回脉络膜前部;大多数分支到睫状体前、虹膜根部后面,与睫状前动脉的穿通支交通,组成虹膜大环;大环再发出一些小支向前,在近瞳孔缘处形成虹膜小环,一些小支向内至睫状肌和睫状突以构成睫状体的血管网。

(3)睫状前动脉:是由眼动脉分支肌动脉而来。在肌腱止端处发出的分支,走行于表层巩膜与巩膜实质内,并有以下分支:①巩膜上支,前行至角膜缘组成角膜缘血管网,由此发出小支至球结膜,称为结膜前动脉,与来自眼睑的结膜后动脉吻合;②小的巩膜内支,穿入巩膜终止于 Schlemm 管周围;③大的穿通支,在角膜缘后 3~5 mm 处垂直穿过巩膜达睫状体,参与虹膜大动脉环的组成。

视盘血液供应的特点:视盘表面的神经纤维层由来自视网膜中央动脉系的毛细血管供应,而筛板和筛板前的血供则来自睫状后短动脉的分支,即在视盘周围的巩膜内组成 Zinn-Haller 环的分支,此环与视网膜中央动脉也有沟通。

3.肌动脉　眼动脉向眼外肌发出的分支。它们的数量不定,从 4 条直肌的肌动脉又发出睫状前动脉。

4.筛动脉　一般有 2 条。筛前动脉经过眼眶内壁的同名孔进入颅腔,到达筛骨的筛板,之后经过筛板前部的孔到达前部的筛窦和鼻腔,并且在那里继续分支。筛后动脉和筛前动脉相比,是较小的动脉分支,它到达眼眶的内侧,经过同名孔,到达后部筛窦和蝶窦内。

5.眶上动脉　是眼动脉中相对较粗的一支,在眼眶的上部直接向前,经过额骨的眶上切迹到达睑部和额部的皮下。它在行进的过程中,为肌肉、眼眶部的骨膜、额骨、上睑的组织、额部的肌肉和皮肤提供血液。

6.上、下睑内侧动脉、额动脉和鼻梁动脉　眼动脉发出的皮肤支,它们和面动脉系统的分支相吻合。2 条睑内侧动脉在滑车下方的位置从眼眶出来,分别与来自泪腺动脉的上、下睑外侧动脉相吻合,形成睑缘动脉弓和周围动脉弓,周围动脉弓发出结膜后动脉。额动脉在滑车上方穿过眶隔,与滑车上神经一起到达额部。鼻梁动脉在眼睑内眦韧带的上方穿过眶隔,与来自颌外动脉系统的内眦动脉形成吻合。

7.泪腺动脉　一般在眼动脉刚刚形成弓形后即分出,泪腺动脉从外侧绕过视神经,上升到视神经的上方。这支动脉是眼动脉的分支中最靠近颞侧的,它在上直肌和外直肌之间的眼眶外上侧行进,向泪腺和上直肌、外直肌分出众多的分支,然后穿过眶隔,到达外眦的睑部皮肤处,分出上、下睑外侧动脉。

二、静脉

1.眼球的静脉回流

(1)视网膜中央静脉:与同名动脉伴行,经眼上静脉或直接回流到海绵窦。

(2)涡静脉:位于眼球赤道部后方,汇集脉络膜及部分虹膜睫状体的血流,共 4~7 条每个象限 1~2 条,在直肌之间距离角膜缘 14~25 mm 处斜穿出巩膜,经眼上静脉、眼下静脉回流到海绵窦。

(3)睫状前静脉:收集虹膜、睫状体的血液。上半部静脉血流入眼上静脉,下半部血流入眼下静脉,大部分经眶上裂注入海绵窦,一部分经眶下裂注入面静脉及翼腭静脉丛,进入颈外静脉。

2.眼眶组织的血液回流　主要依靠两条主要的静脉:眼上静脉和眼下静脉,这两条静脉收集全部眶内组织和眼球的静脉血。

眼上静脉与眼下静脉(有时甚至会没有眼下静脉)相比总是更粗大,它在眶缘的内上角由附近的小静脉形成,并且在这里和内眦静脉之间有很大的吻合支。眼上静脉接受其他的一系列静脉部分睫状静脉、鼻额静脉、筛静脉、泪腺静脉、眶上静脉、部分肌静脉、视网膜中央静脉(这条静脉在极少的情况下可以直接汇入海绵窦)、表层巩膜静脉、睑静脉、结膜静脉、上方的2条涡静脉。

眼下静脉起始于眶下壁前方,并且经常分为两支:一支流入眼上静脉,组成共同的总干;另一支走向外下方,经过眶下裂流入翼状静脉丛。眼下静脉接受一些睫状静脉、部分肌静脉、下方的2支涡静脉,以及来自面静脉的吻合支。眼上静脉和眼下静脉在行走过程中,通过若干垂直方向的吻合支连接,这些吻合支通常位于眼眶的鼻侧。

动脉和静脉在眼球内的分布见图1-6。

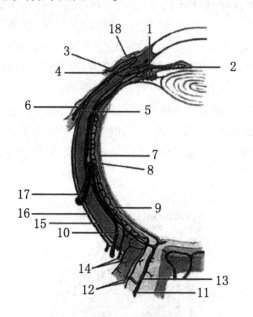

图1-6　动脉和静脉在眼球内的分布(右眼球的水平切面示意图)

1.虹膜动脉大环;2.虹膜动脉小环;3.结膜后动脉;4.结膜静脉;5.睫状静脉;6.睫状前动脉;7.视网膜鼻侧小静脉;8.视网膜鼻侧小动脉;9.脉络膜;10.睫状后长动脉;11.视网膜中央静脉;12.视神经鞘的血管;13.视网膜中央动脉;14.睫状后短动脉;15.巩膜表层动脉;16.巩膜表层静脉;17.涡静脉;18.结膜前动脉

第五节　眼的神经支配

眼部的神经支配丰富,与眼相关的脑神经共有6对(图1-7)。第Ⅱ对脑神经(视神经)、第Ⅲ对脑神经(动眼神经),支配所有眼内肌、上睑提肌和除外直肌、上斜肌以外的眼外肌;第Ⅳ对脑神经(滑车神经),支配上斜肌;第Ⅴ对脑神经(三叉神经),主导眼部感觉;第Ⅵ对脑神经(展神经),支配外直肌;第Ⅶ对脑神经(面神经),支配眼轮匝肌。第Ⅲ和第Ⅴ对脑神经与自主神经在眼眶内还形成特殊的神经结构。

一、睫状神经节

位于视神经外侧,总腱环前10 mm处。节前纤维由3个根组成:①长根为感觉根,由鼻睫状神经发出;②短根为运动根,由第Ⅲ脑神经发出,含副交感神经纤维;③交感根,由额内动脉丛发出,支配眼血管的舒缩。节后纤维即睫状短神经。眼内手术施行球后麻醉,即阻断此神经节。

二、鼻睫状神经

为第Ⅴ对脑神经眼支的分支,主导眼部感觉。在眶内又分出:睫状节长根、睫状长神经、筛后神经、筛前神经、滑车下神经。

1.睫状长神经　在眼球后分2支分别在视神经两侧穿过巩膜进入眼内,有交感神经纤维加入,行走于脉络膜上腔,司角膜感觉。其中交感神经纤维分布于睫状体和瞳孔开大肌。

2.睫状短神经　为混合纤维,共6~10支,发自睫状神经节,在视神经周围及眼球后极部穿入巩膜,前行到睫状体,组成神经丛。由此发出分支,主导虹膜睫状体、角膜和巩膜的知觉,其副交感纤维分布于瞳孔括约肌及睫状肌,交感神经纤维至眼球内血管,主导血管舒缩。

在眼内部,睫状长神经和睫状短神经负责所有组织的神经支配,包括感觉纤维(主要分布于葡萄膜和角膜)、副交感纤维(主导睫状肌和瞳孔括约肌)、交感纤维(主导眼球内血管的舒缩和组织的营养,以及瞳孔开大肌)睫状肌和瞳孔括约肌由来自动眼神经并经过睫状经节的副交感神经控制,瞳孔开大肌由不通过睫状神经节的,来自颈部的交感神经纤维控制。

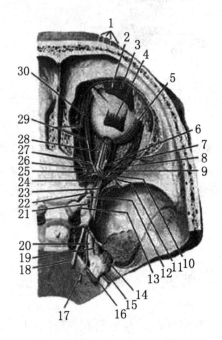

图 1-7　眼眶的神经

1.眶上神经的内侧支和外侧支;2.眶上神经;3.上睑提肌;4.上直肌;5.睫状短神经;6.动眼神经的下支;7.展神经;8.睫状神经节;9.动眼神经的分支(副交感支);10.视神经的眼内段;11.视神经的眶内段;12.视神经的管内段;13.视神经的颅内段;14.下颌神经;15.半月神经节;16.滑车神经;17.展神经;18.动眼神经;19.上颌神经;20.眼神经;21.滑车神经;22.额神经;23.泪腺神经;24.睫状神经节的交感支;25.鼻睫状神经的分支(感觉支);26.鼻睫状神经;27.筛后神经;28.睫状长神经;29.筛前神经;30.滑车下神经

第二章　眼科检查法

第一节　视功能检查

一、视力检查

视力包括中心视力及周边视力。中心视力检查是最基本的视功能检查方法,包括远视力和近视力;中心视力主要反映黄斑区的功能。周边视力又称为视野。

1.远视力检查

(1)视力表需有充足的光线照明。远视力检查初始距离为 5 m,视力表 1.0 视标高度应与受检眼等高。检查眼部顺序先右眼后左眼,遮盖时避免压迫眼球。

(2)检查者由上而下,从左到右指点视标,嘱受检者指出视标的缺口方向,逐行检查。当受检者犹豫时,嘱其可尝试猜测缺口方向。

根据受检者能正确认清的视标行数记录相应视力,包括裸眼视力和戴镜视力。若受检者误读该行一半或以下视标,需标记误读视标数,如 0.5~2。若视力低于 1.0,需加针孔镜片检查。

小孔视力检查:受检者因屈光参差所致的视力低下在视力检查时可通过佩戴针孔镜以矫正。临床常用的针孔镜直径需小于 2.4 mm,进入针孔的中央光束不会经过角膜与晶体进行折射。如果受检者在小孔视力检查中视力能提升 2 行或以上则提示受检者存在屈光参差,若无提升者则提示非屈光因素(视神经病变等)或严重的屈光不正。

①如受检者在 5 m 处不能识别最大视标,嘱其向视力表走近,直至识别视标并记录。视力=所在距离(m)/5(m)×0.1;②如至 1 m 处仍无法识别最大视标,检查者伸出手指从 1 m处开始逐渐靠近至受检者辨认清楚,并记录距离,如"指数(FC)/30 cm";③如指数在 5 cm处不能识别,则检查者在受检者眼前摆动手,并记录患者能看清手动的距离,如"手动(HM)/10 cm";④如手动不能识别则检查患者有无光感。先完全遮盖非测试眼,在暗室中用手电光置于测试眼前开闭,测试患者有无光感并记录"光感(LP)/距离"。然后检查光定位,嘱患者注视前方,光源在被检眼 1 m 处,分别于九方位检查并用"+""−"记录光定位的"阳性""阴性"。如测试感觉不到光亮则记录"无光感(NLP)"。

2.近视力检查　患者诉视近模糊时需行近视力检查,在行近视力检查时受检者若平时阅读时佩戴眼镜,则检查时需戴镜检查。受检者在行近视力检查时需将视力表置于视力表设置距离,国际标准近视力表的测量距离为 30 cm。检查近视力时需先遮盖一眼进行测量,至辨认出最小视标并记录视力,近视力根据 Jaeger 近视力表可分为 7 个等级。近视力检查应包括调节近点(NPA)及集合近点(near point of convergence,NPC)。近点为眼运用最大调节力时能看清的最近一点,随着年龄增大,调节能力下降,近点移远。调节近点检查时需先遮盖一眼,近视力表置于 40 cm 处,嘱患者注视 20/40 行视标,将近视力表缓慢推近至视标模糊,记录距离为调节近点,同法测量对侧眼。集合近点检查时无须遮盖,嘱受检者注视

40 cm 处物体,如笔尖或手指,缓慢推近物体并询问受检者是否出现视物重影,当受检者出现视物重影或眼位偏离注视眼位时记录距离为集合近点。

3.婴幼儿视力检查　婴幼儿的视功能评估包括注视,跟随及维持注视。2~3 月龄婴儿可有跟随动作及维持注视。检查婴幼儿视力时应与行为判断相结合,如眼对光源的注视、跟随动作以及交替遮眼反应,若两眼注视及跟随动作差异明显则高度怀疑一眼视力较差。

客观检查婴幼儿视力方法还有视动性眼球震颤(optokinetic nystagmus,OKN)和优选注视法。视动性眼球震颤是将黑白条栅测试鼓置于婴儿眼前转动,婴儿眼球产生跟随运动,随后婴儿产生急骤的重复、交替的顺向或逆向眼球运动。将测试鼓条栅逐渐变窄重复操作,能产生视动性眼球震颤的最窄条纹即婴儿的视力。优选注视法可用 20°棱镜基底朝上分别置于婴儿双眼前并观察其注视情况,若双眼交替注视则提示无弱视,交替注视但存在一眼优先注视需怀疑弱视,始终单眼注视则提示弱视可能。

二、视野检查

视野是指眼向正前方固视时所见的范围,又称为周边视力。常规的视野检查为对比视野检查法,对黄斑病变所致的中心视力缺损行视野检查时可用 Amsler 方格。通过常规视野检查及症状考虑周边视力缺损者,需使用视野计行进一步检查。

1.正常视野　正常视野范围为自注视点上方 50°,下方 70°,鼻侧 60°,颞侧 90°。视野范围可分为中心视野,中间视野及周边视野。距注视点 30°以内的视野范围为中心视野,30°~50°为中间视野,50°以外为周边视野。生理盲点的中心在注视点颞侧 15.5°,其垂直径为 7.5°,横径为 5.5°。

2.视野检查法

(1)对比视野检查法:此法以检查者的正常视野与受检者的视野做比较。检查时检查者与受检者面对面坐,距离约 1 m 远。双眼无明显差异时常规先检查右眼,若双眼存在明显差异则先检查视野较好眼。检查右眼时,受检者遮盖左眼,检查者遮盖右眼,受检者右眼注视检查者左眼。检查者将手指置于两人中间距离处,分别从上下左右向中央移动,嘱患者发现手指时告知,同法检查对侧眼。

(2)Amsler 表:用于检查 10°以内的中心视野,可检查早期黄斑病变或测定中心暗点及旁中心暗点。检查时受检者需先行近视力矫正,遮盖非检查眼,手持 Amsler 表于眼前 30 cm 处并注视表格中心,询问受检者:①表格中心有无黑点;②表格线条是否扭曲;③方格大小是否相等;④方格是否清晰;⑤方格是否有缺失。并嘱受检者将丢失或变形的区域在表上画出。

3.视野计　临床用视野计有手动视野计及自动视野计。手动视野计为半球形视屏投光式视野计。自动视野计应用电脑编辑程序控制,可对视野缺损程度做定量分析,自动监控受试者固视情况,能有效排除操作者的主观诱导因素。

4.常见视野缺损

(1)视路疾病常见视野缺损(表 2-1)

表 2-1　视路疾病常见视野缺损

病变部位	病理性视野	病变部位	病理性视野
视盘	生理盲点扩大	颞叶	不对称的上象限盲
视神经	哑铃形暗点、同侧眼失明	顶叶	同侧性偏盲
视交叉	双眼颞侧偏盲	枕叶	同侧性偏盲伴黄斑回避
视束	不对称的同侧性偏盲	前距状裂	对侧眼颞侧新月形区盲
外侧膝状体	同侧性偏盲	枕叶尖部	对称的同侧性中心偏盲

（2）青光眼视野缺损

1）旁中心暗点：青光眼早期视野损害以中心视野的损害为主，即固视点 30° 以内的范围，最常见的早期中心视野缺损为旁中心暗点，以鼻上方最为多见。

2）弓形暗点及鼻侧阶梯：鼻侧阶梯是指鼻侧视野水平分界线附近等视线的上下错位或压陷。当病程进展时，旁中心暗点扩大融合形成弓形暗点（Bjerrum 暗点）。

3）象限型缺损：周边视野缺损表现为象限型缺损，先是鼻侧周边缩小，常在鼻上方开始，然后是鼻下方，最后是颞侧。

4）管状视野及颞侧视岛：在青光眼疾病的晚期，视野进行性缩小，与鼻侧缺损共同形成向心性缩小，最后可剩中央部管状视野。晚期视野损害在鼻侧速度较快，可最终形成颞侧视岛。

5.视野缺损定位（图 2-1）

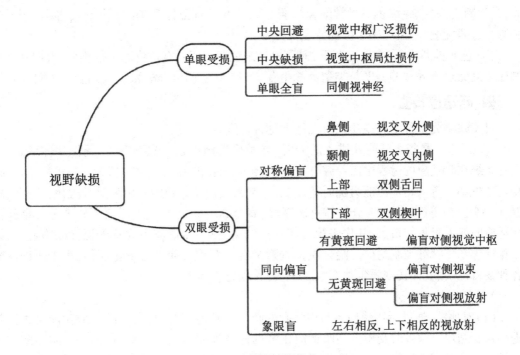

图 2-1　视野缺损定位

三、色觉检查

正常的视网膜包含三种光敏色素：红敏色素、绿敏色素、蓝敏色素。因发育异常导致一种或以上色素的功能或密度下降可造成不同程度和不同种类的遗传性色觉障碍。后天性色觉异常为获得性色觉异常，与某些眼病、精神异常及全身性疾病有关。色觉检查是升学、就业、服兵役前的常规体检项目，对从事交通运输、医疗、化工等行业十分重要。

1.色觉异常 三种光敏色素比例正常者为三色视，只有两种光敏色素正常者为双色视，仅有一种光敏色素者为单色视。色弱为光敏色素配比异常的异常三色视，色盲为光敏色素缺失的双色视或单色视。红敏色素缺失者为红色盲，绿敏色素缺失者为绿色盲，蓝敏色素缺失者为蓝色盲。色盲或双色视者无视力下降。单色视为全色盲，可合并视力下降及眼球震颤。大部分先天性色觉异常为伴性染色体隐性遗传，其中最常见的为红绿色盲、色弱，8%为男性，0.5%为女性。获得性色觉异常可见于部分视路疾病及眼底疾病。

2.色觉检查方法

（1）假同色图（色盲本）检查：临床常用方法，只能检查出色觉异常者，不能判定色觉异常的程度与类型。检查前询问患者视近物是否需要佩戴眼镜，嘱其戴镜矫正视力后再行检查。检查时将色盲本置于自然光照明亮处，交替检查双眼。色盲本有颜色相同亮度不同和亮度相同颜色不同的斑点组成的图案或数字，正常人以颜色辨认图案，色盲者仅能辨认明暗。

（2）色觉镜检查：色觉镜利用原色混合形成的原理行色觉检查。优点是可令受检者调配三原色光比例以判定色觉异常的程度与类型。缺点是使用方法较为复杂，检查时间久，对配合欠佳者检查时较困难。Nagel Ⅰ 色盲镜基于 Rayleigh 匹配，用红色光和绿色光去匹配黄色光，是诊断先天性红-绿色觉异常的金标准。Nagel Ⅱ 色盲镜包含 Trendelenberg 匹配，用蓝光和绿光去匹配蓝绿光，可用于检测蓝色觉异常。

（3）色向排列法：在自然光照下，嘱受检者按色调顺序对有色物品进行排列，根据其排列顺序以判断色觉异常的程度与类型。常用有 FM-100 色调检查法和 D-15 色调检查法。

四、暗适应检查

可反映暗光条件下的视功能及光敏度是否正常。

1.暗适应 是指人从明处进入暗处时，光敏度逐渐增强，最后能辨认周围物体的过程。视觉系统在暗适应的过程中需要综合的调节，包括瞳孔扩大、视杆细胞活动、合成视紫红质、视觉中枢调节等。暗适应能力随时间改变，正常人最初 5 分钟内光敏度提升很快，后逐渐减慢，8~15 分钟再次加快，15 分钟后再次减慢，直至 50~60 分钟达到峰值。5~8 分钟期间在暗适应曲线上可见转折点，其代表第一相适应结束，第一相适应主要基于视锥细胞适应，第二相适应基于视杆细胞适应。暗适应检查意义在于对夜盲症进行量化评估，用于协助诊断各种夜盲性疾病，如视网膜色素变性、维生素 A 缺乏症等。

2.暗适应检查方法

（1）对比法：通过对比受检者与检测者的暗适应功能，对受检者的暗适应功能是否正常进行初步判定。检查时受检者与暗适应正常的检查者同时进入暗室，在相同距离和条件下记录两者在暗室内能辨认出周围物体的时间并进行对比，若受检者辨认时间明显延长则提示暗适应功能下降。

（2）暗适应计：常用暗适应计有 Goldmann-Weekers 暗适应计、Hartinger 暗适应计、Friedmann 暗适应计等。暗适应计能定量调节昏暗程度,检查时先做 5~15 分钟的明适应,再做 30 分钟暗适应,记录亮度及时间再将测量值定点作图,绘出暗适应曲线。

五、立体视觉

立体视觉是感知深度,感知物体立体形状及三维空间的能力。

1.双眼单视　立体视觉建立于双眼单视。外界物体在双眼视网膜对应点成像,经视中枢融合成单一完整物体,即双眼单视功能。双眼单视功能分为 3 级:Ⅰ级同时视;Ⅱ级融像;Ⅲ级立体视。基于同时视及融像功能正常,因双眼在观察三维物体时存在双眼视差,融像后的存在视差信息可在视中枢形成感知物体三维形状、距离以及物体之间相对深度关系的能力,即立体视功能。

2.立体视觉检查方法

(1)同视机法:同视机可用于检查双眼三级视功能。同时知觉画片可检查主观斜视角和客观斜视角,两者相差大于 5° 提示异常视网膜对应。融合画片为一对相同画片,但每张画片各有一个另一张画片上不存在的差异点,又称控制点。检查时嘱受检者推动镜筒至图片重合。向内移动范围为集合,外向移动范围为分散,两者相加为融合范围。正常融合范围:集合 25°~30°,分散 4°~6°。立体视画片的图案相对画片中心存在水平微量位移,即水平视差。检查时嘱受检者读出物象层次,不能分辨物象层次或大部分顺序错误者提示无立体视功能。

(2)Titmus 立体图试验:检查时受检者应处于自然光照下,佩戴偏振光眼镜,手持 Titmus 立体图于眼前 40 cm 处观察立体图案。有立体视者观察定性检查图(苍蝇)时能感知苍蝇翅膀高高浮起于纸面。其他立体图还包括:TNO 立体图、Lang 立体图、颜氏随机立体图,检查时需佩戴红绿眼镜。

(3)其他:Worth 四点试验,用于检查有无单眼抑制、复视及评估融合功能。检查时右眼佩戴红玻片,左眼佩戴绿玻片,注视四点灯(1 红,2 绿,1 白)。正常者可见四个灯,单眼抑制者看到三个或两个灯,复视者看到 5 个灯。Bagolini 线状镜(Bagolini striated glass),可用于检查融合功能、视网膜对应、单眼抑制、主导眼及复视。

第二节　眼科一般检查

进行眼部一般检查时,建议按照先右后左、从外到内的顺序检查,眼球为对称性器官,应两侧对照,发现异常。

一、眼附属器检查

眼附属器的一般检查主要包括眼睑、泪器、结膜、眼球位置及运动等检查。

1.眼睑检查法　眼睑的一般检查可在自然光或人工照明光下进行。正常情况下,上睑遮盖角膜上缘 1~2 mm,睑裂宽约 10 mm。检查眼睑时首先应注意有无先天异常,如眼睑缺损、睑裂缩小、内眦赘皮、下睑赘皮、上睑下垂等。注意双侧是否对称,睁眼和闭眼是否自如,眼睑皮肤有无充血、水肿、压痛,有无皮疹、溃疡、瘢痕、肿物以及皮下结节、皮下出血、皮下气肿等情况。还应同时检查眉毛、睫毛、睑缘和睑板是否正常。

(1)检查上睑:使用翻转法,主要有两种。

1)单手翻转法:嘱被检者向下看,检查者拇指放在被检眼上睑中央近睑缘处,示指放在上睑中央相当眉弓下凹陷处,两指挟住相应部位的皮肤向前下方轻拉,然后用示指轻压睑板上缘,拇指同时将上睑皮肤向上捻转,上睑即被翻转,露出上睑结膜。此时另一手拇指在下睑轻轻向上推眼球,即可暴露上穹窿结膜。

2)双手翻转法:一手以拇、示指挟住被检眼上睑近睑缘处皮肤,向前轻拉,捻转,另一手持玻璃棒或棉签横置于睑板上缘,向下压迫,上睑即被翻转。

(2)检查下睑时嘱被检者眼向上看,检查者用左手拇指将下睑轻轻往下拉,即可暴露下睑和穹窿部结膜。

注意:若遇感染性眼病,应先查健眼,后检查患眼,以免发生交叉感染。若有眼球严重外伤、角膜穿孔或即将穿孔时,翻转眼睑时要格外小心,以免眼内容物脱出。

2.泪器检查法

(1)泪腺检查法:正常情况下,泪腺是不能被触知的。令患者向鼻下方看,以相对侧手的拇指尽量将上睑外眦部向外上方牵引,以便于检查。

在检查泪腺的泪液分泌量是否正常时,可用 Schirmer 试验。其方法是在正常无刺激情况下,用一个宽 5 mm、长 35 mm 的条状滤纸,一端 5 mm 处折叠放在下睑外或内 1/3 处的结膜囊内。5 分钟后以 mm 为单位测量滤纸条被泪液浸湿的长度(折叠端的 5 mm 不记在内)。≥10 mm 为正常。如果在 5 分钟内滤纸条全部被泪液浸湿,应记录泪纸条全被浸湿所需的时间,以分钟为单位。

在疑为眼干燥症患者时,还应进行泪膜破裂时间(BUT)试验,在裂隙灯下用钴蓝色滤光片观察。在结膜囊内滴入一小滴 0.125%或 1%荧光素钠溶液。嘱受检者眨眼数次后,睁大受检眼,凝视前方,并开始计时,同时持续观察角膜,直到角膜表面出现泪膜缺损的第一个黑斑时为止。记录时间,以秒为单位。测量 3 次,取平均值。若<10 秒为 BUT 缩短。

(2)泪道检查法:检查泪小点。应用放大镜或裂隙灯显微镜进行检查,注意泪小点有无外翻、狭窄、闭塞或赘片增生。泪囊区有无红肿、压痛或瘘管。挤压泪囊部有无分泌物自泪小点流出。

怀疑泪道阻塞时可选用荧光素钠试验。将 1%~2%荧光素钠溶液滴入结膜囊内。2 分钟后揿鼻,如带有黄绿色,表示泪液可以通过泪道,泪道没有阻塞。如荧光素等有色溶液试验阴性时,则可用泪道冲洗试验以检查泪道有无狭窄或阻塞。方法是用浸以表面麻醉剂和 1/1000 肾上腺素液的棉棍,放在欲检查眼的内眦部,即上、下泪点处,令患者闭眼,挟住该棉棍 5~10 分钟,然后以左手示指往外下方牵引下睑内眦部,令患者向外上方看;以右手用圆锥探子或 Bowman 探子将泪点扩大;再将盛以生理盐水的泪道冲洗器的钝针头插进泪点及泪小管,慢慢注入生理盐水,在泪道通畅时,患者可感觉有盐水流入鼻腔或咽喉;如由下泪点注水而由上泪点溢出,则证明为鼻泪管阻塞,或为泪囊完全闭塞而仅有上、下泪小管互相沟通,如水由原注入的泪点溢出,则证明阻塞部位在泪小管,如果想确知泪囊的大小和泪道的通畅情况,可将泪囊照上法冲洗以后,注入碘油,然后作 X 线检查。

注意:操作要轻柔,遇有阻力切勿强行推进,以免造成假道。如果泪囊部有急性炎症,应检查红肿及明显压痛区域,并检查有无波动或瘘管。在泪囊和泪道的急性炎症期间禁止冲洗泪道。

3.结膜检查法 结膜的检查最好在明亮自然光线下进行。应按次序先检查下睑结膜、下穹窿部、上睑结膜、上穹窿部,然后检查球结膜和半月襞。检查时应注意其组织是否透明,有无出血、充血、贫血或局限性的颜色改变;有无结石、堵塞、乳头增生、滤泡、瘢痕、溃疡或增生的肉芽组织,特别注意易于停留异物的上睑板下沟处有无异物存在。

4.眼球位置及运动　注意眼球大小,位置,有无突出或内陷,观察眼球运动,受检者向左、右、上、下及右下、右上、左下、左上各方向注视。眼球水平内转时,瞳孔内缘到达上下泪点连线为内直肌功能正常。水平外转时,外侧角巩膜缘到达外眦角为外直肌功能正常。上转时,角膜下缘与内外眦连线在同一水平线上。下转时,角膜上缘与内外眦连线在同一水平线上。

眼球突出度可用 Hertel 突出计进行测量,嘱受检者平视前方,将突出度计的两端接触受检者两侧眶缘凹陷处,从眼球突出度计的反光镜中读出两眼角膜顶点的切线在标尺的位置。我国人眼球突出正常值为 12~14 mm,两眼球突出度差值不超过 2 mm。

二、眼前段检查

1.角膜检查法　正常角膜稍呈横椭圆形。我国人角膜横径约为 11 mm,垂直径约为 10 mm。上角膜缘约宽 1 mm,如果横径大于 12 mm 时,则为大角膜,小于 10 mm 时,则为小角膜。目前可应用角膜地形图仪来检查角膜的形态。对于圆锥角膜的筛查具有很好的预测性。

一般正常角膜不能被染色,如果角膜表面有上皮剥脱、浸润或溃疡或角膜瘘等损害时,即可明显地被染成绿色,应该记录着色处的部位、大小、深浅度、边缘情况。这种染色法也可以用虎红溶液代替荧光素溶液。

关于精确决定角膜病变的深浅部位的检查方法,则须利用裂隙灯和角膜显微镜。检查时还应注意角膜有无异物或外伤,有无新生血管,有无后弹力膜皱褶、撕裂或膨出,或角膜后壁沉着物。

为要证明角膜溃疡区与非溃疡区是否有知觉的不同,或证明三叉神经功能有无减低或麻痹现象,应做角膜知觉检查。检查时可将一小块消毒棉花搓成一尖形,用其尖端轻触角膜表面;要注意应从眼的侧面去触,最好不要使患者从正前面看到检查者的动作,以免发生防御性的眨眼而混乱正确结果。如果知觉正常时,当触到角膜后,必然立刻出现反射性眨眼运动。如果反射迟钝,就表示有知觉减低现象,如果知觉完全消失,则触后全无任何表现。两眼应做同样的试验,以便于比较和判断。

2.巩膜检查法　巩膜正常为白色,可发生黑色素斑、银染症、贫血或黄疸;老年人的巩膜稍发黄,小儿者稍发蓝,蓝色巩膜表示巩膜菲薄,透见深部色素所致。此外,尚应注意有无结节样隆起,葡萄肿等。

3.前房检查法　检查前房应注意其深浅和内容,更应注意前房角的情况。正常前房深约为 3 mm。前房变浅可以是由于角膜变扁平、急性闭角型青光眼、虹膜前粘连或因患肿胀期老年性白内障使虹膜变隆起所致;前房变深可以是由于角膜弯曲度增大(如在圆锥角膜、球形角膜、水眼或牛眼时)或晶状体后脱位及无晶状体时虹膜过于向后所致。前房各部分深浅不同时,应仔细检查有无虹膜前后粘连,或晶状体半脱位。

正常情况下房水透明,但在眼内炎症或眼外伤后,房水可能变混浊,或有积血、积脓或异物。轻度的混浊不能用肉眼看出,如果有相当程度的混浊则可致角膜发暗,甚至可观察到前房内混浊物质的浮游而出现 Tyndall 征,或可直接见到条状或团絮状的纤维性渗出,积血和积脓可因重力关系沉积在前房的下方,且形成一个液体平面,可随患者头部的转动方向而变换液面位置。

4.虹膜检查法　要注意虹膜的颜色有无色素增多或色素脱失区,有无先天性异常,如无虹膜、虹膜缺损、永存瞳孔膜等。在正常情况下,一般是不能见到虹膜血管的,但当虹膜发生萎缩时,除组织疏松,纹理不清外,虹膜上原有的血管可以露出;在长期糖尿病患者及患有视网膜静脉阻塞后数月的患眼上,常可见到清晰的新生血管,虹膜该处外观呈红色,称虹膜红变。血管粗大弯曲扩张,呈树枝状分支。在虹膜上也常易发现炎性结节或非炎性的囊肿或肿瘤,位置和数量不定。还应检查虹膜的瞳孔缘是否整齐,虹膜有无瞳孔缘撕裂瘢痕或萎缩,震颤等改变。

5.瞳孔检查法　检查瞳孔应注意它的大小、位置、形状、数目、边缘是否整齐和瞳孔的各种反应如何。瞳孔的大小与照明光线的强弱、年龄、调节、集合等情况有关,所以检查出的结果也各有不同。正常情况下,瞳孔位于虹膜中央稍偏鼻下方,直径为 2~4 mm,且双侧等大、边缘整齐的圆形孔,对于光线及调节集合等作用都有灵敏的缩小反应。检查瞳孔的反应,无论对于发现眼局部情况,或了解中枢神经系统各部光反射径路的损害,都具有很大的临床意义。

临床上常用的检查方法有三种。

(1)直接对光反应:患者面向检查者而坐,双眼注视 5 m 以外远处目标。检查者以锤状灯或聚光手电灯,从侧方照射一眼,瞳孔正常时当光线刺激时应立即缩小,停止照射后随即散大。正常人双眼瞳孔的收缩与扩大反应,应是相等的,若一眼反应迟钝或不能持久,则该侧瞳孔属于病态。

(2)间接对光反应或称同感反应:患者面向检查者而坐,在眼注视 5 m 以外远处目标。检查者用聚光手电灯从侧方照射一眼,而观察另一眼瞳孔是否缩小。正常情况下,当光线投射于一侧瞳孔时,对侧瞳孔也同时缩小。

(3)调节反应或称集合反应:先令患者注视远方目标(越远越好),然后再令其立刻注视距离患者眼前 15 cm 左右处竖起的检查者或患者手指,观察瞳孔情况。正常人由远看近时,双侧瞳孔应随之同时缩小。如发现异常情况,应再做进一步检查。

6.晶状体检查法　检查晶状体时应注意晶状体是否存在,是否透明,位置是否正常,有无脱位或半脱位。为了详细检查晶状体的全面情况,若无散瞳禁忌于检查前应充分散瞳。

三、眼后段检查

眼后段检查包括玻璃体、视网膜、脉络膜。一般眼后段检查无散瞳禁忌者最好散瞳后在暗室中检查。正常眼底所见:玻璃体透明。视盘呈圆形或椭圆形,直径约为 1.5 mm,色淡红,边界清楚。中央部分较浅,向下略凹陷,杯盘比小于 0.3,视网膜中央动脉颜色鲜红,静脉颜色暗红,动静脉内径比 2∶3,视网膜透明,平伏在位,可见下方的色素上皮及脉络膜,黄斑位于距离视盘颞侧偏下方约 2 个视盘直径处。无血管,中心凹可见反光点。

眼底的检查一般先按透照法检查屈光间质,然后用检眼镜先自视盘起,按视网膜 5 根主要动脉把眼底分为 4 个部分,由后极部再到周边部,按照鼻上、颞上、颞下、鼻下,最后到黄斑或视盘,黄斑再从 4 个方向去检查。必要时可嘱咐患者向上、下、内、外各方向转动眼球。常见的检查设备包括直接检眼镜、间接检眼镜、前置镜和三面镜检查。

1.直接检眼镜　提供了放大15倍的单眼眼底图像。检查右眼时,右手持镜,站于患者右手边,用右眼观察,同法检查左眼。将检眼镜紧贴在鼻梁近内眦部或额头,使视线能够顺利通过小孔,并用单手示指调节轮盘,增加或减少度数。首先检查屈光介质有无混浊:手持检眼镜距离患者眼前10~15 cm,将轮盘调至"+12D~+20D",查看角膜和晶状体,然后用"+8D~+10D"观察玻璃体。

正常时观测到瞳孔区呈现橘红色反光,若红色反光中有黑影出现,嘱受检者转动眼球,若黑影移动方向与眼球运动方向一致,表明混浊部位在晶状体前方;若移动方向相反,则表明混浊在晶状体后方。

2.间接检眼镜　目前常用的是头戴式双目间接检眼镜,配合20D透镜使用。所见为放大4倍的倒像,医者调整好距离及透镜的位置,开始先用较弱的光线观察,看清角膜、晶体及玻璃体的混浊,然后将光线直接射入被检眼的瞳孔,并让被检眼注视光源,一般将透镜置于被检眼前5 cm处,透镜的凸面向检查者,检查者以左手持透镜,并固定于患者的眶缘,被检眼、透镜及检查者头固定不动,当看到视盘及黄斑时再将透镜向检查者方向移动,在被检眼前5 cm处可清晰见到视盘及黄斑部的立体倒像。检查眼底其余部分时,应使被检者能转动眼球配合检查,检查者围绕被检者的头移动位置,手持的透镜及检查者的头也随之移动。所查的影像上下相反,左右也相反。检查眼底的远周边部,则必须结合巩膜压迫法,金属巩膜压迫器戴在检查者右手的中指或示指上,将压迫器的头置于被检眼相应的眼睑外面,必要时可表麻后,自结膜囊内进行检查,操作时应使检查者的视线与间接检眼镜的照明光线、透镜的焦点、被检的眼位、压迫器的头部保持在一条直线上,检查时应注意随时嘱患者闭合眼睑以湿润角膜,当怀疑有眼内占位性病变时,切忌压迫检查。

3.前置镜　前置镜为+90D、+78D或+60D的双凸镜,一般需配合裂隙灯使用,所见范围较大,为倒像。检查顺序同直接检眼镜检查法。

4.三面镜　需配合裂隙灯使用,为接触式检查,受检者需表面麻醉,如角膜受损或有严重眼表感染性疾病则为禁忌。三面镜外观为圆锥形,中央为一凹面镜用于检查眼底后极部,为正面像。锥镜内含3个不同倾斜角的反射镜面,为反射像。如观察反射镜中6点钟位病灶,其实际位于12点钟位,上下方向相反,但左右关系不变,如观察反射镜中3点钟位病灶,其实际位于9点钟位,左右方向相反,但上下关系不变。75°镜用于观察后极部到赤道部之间的区域,67°镜用于检查周边部,59°镜用于观察锯齿缘、睫状体及前房角部位。

第三节　眼科特殊检查

一、裂隙灯生物显微镜检查

1.裂隙灯生物显微镜及用途　眼科最常用的检查设备。主要结构可分为裂隙灯照明系统和双目显微镜两个部分。用它可在强光下放大10~16倍检查眼部病变,不仅能使表浅的病变看得十分清楚,而且通过调节焦点和光源宽窄,形成光学切面,可查明深部眼组织病变及其前后位置。配合前房角镜、Goldmann三面镜、Hruby前置镜、前房深度计、Goldmann压平眼压计、角膜内皮检查仪、照相机和激光治疗仪等,其用途更为广泛。近年来裂隙灯透镜(也属于前置镜)在临床上广泛应用,使用双非球面+60D、+78D、+90D透镜或数字系列透镜在裂隙灯下可方便地检查眼底后极部病变尤其是黄斑水肿、视神经病变等。检查者手握上述镜头置于被检者眼前,裂隙灯光束通过瞳孔照射、聚焦于视网膜上,可观察到视野较大的立体眼底倒像,其放大倍率比间接检眼镜大。

2.操作方法　裂隙灯生物显微镜较常用的操作方法有直接焦点照明法、弥散光照明法、后部反光照明法、镜面反光照明法、角膜缘分光照明法、间接照明法。

(1)直接焦点照明法:最常用,即将灯光焦点与显微镜焦点联合对在一起,将光线投射在结膜、巩膜或虹膜上,可见一境界清楚的照亮区,以便细微地观察该区的病变。将裂隙光线照在透明的角膜或晶状体上,呈一种乳白色的光学切面。借此可以观察其弯曲度、厚度,有无异物或角膜后沉着物,以及浸润、溃疡等病变的层次和形态。将光线调成细小光柱射入前房,可检查有无房水闪辉,又称 Tyndall 现象,即在角膜与晶状体之间见一乳白色的光带,提示房水中的蛋白质增加;也可检查房水中有无细胞漂浮。再将焦点向后移可观察晶状体有无混浊及混浊所在的层次,以及前 1/3 玻璃体内的病变。为观察眼后极的病变,可采用前置镜,注意投射光轴与视轴间的角度在 30° 以内。

(2)弥散光照明法:以裂隙灯弥散宽光为光源,在低倍镜下将光源以较大角度斜向投向眼前部组织,进行直接观察。所得影像比较全面,用于眼睑、结膜、巩膜的一般检查以及角膜、虹膜、晶状体的全面观察。

(3)后部反光照明法:将显微镜聚焦到检查部位,再将裂隙灯光线照射到所要观察组织的后方,借助后方组织形成的反光屏将光线反射回来,利用反射回来的光线检查透明、半透明、正常或病变组织。适用于角膜和晶状体的检查。

(4)镜面反光照明法:将光线从角膜颞侧照射,在角膜鼻侧出现一光学平行六面体,在角膜颞侧出现一小长方形的发亮反光区,将光学平行六面体与此反光区重合,即可出现镜面反光。借该区光度的增强,来检查该区的组织。用于观察角膜内皮细胞和晶状体前、后囊膜。

(5)角膜缘分光照明法:利用光线通过角膜组织的全反射,将光线从侧面照射角膜缘,使对侧角膜缘出现明亮环形光晕。正常角膜仅可见此光晕及由巩膜突所形成的环形阴影,因此可清晰观察角膜的各种病变。

(6)间接照明法:将裂隙灯光线聚焦在所观察目标的旁侧,借光线的折射观察目标。此时照射光线的焦点在目标旁,而显微镜的焦点在目标上。用此法可查出病变的深度。

二、角膜地形图

角膜地形图,亦称为计算机辅助的角膜地形分析系统,即通过计算机图像处理系统将角膜形态(如角膜前表面和后表面的曲率半径)进行数字化分析,然后将所获得的信息以不同特征的彩色形态图来表现,因其恰似地理学中地表面的高低起伏状态,故称为角膜地形图。在临床上主要用于检查圆锥角膜等所致的不规则散光,屈光手术前筛查角膜病变以及记录角膜屈光手术前后的角膜图像等。

角膜地形图可以对角膜中央到周边部绝大部分的角膜屈光力进行检测,因而可以获得更多的信息量,在角膜屈光力的检测中具有重要临床意义。正常角膜的中央一般均较陡峭,向周边则逐渐变扁平,多数角膜周边屈光力较中央小约 4.00D;对于同一个体,其角膜地形图时常相似,但对于不同个体,其角膜地形图却常常彼此互不相同。

正常角膜的角膜地形图一般可分以下几种类型。①圆型,角膜屈光度分布均匀,从中心到周边呈逐渐递减性的改变,近似球形;②椭圆型,角膜屈光度分布较均匀,从中心到周边呈对称性的改变,似椭圆形;③对称领结型,角膜屈光度分布呈对称领结形状,提示角膜散光为对称性,领结所在午线上的角膜屈光力最强;④不对称领结型,角膜屈光度分布呈非对称领结型,提示角膜散光为非对称性;⑤不规则型,角膜屈光度分布不规则。

三、角膜内皮镜

角膜内皮镜是利用光线照在角膜、房水、晶状体等透明屈光构件的界面上发生反射,在角膜内皮与房水界面之间,细胞间隙会发生反射而形成暗线,从而显示出角膜内皮细胞的镶嵌式六边形外观。主要的观察指标包括以下几项。

1.角膜内皮细胞密度　　正常人 30 岁前,平均细胞密度 3000~4000 个/mm^2,50 岁左右 2600~2800 个/mm^2,大于 69 岁为 2150~2400 个/mm^2。随年龄增加,细胞趋于变大,密度降低。

2.六角形细胞百分比　　正常角膜内皮细胞呈六角形,镶嵌连接呈蜂巢状,其六角形细胞所占比例越高越好,正常值在 60%~70%。

四、角膜共聚焦显微镜

角膜共聚焦显微镜采用共聚焦激光扫描成像技术,对活体角膜可进行不同层面的扫描,将角膜临床检查提高到细胞学水平,因其具有良好的穿透性和高分辨率,获取的图像十分清晰,目前已在临床中得到广泛应用,如真菌性角膜炎以及棘阿米巴角膜炎的诊断、治疗及随访,干眼症患者的角膜形态学变化,角膜屈光性手术后组织细胞形态学变化与术后视觉效果的关系,观察各种角膜营养不良的形态学特征以及监测角膜移植术后排斥反应等。

五、眼底彩照

眼底彩照是通过眼底照相机直接获取眼底彩色图片的方法。20 世纪 20 年代出现了用于临床的眼底照相机,为眼底血管造影的发明以及对眼底疾病的深入认识奠定了基础。眼底彩照至今仍然是眼底最基本,最普遍的检查方法之一,对高度近视、糖尿病视网膜病变及小儿视网膜病的诊断有独特的意义,随着人工智能在临床的逐步应用,该检查还广泛用于眼底病及青光眼等致盲眼病的筛查和远程会诊中(图 2-2)。除了传统的眼底照相机,现在已经出现了手持眼底照相机、安装于手机的眼底照相机、免散瞳眼底照相机等,而激光扫描成像系统甚至在小瞳下可采集整个视网膜的图像。

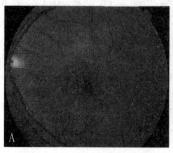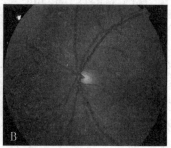

图 2-2　常规眼底彩照

A.以黄斑中心凹为中心;B.以视盘为中心.

六、眼底血管造影

眼底血管造影是将荧光染料从静脉(多为肘静脉)注入人体后,使用荧光染料对应的激发光源照射眼底,同时用特定滤光片获取发射光谱内的荧光,将眼底血管形态及其灌注的过程记录下来的过程,是了解眼底血管及其供养组织形态和功能信息的重要手段。

根据荧光染料不同,分为荧光素眼底血管造影(fundus fluorescence angiography,FFA)及吲哚菁绿血管造影(indocyanine green angiography,ICGA)两种。

1.荧光素眼底血管造影

(1)简介:以荧光素钠为染料,主要反映视网膜血管及视网膜色素上皮屏障的异常,是常用、基本的眼底血管造影方法(图2-3)。

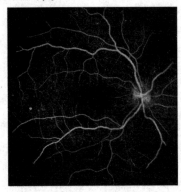

图2-3　眼底血管造影

(2)原理:荧光素钠分子量 376.3 Da,在血液中 80% 与血浆蛋白结合,余未结合的荧光素钠在 465~490 nm(蓝光)激发光下的发射光谱为 525~530 nm。FFA 的成像原理与视网膜内外屏障密切相关。视网膜血管内皮连接紧密,构成内屏障,荧光素钠无法渗漏,故在 FFA 上可以显示出清晰的视网膜血管图像;脉络膜毛细血管内皮存在窗孔,荧光素钠可渗漏至脉络膜组织间隙,但视网膜色素上皮闭锁紧密,形成外屏障,同时由于视网膜色素上皮吸收大部分蓝绿光,弥散于脉络膜的荧光素钠在 FFA 上形成较弱的较均质的脉络膜背景荧光。

(3)造影过程及分期:注射荧光素钠可能诱发过敏反应,应先做皮试。通常静脉注射荧光素钠 500 mg(10%,5 mL),同时开始计时,染料经过心肺循环到达眼底刚出现视网膜动脉显影的时间称为臂–视网膜循环时间(arm–retina circulation time,ART),正常成人 ART 为 7~12 秒,可受心率、血流速度、注射速度等因素影响。FFA 造影时长约 15 分钟,根据视网膜中央血管系统的荧光成像过程分为 5 个时期:动脉前期(视盘早期荧光→动脉层流)、动脉期(动脉层流→动脉充盈)、动静脉期(动脉充盈→静脉层流)、静脉早期(静脉层流→静脉充盈)和晚期(注射荧光素 5~10 分钟后)。

(4)图像解读:主要包括荧光的异常及动态的变化。荧光异常指不同于生理情况的荧光,包括强荧光和弱荧光。动态变化主要关注早期的血流动力学变化及异常荧光在造影不同时期的变化情况。

1)强荧光

A.透见荧光:也称为窗样缺损,常见于视网膜色素上皮的异常。特点:在造影早期出现,与脉络膜同时充盈,造影晚期随着脉络膜染料的排空而减弱或消失;在造影晚期其荧光的形态和大小无变化。

B.血管异常:血管形态或管壁结构异常引起的异常染料充盈或渗漏,包括血管迂曲扩张、异常吻合、微动脉瘤、错构瘤及肿瘤血管,新生血管等,如视网膜静脉迂曲扩张常见于视网膜静脉阻塞,微动脉瘤常见于糖尿病视网膜病变。新生血管可发生在视网膜、脉络膜或视盘上,并可进入玻璃体内。视网膜新生血管形成主要因视网膜缺血所致,常见于糖尿病视网膜病变、视网膜静脉阻塞、视网膜静脉周围炎等。有些疾病可引起脉络膜新生血管形成,如年龄相关性黄斑变性,病理性近视等。

C.渗漏:主要包括视网膜渗漏及脉络膜渗漏。视网膜渗漏表现为晚期视网膜强荧光,是由于视网膜内屏障或外屏障破坏,染料渗入组织间隙的结果,如最常见的黄斑囊样水肿。

脉络膜渗漏表现为造影晚期视网膜下的强荧光,分为池样充盈和组织染色。池样充盈又称为积存,荧光形态和亮度随时间的进展越来越大,越来越强,荧光维持时间达数小时之久。常见原因包括视网膜色素上皮脱离和神经上皮脱离,前者染料积聚在视网膜色素上皮下,边界清晰,后者染料积聚在视网膜感觉层下,边境不清。组织染色,指染料渗入视网膜下物质或结构,形成晚期强荧光,如玻璃膜疣染色、巩膜染色等。

2)弱荧光

A.荧光遮蔽:正常情况下应显示荧光的部位,由于其上存在混浊物质,如血液、色素,使荧光明显减弱或消失。

B.血管充盈缺损:由于血管阻塞,血管内无荧光充盈所致的弱荧光。如无脉病、颈动脉狭窄、眼动脉或视网膜中央动脉阻塞。如果毛细血管闭塞可形成大片无荧光的暗区,称为无灌注区,常见于糖尿病视网膜病变、视网膜静脉阻塞等。

2.吲哚菁绿血管造影(ICGA)

(1)简介:以吲哚菁绿为造影剂,主要反映脉络膜异常。临床上主要用于以下几个方面:新生血管性老年性相关性黄斑变性的分类诊断,尤其是息肉样脉络膜血管病变和视网膜血管瘤样增生,中心性浆液性视网膜脉络膜病变的鉴别诊断,脉络膜视网膜炎症性疾病的诊断,脉络膜肿瘤的辅助诊断等。

(2)原理:吲哚菁绿分子量774.6Da,在血液中98%与蛋白结合。未结合的染料在790~800 nm(近红外光)的激发光下的发射光谱为800~880 nm,近红外光谱的激发和发射光能大部分穿透视网膜色素上皮和黄斑色素,以及薄的出血,色素和脂质渗出,因此可以较好地显示脉络膜血管细节。

(3)造影过程及分期:吲哚菁绿按0.25~0.5 mg/kg剂量溶于2~3 mL注射用水内,检查时在5秒之内注入肘前静脉,同时计时。ICGA显示的脉络膜血管充盈回流过程十分迅速,早期需要录像才能较完整捕捉整个过程。ICGA造影时长约30分钟,通常根据造影时间大概将其分为3个时期:早期(5分钟内)、中期(5~20分钟)和晚期(20分钟以后),对碘或贝壳类食物过敏者禁忌本检查。目前FFA与ICGA可同步进行(图2-4)。

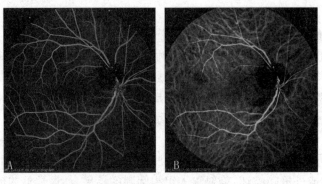

图 2-4　同步进行的 FFA(A)与 ICGA(B)

(4)ICGA 荧光解读

1)持续性异常强荧光,脉络膜新生血管形成、染料渗漏等。

2)持续性异常弱荧光:①荧光遮蔽,如大面积出血、色素增生等;②血管延迟充盈或呈现无灌注;③脉络膜毛细血管萎缩,表现出纱状荧光减弱或消失。

七、眼底自发荧光

眼底自发荧光成像作为一种新型的无创眼底成像技术,利用脂褐质的荧光特性产生图像,能提供一些常规眼底检查如彩照、FFA、OCT 不能显示的视网膜结构和功能的诊断信息。脂褐素是光感受器代谢的产物,在蓝光下能发荧光或亮光,这种亮光呈白色,是自然发生的,故称之为自发荧光。用共焦扫描激光检眼镜等设备可检测眼底自发荧光。正常眼底的视盘无自发荧光,视网膜血管由于血红蛋白的吸收无自发荧光,黄斑区由于黄斑色素对蓝光的吸收呈暗区,其余部位自发荧光均匀分布。自发荧光的异常主要是有别于生理情况下的强荧光(白/亮色区)或弱荧光(黑/暗色区)(图 2-5)。

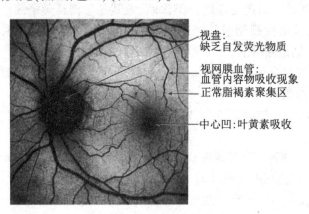

图 2-5　正常眼底的自发荧光

导致眼底自发荧光信号增强(强荧光)的原因:①视网膜下脂褐素的沉积,如 Best 病;②视网膜色素上皮细胞内脂褐素的过度聚集,如黄斑营养不良等;③视网膜色素上皮增生,如渗出性视网膜脱离疾病迁延或恢复期;④黄斑色素减少或黄斑组织内腔隙形成对自发荧光遮蔽作用减弱,如 2 型黄斑毛细血管扩张症、黄斑裂孔;⑤视盘玻璃膜疣。

导致眼底自发荧光信号降低(弱荧光)的原因:①视网膜色素上皮细胞内脂褐素密度的

降低,视网膜色素上皮层萎缩(如地图样萎缩),视网膜色素变性;②视网膜色素上皮细胞内黑色素增加,如视网膜色素上皮细胞增生;③位于视网膜色素上皮细胞前的遮蔽效应,如视网膜血管、视网膜水肿、迁徙的含黑色素的细胞、新鲜的视网膜内或视网膜下出血、屈光间质混浊等。

八、光学相干断层扫描

光学相干断层扫描(optical coherence tomography, OCT)是20世纪90年代初期发展起来的一种新型非接触性无创光学影像诊断技术,是利用眼内不同组织对入射光束的反射性的不同,通过低相干性光干涉测量仪比较反射光束和参照光束来测定反射光束的延迟时间和反射强度,分析出不同组织的结构及其距离,经计算机处理成像,并以伪彩或灰度形式显示组织的断面结构。OCT具有非接触性、分辨率高、可重复性高、获取图像快等特点,在临床上得到了广泛的应用,可分为前节和后节两种。

前节OCT入射光波长为1310 nm,纵向分辨率为15 μm,可清晰显示前房结构,如虹膜根部、房角隐窝、睫状体前表面,巩膜突、小梁网、Schlemm管,可对角膜厚度及前房相关参数进行测量,具有高度准确性和可重复性。后节OCT,临床上常简称OCT,自1994年问世以来先后经历了时域和频域时代,目前普通频域OCT的入射光波长820~870 nm,分辨率已达5 μm,而长波长的"超高分辨率"OCT的分辨率可达3~4 μm。OCT扫描方式有水平、垂直、环形、放射状及不同角度的线性扫描,检查者可根据病变的部位、性质以及检查目的来选择合适的扫描方式。OCT对眼底多种疾病(如水肿、裂孔、前膜、劈裂、神经上皮及色素上皮脱离、玻璃体视网膜牵拉,CNV等)的诊断有重要价值,也可用于青光眼的神经纤维层厚度定量测量及随访等。随着分辨率及扫描深度的不断提高,还可清楚地显示视网膜光感受器细微光带完整性及脉络膜厚度等。

第三章　眼睑疾病

第一节　眼睑炎

一、眼睑湿疹

1.定义及分型　眼睑湿疹有急性和慢性两种。局部皮肤涂抹滴眼液、眼膏或其他不能耐受的刺激性物质时,常呈急性湿疹,是一种过敏性皮肤病。溢泪、慢性泪囊炎等则可引起慢性湿疹。

2.诊断

(1)病变部位痒感明显。

(2)急性者初起时,睑皮肤肿胀充血,继而出现疱疹、糜烂、结痂。如有继发感染,则可形成脓疱、溃疡。慢性者,局部皮肤肥厚、粗糙及色素沉着。少数可并发结膜炎和角膜浸润。血液中常有嗜酸性粒细胞增多。

3.治疗　停用有关药物,去除致病因素。局部糜烂、渗液时,采用3%硼酸溶液湿敷。局部丘疹而无渗出时,可外用炉甘石洗剂,已干燥的病变可外用氧化锌糊剂或四环素可的松眼膏。全身口服抗过敏药物,如苯海拉明、氯苯那敏、去氯羟嗪,静脉推注葡萄糖酸钙。重症患者可加用口服类固醇皮质药物,并对症处理。

二、眼睑带状疱疹

1.定义　眼睑带状疱疹为带状疱疹病毒侵犯三叉神经的半月神经节或其第一、第二支,在其分布区域发生伴有炎性的成簇疱疹。各年龄及性别组均可出现,但多见于老人及体弱者。

2.诊断　起病前常先有发热、疲倦、全身不适、神经痛、畏光、流泪等前驱症状。3天后,三叉神经分布区出现皮肤肿胀、潮红、群集性疱疹。水疱可变干结痂,痂皮脱落后常留有瘢痕及色素沉着。病变区域可留有长期的感觉消失或异常。皮损局限于神经支配区域,不超过鼻部中线为眼睑带状疱疹的最大特征。有时同侧眼的角膜与虹膜也可同时累及。继发感染者,相应部位淋巴结肥大。

3.治疗　发病初期,局部可涂1%甲紫溶液或氧化锌软膏。也可用0.1%~0.2%碘苷液湿敷或3%阿昔洛韦眼膏涂抹。适当休息,给予镇静、止痛药,以及维生素 B_1 及维生素 B_2。重症患者,为增强抵抗力,可用丙种球蛋白及转移因子。预防继发感染,必要时全身使用抗生素。出现角膜炎、虹膜炎等并发症时,局部应用抗病毒药和散瞳药等。

三、单纯疱疹病毒性睑皮炎

1.定义　单纯疱疹病毒性睑皮炎由单纯疱疹病毒引起。这种病毒通常存在于人体内,当身体发热或抵抗力降低时,便趋于活跃。

2.诊断　病变多发生于下睑部位,并与三叉神经眶下支分布范围相符。初发时睑部出现簇状半透明小疱组成的疱疹,约在1周内干涸,以后结痂脱落,不留下痕迹,但可复发。发病时有刺痒与烧灼感。如发生在近睑缘部位,也有可能蔓延到角膜。病变基底刮片常证实有多核巨细胞。

4.治疗

(1)局部保持清洁,是防止继发感染的关键措施。涂1%煌绿乙醇后涂氧化锌糊剂或抗生素软膏,以加速干燥结痂过程。

(2)病变蔓延至角膜,见单纯性角膜疱疹的治疗。

四、眼睑丹毒

1.定义　丹毒是由溶血性链球菌感染所致的皮肤和皮下组织的急性炎症。面部丹毒常易累及眼睑,累及眼睑时称为眼睑丹毒,上、下眼睑均可发病,并向周围组织蔓延。

2.诊断　眼睑丹毒典型症状为皮肤局部充血(鲜红色)、隆起、质硬,表面光滑,病变边缘与正常皮肤之间分界清楚,周围有小疱疹包围,这是临床诊断的重要特征。眼睑常高度水肿,不能睁开,患部剧烈疼痛和压痛。耳前和颌下淋巴结常肥大,全身伴有高热。在病变过程中,如发现深部组织硬结化,应视为睑脓肿的前驱症状。睑部丹毒除了可由面部蔓延而来,还可因睑外伤或湿疹继发性感染所致。抵抗力较强的患者,病变可于几天之内自行消退,但大多数情况下,不经彻底治疗则病变可迁延数周之久,预后无免疫力,遇到寒冷或创伤时,在原发灶上易复发。多次复发的结果是慢慢会变成睑象皮病。

坏疽性丹毒是一种较严重的丹毒感染,一般原发于眼睑部。这种丹毒可在几小时或几天之内引起眼睑深部组织坏死,表面覆盖一层黑色硬痂皮,几周后脱落。

睑部丹毒可通过面部静脉或淋巴组织向眶内或颅内蔓延扩散,造成严重后果。有的病例由于眼球和眼眶组织的破坏而导致视神经炎和视神经萎缩,以致失明。

3.治疗

(1)局部紫外线照射,同时肌内或静脉注射大剂量青霉素。

(2)卧床休息。

五、睑缘炎

1.概述　睑缘炎可根据解剖部位而分类:前部睑缘炎主要累及睫毛的基底部,而后部睑缘炎累及睑板腺开口处。传统上,临床将睑缘炎分为葡萄球菌性、脂溢性、睑板腺功能障碍或多种因素共存型。葡萄球菌性和脂溢性睑缘炎主要累及前部眼睑,可诊断为前部睑缘炎,而睑板腺功能障碍累及后部睑缘。本临床指南涉及这3种类型的慢性睑缘炎。

各种类型的睑缘炎的症状有相当大的重叠。睑缘炎常导致与之相关的眼表炎症,如结膜炎、功能性泪液缺乏和角膜炎。睑缘炎也可使原有的眼表疾病症状加重。睑缘炎慢性病程、病因不明及与眼表疾病共存的特点使其治疗较为困难。

葡萄球菌性睑缘炎特点为沿睫毛区有鳞屑和结痂形成。慢性炎症可间接发生急性恶化,导致溃疡性睑缘炎发生。还可能发生睫毛脱落并可累及角膜,出现点状角膜上皮缺损、新生血管形成和边缘性角膜浸润。

尽管在正常人群和睑缘炎的患者眼睑中分离出表皮葡萄球菌的阳性率都很高(89%~100%),但是在临床诊断为葡萄球菌性睑缘炎患者的眼睑分离出金黄色葡萄球菌的阳性率更高一些。表皮葡萄球菌和金黄色葡萄球菌均对葡萄球菌性睑缘炎的形成起到一定作用,但作用机制尚不清楚。有报道说毒素的产生与睑结膜炎有关。然而,也有人发现金黄色葡萄球菌的毒素与疾病之间没有关系。也有免疫机制的相关报道。金黄色葡萄球菌细胞壁成分过敏可导致睑缘炎。在40%的慢性睑缘炎的患者中发现了对金黄色葡萄球菌的细胞介导的免疫功能增强,而正常人群则没有增强。在与葡萄球菌性睑缘炎相关的角膜炎发病中认为有细胞介导的免疫机制参与。葡萄球菌抗原自身可通过黏附于角膜上皮中的细菌抗原结合受体而产生炎症反应。

脂溢性睑缘炎的患者前部眼睑有脂性结痂,常在眼眉和头皮处也有脂溢性皮炎。

睑板腺功能失调的睑缘病变特征有皮下和黏膜交接处可见明显的血管,睑板腺口阻塞,睑板腺分泌少或混浊,睑缘和睑板腺肥厚和粗糙,以及睑板腺囊肿,这些改变可最终致睑板腺萎缩。睑板腺功能障碍的患者还经常同时患玫瑰痤疮或脂溢性皮炎。有文献报道,睑板腺功能障碍的患者与正常人相比,其睑板腺分泌物的成分有改变。

2.睑缘炎相关情况和病因　有报道称葡萄球菌性睑缘炎中50%患者患有干燥性角结膜炎。反之,在一个对66名干燥性角结膜炎患者的研究中发现,75%的患者患有葡萄球菌性结膜炎或睑缘炎。泪液缺乏所致局部裂解酶和免疫球蛋白水平的下降可使局部对细菌的抵抗力下降,从而易患葡萄球菌性睑缘炎。

25%~40%的脂溢性睑缘炎和睑板腺功能障碍患者和37%~52%累及眼部的玫瑰痤疮患者伴有泪液缺乏。这可能由于脂质层缺乏导致泪液蒸发过强及眼表知觉下降所致。慢性睑缘炎患者出现角结膜干燥与泪膜中磷脂水平下降有相关性。玫瑰痤疮与上皮基膜异常和反复角膜上皮糜烂有关。

即使泪液分泌正常,睑板腺功能障碍的患者荧光素泪膜破裂时间也明显变短。这表明睑板腺分泌对维持泪膜的稳定性具有重要意义。各种类型的慢性睑缘炎临床特征之间的重叠,以及各种类型的睑缘炎均和泪液功能障碍有程度不同的联系,突出了睑缘炎和泪液功能障碍之间关系的复杂性,也表明了对有眼部刺激症状主诉的患者进行多种治疗的必要性。

脂溢性睑缘炎和睑板腺功能障碍患者的皮肤病变可能有共同的病因和易感因素。在1项研究中,95%的脂溢性睑缘炎患者同时患有脂溢性皮炎。在患有一种称为原发性睑板腺炎的睑板腺功能障碍的患者中,74%的患者患有脂溢性皮炎,51%的患者患有玫瑰痤疮。

玫瑰痤疮是一种累及皮肤和眼部的疾病,常见于肤色较淡者。典型的面部皮肤表现为红斑、毛细血管扩张、丘疹、脓肿、皮脂腺突出和酒渣鼻。皮肤较黑的患者较难诊断玫瑰痤疮,原因是较难分辨出扩张的毛细血管和面部充血。玫瑰痤疮常被漏诊,部分原因是毛细血管扩张和面部充血等体征轻微。

异维A酸是一种治疗严重囊性痤疮的口服药,也可引起睑缘炎。据报道,23%的患者出现眼部不良反应,其中的37%表现为睑缘炎、结膜炎或睑板腺炎。口服异维A酸剂量为 $2 mg/(kg \cdot d)$ 的患者中,43%出现睑缘结膜炎;口服异维A酸剂量为 $1 mg/(kg \cdot d)$ 的患者中,20%患睑缘结膜炎。停药后绝大多数的患者病情改善。

角膜接触镜相关的巨乳头性角结膜炎患者发生睑板腺功能障碍的比率明显增加。巨乳头性角结膜炎的严重程度可能与睑板腺功能障碍的严重程度具有相关性。

3.自然病史　睑缘炎是一种慢性疾病,可于儿童期发病,间歇性加重和缓解。葡萄球菌性睑缘炎随时间延长可减轻。1项研究表明,葡萄球菌性睑缘炎的患者平均年龄为42岁,有短期的眼部症状病史(平均为1.8年)。患有脂溢性睑缘炎和睑板腺功能障碍的患者,总的来说年龄较大一些,眼部症状持续时间相对长一些(6.5~11.6 年)。严重的葡萄球菌性睑缘炎可最终导致睫毛脱落、眼睑瘫痪形成,伴有倒睫、角膜瘢痕和新生血管形成。严重的眼部玫瑰痤疮患者可发展成浅层点状上皮病变,角膜新生血管化和瘢痕化。睑缘毛细血管扩张和睑板腺开口狭窄可见于无症状的老年人。

4.预防和早期发现　适当的治疗和处理可缓解睑缘炎的症状和体征,防止造成永久的组织损害和视力丧失。对于类似睑缘炎表现的癌症,早期诊断和适当治疗可以挽救患者生命。

5.诊断

(1)患者治疗效果评价标准:①防止视力丧失;②尽量减少组织损伤;③减轻睑缘炎的症状和体征。

(2)诊断:所有的患者应定期对眼部情况进行一个综合的医疗评估。对有睑缘炎症状和体征的患者,最初评估包括眼部综合医疗评估中的相关方面。睑缘炎的诊断常基于患者的典型病史和特征性检查所见。辅助检查偶尔也有帮助。

1)患者病史:在了解患者病史时询问如下问题将有助于获得所需信息。①症状和体征:如眼红、刺激症状、烧灼感、流泪、痒、睫毛根部结痂、睫毛脱落、睫毛黏附、不能耐受角膜接触镜、畏光、瞬目增多,这些症状在晨起时较重;②症状持续时间;③单眼或双眼发病;④加重因素:如吸烟、变应原、风、接触镜、湿度降低、视黄醛、饮食和饮酒等;⑤与全身疾病相关的症状:如玫瑰痤疮、过敏;⑥目前和既往全身和局部用药情况;⑦最近与有感染的患者接触:如虱病;⑧眼部病史应考虑既往眼睑和眼部手术史,以及放射和化学烧伤的局部外伤史;⑨全身病史应考虑皮肤病:如皮疹、玫瑰痤疮、湿疹,以及用药情况(如异维 A 酸)。

2)检查:体格检查包括视力测量、外眼检查和裂隙灯检查。

外眼检查应在光线好的房间内进行,要特别注意以下情况。①皮肤:包括与玫瑰痤疮有关的症状,如酒渣鼻、红斑、毛细血管扩张、丘疹、脓疱、面部皮脂腺肥大、皮炎、皮疹;②眼睑:包括睑缘充血、红斑;睫毛脱落、断裂或乱生;睫毛根部异常堆积物;溃疡;囊泡;过度角化;鳞屑;睑板腺囊肿、睑腺炎;瘢痕形成;眼睑外翻或内翻。

裂隙灯活体显微镜检查应注意以下方面。①泪膜:黏液层和脂质层的质量、泡沫形成;②前部睑缘:充血、毛细血管扩张、瘢痕形成、色素变动、角化、溃疡、囊泡、血液渗出物、虱病和肿块;③睫毛:位置不正、方向不正、缺失或断裂、虱卵和化妆品积聚;④眼睑后缘:睑板腺开口异常,如赘生物、后退、增生、阻塞;睑板腺分泌物情况,如能否排出、黏稠度、浑浊度、颜色等;新生血管;角化;结节;增厚;结痂;⑤睑结膜:翻开眼睑,观察睑板腺的外观和腺管,如扩张和炎症,睑板腺囊肿、充血、瘢痕、角化、乳头、滤泡反应、脂性渗出、浓缩物;⑥球结膜:充血,小泡,荧光素点状着色;⑦角膜:荧光素点状着色,浸润,溃疡和/或瘢痕,新生血管形成。

(3)诊断性试验:目前尚没有临床特异的睑缘炎的诊断性试验。然而,可对反复前部眼睑伴重度炎症的患者和对治疗反应不佳的患者进行睑缘细菌培养。

对症状明显不对称、治疗无效或睑板腺囊肿单一病灶反复发作且治疗不佳者应行眼睑活体组织检查,除外癌症的可能。在怀疑皮脂腺癌取病理前,应咨询病理医师,讨论肿瘤可能播散的范围和做冰冻切片。新鲜的组织可能需用特殊的染色寻找脂质。

临床症状可帮助区别葡萄球菌、脂溢性和睑板腺功能不良性睑缘炎。这些不同种类的睑缘炎的临床症状经常互相重叠,并与干眼症状相似。

6.治疗　尚无足够的证据可以明确推荐睑缘炎的治疗方案,患者必须明白在很多情况下是不能完全治愈的。下列治疗措施可有一定帮助:①热敷;②注意眼睑卫生;③应用抗生素;④局部应用糖皮质激素。

睑缘炎患者治疗的第一步是进行眼睑清洁,可有多种方法。一种方法是热敷几分钟来软化结痂粘连和/或加热睑板腺分泌物,然后轻轻按摩眼睑来促进睑板腺的分泌。仅有前部睑缘炎的患者和手灵活性较差的患者可能会忽略按摩。一般在患者方便的时候每天进行1次按摩即可。过多的眼睑按摩反而可能刺激眼睑。然而有的患者发现每天反复进行热敷有效。有的患者在热敷后轻轻擦去眼睑的分泌物会更好。可使用稀释的婴儿香波或购买到的眼睑清洁棉签轻擦睫毛根部以进行眼睑清洁。有规律地每天或1周数天进行眼部清洁,常可以缓解慢性睑缘炎的症状。要告知患者需终身注意眼部卫生,如果停止治疗的话,症状可能反复。

对于有金黄色葡萄球菌感染的睑缘炎患者,局部滴用抗生素,如杆菌肽或红霉素,可每天1次至数次,或睡前应用1次,持续1周至数周。根据病情严重程度决定用药的时间和频率。如果睑板腺功能障碍患者的慢性症状经眼部清洁后不能很好控制,可口服多西环素或四环素。每天多西环素 100 mg 或四环素 1000 mg。当临床症状减轻(通常需 2~4 周)时,可减量至每天多西环素 50 mg 或四环素 250~500 mg,可根据患者病情的严重程度和对药物的反应停药。用四环素的理由是一些小型的临床试验报道四环素对缓解眼部玫瑰痤疮患者的症状有效,并可提高眼部玫瑰痤疮和睑板腺功能障碍患者的泪膜破裂时间。实验室研究还表明它可以降低表皮葡萄球菌和金黄色葡萄球菌脂酶的产生。四环素及相关药物可引起光敏反应、胃肠不适、阴道炎,在极少的情况下还可引起氮质血症。在大脑假瘤病例中已提示这一点,同时它还可以降低口服避孕药的药效,增强华法林的药效。20 mg 缓释多西环素每天 2 次可减少不良反应。这些药物对孕妇、哺乳期及对四环素有过敏史的人禁用。儿童不宜用四环素,因为其可使牙齿着色。可用口服红霉素替代。已有报道四环素和米诺四环素可使巩膜着色并引起结膜囊肿的发生。

短期内局部滴用糖皮质激素可改善眼睑或眼表的炎症,如严重的结膜充血、边缘性角膜炎或滤泡性结膜炎。一般每天数次用于眼睑或眼球表面。一旦炎症得到控制,应停药或减量,然后间断应用以改善患者症状。糖皮质激素应用最小有效剂量,并避免长期应用。应告知患者糖皮质激素的不良反应,包括眼压增高和发生青光眼的可能性。应用部位特异性糖皮质激素及眼部穿透性弱的糖皮质激素,可减少上述不良反应。对于维持治疗的方案还有待进一步讨论。由于许多睑缘炎的患者伴有泪液缺乏,在眼部清洁和用药的同时应用人工泪液(每天 2 次)可改善症状。

对于不典型的睑缘炎或者药物治疗效果不理想的睑缘炎,应重新进行考虑。有结节样肿块、溃疡、大的瘢痕、局限结痂和皮炎鳞屑或急性炎症中间伴黄色的结膜结节提示可能为眼睑肿瘤。基底细胞癌和鳞状细胞癌是最常见的累及眼睑的恶性肿瘤。黑色素瘤和皮脂腺癌是眼睑发病率第二位的恶性肿瘤。皮脂腺癌可能有多发病灶,可由于变形性骨炎样播散表现为严重的结膜炎症而难以诊断。

7.随诊　应告知有轻度睑缘炎的患者,如果病情加重,应及时复诊。随诊时间间隔应视病情严重程度、治疗方案和伴随疾病因素,如应用糖皮质激素治疗的青光眼患者等因素而定。随诊时应注意随诊期间的情况、视力测量、外眼检查和裂隙灯检查。如果应用了糖皮质激素治疗,应在数周内了解治疗的效果,测量眼压并了解患者用药的依从性。

六、睑腺炎

1.定义及分类　睑腺炎为眼睑腺体及睫毛毛囊的急性化脓性炎症。多见于儿童及年轻人。根据发病部位不同,可分为外睑腺炎和内睑腺炎两种。化脓性细菌(以葡萄球菌多见)感染引起睫毛毛囊皮脂腺或汗腺的急性化脓性炎症,称为外睑腺炎;而引起睑板腺急性化脓性炎症的,则称为内睑腺炎。

2.诊断

(1)外睑腺炎:睑缘部红、肿、热、痛,触痛明显。近外眦部者常伴有颞侧球结膜水肿。数天后,睫毛根部出现黄脓点,溃破排脓后痊愈。炎症严重者,常伴同侧耳前淋巴结肥大、压痛,或可伴有畏寒、发热等全身症状。

(2)内睑腺炎:炎症被局限于睑板腺内,眼睑红肿较轻,但疼痛较甚。眼睑红、肿、热、痛,睑结膜面局限充血、肿胀,2~3天其中心可见黄脓点。自行穿破,脓液排出后痊愈。

3.治疗　脓肿形成前应局部热敷,使用抗生素滴眼液及眼膏。反复发作及伴有全身反应者,可口服抗生素。脓肿成熟时需切开排脓。应注意,外睑腺炎的皮肤切口方向应与睑缘平行;内睑腺炎的睑结膜面切口方向须与睑缘垂直。切忌挤压排脓,以免细菌随血流进入海绵窦引起脓性栓塞而危及生命。

七、睑板腺囊肿

1.定义　睑板腺囊肿是睑板腺排出管阻塞、腺内分泌物滞留,刺激管壁引起的睑板腺无菌性慢性炎性肉芽肿。

2.诊断

(1)多偶然发现,一般无显著症状。囊肿较大时,可有沉重不适感,部分有异物感。

(2)单发或多发,上睑尤多。眼睑皮下可扪及圆形、边界清楚、与皮肤不粘连的肿块,无压痛。相应的睑结膜充血,呈紫红或紫蓝色。如有继发感染,则其表现类似睑腺炎。反复发作的老年患者,应警惕睑板腺癌和横纹肌肉瘤的可能。

(3)切开后可见黏稠的灰黄色胶样内容物。符合前两项条件即可诊断睑板腺囊肿,第三项可加强诊断。若切开后内容物不是黏稠的胶样物质,而是脆碎的组织,必须进行病理检查。

3.治疗　囊肿小者可不予以处理,任其自行吸收或消散。也可局部热敷,或用2%氢氧化汞眼膏涂抹并按摩,以促进囊肿吸收。囊肥大者需手术刮除,睑结膜面的切口方向须与睑缘垂直,彻底清除囊肿内容物并向两侧分离囊膜壁逐渐剥离。

八、睑板腺阻塞

1.病因　睑板腺阻塞是指睑缘炎、慢性结膜炎或其他原因造成睑板腺排泄管阻塞,分泌物积存日久而钙化。

2.诊断

(1)患者可有干痒感,有时有异物感。

(2)透过睑结膜可见点状及线条状黄白色凝聚物,日久形成小结石。

3.治疗 病因治疗的同时,可局部应用抗生素眼膏并按摩。小结石突出于睑结膜面时,可在1%丁卡因表面麻醉后,用尖锐小刀或注射针头剔除。

第二节 上睑下垂

眼睑能不停地关闭与睁开是依赖眼睑深部的受动眼神经支配的提上睑肌及受交感神经支配的 Müller 肌来共同完成的。当提上睑肌和 Müller 肌功能不全或丧失时,可使上睑呈部分或全部下垂。轻者遮盖部分瞳孔,严重时可将全部瞳孔遮盖,不但影响视力和美观,长此以往还会造成遮盖性弱视。有上睑下垂的儿童,常紧缩额肌借以抬高上睑缘的位置,露出瞳孔,以克服视力障碍,结果造成额部皮纹加深,眉毛抬高,以小老头的面貌出现;双侧眼睑下垂的儿童,为了增加视野范围,常有头部后仰视物的特殊姿态。上睑下垂可以是单侧或双侧,也可以是先天性或后天性,病因复杂。

一、先天性上睑下垂

主要原因是提上睑肌或动眼神经发育不全所致,单纯上睑下垂仅提上睑肌发育不全,占上睑下垂的大多数。少数因动眼神经核发育不全,除上睑下垂外,还有眼球上转动能受限,给上睑下垂手术治疗带来困难。有一定遗传性,可为显性或隐性遗传。

1.单纯性上睑下垂 一般为双侧性,但也有单侧性。由于提上睑肌与上直肌在发育过程中密切相关,因此,部分患者伴有眼球上转功能受限。

2.上睑下垂合并内眦赘皮、小睑裂、鼻梁低平 如睑裂狭小综合征。

3.Marcus-Gunn 综合征 多为单侧。当咀嚼或下颌向健侧移动时,下垂上眼睑可上提,眼睛可睁大。原因不清,可能为三叉神经翼外神经部分与提上睑肌神经核有额外联系,或三叉神经与动眼神经周围发生运动支联系有关。

4.上睑下垂伴其他眼外肌 如下斜肌麻痹或动眼神经麻痹。

二、后天性上睑下垂

该病可能为眼睑本身的疾病,以及全身性或者神经系统疾病。

1.机械性上睑下垂 机械性上睑下垂为眼睑本身病变。如重症沙眼、眼睑外伤、眼睑肿瘤及炎性水肿等。

2.肌源性上睑下垂 肌源性上睑下垂多见于进行性眼外肌麻痹或重症肌无力。进行性眼外肌麻痹多为双侧,常伴其他眼外肌麻痹。重症肌无力新斯的明局部注射后症状缓解可明确诊断。

3.神经源性上睑下垂 动眼神经核、大脑皮质或交感神经麻痹,除外上睑下垂外,多伴有相应的支配区域运动障碍。

4.假性上睑下垂 眼睑结构变化,如眼球摘除术后、小眼球、眼球萎缩、眼球内陷及老年人眶脂肪萎缩等患者缺乏对上睑正常支持而引起下垂。

5.全身疾病所引起上睑下垂 该病可见于甲状腺功能减退及部分糖尿病患者。

三、上睑下垂治疗

该治疗对先天性单纯性上睑下垂者手术矫正效果较好;对后天性单纯性上睑下垂者应

针对病因治疗,不宜盲目手术。动眼神经核发育不良同时有眼球转动障碍者不宜手术,这是因为手术难度大,术后易发生复视,给生活带来影响。

1.上睑下垂程度分类

(1)根据下垂量

正常:上睑缘位于上角膜缘下 1~2 mm。

轻度:上睑缘遮住瞳孔 1/3(1~2 mm)。

中度:上睑缘遮住瞳孔 1/2(2~3 mm)。

重度:上睑缘遮住瞳孔 2/3(3~4 mm)。

(2)以睑裂高度判断肌力

正常:睑裂高度为 13~16 mm。

轻度:睑裂高度为 7~10 mm。

中度:睑裂高度为 4~7 mm。

重度:睑裂高度为 0~3 mm。

2.手术时机的选择

(1)先天性重度上睑下垂:先天性重度上睑下垂可于 1 岁以后手术矫正,但最迟不宜超过 5 岁。对于小儿的重度上睑下垂,上睑遮住瞳孔容易造成弱视,或形成皱额、耸眉、头部后仰等特殊姿势,一旦养成,很难矫正,应该尽早给予手术治疗,一般选择在 3 岁左右手术为好。因为 3 岁以前小儿各部分组织尚未发育完全,容易导致手术失败,针对这种儿童,可先选择额肌悬吊将瞳孔露出,使患儿能正常视物,待患儿年龄到学龄期时再选择提上睑肌缩短或额肌瓣矫正术。

(2)先天性中或轻度上睑下垂:若无弱视,可以接受局部麻醉手术;若合并弱视,则宜于学龄前行手术矫正。

(3)Marcus-Gunn 综合征:由于可能自行减弱,所以可于青春期后手术治疗;若合并弱视,则于学龄前矫正。

(4)外伤:可待患者病情稳定 1 年以后手术矫正。

(5)重症肌无力和麻痹性上睑下垂:手术一般至少在药物治疗 1 年后,再观察半年,如无恢复肌力的可能,才能选择手术治疗方式。

3.手术方式的选择　上睑下垂矫正手术可以分为 3 类。

(1)加强提上睑肌功能使眼睑抬高,达到矫正的目的。提上睑肌缩短徙前术。提上睑肌缩短徙前术的优点在于它未破坏眼睑和眼肌的解剖位置,手术后眼睑处于自然位置,双眼容易对称,睑裂高度容易调整,术后眼睑闭合较好,不容易发生暴露性角膜炎。但是这种手术要求提上睑肌必须有一定的肌力,无肌力者手术效果欠佳。其术式包括:①提上睑肌腱膜折叠+节制韧带悬吊术;②提上睑肌腱膜复位术;③提上睑肌缩短+前徙术。

一般情况:缩短 5 mm,矫正 1 mm,前徙 1 mm,矫正 1 mm。

特殊情况:①重度,缩短 6 mm,矫正 1 mm;②中度,缩短 5 mm,矫正 1 mm;③轻度,缩短 4 mm,矫正 1 mm;④睑板,切除 1 mm,增加 5 mm 肌肉缩短量。

(2)借助额肌和上直肌的牵引力量,提高眼睑。但这类手术的缺点是不合乎解剖生理要求,它是用尼龙线或阔筋膜将眼睑直线向上牵拉,与提上睑肌作用方向不一致,所以术后在最初阶段可致闭合不全,形态也欠满意。对于提上睑肌没有肌力的重度上睑下垂,此类手术还是有效的。对于用上直肌的力量带动眼睑上抬的手术,目前已很少用,因容易产生复视,给患者生活带来不便,还会造成不必要的医疗纠纷。①额肌悬吊术:双方形和"W"形缝线悬吊术,适用于小儿过渡期手术;②额肌腱膜瓣悬吊术:适用于额肌有力者、重度上睑下垂者;③阔筋膜及异体巩膜悬吊术:适用于重度上睑下垂、提上睑肌缺失或无力、外伤所致提上睑肌撕裂者。

（3）增强 Müller 肌力量:经典术式为睑板-结膜-Müller 肌切除术。通过缩短 Müller 肌增强其力量以提高上睑。该术式仅适用于轻度上睑下垂、腱膜性上睑下垂及 Horner 综合征等患者。

4.术后并发症　上睑下垂矫正的并发症比较多,常见的有:①术后矫正过度或矫正不足;②3 个月以前多有闭合不足及暴露性角膜炎;③双眼双重睑高度不一样,瞬目反射迟缓;④眼睑弧度有一定畸形,使双重睑高度产生双眼不对称、眼球上转不协调等情况。根据不同情况进行相应处理,同时应在术前给患者解释清楚,在医疗上与患者沟通思想,达到相互理解的目的。

第三节　眼睑闭合不全

正常人眼睑可以自由关闭,以保护角膜,特别是在晚上睡觉时,眼睑始终是闭合的。当眼睑不能完全闭合,使部分眼球暴露于睑裂之外时,称为眼睑闭合不全。

一、病因

1.凡是有眼睑外翻的患者,都有闭合不全的问题。

2.面神经引起的面瘫,造成下眼睑松弛下坠,面瘫患者除眼睑闭合不全外,还有口角㖞斜、咀嚼功能障碍等症状。

3.眼球突出,如大眼球、葡萄肿、眼眶内肿痛、眼眶蜂窝织炎等。

4.格雷夫斯眼病,此类患者多因眼眶内组织增生、眼眶内压力增加,使眼球向前移位,造成眼睑不能闭合。

5.昏迷的患者,眼眶匝肌功能性减弱,也可造成眼睑闭合不全。

6.生理性闭合不全,有一些正常人晚上睡觉时可以睁开眼睛睡觉,这类人是眼轮匝肌功能欠佳的表现,但对眼球无大碍,因晚上睡觉时眼球是上转的(Bell 现象)。

7.先天性眼睑缺损,行上睑下垂矫正术后也可造成眼睑闭合不全。

二、临床特点

眼睑闭合不全对眼球的危害极大,分为以下几种情况。

1.造成角膜干燥,形成暴露性角膜炎。角膜上皮脱落,形成溃疡和瘢痕,严重影响视力。

2.使泪小点不能接触泪湖,破坏眼球与眼睑之间正常的毛细管虹吸作用,引起一定程度的溢泪。

3.可以明显影响患者的美观。

三、治疗

1.首先要去除病因,尽快恢复眼睑闭合功能,以保护眼球免受空气、尘埃及异物的侵犯。

2.保持眼球湿润,避免结膜、角膜干燥,维持眼的正常视功能。

3.面神经麻痹、组织缺损的患者应尽早进行手术矫正。

4.对眼球突出的疾病,如格雷夫斯眼病引起的恶性突眼,应尽早做提上睑肌延长及米勒肌切除手术,必要时可做眼眶减压或眼睑缘缝合术。

5.暂时无条件进行手术的患者,应用眼膏、滴眼液滴眼,或制造"湿房"以保护角膜。

第四章 泪器疾病

第一节 泪腺病

一、急性泪腺炎

急性泪腺炎较少见,侵犯睑部较眶部为多。也有两者同时受累,多数为单侧发病,原发性者感染是由腺体开口处上行感染。继发性者来自周围邻近组织炎症的蔓延或各种急性传染病。睑部泪腺炎有泪腺部疼痛、上睑外侧水肿、同时有炎症性上睑下垂。病初起流泪,近泪腺部球结膜水肿、充血,如抬高上睑,眼球下转则肿胀的泪腺可自外上方结膜囊膨出,耳前淋巴结肥大、压痛、全身不适,体温可上升。2~3周后可有脓性分泌物在结膜囊内出现,排脓后疼痛减轻。眶部泪腺炎除以上症状外,还可见眼球向内下方突出,向外上转动受限,复视,症状类似眶蜂窝织炎,化脓后排脓从皮肤面穿破,可形成泪腺瘘。治疗全身用抗生素,局部热敷,滴抗生素眼药水,化脓则需切开,睑部者从结膜面切开,眶部则从皮肤面切开。

二、慢性泪腺炎

慢性泪腺炎可由急性泪腺炎转来,但原发者多见或有全身疾病如结核等。临床上见上睑外上方肿胀,一般无疼痛,但可有触痛,仅在上睑外侧眶缘摸到一团块,呈分叶状,可移动,伴有上睑下垂。病程进展缓慢,多为双侧发病。睑部慢性泪腺炎在举起上睑可见肥大的泪腺,眶部慢性泪腺炎则使眼球被推向鼻下方,眼球运动受限,复视。治疗应针对病因,有时难以确诊需切除送活检以进一步确定病因。

三、Mikulicz 综合征

Mikulicz 综合征又称为泪腺涎腺肥大综合征,临床上分为 Mikulicz 病和 Mikulicz 综合征。Mikulicz 病特点为原因不明的双侧泪腺、唾液腺慢性炎症所致泪腺、腮腺、颌下腺肥大。泪腺肥大一般为缓慢发生,有时也有突然急性发生。开始可以是单侧,以后双侧对称性出现肥大,不伴有局部疼痛或全身不适,肥大的腺体柔软有弹性,在皮下可以移动,以后数周、数月或数年后双侧腮腺、颌下腺肥大,唾液分泌减少或缺如,使口腔、咽喉干燥,多在 30 岁以后发病。如并发有白血病、淋巴肉瘤、结核、肉样瘤、贫血、关节炎或网状内皮组织病时,则称为Mikulicz 综合征。针对病因治疗,也可用抗生素配以激素,或使用放射治疗。

四、泪腺脱垂

自发性脱垂是由于支持泪腺的组织薄弱,本病常见为双侧对称性脱垂,女性多于男性,发生于年轻人,也有的有家族史。临床表现为在上睑外上方隆起,触之在皮下可活动无粘连,可压回泪腺凹的组织,翻转眼睑可见从外上穹窿部向下突出,在结膜下有明显的分叶状,不引起眼干燥。一般可不予以治疗,为美容可推回脱出的泪腺,加强眶隔,缝合于眶骨膜上。

五、泪腺肿瘤

泪腺肿瘤少见,在泪腺病中,肿瘤又是多见病,眶部泪腺肿瘤较睑部为多,其中以泪腺多形性腺瘤为常见,其次为泪腺癌。

1.泪腺多形性腺瘤 在 40 岁以上患泪腺混合瘤的患者,占泪腺肿瘤发病率的 1/2 以上,男性较女性为多,有良性与恶性两种,良性者占 80%,单眼发病,早期无症状,在眼球未突出前不易被察觉或仅有泪液增加。个别患者可能触及上睑外侧有一肿块,但多为眼球已突出,发生复视。早期检查在眶外上方摸到肿块,肿块可能表面光滑而质地较软,或表面呈结节状质地坚硬,肿块如与眶缘间广泛粘连,有压痛,可能肿瘤为恶性且侵犯眼眶骨,以后眼球突出向内下方,眼球向外上方运动受限,复视,肿瘤压迫眼球可改变眼屈光度而致视力下降。如向后压迫视神经及眼动脉则视力减退,甚至失明,眼球突出可发生暴露性角膜炎。

瘤组织由上皮及黏液样间质组成故称为多形性腺瘤。如有腺癌或鳞状细胞癌成分,则性质为恶性。在 X 线片上泪腺窝扩大,恶性者有骨质破坏,治疗以手术摘除,因肿瘤包膜薄厚不一,手术时要注意摘除要完整,以防残留瘤组织,对恶性者应做眶内容摘除术,辅以放射治疗。

2.泪腺癌 又称圆柱瘤,是泪腺导管肌上皮起源的恶性肿瘤,发病率仅次于泪腺多形性腺瘤。女性多于男性,年龄在 35~45 岁居多,表现为眼球突出及运动障碍,癌容易侵犯眶骨而引起疼痛,肿瘤与眶骨粘连紧密,病程短,发展快,肿瘤多无包膜或包膜不完整,手术时不易取净,术后复发率高。病理上瘤组织为实心的瘤细胞群构成,癌细胞小核色深或为囊性,在瘤细胞中有囊腔,外观如圆柱状故称圆柱瘤。手术应彻底切除并辅以放射治疗,X 线剂量为 50~60Gy。

第二节　泪道病

一、下泪点外翻

下泪点外翻是常见病,下泪点、下泪小管对排出泪液起重要作用。正常泪点紧贴眼球表面,当眼球上转时,从正面看不到泪点。泪液借毛细管作用和泪囊的负压而被吸进泪囊,当下泪点外翻时则产生溢泪。凡能造成下睑外翻的疾病都可引起下泪小点外翻,如老年性、麻痹性、瘢痕性睑外翻,老年人由于拭泪不当更加重睑外翻,治疗下睑外翻或结膜面电凝以矫正泪点位置。

二、泪道功能不全

泪道功能不全是指有溢泪症状,但无泪道器质性病变。冲洗泪道通畅,在结膜囊内滴入荧光素溶液在鼻腔内不能查出。

1.泪囊功能不全 眼轮匝肌在引流泪液进入泪囊起重要作用,当眼轮匝肌收缩或闭合眼睑时,泪小管被压迫和缩短,而肌肉放松,开睑时泪小管扩张产生负压,泪液从结膜囊吸入泪小管内。眼轮匝肌纤维附着于泪囊壁的方式有着同样的机械作用。轮匝肌收缩时,泪囊上部扩张,下部压缩,泪液从泪小管进入泪囊,当轮匝肌放松(开睑时),泪囊上部塌陷,下部扩张,迫使泪液向下进入鼻泪管,在眼轮匝肌功能不足或麻痹时,这种机械作用减弱或消失,产生溢泪。泪囊功能不全需鉴别于泪道狭窄或泪道阻塞可通过冲洗泪道证明通畅,本病不少见,严重者可做结膜囊泪囊吻合术。

2.瓣膜功能不全 在正常情况下,在鼻腔内鼻泪管下口处有一跨越管口的黏膜活瓣名

Hasner瓣,对鼻泪管起活塞作用,当瓣关闭时能阻止鼻腔空气流至泪囊,如此瓣膜先天薄弱或细小,则瓣膜关闭不全,空气上行至泪囊,由于空气在泪囊内使泪囊壁弹性减低,以致引起溢泪。当触及泪囊时有捻发音。

三、泪道阻塞

1.泪点阻塞 可以是先天性泪点缺如,外伤、炎症后瘢痕形成或泪点息肉。息肉为溢泪常见的原因,息肉似一小盖将泪点部分或全部遮盖,息肉有一蒂,蒂端连于泪小点开口,有一束血管随之进入息肉内,如推开息肉冲洗泪道通畅。

治疗:需用微型剪、镊在显微镜下剪除,对溢泪有效。泪小点狭窄者可先用泪小点探针扩大泪点,如不能维持通畅可做泪小点三角形切除以增大泪小点。如泪点完全闭塞,可从相当于泪点开口的突起处中央,用探针刺入,并用线状刀切开泪小管或做泪小点三角形切除。

2.泪小管阻塞 可以是部分的(泪小管狭窄),也可以是完全性的。泪小管管口阻塞可见有睫毛插入或异物堵塞,也可为真菌菌丝所致。又泪小管阻塞常见在靠近泪囊端,用探针或冲洗泪道针头可探知阻塞的位置,原因有先天畸形、泪小管及其周围组织炎症后瘢痕、外伤泪小管断裂未得到适当处理都可造成。

治疗:泪小管口为异物堵塞则取出异物。如瘢痕性阻塞在泪囊端,如外端尚留有 8 mm 正常泪小管,可考虑切除阻塞部,做泪小管泪囊吻合术。如阻塞在泪囊端及外伤泪小管断裂缝合后通畅再次阻塞,都可用 Nd:YAC 激光(倍频掺钕-钇铝石榴石激光)通过光导纤维击射阻塞部位有效。如阻塞过长则可做泪湖部结膜泪囊吻合术。

3.鼻泪管阻塞 常发生在泪囊与鼻泪管连接部,也可位于鼻泪管下口处,多由于沙眼、炎症性阻塞,也可以是先天性异常、外伤、肿瘤压迫等引发。鼻泪管阻塞是引起泪囊炎的重要原因。

治疗:如探通后放入义管,义管有多种,如丙烯酸酯、硅胶等做成,也有用理化性质稳定的金属物质,但都有义管脱出的危险性。对无分泌物的鼻泪管阻塞,有条件的可用 YAC 激光治疗,治疗后用抗生素加少量激素冲洗,效果好,在有脓性分泌物的慢性泪囊炎则应做泪囊鼻腔吻合术。

四、泪道炎症

1.泪小管炎 多见于泪小管鼻侧端阻塞或慢性泪囊炎多伴有泪小管炎。可见于沙眼,有的由于链丝菌或放线菌所致。

治疗:可用抗生素冲洗,若做泪囊摘除,应同时摘除一段泪小管,或刮除泪小管内壁,并缝合泪小点开口。

2.慢性泪囊炎 为常见病。主要由于鼻泪管阻塞,泪液潴留,细菌在泪囊内繁殖,多见于沙眼及泪道形成瘢痕,其次见于外伤。临床上患者主诉溢泪、眼分泌物增多,外观皮肤正常或内眦部皮肤湿疹,泪阜、半月瓣及内眦部结膜充血,泪囊部无压痛,挤压泪囊部有黏液性、黏液脓性或脓性分泌物自泪小点溢出,细菌培养多为肺炎链球菌或葡萄球菌。慢性泪囊炎的危害在于角膜受外伤,如角膜擦伤、角膜异物等,可引起匐形性角膜溃疡,甚至角膜穿孔造成失明。如做内眼手术,则可引起眼内炎、全眼球炎而失明。因此不论做外眼手术或内眼手术时,都必须冲洗泪道,证明泪道通畅,无分泌物溢出,这是必不可少的程序。如有慢性泪囊炎应先做泪囊手术,痊愈后始可做眼的其他手术。又有时由于分泌物的聚集,泪囊丧失张力,在皮肤表面可看到泪囊部有一半球形隆起,皮肤颜色正常,按之较硬,但用力挤压后有大量黏液性分泌物自泪小点溢出,称为泪囊黏液性囊肿,可手术治疗。

治疗:慢性泪囊炎需手术治疗。首选泪囊鼻腔吻合术,或在鼻窥镜下做泪囊鼻腔造孔置管术。手术成功后可无溢泪。在条件不允许下可做泪囊摘除术,术后仍有溢泪但较术前减少,也有用溶菌酶冲洗泪道或插义管等。但均不如泪囊鼻腔吻合术好。用 YAG 治疗慢性泪囊炎不如治疗泪道阻塞无脓者效果好。

3.急性泪囊炎　可以由于慢性泪囊炎急性发作,或由于细菌毒力强或身体抵抗力弱,也可以无溢泪史突然发作者。临床上为泪囊区红肿,严重者可波及上下睑、鼻根部,状如丹毒,局部压痛,全身不适、体温升高、白细胞计数增高、耳前淋巴结肥大,数天后脓肿形成,局部有波动感,可自行穿破、排脓,脓排出后症状减轻,但局部会形成瘘管,瘘管闭合后又引起急性发作。

治疗:早期热敷,全身用抗生素促使炎症消退。如脓肿已形成则切开排脓,放入引流条,待急性炎症已经完全消退后,可做泪囊鼻腔吻合术。有瘘管者剔除瘘管或做泪囊摘除术。急性炎症期不可做泪道冲洗,以免炎症扩散。

五、泪囊肿瘤

泪囊肿瘤本病不常见可引起溢泪,因为易与泪囊炎症或其他原因引起的泪道阻塞产生溢泪相混淆,因此有时长时间未能做出正确诊断,直至有血性液体溢出或鼻出血,始来就诊。检查在内眦韧带上方皮下有硬的肿块,不可压缩,无压痛,冲洗泪道可能通畅或部分通畅。也可能有黏液血性分泌物冲出。

泪囊肿瘤起源于上皮的乳头状瘤属于良性,占泪囊肿瘤的大多数。而表皮样癌是最常见的恶性肿瘤,此外有鳞癌、腺癌等恶性肿瘤。有血性液体或分泌物溢出者就要考虑恶性的可能性极大。泪囊黑色素瘤虽少见,但属于恶性,可有耳前、下颌下淋巴结肥大或转移。恶性泪囊肿瘤可蔓延至眼眶、鼻窦甚至颅内而死亡。

早期诊断,早期手术摘除恶性度低的泪囊肿瘤,预后有希望。恶性度高的肿瘤需摘除内眦组织和邻近的骨组织,虽然广泛切除,术后化疗、放疗,预后仍不良。淋巴肉瘤对放射敏感。

第五章 眼表疾病

正常的眼表结构与功能是获得清晰视觉的前提条件。炎症、外伤及免疫等因素均可导致角膜、结膜上皮表型改变,出现角膜上皮结膜化、角膜新生血管和干眼等一系列的病理变化,损害患者的视功能。

第一节 概述

眼表的解剖学含义是指位于上、下睑缘灰线之间的眼球表面全部的黏膜上皮,包括角膜上皮、角膜缘上皮和结膜上皮。它强调了角膜上皮与结膜上皮对维持眼表健康的重要性。然而,清晰视觉功能的获得不仅要有健康的眼表上皮,还要求眼表表面必须覆盖一层稳定的泪膜。正常及稳定的泪膜是维持眼表上皮结构及功能的基础,而眼表上皮细胞分泌的黏蛋白又参与泪膜的构成。因此,眼表的健康取决于眼表上皮的完整和泪膜的稳定两方面。这两方面既互相依赖,又互相影响,任何一方的异常均可能导致眼表功能的障碍,不仅影响视功能,还可引起眼的不舒适感觉。

广义的眼表不仅包括角膜上皮和结膜上皮,还包括参与维持眼球表面健康的防护体系中所有的外眼附属器(包括眼睑、泪器及泪道)。

一、维持正常眼表的主要因素

1.眼睑和神经反射 眼睑的主动性和非随意性瞬目对眼表有重要的保护作用。眼睑的非随意性瞬目动作是形成稳定泪膜的重要条件之一。正常人平均每 5～10 秒出现 1 次瞬目,其作用在于将泪液均匀地涂布于眼表,并且对眼表泪液的流量及蒸发速度进行调节,以维持泪膜的稳定性。非随意性瞬目反射以三叉神经的眼支为传入弧,面神经为传出弧。此外,眼表感觉传入还能刺激腺体组织,调节泪腺、睑板腺的分泌和眼表黏蛋白的产生。

当出现外界刺激时,眼睑会产生保护性闭睑反射,这种反射以视神经或听神经为传入弧,面神经为传出弧。保护性闭睑反射可使角膜和结膜等眼表组织避免与外界致伤因素接触。当眼睑的保护性反射受损,使得外界有害因素容易侵袭眼表,引起眼表损害。如各种原因引起的眼睑缺损,不仅影响患者的美容,还由于眼表的暴露和瞬目功能的损害,导致泪液过度蒸发及泪液流体动力分布异常,引起干眼和眼表上皮损害。

2.泪液和泪膜

(1)泪液的一般性状:正常眼表面覆盖一层泪膜,泪膜–空气界面是光线进入眼内的第一个折射表面,因此保持稳定健康的泪膜是获得清晰视觉的重要前提。泪膜从外至内可分为脂质层、水液层和黏蛋白层。一般认为,位于最表面的脂质层厚约 0.1 μm(睁眼时),中间水液层厚 7～10 μm,最内侧则是 0.02～0.1 μm 厚的黏蛋白层,但水液层与黏蛋白层之间没有明确的界限。不同研究测量的泪膜厚度差异较大,而且不同部位的泪膜厚度也不均匀,中央部的泪膜厚度比周边部薄。

正常情况下,泪液的生成速率为 1.2 μL/min,折射指数为 1.336。结膜囊内泪液体积为 (6.5±0.3) μL 角膜表面的体积为 7.0 μL。泪液中白蛋白占蛋白总量 60%,球蛋白和溶菌酶各占 20%,泪液含有的 IgA、IgG、IgE 等免疫球蛋白中以 IgA 含量最多,由泪腺中浆细胞分泌。溶菌酶和免疫球蛋白以及其他抗菌成分共同组成眼表的第一道防御屏障。泪液中 K^+、Na^+ 和 Cl^- 浓度高于血浆。泪液中还有少量葡萄糖(5 mg/dL)和尿素(0.04 mg/dL),其浓度随血液中葡萄糖和尿素水平变化发生相应改变。泪液 pH 范围(6.5~7.6),平均为 7.35。正常情况下泪液为等渗性,渗透压为(302±6.3)mmol/L。

(2)泪液的分泌:脂质层由睑板腺分泌,眼睑瞬目可促使睑板腺释放脂质。据估计,一次瞬目动作可在眼球上施加 50~70 g 的压力,使眼球平均后退 1.5 mm,脂质被挤到角膜表面参与泪膜的组成,脂质层可减少泪液蒸发。泪膜中间层为水液层,由主、副泪腺分泌,富含盐类和蛋白质。角膜、结膜和鼻腔黏膜受外界刺激会引起泪腺的反射性分泌。

黏蛋白层位于泪膜的最内侧,含多种糖蛋白,以前认为是由结膜杯状细胞分泌。现在研究显示角膜上皮和结膜上皮至少可以分泌 3 种黏蛋白(MUC1、MUC4 和 MUC6),它们既是泪膜黏蛋白的组成成分,又是一种跨膜蛋白,协助结膜杯状细胞分泌的 MUC5AC 黏蛋白从细胞顶部转运出细胞外。MUC5AC 是一种成胶黏蛋白,为泪膜黏蛋白层最重要的成分。黏蛋白基底部分嵌入角膜、结膜上皮细胞的微绒毛之间,降低表面张力,使疏水的上皮细胞变为亲水,水液层能均匀涂布于眼表,维持眼表湿润。黏蛋白还有清除眼表细胞的代谢产物、阻止病原体入侵的作用。如果黏蛋白生成不足,如化学伤和炎症破坏眼表细胞时,即使有足够的水样泪液产生,也可以发生干眼。

(3)泪膜的功能:①湿润及保护角膜和结膜上皮;②填补上皮间的不规则界面,保证角膜的光滑;③通过机械冲刷及抗菌成分的作用,抑制微生物生长;④是供给结膜、角膜氧气和所需营养物质的重要来源;⑤含有大量的蛋白质和细胞因子,调节角膜和结膜的多种细胞功能。

3.角膜上皮及角膜缘干细胞　大量研究发现,角膜缘基底细胞的某一亚群具有许多其他干细胞的共同特征而被定义为角膜缘干细胞,数量占角膜缘细胞的 5%~15%。角膜上皮自我更新的能力来源于角膜缘干细胞,角膜上皮损伤后,可以通过上皮细胞的增生、分化和迁移完全修复。角膜缘除了存在角膜缘干细胞外,还存在黑色素细胞和朗格汉斯细胞。

角膜缘干细胞是一种低分化的单能干细胞,能够引导细胞非对称性分化,使其中的一个子细胞继续保持干细胞状态而其他细胞进入分化通路到达分化终点。通过角膜缘干细胞的不断分化、增生,基底部上皮细胞向顶部表层迁移,周边部上皮细胞向中央部移行,新生的上皮细胞取代衰老、脱落的细胞以维持角膜上皮的完整。但目前尚未发现直接的表面分子标志证实角膜缘干细胞的存在。

人类角膜缘部有色素存在的 Vogt 栅栏结构处即角膜缘干细胞所在区,角膜缘是分开角膜和结膜的独特结构。角膜缘邻近的结缔组织及其丰富的血管网、淋巴管和细胞因子构成了角膜缘微环境,维持着角膜缘干细胞的正常功能,使角膜上皮细胞维持其特有的与结膜上皮细胞截然不同的表型。如果角膜缘干细胞功能障碍,角膜上皮创伤将不能愈合,出现持续性的上皮缺损或结膜上皮向角膜内生长,这时角膜上皮失去角膜上皮细胞的表型而表现为结膜上皮细胞的表型,表现角膜透明性下降,称为角膜上皮结膜化。

4.结膜上皮　结膜上皮是非角化复层鳞状上皮。人类结膜上皮干细胞可能分布于结膜上皮细胞间,结膜上皮细胞之间还镶嵌有数量不等的杯状细胞。在穹窿结膜中部、睑结膜和颞侧球结膜,杯状细胞的分布较密集。杯状细胞和结膜上皮细胞分泌的黏蛋白是泪膜的重要组成部分。光滑的结膜是眼睑和角膜之间的保护膜,在瞬目时起到保护角膜的作用。结膜有一定的伸展性,可以调节泪液的分布并带走外源性物质和眼表细胞的代谢产物,对维持泪膜的稳定有重要的作用。松弛的结膜会引起泪液动力学的变化,破坏泪膜的稳定性。

二、完整的眼表功能单位对维持眼表稳定的作用

广义的眼表是一个"整体"概念,共同参与维持眼表的稳定。比如泪腺能够分泌大量的生物活性蛋白(如生长因子、细胞因子、趋化因子等)调控眼表细胞的增生、脱落、移行等功能;眼表感觉传入刺激腺体组织,调节泪腺、睑板腺和眼表细胞产生各种细胞因子等。因此当功能单位的任何环节遭受破坏,均可在临床上出现症状和体征。

第二节　眼表疾病

Nelson 于 1980 年提出眼表疾病(ocular surface disease,OSD)的概念,泛指损害眼表正常结构与功能的疾病。由于眼表上皮与泪膜之间既互相依赖又互相影响,因此眼表疾病与泪液疾病应作为一个统一的整体,概括为眼表泪液疾病。一般来说,眼表泪液疾病包括所有的浅层角膜病、结膜病及外眼疾病,也包括影响泪膜的泪腺及泪道疾病。

一、眼表疾病的病因

眼表是一个整体概念,因此眼表疾病的病因众多。然而,眼表概念的提出及对眼表疾病的关注,均起因于对角膜缘干细胞功能的认识。临床上,任何引起眼表损害的疾病,随着疾病的发展,最终将表现为角膜缘干细胞功能障碍(limbal stem cell deficiency,LSCD),这是眼表疾病致盲的主要原因。因此,狭义的眼表疾病主要指引起角膜缘干细胞损害的疾病。

引起角膜缘干细胞功能障碍的原因很多,可分为先天性与后天性。先天性无虹膜是最常见的先天性原因,后天性原因主要包括:①眼表面外伤,最常见为化学伤(碱性与酸性烧伤)和热烧伤,少数由眼辐射伤引起;②慢性炎症性疾病,主要为角膜缘部的长期慢性炎症性疾病,如慢性角膜结膜炎、慢性角膜缘炎、神经营养性角膜病变等;③免疫性炎症,如 Stevens-Johnson 综合征、眼瘢痕性类天疱疮和类风湿关节炎等;④医源性损伤,眼表的多次手术或冷冻治疗,某些药物本身或药物中的防腐剂也可损害角膜缘干细胞;⑤角膜接触镜,长期佩戴角膜接触镜可导致角膜上皮细胞缺氧而引起本病;⑥眼表肿瘤,尤其是恶性肿瘤,如鳞状细胞癌等。

二、眼表疾病的分类

角膜缘干细胞功能障碍性疾病有多种分类方法,最常用的是应用印迹细胞学方法获得眼表上皮细胞,根据眼表终末上皮细胞表型将其分为两类。

1.眼表鳞状上皮化生　表现为病理性非角化上皮向角化上皮转化,结膜的鳞状上皮化生还伴有杯状细胞的丧失。泪膜稳定性下降或由各种角、结膜慢性炎症引起的角、结膜瘢痕是鳞状上皮化生的主要诱因。该类疾病常具有明确的病因,如化学伤、Stevens-Johnson 综合征和眼类天疱疮等。

2.角膜上皮结膜化　表现为结膜上皮侵入角膜代替正常的角膜上皮,在角膜上皮的部位可出现杯状细胞。这类疾病可再分为两型:Ⅰ型有明确的病因,如化学伤和热烧伤、免疫性疾病、多次眼表手术或冷凝、抗代谢药物的毒性、角膜接触镜所致角膜病、严重的微生物感染等;Ⅱ型没有明确的病因,表现为角膜缘上皮细胞随着时间逐渐丧失功能。目前认为可能的原因是角膜缘干细胞所处的基质微环境(发育性、激素性、血管性及炎症性)异常导致细胞调控异常。如先天性无虹膜、遗传性内分泌缺乏所致角膜病、神经麻痹性角膜炎、放射线所致角膜病、边缘性角膜炎或溃疡、慢性角膜缘炎、翼状胬肉或假性胬肉等。

三、眼表疾病的临床表现

角膜缘干细胞功能障碍可由不同的病因引起,但都具有一些共同的临床表现:①角膜上皮结膜化,是角膜缘干细胞功能障碍的特征性改变,印迹细胞学检查可在角膜上皮部位发现杯状细胞;②角膜表面或深层新生血管生长,有的表现为角膜表面新生血管膜;③角膜上皮反复糜烂,持续性角膜溃疡;④眼表面干燥;⑤周边部纤维血管组织长入角膜内,假性胬肉形成等。根据病情程度,可具有上述部分或全部临床表现。此外,患者还常有眼红、异物感、干燥感、畏光和视力下降。不同原因引起者还具有不同原发疾病的临床表现。

四、眼表疾病的治疗原则

角膜缘干细胞功能障碍严重破坏了眼表的结构和功能,是眼表疾病致盲的主要原因。单纯的药物治疗及传统的角膜移植术对这类患者很难奏效。20世纪80年代以来,随着对眼表上皮细胞生物学特性及眼表创伤愈合机制研究的深入,尤其是对角膜缘干细胞功能的研究,逐渐认识到治疗这类疾病的关键是恢复眼表的完整性和眼表上皮细胞的正常表型,即眼表重建术。狭义的眼表重建指通过手术恢复眼表的上皮细胞正常表型并维持其稳定。然而,维持正常的眼表功能需要眼睑、眼表上皮、泪膜和相关的神经支配等多个因素共同组成一个完整的功能单位。因此,这一功能单位中所有参与因素的重建就包括在广义的眼表重建范畴。如眼睑成形术、角膜缘上皮移植或角膜缘干细胞移植术、结膜囊成形术等。通过这些综合性措施恢复眼表的正常结构后,复明性角膜移植术的成功率将大为提高。

目前根据手术目的可将眼表重建手术分为结膜眼表重建、角膜眼表重建、泪膜重建和眼睑重建4大类。重建眼表时,应充分考虑眼表上皮的来源、植床的微环境(尤其是炎症是否稳定)和泪膜的稳定性等因素,才能提高眼表重建的成功率。总之,参与维持眼表正常功能的各个因素在眼表重建中应被视为一个整体。

第三节　干眼

干眼又称角结膜干燥症,是指任何原因引起的泪液质或量异常,或动力学异常导致的泪膜稳定性下降,并伴有眼部不适和(或)眼表组织损害为特征的多种疾病的总称。2007年,国际干眼症专题研究会强调了泪液渗透压升高和眼表炎症在干眼发病中的作用及干眼对视觉功能的影响,调整了干眼的定义:泪液和眼球表面的多因素疾病,能引起不适、视觉障碍和泪膜不稳定,可能损害眼表,伴有泪液渗透压升高和眼表炎症。

一、病因与分类

干眼病因繁多。由泪腺、眼球表面(角膜、结膜和睑板腺)和眼睑,以及连接它们的感觉与运动神经构成了一个完整的功能单位,这一功能单位中任何因素发生改变,都可能引起干眼。这些因素主要包括:各种眼表上皮病变、免疫性炎症、眼表或泪腺细胞凋亡、性激素水平降低及外界环境的影响,因此干眼症理过程复杂。

干眼发病机制的复杂性正是目前干眼分类尚不完善的重要原因。2007 年国际干眼症专题研究会将干眼分为泪液生成不足型和蒸发过强型两种类型。前者是由于泪腺疾病或者功能不良导致的干眼,即为水液缺乏性干眼(aqueous tear deficiency,ATD),根据发病原因又可分为 Sjögren 综合征(Sjögren syndrome,SS)所致干眼(SS-ATD)及非 SS-ATD。后者主要指睑板腺功能障碍(Meibomian gland dysfunction,MGD)。

2013 年中华医学会眼科分会角膜病学组参考目前的分类方法,提出了我国干眼的分类,将其分为 5 种类型:①水液缺乏型干眼。水液性泪液生成不足和(或)质的异常而引起,如 Sjögren 综合征和许多全身性因素引起的干眼;②蒸发过强型干眼。由于脂质层质或量的异常而引起,如睑板腺功能障碍、睑缘炎、视屏终端综合征、眼睑缺损或异常引起蒸发增加等;③黏蛋白缺乏型干眼。为眼表上皮细胞受损而引起,如药物毒性、化学伤、热烧伤对眼表的损害及角膜缘功能障碍等;④泪液动力学异常型干眼。由泪液的动力学异常引起,如瞬目异常、泪液排出延缓、结膜松弛等;⑤混合型干眼。是临床上最常见的干眼类型,为以上两种或两种以上原因所引起的干眼。

二、干眼的检查

1.症状问卷调查表　以干眼的常见症状及相关性疾病病史等为指标设计问卷,将受试者对问卷的回答量化评分,根据汇总分值判断是否存在干眼。其优点是方便、经济且敏感性高,便于大范围人群干眼发病率筛查和干眼诊断的初筛。但对边缘性干眼诊断率不高,分析具体影响因素有一定困难。

2.泪河高度　是初步判断泪液分泌量的指标。在荧光素染色后,裂隙灯显微镜下投射在角结膜表面的光带和下睑睑缘光带的交界处的泪液液平,正常高度为 0.3~0.5 mm。

3.泪液分泌试验　根据检测方法的不同分为 Schirmer Ⅰ 和 Schirmer Ⅱ 试验,又可分为是否使用表面麻醉。较常采用的是不使用表面麻醉的 Schirmer Ⅰ 试验,检测的是主泪腺的分泌功能(反射性泪液分泌),表面麻醉时检测的是副泪腺的分泌功能(基础泪液分泌),Schirmer Ⅰ 试验观察时间为 5 分钟。不同个体之间、昼夜之间,甚至同一个体不同检查时间,检查结果有一定的差异。无表面麻醉的 Schirmer Ⅰ 试验正常>10 mm/5 min,表面麻醉的 Schirmer Ⅰ 试验>5 mm/5 min。

4.泪膜稳定性检查　泪膜破裂时间(BUT)最常用。在结膜囊内滴入 5~10 μL 荧光素钠或使用荧光素试纸条,被检者瞬目数次后平视前方,测量者在裂隙灯显微镜的钴蓝光下用宽裂隙光带观察从最后一次瞬目后睁眼至角膜出现第一个黑斑即干燥斑的时间,记录为泪膜破裂时间。正常值为 10~45 秒,<10 秒为泪膜不稳定。此方法操作简单,适合干眼初筛,检查结果受年龄、种族、睑裂大小、温度和湿度等影响。

5.眼表上皮活性染色

(1)荧光素染色:结膜囊内滴少量荧光素钠溶液,裂隙灯显微镜钴蓝光下观察。正常的角膜上皮不染色,染为绿色表示角膜上皮缺损。正常情况下,荧光素染色还能显示眼球表面一层完整的泪膜。如果泪膜与眼表上皮细胞微绒毛之间的联系被破坏,即使泪液分泌量正常,在角膜表面也不能形成稳定的泪膜。然而,干眼引起的眼表上皮点状染色最早发生于结膜而不是角膜。

（2）丽丝胺绿染色:可将失活变性的细胞和缺乏黏蛋白覆盖的角、结膜上皮细胞染色。由于没有虎红染料的刺激性,容易为受检者接受,近年来更多使用丽丝胺绿染色。

6.泪液渗透压测量　泪液渗透压升高能最直接地反映眼表的干燥,而且与其他干眼检查不同,其变异小、正常值标准已得到充分的验证。泪液渗透压≥316 mmol/L 提示有干眼的可能。

7.眼表印迹细胞学检查　可以了解眼表上皮细胞的病理改变。干眼症眼表上皮细胞异常表现为:结膜杯状细胞密度降低,细胞核浆比增大,角膜上皮细胞鳞状化生,角膜上皮结膜化。通过计算结膜中杯状细胞密度,可间接评估疾病严重程度。然而,印迹细胞学检查是一种有创的方法,而且,它还可能影响其他干眼检查的结果,因此不应作为干眼诊断的首选。

除了上述检查,泪液蕨类结晶试验、乳铁蛋白含量测定、角膜地形图检查、血清学检查以及一些新技术,如泪膜镜、光学相干断层成像（OCT）、活体共聚焦显微镜检查和睑板腺成像系统也可作为干眼诊断的辅助检查。

三、临床表现

干眼的症状多种多样,最常见的有干涩感、异物感、烧灼感、畏光、视物模糊和视疲劳。部分患者很难确切形容其感觉,仅形容为"眼不适"。干眼如果合并其他全身性疾病,则具有相应疾病的症状,如口干、关节痛、皮肤病损等。干眼的常见体征有球结膜血管扩张,球结膜增厚、皱褶而失去光泽,泪河变窄或中断,有时在下穹隆见微黄色黏丝状分泌物。睑裂区角膜上皮不同程度点状脱落,角膜上皮缺损区荧光素着染。轻度的干眼不影响或轻度影响视力,晚期可出现角膜缘上皮细胞功能障碍,角膜变薄、溃疡甚至穿孔,也可形成角膜瘢痕,严重影响视力。

四、诊断

干眼的诊断目前尚无国际公认的统一标准,2013 年中华医学会眼科分会角膜病学组提出目前我国的干眼诊断标准:①有干燥感、异物感、烧灼感、疲劳感、不适感、视力波动等主观症状之一和 BUT≤5 秒或 Schirmer Ⅰ 试验（无表面麻醉）≤5 mm/5 分钟可诊断干眼;②有以上主观症状之一和 5 秒<BUT≤10 秒或 5 mm/5 分钟<Schirmer Ⅰ 试验结果（无表面麻醉）≤10 mm/5 分钟时,同时有角结膜荧光素染色阳性可诊断干眼。

对引起干眼的原发病的诊断也非常重要。如果患者伴有全身系统性疾病,如类风湿关节炎、系统性红斑狼疮、血管炎、系统性硬化等,也应明确诊断。

五、治疗

干眼的治疗包括两方面,即消除病因、缓解症状和保护视功能。应根据干眼的原因、类型以及疾病的不同阶段,精细化设计最有效和最优化的治疗方案,以获得最佳的治疗效果和最少的不良反应。干眼的类型不同,治疗方法也不尽相同。

1.水液缺乏性干眼（aqueous tear deficiency,ATD）

（1）去除病因,治疗原发病。干眼可由多种因素引起,如全身性疾病、生活和工作环境、长期使用某些药物和化妆品等。明确并消除引起干眼的原因是提高干眼治疗效果的关键。

（2）非药物治疗

1）患者指导：告知患者治疗目标，讲解如何正确使用滴眼液和眼膏，对严重患者告知干眼的自然病程和慢性经过。

2）湿房镜及硅胶眼罩：通过提供密闭环境，减少眼表面的空气流动及泪液的蒸发，达到延迟泪液在眼表的停留时间。

3）软性角膜接触镜：适用于干眼伴角膜损伤者，也可选择高透氧的治疗性角膜接触镜。

4）泪小点栓塞可以暂时或永久性地减少泪液引流，对中、重度干眼治疗有一定帮助。

5）物理疗法：对于睑板腺功能障碍患者应进行眼睑清洁、热敷及睑板腺按摩。

6）心理干预：对出现心理问题的干眼患者进行积极沟通疏导，必要时与心理专科协助进行心理干预治疗。

（3）药物治疗

1）泪液成分的替代治疗：最佳替代物是自家血清，但其来源受限。因此使用人工泪液保持眼表湿润、缓解干眼症状是目前的主要治疗措施之一。临床上现有品种繁多的人工泪液制剂供选择，可根据患者的病因、病情、眼表损害情况等合理选择人工泪液。需长期使用人工泪液的患者应选用不含防腐剂的剂型，以避免防腐剂的毒性作用加重眼表和泪膜的损害。

2）促进泪液分泌：口服溴己新（溴苄环己胺，bromhexine）、盐酸毛果芸香碱、新斯的明等药物可以促进部分患者泪液的分泌，但疗效尚不肯定。Sjögren 综合征患者全身应用糖皮质激素或雄激素可以抑制泪腺的免疫性炎症，改善泪腺分泌功能。

3）局部抗炎与免疫抑制治疗：现已明确炎症是干眼发病机制中的重要环节。对轻中度干眼可使用非甾体抗炎药，重度干眼可使用类固醇皮质激素和免疫抑制剂治疗，但应注意前者可能引起眼压升高和晶状体混浊的不良反应。常用的免疫抑制剂有 0.05%~0.1%环孢素A（cyclosporin，CsA）或 0.05%他克莫司（FK506）。

（4）手术治疗：自体颌下腺移植适合治疗重症干眼，但仅适应于颌下腺功能正常者，此外该手术只能部分解决干眼患者泪液分泌问题，并不能解决干眼的并发症，如睑球粘连、角膜新生血管和角膜混浊等。严重的干眼患者还可考虑行永久性泪小点封闭术，对于伴有眼睑位置异常，如睑内翻、外翻患者，可考虑睑缘缝合。

2.睑板腺功能障碍　见相关内容。

第六章 结膜疾病

第一节 感染性结膜炎

细菌和病毒感染是儿童感染性结膜炎的最常见原因。感染性结膜炎的症状通常包括异物感、烧灼感和刺痛;体征包括结膜充血水肿、眼局部分泌物增多和眼睑水肿。症状和体征可累及单眼或双眼同时出现。特征性的分泌物有助于明确诊断,可能出现浆液性、黏液性或化脓性的分泌物。脓性分泌物常表明对细菌感染的多形核反应,黏液性分泌物表明病毒或衣原体感染,浆液性或水样分泌物则表明有病毒感染或过敏反应。细菌性感染多表现为黄绿色分泌物,过敏性结膜炎多为晨起少量白色分泌物。严重的感染性结膜炎还可能会形成假膜。结膜充血是常见体征,但是睑缘炎、巩膜炎、虹膜炎、外伤、异物、药物反应、过敏和中毒等都可能导致儿童结膜充血,需要临床上予以鉴别。

一、新生儿眼炎

新生儿眼炎通常指发生在出生 1 个月以内的新生儿结膜炎。该种结膜炎一般由细菌、病毒或化学成分引起。目前广谱抗生素的应用使得这种结膜炎的发病率较低,但是就世界范围来说,新生儿眼炎仍是新生儿眼部感染的一个重要原因。

1.病因 新生儿眼炎在性传播疾病发病率高和医疗保健较差的地区发病率更高。常由于母亲罹患多种性传播疾病,在分娩时引起,故患有新生儿眼炎的婴儿应重视筛查是否有相关因素。必要时联系当地妇幼保健或公共卫生部门以评估和治疗其他发生性传播疾病的孕产妇接触者。

病原体通常在婴儿通过产道时直接接触感染婴儿,尤其在胎膜破裂时间过长的时候更易发生,即使剖宫产婴儿也可能被感染。

2.临床表现和眼科体征 由淋病奈瑟球菌引起的新生儿眼炎通常出现在出生后的 3~4 天。患儿可能出现轻度结膜充血和眼部分泌物。病情严重时会出现明显的结膜水肿伴大量脓性分泌物,并可能会导致角膜溃疡和穿孔,甚至导致全身感染引起败血症、脑膜炎和关节炎。

3.辅助检查 结膜囊分泌物进行眼拭子革兰染色显示革兰阴性细胞内双球菌,可以推定诊断为淋病奈瑟菌感染;应尽快治疗。确诊需要基于结膜分泌物的培养。

4.治疗 新生儿淋球菌眼炎的治疗包括全身性头孢曲松应用和生理盐水局部冲洗。同时使用广谱抗生素眼液局部治疗。

二、病毒性结膜炎

病毒性结膜炎常由腺病毒引起。腺病毒是一种 DNA 病毒,可引起上呼吸道感染和胃肠炎等一系列疾病,其引起的眼部疾病主要有流行性角结膜炎(血清型 8、19 和 37,D 亚组)、咽结膜热(血清型 3 和 7)、急性出血性结膜炎(血清型 11 和 21)、急性结膜炎(血清型 1、2、3、4、7 和 10)。在对患儿检查时需注意采取接触预防保护措施。很多腺病毒性结膜炎的暴发可能与新生儿重症监护病房进行早产儿眼底筛查相关。

三、流行性角结膜炎(EKC)

1.病因　流行性角结膜炎是一种具有高度传染性的结膜炎,往往在流行性暴发时发生。

2.临床症状和眼科体征　可能继发于"上呼吸道感染"后5~7天发生。双眼可先后受累。这种感染常急性发病,多为单侧发病,并伴有耳前淋巴结增大。流行性角结膜炎最初的症状是眼异物感和眶周疼痛。结膜高度充血、水肿,睑结膜大量滤泡,尤以下睑结膜最显著;可伴假膜形成、结膜下出血等。1~2周后炎症逐渐减轻,少数患者角膜上皮下可出现散在浸润。

3.辅助检查　诊断通常基于临床表现,对分泌物快速免疫检测可以提供确诊依据。

4.治疗　目前无特效药物。应用人工泪液频点冲洗和局部冷敷能缓解不适症状。出现假膜时可用棉签轻轻去除。伴角膜浸润时可局部加用低浓度激素,根据病情变化逐渐减量。早期使用激素类药物,及时清理假膜有助于缩短病程和减少睑球粘连等并发症的发生。患儿在发病2周内都具有传染性,且此类患儿多为新生儿,家长需要格外注意清洁卫生,避免交叉感染。

四、急性卡他性结膜炎

1.病因　常见致病菌多为金黄色葡萄球菌、表皮葡萄球菌、肺炎葡萄球菌等。儿童患者中嗜血杆菌多见。多通过接触传播或飞沫传播。

2.临床表现和眼部体征　通常起病较急,患儿眼红、眼痛、异物感、烧灼感,伴脓性分泌物增多;严重者可有畏光、流泪。晨起可能发生睑裂被分泌物粘在一起,或者伴眼睑肿胀,严重者可能发生点状角膜病变、角膜浸润或溃疡。

3.辅助检查　可于发病时取结膜囊分泌物进行细菌培养进行鉴定和药敏,指导临床针对性治疗。

4.治疗　早期一般选用广谱抗生素滴眼液(注意选择儿童用药)局部点眼治疗,待细菌培养鉴定和药敏结果确定后针对性选择致病菌敏感的药物治疗。早期可频点抗生素滴眼液,15分钟1次,连续2~3小时后改为1小时1次,持续1~2天后根据病情转归减量。合并角膜病变的患儿,按角膜炎治疗。

五、细菌性结膜炎

1.病因　学龄儿童细菌性结膜炎的最常见原因是肺炎链球菌、嗜血杆菌、金黄色葡萄球菌和莫拉菌。广泛的免疫接种,嗜血杆菌引起感染逐渐降低,而耐甲氧西林金黄色葡萄球(MRSA)结膜炎的发病率逐渐增加。更严重的细菌性结膜炎往往伴有大量脓性分泌物,可能由淋病奈瑟菌和脑膜炎奈瑟菌引起。该病依据临床表现诊断。

2.临床表现和眼科体征　患儿自觉症状以眼部异物感、痒痛、流泪、畏光或烧灼感等症状为主,重要体征包括球结膜充血水肿,眼睑肿胀、乳头增生、分泌物增多等。

3.辅助检查　轻度病例通常不需要分泌物培养来识别致病菌,但严重病例应在实验室进行致病菌培养。如果感染未经治疗,症状有一定自限性的,但可持续长达2周。

4.治疗方法　应用广谱滴眼液或眼膏可以将疗程缩短至几天。通常有效的局部药物包括多黏菌素组合、氨基糖苷类、红霉素、杆菌肽、氟喹诺酮类和阿奇霉素。氟喹诺酮类药物价格较贵,并且可能会增加产生耐药微生物的风险,需要慎用。患有脑膜炎奈瑟菌结膜炎的患者和密接患者需要全身治疗,警惕继发脑膜炎。

六、沙眼

1.病因　沙眼常是由卫生条件差和卫生条件不足引起,并通过眼接触传播或通过苍蝇、污染物传播。我国目前沙眼发病率较低,在国外一些偏远贫穷地区常见。如不能得到及时有效治疗甚至会影响视力。

2.临床表现和眼部体征　临床表现包括急性化脓性结膜炎、滤泡反应、乳头肥大、角膜血管化及角膜和结膜的进行性瘢痕性改变。

3.辅助检查　通过吉姆萨染色、细胞培养或聚合酶链反应进行诊断。

4.治疗　包括局部和全身使用红霉素类药物。四环素可用于 8 岁及以上儿童。

七、单纯疱疹病毒性角膜炎

1.病因　新生儿原发疱疹感染少见,但危险性极大,除眼部、皮肤和口腔可能出现感染外,甚至可能出现中枢系统和多器官感染,有生命危险。儿童和青少年若近期接触过 HSV 患者,有可能出现原发性 HSV 感染。

2.临床表现和眼科体征　可能伴随发热或类似流感症状。多单眼发病,患眼畏光、流泪、眼红、眼痛、视力下降、伴同侧眼睑皮肤疱疹。

患侧眼睑或同侧皮肤可能出现簇集的以红斑为基底的小水疱,逐渐进展,最终结痂脱落。结膜充血,可出现急性滤泡性结膜炎。角膜上皮病变包括浅层点状角膜炎、树枝状角膜炎。树枝状角膜炎是荧光素染色呈现线状、树枝状病灶,在末端形成棒状或球状膨隆。

3.辅助检查　角膜荧光素染色检查有利于发现浅层点状角膜病变和分辨树枝和假树枝。角膜共聚焦显微镜检查有利于除外真菌性角膜溃疡。角膜知觉仪检测知觉减退。

4.治疗　对于合并眼睑皮肤病变的,局部需要使用抗病毒眼膏,并定期进行皮肤的清洁护理。眼部可以使用抗病毒眼用凝胶,如合并黄绿色分泌物,可联合使用广谱抗生素眼液进行治疗。需要关注患儿症状有无缓解或加重,避免角膜穿孔及交叉感染。

第二节　非感染性结膜炎

一、过敏性结膜炎

全球约 20%的人患过敏性结膜炎,其中急性过敏性结膜炎最常见,占 80%～90%,包括季节性过敏性结膜炎、常年性过敏性结膜炎和接触性结膜炎,慢性过敏性结膜炎占 10%～20%,包括春季结膜炎、巨乳头性结膜炎和特应性角结膜炎。

1.季节性过敏性结膜炎　该病季节性发作,其致敏原主要为室外抗原,如植物花粉、草叶及真菌孢子等。

（1）症状:眼痒、异物感、烧灼感、流泪、畏光等,高温环境下症状加重。

（2）体征:双眼结膜充血、球结膜水肿,有水样分泌物和少量黏性分泌物。常并发过敏性哮喘、过敏性鼻炎等。

（3）辅助诊断:结膜刮片可有嗜酸性粒细胞阳性。

(4)鉴别诊断:常年性过敏性结膜炎;干眼;细菌性结膜炎。

(5)治疗

1)非药物治疗:包括脱离变应原、眼睑冷敷和生理盐水冲洗结膜囊。

2)药物治疗:轻度者用富马酸依美斯汀滴眼液,每天 3 次,联合色甘酸钠或吡嘧可特钾,每天 4 次,或单独使用盐酸奥洛他定滴眼液,每天 2 次;中度者可加用酮咯酸氨丁三醇滴眼液等非甾体抗炎药,每天 4 次;重症者可加用局部低浓度糖皮质激素滴眼,每天 3~4 次,共1~2 周。所有患者均配合人工泪液滴眼。有过敏性哮喘或鼻炎者,应转相关科室治疗。

(6)随诊:2 周复诊,使用激素者应逐渐减量,并监测眼压。

(7)自然病程和预后:该病季节性发作,通常角膜不受累,预后较好。

(8)患者教育:本病常反复发作,患者应避免接触变应原,在发病季节前可预防性使用肥大细胞稳定剂和人工泪液,以减轻发作时的症状。

2.常年性过敏性结膜炎　比季节性过敏性结膜炎少见,致敏原主要为室内抗原,如动物的皮毛、粉尘、虫螨等。

(1)症状:与季节性过敏性结膜炎相似,但较轻。

(2)体征:结膜充血、乳头增生、滤泡少、眼睑水肿多为一过性等。

(3)辅助诊断:结膜刮片可有嗜酸性粒细胞阳性。

(4)鉴别诊断:季节性过敏性结膜炎;干眼;细菌性结膜炎。

(5)治疗:基本同季节性过敏性结膜炎,但需长期治疗。

(6)随诊:可每月复诊,主要进行视力、眼压及裂隙灯检查。

(7)自然病程和预后:一般角膜不受累,预后良好。

(8)患者教育:本病常年发作,治疗时间长,局部糖皮质激素使用2~3 周。

3.春季结膜炎　本病约占过敏性结膜炎的 0.5%,主要影响儿童和青少年,男性多见,发病年龄一般在 10 岁以前,持续 2~10 年,青春期可自愈,11% 的患者持续到 20 岁以后。常合并角膜并发症,损害视力。

(1)症状:奇痒难忍,畏光、异物感、流泪和黏性分泌物增多。

(2)体征

1)睑结膜型:病变局限于上睑结膜,巨大乳头呈铺路石样排列,乳头形状不一,扁平、色粉红,分泌物为黏液性、乳白色,位于乳头之间及其表面。

2)角膜缘型:角膜缘处结膜变宽增厚,多由上方角膜缘处开始,可逐渐扩展到整个角膜缘,呈黄褐色或污红色胶样增生。

3)混合型:同时兼有以上两种病变。

3%~50% 可有角膜受累,表现为弥漫性点状上皮角膜炎、盾形角膜溃疡、角膜黏液斑;部分患者可见角膜缘 Horner-Trantas 结节。

(3)辅助诊断:结膜刮片 Giemsa 染色可见嗜酸性粒细胞或嗜酸性颗粒,患者泪液免疫球蛋白 E 增加。

(4)鉴别诊断:巨乳头性角结膜炎;特应性角结膜炎。

(5)治疗:冷敷;0.1%奥洛他定滴眼液每天 2 次,或富马酸依美斯汀滴眼液每天 3 次联合吡嘧司特钾滴眼液每天 3 次;如有盾形角膜溃疡,局部加用 0.5%氯替泼诺或 1%泼尼松龙,或 0.1%地塞米松,每天 4~6 次,散瞳剂每天 2~3 次;如病情严重或对上述治疗效果不佳,可加用局部和口服环孢素;眼睑皮肤受侵时,需用妥布霉素地塞米松眼膏,每天 1 次;人工泪液每天 4 次。

(6)随诊:依病情轻重确定随诊频率,如有盾形角膜溃疡,1~3 天复诊,随诊内容包括视力、眼压及裂隙灯检查。

(7)自然病程和预后:发生于儿童期,慢性病程,可间断反复发作持续 2~10 年,在春季和夏季有急性加重,成年后可自愈。

(8)患者教育:本病易反复发作,但有自限性,不宜长期用药。

4.巨乳头性结膜炎 本病多见于戴义眼、戴角膜接触镜和手术后缝线暴露者,可能与异物的机械性刺激及对蛋白的超敏反应有关,无季节性,无年龄和性别差异。

(1)症状:刺激症状、视力模糊、轻度瘙痒及接触镜不耐受。

(2)体征:睑结膜充血,上睑结膜巨乳头形成伴黏丝状分泌物,角膜通常不受累。

(3)鉴别诊断:春季结膜炎。

(4)治疗:首先除去接触镜或义眼,拆除缝线;人工泪液(均不含防腐剂)频繁滴眼,可缓解瘙痒和冲刷相关抗原的积存;0.1%奥洛他定滴眼液每天 2 次,或吡嘧司特钾滴眼液每天 3 次;急性期可局部短期用糖皮质激素减轻眼睑充血和炎症。

(5)随诊:可在治疗后 1~2 周随诊。

(6)自然病程和预后:本病在除去相关刺激因素后,症状和体征可明显减轻和消除,预后良好。

(7)患者教育:如局部应用糖皮质激素,应密切随诊。

5.特应性角结膜炎 较少见,为较严重的过敏性角结膜炎,多发于 30~50 岁男性患者,双眼慢性发病,常伴有全身或眼部特应性疾病,如特应性皮炎、白内障、圆锥角膜、视网膜脱离等。

(1)症状:眼痒、眼涩、眼睑沉重感。

(2)体征:眼睑湿疹,下睑乳头增生比上睑更常见,严重时下穹窿结膜收缩、瘢痕形成,75%的病例伴角膜上皮病变或角膜溃疡,严重者甚至角膜穿孔。

(3)鉴别诊断:春季结膜炎;巨乳头性结膜炎。

(4)治疗:同春季结膜炎。

(5)随诊:根据病情轻重和治疗情况确定随诊频率,随诊内容包括视力、眼压和裂隙灯检查。

(6)自然病程和预后:儿童期发病者可有急性加重;40%的患者可逐步缓解。

(7)患者教育:应注意避免环境中的变应原和刺激物,防止病情急性加重。

二、泡性角膜结膜炎

本病是由微生物蛋白导致的Ⅳ型变态反应,常见致病微生物有葡萄球菌、结核分枝杆菌、白色念珠菌、球孢子菌属,以及 L1、L2、L3 血清型沙眼衣原体等。本病多单眼发病,以女性、儿童及青少年多见,春夏多发。

1.症状 眼红、眼痛、异物感。

2.体征

(1)泡性结膜炎:球结膜有单个或多个隆起的红色结节,1~4 mm 大小,多位于角膜缘,呈三角形,尖端指向角膜,顶端易溃烂形成溃疡。

(2)泡性角膜炎:病变骑跨于角膜缘处,可单发或多发,多发者呈粟粒样结节,可形成溃疡。病变愈合可遗留瘢痕,使角膜缘呈齿状,并有浅层血管长入。

3.鉴别诊断　浅层巩膜炎;边缘性角膜炎。

4.治疗　氟米龙或氯替泼诺滴眼,2~3天症状即可缓解;局部抗生素预防感染;全身补充维生素,并注意营养。

5.随诊　治疗3天后复诊。

6.自然病程和预后　本病易反复,如治疗不当可导致角膜瘢痕形成和视力下降。

7.患者教育　睑缘炎、急性细菌性结膜炎和挑食等可导致复发。

三、自身免疫性结膜炎

1.Sjögren 综合征　本病是一种累及全身多系统的疾病,角结膜干燥、口腔干燥和全身结缔组织损害,表现为角结膜干燥和口腔干燥者为原发性,伴全身结缔组织损害者为继发性。多发年龄为40~50岁,男女比例为1∶9,患病率低于0.6%。

(1)症状:眼干涩、口干。

(2)体征:睑裂区结膜充血、泪膜破裂时间缩短(<10秒)、Schirmer 试验异常、角膜和结膜荧光素或虎红/丽丝胺绿染色阳性,黏丝状分泌物,严重者可表现为丝状角膜炎。

(3)辅助诊断:唾液腺活体组织检查有淋巴细胞和浆细胞浸润,血清学检查及抗核抗体有助于继发性 Sjögren 综合征的诊断。

(4)治疗:①人工泪液每天4~6次,病情较重者最好选择不含防腐剂的人工泪液,或戴湿房眼镜,或行泪小管栓塞术;②中、重度患者可短期局部应用糖皮质激素控制炎症,或应用0.05%环孢素,每天4次;③治疗全身系统性疾病。

(5)随诊:3~4周复诊。

(6)自然病程和预后:本病为慢性病程,需长期用药,绝大多数患者预后良好。

(7)患者教育:本病为多系统疾病,增加湿度及增加瞬目频率可帮助缓解症状。

2.Stevens-Johnson 综合征　本病与免疫复合物在真皮和结膜实质中的沉积有关,多见于青年人,女性多于男性,常见诱因为药物(如磺胺类药、抗惊厥药、水杨酸盐、青霉素、氨苄西林和异烟肼)和感染(单纯疱疹病毒、金黄色葡萄球菌和腺病毒)。43%~81%的患者出现眼部病变。

(1)症状:起病时突然有发热、关节痛、呼吸道感染症状,数天内出现皮肤和黏膜损害。急性期眼部为严重的双侧弥漫性结膜炎,晚期因瘢痕形成导致内翻倒睫、干眼等并发症。

(2)体征:①皮损:红斑、丘疹和水疱。皮损在四肢呈对称分布,躯干部皮损较少;②黏膜损害:包括结膜、口腔、生殖器和肛门黏膜的损害;③急性期结膜充血、大量分泌物、出血性渗出膜或假膜形成;④晚期结膜瘢痕化、倒睫、睑内翻、干眼、角膜缘干细胞缺乏等。

(3)治疗

1)全身治疗:急性期需在重症监护病房或皮肤科治疗,包括温暖的环境、纠正电解质紊乱、防止败血症等,全身使用糖皮质激素可延缓病情进展,但尚有争议。

2)局部治疗:清除分泌物,保持眼表卫生,用无防腐剂的人工泪液润滑眼表;涂抗生素眼膏预防感染;激素对控制眼部损害无效,并可导致角膜融解、穿孔。

3)手术治疗:主要针对并发症治疗,应在炎症完全消退后进行。

(4)随诊:急性期应 1~3 天随诊,慢性期可 1~2 个月随诊。

(5)自然病程和预后:本病急性期一般持续 2~6 周,有自限性。该病病死率为 1%~5%,眼部并发症是患者的长期后遗症之一,其结果取决于最初疾病的严重程度和治疗情况。

(6)患者教育:应尽量避免本病的诱因。

3.良性黏膜类天疱疮 眼部良性黏膜类天疱疮相对罕见,发病率为 1/20000~1/46000,发病年龄可见于 20~87 岁,通常见于老年患者(平均发病年龄为 70 岁),女性多见,约占 1.6:1。在良性黏膜类天疱疮早期,临床表现常难以与慢性结膜炎鉴别,常易误诊,可伴有口腔、鼻腔、瓣膜和皮肤疾病。

(1)症状:初期表现为不明原因的双眼非对称性慢性结膜炎症状,如眼红、异物感、干涩、分泌物。

(2)体征:慢性进行性结膜瘢痕形成、穹窿缩短、睑球粘连、睑内翻倒睫、干眼和角膜混浊,可伴有全身其他部位的皮肤或黏膜损害。

(3)辅助诊断:结膜活体组织检查或其他受累部位活体组织检查发现基膜有线状免疫复合物沉积可帮助诊断,其阳性率可达 79.6%,但阴性者不能除外良性黏膜类天疱疮,多次活体组织检查可提高阳性率。在某些患者的血清中可检测到抗基膜循环抗体。

(4)鉴别诊断:假类天疱疮;Steven-Johnson 综合征;Sjögren 综合征;特应性角结膜炎。

(5)药物治疗

1)局部对症处理:人工泪液,每天 4~6 次;戴湿房眼镜,有睑缘结膜炎时,可热敷、清洁眼睑,局部涂抗生素眼膏,局部应用环孢素,每天 4 次,糖皮质激素的应用医学界尚存在不同看法。

2)全身:糖皮质激素和免疫抑制剂的应用建议在皮肤科或免疫科医师指导下应用。

(6)手术治疗:主要是针对眼部并发症的处理。对于内翻倒睫的患者,应采用电解或冷冻破坏毛囊,以解除倒睫对眼表的刺激;对睑球粘连者,行睑球粘连分离及羊膜覆盖术,或组织工程细胞移植术,或角膜缘干细胞移植术;角膜受累者,可行角膜板层移植或穿透移植。由于眼表损害严重,晚期结膜穹窿消失和眼表面上皮角化的患者,可使用人工角膜以提高视力。上述手术治疗要在完全控制结膜炎症情况下进行,并且要联合全身免疫抑制治疗。

(7)随诊:急性期 1~2 周复诊,缓解期 1~3 个月复诊。

(8)自然病程和预后:本病是进行性结膜瘢痕化和收缩为特征的疾病,预后较差,目前尚无一种局部治疗可有效控制眼部炎症和瘢痕化的进程。

(9)患者教育:本病需终身随诊,因约 1/5 的患者可复发。

第七章　青光眼

　　青光眼是指与眼压升高有关的以视网膜神经纤维萎缩、视盘凹陷和视野缺损为主要特征的一组疾病。即眼压超过了眼球内组织,尤其是视网膜和视神经所能承受的限度,将带来视功能损害。学术界认为,青光眼不是一个单一的疾病过程,而是具有广泛临床和组织病理学表现的一组疾病。

　　其中,高眼压是青光眼视神经损害的最常见危险因素,但是以眼压为基础定义青光眼的观念已经逐渐淡化。有高眼压的人不一定都有青光眼,临床上称为高压眼症,而有些青光眼的患者眼压水平在正常范围内,如正常眼压性青光眼。所以,目前大多数学者认同的观点是,青光眼是具有病理性高眼压或者正常眼压合并视盘、视网膜神经纤维层损害及青光眼性视野改变的一种不可逆致盲眼病。

　　鉴定正常眼压与病理性高眼压对于青光眼的早期诊断、治疗以及判断预后非常重要。眼内压是指眼球内容物在眼球壁上产生的压力。维持正常视功能的眼压称为正常眼压,正常情况下,房水生成率、房水排出率及眼内容物的容积之间的动态平衡对正常眼压的维持至关重要。目前我国正常眼压为 1.36~2.74 kPa(10~21 mmHg),眼压超过 2.74 kPa(21 mm-Hg)或者 24 小时眼压差值超过 1.06 kPa(8 mmHg),或者两眼眼压差值大于 0.67 kPa(5 mm-Hg)时,应视为可疑青光眼状态,需进一步做排除青光眼的检查。然而用一个单纯的数值来划分正常眼压与病理性高眼压也是不妥当的,临床上有些人的眼压超过上限,却没有造成视神经的损害,另外,同一个数值的眼压对于甲患者是正常眼压,但对于乙患者可能是病理性眼压,这跟每个人对眼压的耐受性不同有关。所以加强对于眼压及调节压力的房水动力学的理解,可以让我们深入了解诱发青光眼的危险因素,同时这也是目前青光眼治疗中能被控制且用来防止进行性视神经病变的唯一因素。

第一节　概述

一、青光眼的概念

　　青光眼是一组以特征性视神经萎缩和视野缺损为共同特征的疾病,病理性眼压增高是其主要危险因素。眼压升高水平和视神经对压力损害的耐受性与青光眼视神经萎缩和视野缺损的发生和发展有关。青光眼是主要致盲眼病之一,有一定遗传倾向。在患者的直系亲属中,10%~15%的个体可能发生青光眼。

二、眼压与青光眼

　　眼压是眼球内容物作用于眼球内壁的压力。从临床角度,正常眼压的定义应该是不引起视神经损害的眼压范围。正常人眼压平均值为 15.8 mmHg(1 mmHg=0.133 kPa),标准差 2.6 mmHg。从统计学概念,也就将正常眼压定义在 10~21 mmHg(均数±2×标准差),但实际上正常人群眼压并非呈正态分布。因此,不能机械地把眼压>21 mmHg 认为是病理值。临床上,部分患者眼压虽已超越统计学正常上限,但长期随访并不出现视神经、视野损害,称为高眼压症;部分患者眼压在正常范围内,却发生了典型青光眼视神经萎缩和视野缺损,称为正常眼压青光眼(normal tension glaucoma,NTG)。由此可见,高眼压并非都是青光眼,而正常眼压也不能排除青光眼。此外,也有部分患者在眼压得到控制后,视神经萎缩和视野缺损仍然进行性发展,提示除眼压外,还有其他因素参与青光眼的发病。种族、年龄、近视眼及家族史,以及任何可引起视神经供血不足的情况,如心血管疾病、糖尿病、血液流变学异常,也都可能是青光眼的危险因素。眼压是目前唯一得到证实和青光眼视神经损害直接相关的危险因素,眼压越高,持续时间越长,视神经损害的风险越大。而且目前对于青光眼的治疗,眼压仍是最确切可控制的危险因素。同时,眼压控制后多数青光眼患者视神经损害的发展得到减缓也反证了高眼压的危害性。因此,认识正常眼压及病理眼压,对青光眼的诊断和治疗都有重要意义。

正常眼压不仅反映在眼压的绝对值上,还有双眼对称、昼夜压力相对稳定等特点。正常人一般双眼眼压差异不应>5 mmHg,24 小时眼压波动范围不应>8 mmHg。生理性眼压的稳定性,有赖于房水生成量与排出量的动态平衡。房水自睫状突生成后,经后房越过瞳孔到达前房,然后主要通过两个途径外流:①小梁网通道,经前房角小梁网进入 Schlemm 管,再通过巩膜内集合管至巩膜表层睫状前静脉;②葡萄膜巩膜通道,通过前房角睫状体带进入睫状肌间隙,然后进入睫状体和脉络膜上腔,最后穿过巩膜胶原间隙和神经血管间隙出眼。正常人大约20%的房水经由葡萄膜巩膜通道外流。

眼压高低主要取决于房水循环中的 3 个因素:睫状突生成房水的速率;房水通过小梁网流出的阻力和上巩膜静脉压。如果房水生成量不变,则房水循环途径中任一环节发生阻碍,房水不能顺利流通,眼压即可升高。大多数青光眼眼压升高的原因为房水外流的阻力增高,或因房水引流系统异常(开角型青光眼),或是周边虹膜堵塞了房水引流系统(闭角型青光眼)。青光眼的治疗也着眼于或增加房水排出,或减少房水生成,以达到降低眼压、保存视功能的目的。

三、青光眼视神经损害的机制

青光眼视神经损害的机制主要有两种学说,即机械学说和缺血学说。机械学说强调视神经纤维直接受压,轴浆流中断的重要性;缺血学说则强调视神经供血不足,对眼压耐受性降低的重要性。目前一般认为青光眼视神经损害的机制很可能为机械压迫和缺血的合并作用。

目前已比较清楚地认识到,青光眼属于一种神经变性性疾病。青光眼视神经节细胞的凋亡及其轴突的变性,以及伴随而来的视功能进行性丧失,都源自急性或慢性神经节细胞损害的后遗变性。眼压升高、视神经供血不足作为原发危险因素改变了视神经节细胞赖以生存的视网膜内环境;兴奋性谷氨酸、自由基、氧化氮增加,生长因子的耗损或自身免疫性攻击等继发性损害因素,都可能导致神经节细胞及其轴突的凋亡和变性。因此,治疗青光眼在降低眼压的同时,改善患者视神经血液供应,应用视神经保护性治疗也应该成为青光眼治疗的可选择方法之一。

四、青光眼的临床诊断

最基本的检查项目有眼压、房角、视野和视盘检查。

1.眼压　临床眼压测量方法主要有 3 种:①以 Goldmann 眼压计为代表的压平眼压测量,其测量中央角膜被压平一定面积所需要的力量;②以 Schiötz 眼压计为代表的压陷眼压测量,测量固定重量施加在角膜上,角膜被压陷的程度;③非接触式眼压计测量,其测量一定力量的气流喷射在角膜上后,所回弹气流的强度。目前公认 Goldmann 眼压计是眼压测量的金标准。

2.房角　房角的开放或关闭是诊断开角型青光眼或闭角型青光眼的依据,也是鉴别原发性青光眼和继发性青光眼的重要手段。目前最好的方法是通过房角镜检查直接观察房角结构。此外,UBM 以及眼前节光学相干断层扫描仪(anterior segment optical coherence tomography,AS-OCT)也可检测生理状态下的虹膜形态和房角结构。

3.视野　视野改变是诊断青光眼的金标准。青光眼视野缺损的类型、发展方式,以及视野缺损与视盘改变的关系都具有一定特征性。定期视野检查对于青光眼的诊断和随访十分重要。

4.视盘　青光眼视盘改变是诊断青光眼的客观依据。视杯扩大是青光眼视盘损害的重要特征。目前临床常用检测青光眼视盘改变的方法有方便易行的直接检眼镜检查,以观察视盘表面轮廓改变为特点的裂隙灯前置镜检查,以及对资料可作永久记录的眼底照相。

五、青光眼的分类

根据前房角形态(开角或闭角)、病因机制(明确或不明确),以及发病年龄 3 个主要因素,一般将青光眼分为原发性、继发性和先天性 3 大类。

1.原发性青光眼　①闭角型青光眼:急性闭角型青光眼、慢性闭角型青光眼;②开角型青光眼。

2.继发性青光眼。

3.先天性青光眼　①婴幼儿型青光眼;②青少年型青光眼;③先天性青光眼伴有其他先天异常。

第二节　原发性青光眼

原发性青光眼是指病因机制尚未充分阐明的一类青光眼。根据眼压升高时前房角的状态——关闭或是开放,又可分为闭角型青光眼和开角型青光眼。由于种族差异和眼球解剖结构方面的差异,中国人以闭角型青光眼居多,而欧美国家白种人则以开角型青光眼多见。随着我国社会经济和卫生事业的迅速发展,开角型青光眼的早期诊断技术提高,也随着中国人近视眼发病率的增加,眼球解剖结构发生改变,近年在我国开角型青光眼的构成比也有增高的趋势。

一、原发性闭角型青光眼

原发性闭角型青光眼(primary angle-closure glaucoma,PACG)是由于周边虹膜堵塞小梁网,或与小梁网产生永久性粘连,房水外流受阻,引起眼压升高造成视神经和视野损害的一类青光眼。患眼具有前房浅、房角狭窄的解剖特征。根据眼压升高是骤然发生还是逐渐发展,又可分为急性闭角型青光眼和慢性闭角型青光眼。

1.原发性闭角型青光眼房角关闭机制　原发性闭角型青光眼房角关闭的机制可为瞳孔

阻滞型、非瞳孔阻滞型和多种机制共存型,这些亚型分类十分有助于指导临床治疗。

(1)瞳孔阻滞型:当虹膜与晶状体前表面接触紧密,房水越过瞳孔时阻力增加,限制房水从瞳孔进入前房时,则造成后房压力增加,导致周边虹膜向前膨隆(图7-1A),造成房角狭窄甚至关闭,这就是闭角型青光眼的瞳孔阻滞机制。临床上表现为亚急性或急性发作。行周边虹膜切除术后,后房房水通过周边虹膜切除口形成的"捷径"到达前房,前后房压力达到平衡,周边虹膜变平坦,房角开放或增宽(图7-1B)。Mapstone 和 Kondo 通过力学分析提出相对瞳孔阻滞力测量公式(图7-2)。

$PBF=(D+E)\cos a+S\cos\beta$;其中 PBF 为瞳孔阻滞力;D 为瞳孔开大肌力;E 为虹膜张力;S 为瞳孔括约肌力;α 角为$(D+E)$向量所指的方向和瞳孔缘到晶状体前曲率半径中心连线的夹角;β 角为向量 S 所指的方向和上述连线的夹角。

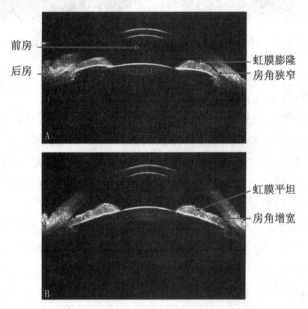

图7-1 原发性闭角型青光眼房角关闭的瞳孔阻滞机制

A.瞳孔阻滞力增加,限制房水从瞳孔进入前房,使后房压力增加,虹膜向前膨隆,导致房角更加狭窄甚至关闭;B.周边虹膜切除术后,后房房水通过周边虹膜切除口直接到达前房,前后房压力达到平衡,周边虹膜变平坦,房角开放或增宽

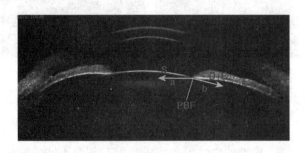

图7-2 相对瞳孔阻滞力(PBF)测量示意

(2)非瞳孔阻滞型:可分为周边虹膜肥厚型(图7-3)和睫状体前位型(图7-4)。周边虹

膜肥厚型的特点为肥厚的周边虹膜根部在房角入口处呈梯形,形成一急转的狭窄房角,也有学者将这一类型的患者称之为虹膜高褶型。睫状体前位型的特点为睫状体位置前移,将周边虹膜顶向房角,造成房角狭窄或关闭。

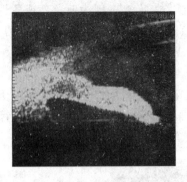 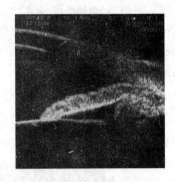

图 7-3 周边虹膜肥厚(虹膜高褶)　　　图 7-4 睫状体前位

(3)多种机制共存型:可进一步分为瞳孔阻滞+周边虹膜肥厚型(图 7-5),瞳孔阻滞+睫状体前位型,瞳孔阻滞+周边虹膜肥厚型+睫状体前位型。

2.急性闭角型青光眼　急性闭角型青光眼是一种以房角突然关闭,导致眼压急剧升高并伴有相应症状和眼前段组织病理改变为特征的眼病,多见于 50 岁以上老年人,女性更常见,男女之比约为 1∶2,患者常有远视,双眼先后或同时发病。情绪激动,暗室停留时间过长,局部或全身应用抗胆碱药物,均可使瞳孔散大,周边虹膜松弛,从而诱发本病。长时间阅读、疲劳和疼痛也是本病的常见诱因。

(1)发病因素:病因尚未充分阐明。眼球局部的解剖结构异常,被公认为是本病的主要发病危险因素。这种具有遗传倾向的解剖变异包括眼轴较短、角膜较小、前房浅、房角狭窄,且晶状体较厚。随年龄增长,晶状体厚度增加,前房更浅,瞳孔阻滞加重,闭角型青光眼的发病率增高。一旦周边虹膜与小梁网发生接触,房角即告关闭,眼压急剧升高,引起急性发作。

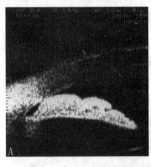 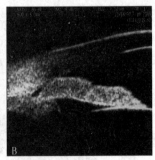

图 7-5 多种机制共存型

A.瞳孔阻滞+周边虹膜肥厚堆积;B.周边虹膜切除术后,周边虹膜变平坦,肥厚周边虹膜向房角处堆积造成房角狭窄

(2)临床表现及病期:典型的急性闭角型青光眼有几个不同的临床阶段(分期),不同的病期各有其特征及治疗原则。

1)临床前期:急性闭角型青光眼为双侧性眼病,当一眼急性发作被确诊后,另一眼即使没有任何临床症状也可以诊断为急性闭角型青光眼临床前期。另外,部分闭角青光眼患者在急性发作以前,可以没有自觉症状,但具有前房浅、虹膜膨隆、房角狭窄等表现,特别是在一定诱因条件下,如暗室试验后眼压明显升高者,也可诊断为本病的临床前期。

2)先兆期:表现为一过性或反复多次的小发作。发作多出现在傍晚时分,突感雾视、虹视,可能有患侧额部疼痛,或伴同侧鼻根部酸胀。上述症状历时短暂,休息后自行缓解或消失。若即刻检查可发现眼压升高,常在 40 mmHg 以上,眼局部轻度充血或不充血,角膜上皮水肿呈轻度雾状,前房极浅,但房水无混浊,房角大范围关闭,瞳孔稍扩大,光反射迟钝。小发作缓解后,除具有特征性浅前房外,一般不留永久性组织损害。

3)急性发作期:表现为剧烈头痛、眼痛、畏光、流泪,视力严重减退,常降到指数或手动,可伴有恶心、呕吐等全身症状。体征有眼睑水肿,混合性充血,角膜上皮水肿,裂隙灯下上皮呈小水珠状,患者可有"虹视"的主诉。角膜后色素沉着,前房极浅,周边部前房几乎完全消失。如虹膜有严重缺血坏死,房水可有混浊,甚至出现絮状渗出物。瞳孔中等散大,常呈竖椭圆形,光反射消失,有时可见局限性后粘连。房角完全关闭,常有较多色素沉着。眼压常在 50 mmHg 以上。眼底可见视网膜动脉搏动、视盘水肿或视网膜血管阻塞,但在急性发作期因角膜水肿,眼底多看不清。高眼压缓解后,症状减轻或消失,视力好转,眼前段常留下永久性组织损伤,如扇形虹膜萎缩、色素脱失、局限性后粘连、瞳孔散大固定、房角广泛性粘连。晶状体前囊下有时可见小片状白色混浊,称为青光眼斑。临床上凡见到上述改变,即可证明患者曾有过急性闭角型青光眼大发作。

4)间歇期:指小发作后自行缓解,房角重新开放或大部分开放,小梁尚未遭受严重损害,不用药或仅用少量缩瞳剂,眼压不再升高。间歇期的主要诊断标准是:①有明确的小发作史;②房角开放或大部分开放;③不用药或单用少量缩瞳剂眼压能稳定在正常水平。从理论上讲,急性大发作经过积极治疗后,也可进入间歇期,但实际上由于房角广泛粘连,这种可能性很小。

5)慢性期:急性大发作或反复小发作后,房角广泛粘连(通常>180°),小梁功能已遭受严重损害,眼压中度升高,眼底常可见青光眼性视盘凹陷,并有相应视野缺损。

6)绝对期:指高眼压持续过久,眼组织,特别是视神经已遭严重破坏,视力已降至无光感且无法挽救的晚期病例,偶尔可因眼压过高或角膜变性而剧烈疼痛。

(3)诊断与鉴别诊断:先兆期小发作持续时间很短,临床医师不易遇到,大多依靠一过性发作的典型病史、特征性浅前房、窄房角等表现做出诊断。先兆期小发作有时会误诊为偏头痛,对可疑患者可利用暗室试验进行检查,嘱患者在暗室内,清醒状态下静坐 60~120 分钟,然后在暗光下测眼压,如眼压较试验前明显升高,超过 8 mmHg 为阳性。

大发作的症状和眼部体征都很典型,诊断多无困难,房角镜检查证实房角关闭则是重要诊断依据,有些患者需要首先药物降压和局部甘油滴眼,缓解角膜水肿后才能看清房角情况。加压房角镜检查可以鉴别虹膜根部与小梁是相贴,还是粘连。经治疗后眼压下降,房水仍有不同程度混浊时,容易和急性虹膜睫状体炎相混淆,应掌握以下鉴别要点:①角膜后沉着物为棕色色素而不是灰白色细胞;②前房极浅;③瞳孔中等扩大而不是缩小;④虹膜有节段性萎缩;⑤可能有青光眼斑;⑥以往可有小发作病史;⑦对侧眼具有前房浅、虹膜膨隆、房角狭窄等解剖特征。急性虹膜睫状体炎虽然也有眼痛的症状,但是一般无角膜上皮水肿,眼压也常偏低,瞳孔缩小,前房可见房水闪辉,有时可见纤维素样渗出,以此可以鉴别。

由于急性闭角型青光眼大发作期常伴有恶心、呕吐和剧烈头痛,这些症状甚至可以掩盖眼痛及视力下降,临床上应注意鉴别,以免误诊为胃肠道疾病、颅脑疾患或偏头痛而贻误治疗。

3.慢性闭角型青光眼　与慢性闭角型青光眼相比急性闭角型青光发病年龄更早。这类青光眼的眼压升高,同样也是由于周边虹膜与小梁网发生粘连,使小梁功能受损所致,但房角粘连是由点到面逐步发展的,小梁网的损害是渐进性的,眼压水平也随着房角粘连范围的缓慢扩展而逐步上升。

(1)发病因素:慢性闭角型青光眼的眼球与正常人比较,也有前房较浅、房角较狭窄等解剖危险因素。部分患者的房角粘连最早出现在虹膜周边部的表面突起处,可能与该处的虹膜较靠近小梁,更容易和小梁网接触有关。除了瞳孔阻滞机制外,慢性闭角型青光眼还存在其他非瞳孔阻滞机制,如周边虹膜堆积,也可以引起房角粘连。UBM 检查可鉴别以虹膜膨隆为特点的瞳孔阻滞机制和以周边虹膜堆积为特征的非瞳孔阻滞机制。导致周边虹膜逐步与小梁网发生粘连的因素可能是多方面的,而房角狭窄是一个基本条件。

(2)临床表现:由于房角粘连和眼压升高都是逐渐进展的,所以没有眼压急剧升高的相应症状,眼前段组织也没有明显异常,不易引起患者的警觉,而视盘则在高眼压的持续作用下,渐渐萎缩,形成凹陷,视野也随之发生进行性损害。本病往往只是在做常规眼科检查时,或于病程晚期患者感觉到有视野缺损时才被发现。本病慢性进展过程与原发性开角型青光眼病程相类似,但其视神经损害的发展较原发性开角型青光眼更快。

(3)诊断:慢性闭角型青光眼的诊断应根据以下要点:①周边前房浅,中央前房深度略浅或接近正常,虹膜膨隆现象不明显;②房角为中等狭窄,有程度不同的虹膜周边前粘连;③如双眼不是同时发病,则对侧的"健眼"尽管眼压、眼底、视野均正常,但有房角狭窄,或可见到局限性周边虹膜前粘连;④眼压中等度升高;⑤眼底有典型的青光眼性视盘凹陷;⑥伴有不同程度的青光眼性视野缺损。

慢性闭角型青光眼和开角型青光眼的鉴别主要依靠前房角镜检查,后者虽同样具有眼压升高、视盘凹陷萎缩和视野缺损,但前房不浅,在眼压升高时房角也是开放的。

4.原发性闭角型青光眼的危险因素　原发闭角型青光眼的发病机制非常复杂,遗传、生理和环境因素均参与 PACG 发病。与原发性开角型青光眼患者一样,PACG 患病率随年龄增长而增加,且女性高于男性。当年龄增加时,晶状体位置偏前,瞳孔阻滞增加,房角变窄。对于急性闭角型青光眼而言,瞳孔阻滞是其发病的最重要因素。

此外,闭角型青光眼家族史以及远视眼也是闭角型青光眼的危险因素。

年龄在 40 岁以上,具有角膜横径较小、前房变浅、晶状体位置偏前及睫状体位置前移等可疑原发闭角型青光眼患者应严密观察眼压及房角变化。

5.原发性闭角型青光眼的激发试验

(1)暗室试验:暗室试验是为原发性闭角型青光眼筛选而设计的一种激发试验,让受试者在暗室中静坐 1 小时后眼压升高≥8 mmHg 为阳性。一般认为眼压升高是由于黑暗中瞳孔散大、虹膜根部增厚使房角狭窄或阻塞所致。

(2)暗室俯卧试验:暗室内,测量双眼眼压后,给患者戴上眼罩俯卧于诊查床上,患者俯卧时要求背部平衡,眼球不能受压,1.5 小时后尽快测眼压,如果眼压较俯卧前增高≥8 mm-Hg 以上为阳性。其原理是暗室中瞳孔散大,房角阻塞,加上俯卧时晶状体虹膜隔前移,房角狭窄使眼压升高。临床工作中发现暗室俯卧试验敏感性不高,其原因为进入暗室环境时间过长后,虹膜中的瞳孔括约肌对光线异常敏感,导致暗室结束后行房角镜检查,即使裂隙灯的微弱光线也会造成瞳孔缩小,房角构型发生改变,从而降低了敏感性。有研究表明进入暗室 3 分钟后,瞳孔括约肌对于光线最为迟钝,因此通过 3 分钟暗室试验的房角评估,再联合 1.5 小时暗室俯卧试验的眼压评估,可以大大提高暗室俯卧试验的敏感性及特异性。

二、原发性开角型青光眼

原发性开角型青光眼(primary open angle glaucoma,POAG)病因尚不完全明了,可能与遗传有关,其特点是眼压虽然升高房角始终是开放的,即房水外流受阻于小梁网-Schlemm 管系统。组织学检查提示小梁网胶原纤维和弹性纤维变性,内皮细胞脱落或增生,小梁网增厚,网眼变窄或闭塞,小梁网内及 Schlemm 管内壁下有细胞外基质沉着,Schlemm 管壁内皮细胞的空泡减少等病理改变。

1.临床表现

(1)症状:发病隐匿,除少数患者在眼压升高时出现雾视、眼胀外,多数患者可无任何自觉症状,常常直到晚期,视功能遭受严重损害时才发觉。

(2)眼压:早期表现为不稳定,有时可在正常范围。测量 24 小时眼压较易发现眼压高峰和较大的波动值。总的眼压水平多较正常值略微偏高。随病情进展,眼压逐渐增高。

(3)眼前节:前房深浅正常或较深,虹膜平坦,房角开放。除在双眼视神经损害程度不一致的患者可发现相对性传入性瞳孔障碍外,眼前节多无明显异常。

(4)眼底:青光眼视盘改变主要表现为:①视盘凹陷进行性扩大和加深;②视盘上下方局限性盘沿变窄,垂直径 C/D 值(杯盘比,即视杯直径与视盘直径比值)增大,或形成切迹;③双眼凹陷不对称,C/D 差值>0.2;④视盘上或盘周浅表线状出血;⑤视网膜神经纤维层缺损。

(5)视功能:视功能改变,特别是视野缺损,为青光眼诊断和病情评估的重要指标之一。青光眼视野损害具有一定的特征性,其视野损害表现的病理学基础与视网膜神经纤维层的分布和走向及青光眼对视盘和视网膜神经纤维层的损害特点有关。

青光眼视野检查的目的在于两方面,即检测有无视功能损害和监测病情进展情况。典型早期视野缺损,表现为孤立的旁中心暗点和鼻侧阶梯。旁中心暗点多见于 5°~25°范围,生理盲点的上、下方。随病情进展,旁中心暗点逐渐扩大和加深,多个暗点相互融合并向鼻侧扩展,绕过注视中心形成弓形暗点,同时周边视野也向心性缩小,并与旁中心区缺损汇合形成象限型或偏盲型缺损。发展到晚期,仅残存管状视野和颞侧视岛(图 7-6)。采用计算机自动视野计做光阈值定量检查,可发现较早期青光眼视野改变,如弥漫性或局限性光阈值增高,阈值波动增大等。

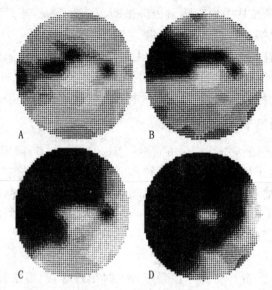

图 7-6　青光眼视野缺损

过去认为青光眼对中心视力的影响不大,因为部分晚期甚至仅存管状视野的青光眼患者,中心视力仍可保留在 1.0 左右。然而近年发现,除视野改变外,青光眼也损害黄斑部功能,表现为获得性色觉障碍,视觉对比敏感度下降,以及某些电生理指标,如图形视网膜电图、视觉诱发电位等的异常,但这些指标的异常,不如视野变化那样具有特异性。

POAG 一般为双眼性,但通常因双眼发病时间不一,表现为双眼眼压、视盘、视野改变以及瞳孔对光反应的不对称性。

2.诊断　POAG 多无自觉症状,早期极易漏诊,很大程度上依靠健康普查来发现,其主要诊断指标有:

(1)眼压升高:应注意在疾病早期,眼压并不是持续性升高,约有 50% 的青光眼患者单次眼压测量低于 22 mmHg,故不能依靠一两次正常眼压值就认为眼压不高,测定 24 小时眼压有助于发现眼压高峰值及其波动范围。在某些巩膜硬度偏低的患者,如高度近视者,常规 Schiötz 压陷式眼压计所测之眼压往往比实际眼压偏低,须用压平式眼压计测量或测校正眼压,以了解此类患者的真实眼压。

(2)视盘损害:视盘凹陷进行性加深扩大,盘沿宽窄不一,特别是上、下方盘沿变窄或局部变薄,视盘出血和视网膜神经纤维层缺损均属青光眼特征性视神经损害。此外,双眼视盘形态变化的不对称,如 C/D 差值>0.2,也有诊断意义。

(3)视野缺损:可重复性旁中心暗点或鼻侧阶梯,常是青光眼早期视野损害的征象。采用 Goldmann 视野计超阈值静点检查或计算机自动视野计阈值定量检查,较容易发现早期视野缺损。视盘损害和视野缺损有密切对应关系,如两者相互吻合,其结果可相互印证。

眼压升高、视盘损害、视野缺损三大诊断指标,如其中两项为阳性,房角检查属开角,诊断即可成立。尚有一些辅助指标,如房水流畅系数降低、相对性传入性瞳孔障碍、获得性色觉异常、对比敏感度下降、某些视觉电生理的异常,以及阳性青光眼家族史等,对开角型青光眼的诊断也有一定参考价值。

正常眼压青光眼(normal tension glaucoma,NTG)具有特征性青光眼视盘损害和视野缺损,但眼压始终在统计学正常值范围,可诊断为 NTG。一般认为,NTG 是由于视神经本身存在某种异常,如供血不足,视神经对眼压的耐受性降低,即使在正常眼压下,视神经也受到损害。与 POAG 比较,NTG 患者更多伴有血管痉挛性疾病,如偏头痛、Raynaud 现象、缺血性血管疾病。视盘出血、盘沿下方或下方切迹、视盘周围萎缩在 NTG 也更为多见,视野缺损也更为局限性,更接近固视点。本病应注意与缺血性视盘病变、先天性视神经异常,以及某些颅内占位性病变引起的视神经萎缩相鉴别。此外,一部分中央角膜厚度偏薄的 POAG 患者因测量眼压低于实际眼压,可误诊为 NTG。也有部分 POAG 患者,其白天眼压值均在正常范围之内,然而对其进行 24 小时眼压监测时发现在夜间其眼压峰值高于正常水平,这类患者也可误诊为 NTG。NTG 的治疗包括视神经保护性治疗和采用药物或手术将眼压进一步降低。

三、原发性青光眼的治疗

青光眼治疗的目的是保存视功能。治疗方法包括:①降低眼压,由于眼压是相对容易控制的危险因素,目前对青光眼的治疗主要是通过药物或手术,将眼压控制在视神经损害不进一步发展的水平,即所谓目标眼压。目标眼压值因人因眼而异,视神经损害程度越重,其残余神经纤维对眼压的耐受性越差,因此其目标眼压值也相对较低。对晚期病例,要求眼压比一般水平更低,以防止病情进一步恶化。目标眼压还与视神经损害出现时的眼压水平、青光眼病情进展速度、患者的年龄及可能的寿命有关。除了眼压峰值外,昼夜眼压波动大也是导致病情恶化的危险因素,因此 24 小时眼压测量对于观察眼压控制情况也十分重要。由于眼压不是青光眼发病的唯一危险因素,部分患者在眼压得到控制后,视神经萎缩和视野缺损仍然进行性发展,因此目标眼压仅是一个相对安全眼压水平;②视神经保护性治疗,即通过改善视神经血液供应和控制节细胞凋亡来保护视神经。

1.常用降眼压药 药物降低眼压主要通过 3 种途径:①增加房水流出;②抑制房水生成;③减少眼内容积。其中,通过增加房水流出降低眼压最符合正常房水生理功能的维持。

(1)拟副交感神经药(缩瞳剂):最常用为 1%~4%毛果芸香碱(pilocarpine)滴眼液,每日 3~4 次,或 4%毛果芸香碱凝胶,每晚 1 次滴眼。毛果芸香碱直接兴奋瞳孔括约肌,缩小瞳孔和增加虹膜张力,解除周边虹膜对小梁网的堵塞,使房角重新开放,为治疗闭角型青光眼的一线用药。对开角型青光眼,毛果芸香碱的降压机制为刺激睫状肌收缩,牵引巩膜突和小梁网,减小房水外流阻力,增加房水外流。但该药可引起眉弓疼痛、视物发暗、近视加深等不良反应,若用高浓度制剂频繁滴眼,还可能产生胃肠道反应、头痛、出汗等全身中毒症状。

(2)β-肾上腺能受体阻滞剂:常用 0.25%~0.5%噻吗洛尔(timolol)、0.25%~0.5%盐酸左旋布诺洛尔(levobunolol)和 0.25%~0.5%倍他洛尔(betaxolol)等滴眼液,每日 1~2 次滴眼。β-受体阻滞剂通过抑制房水生成降低眼压,不影响瞳孔大小和调节功能,但其降压幅度有限,长期应用后期降压效果减弱。噻吗洛尔和盐酸左旋布诺洛尔为非选择性 β_1、β_2 受体阻滞剂,对有房室传导阻滞、窦房结病变、支气管哮喘者忌用。倍他洛尔为选择性 β_1 受体阻滞剂,呼吸道方面的不良反应较轻。

(3)肾上腺能受体激动剂:α_2 受体激动剂有 0.2%酒石酸溴莫尼定(brimonidine),其选择性兴奋 α_2 受体,可同时减少房水生成和促进房水经葡萄膜巩膜外流通道排出。酒石酸溴莫尼定对 α_2 受体作用甚微,不引起瞳孔扩大,对心肺功能无明显影响。

(4)前列腺素衍生物:目前已投入临床应用的制剂有0.005%拉坦前列素(latanoprost)、0.004%曲伏前列素和0.03%贝美前列素,其降眼压机制为增加房水经葡萄膜巩膜外流通道排出,但不减少房水生成。每日傍晚1次滴眼,可使眼压降低20%~40%。本药不影响心肺功能,不良反应主要为滴药后局部短暂性烧灼、刺痛、痒感和结膜充血,长期用药可使虹膜色素增加、睫毛增长、眼周皮肤色素沉着。毛果芸香碱可减少葡萄膜巩膜通道房水外流,理论上与前列腺素制剂有拮抗作用,一般认为两者不宜联合用药。

(5)碳酸酐酶抑制剂:以乙酰唑胺(diamox)为代表,每片0.25 g,其通过减少房水生成降低眼压,多作为局部用药的补充。剂量不宜过大,可给0.125 g,2次/天,或0.0625 g,3次/天。久服可引起口唇、面部及指(趾)麻木、全身不适、肾绞痛、血尿等不良反应,故不宜长期服用。目前已研制出碳酸酐酶抑制剂局部用药制剂,如1%布林佐胺(azopt),其降眼压效果略小于全身用药,但全身不良反应也很少。

(6)高渗剂:常用50%甘油(glycerin)和20%甘露醇(mannitol)。前者供口服使用,2~3 mL/kg体重;后者静脉快速滴注,1~2 g/kg体重。这类药物可在短期内提高血浆渗透压,使眼组织,特别是玻璃体中的水分进入血液,从而减少眼内容量,迅速降低眼压,但降压作用在2~3小时后即消失。高渗剂主要用于治疗闭角型青光眼急性发作和某些有急性眼压增高的继发性青光眼。使用高渗剂后因颅内压降低,部分患者可出现头痛、恶心等症状,宜平卧休息。甘油参与体内糖代谢,糖尿病患者慎用。

2.常用抗青光眼手术

(1)解除瞳孔阻滞的手术:如周边虹膜切除术、激光虹膜切开术。本手术的基本原理是通过切除或切开周边虹膜,使前后房沟通,瞳孔阻滞得到解除。术后前后房压力达到平衡,常常能有效地防止闭角型青光眼的再次发作。周边虹膜切除术、激光虹膜切开术主要适用于发病机制为瞳孔阻滞,房角尚无广泛粘连的早期原发性闭角型青光眼和继发性闭角型青光眼。

(2)解除小梁网阻力的手术:如房角切开术、小梁切开术、选择性激光小梁成形术(selective laser trabeculoplasty,SLT)。房角切开术或小梁切开术分别从内面和外部切开发育不良或通透性不够的小梁网,房水能经正常途径引流至静脉系统,本类手术对于原发性婴幼儿型青光眼常常可达到治愈的效果。SLT应用激光激活小梁网内细胞,产生基质金属蛋白酶,降低细胞间机制,增加房水外流容易度,达到降低眼压的目的,主要用于治疗早期POAG,或作为一种补充治疗用于药物治疗眼压控制不满意的POAG。SLT的远期降眼压效果不佳,但治疗可重复进行。

(3)建立房水外引流通道的手术(滤过性手术):如小梁切除术、非穿透性小梁手术、激光巩膜造口术、房水引流装置植入术。滤过性手术基本原理是切除一部分角巩膜小梁组织,形成一瘘管,房水经此瘘管引流到球结膜下间隙,然后再由结膜组织的毛细血管和淋巴管吸收,达到降低眼压的目的。

本类手术主要适用于POAG和有广泛房角粘连的闭角型青光眼。

(4)减少房水生成的手术:如睫状体冷凝术、睫状体透热术和睫状体光凝术。本类手术通过冷凝、透热、激光破坏睫状体及其血管,减少房水生成,以达到降低眼压、控制症状的目的。睫状体破坏手术主要用于疼痛症状较为显著的绝对期青光眼。

(5)青光眼白内障联合手术:晶状体膨胀、位置前移是引起闭角型青光眼患者瞳孔阻滞的主要因素,去除晶状体因素可从发病机制上有效阻止闭角型青光眼的发生。

青光眼白内障联合手术适用于具有进行性的中等到严重青光眼视神经损害的青光眼患者,经两种以上抗青光眼药物治疗眼压控制在正常或临界水平的患者,对青光眼药物治疗依从性和随访条件较差的患者(不能应用和耐受),不具备行两期手术条件又迫切要求改善视力的患者,或者以前建立的滤过泡功能不良、眼压不能控制的患者。联合手术可减少与单纯白内障摘除有关的术后一过性眼压升高可能导致视功能不可逆性损害发生的危险。

3.PACG 的治疗　PACG 眼压增高的原因是周边虹膜堵塞了房水外流通道,通过解除瞳孔阻滞或周边虹膜成型,加宽房角,避免周边虹膜与房水外流通道接触和粘连是主要治疗目的。

急性闭角型青光眼的基本治疗原则是通过药物、激光或手术的方式重新开放房角或建立新的引流通道。术前应积极采用综合药物治疗以缩小瞳孔,使房角开放,迅速控制眼压,减少组织损害。在眼压降低、炎性反应控制后手术效果较好。

(1)缩小瞳孔:先兆期小发作时,用 1% 毛果芸香碱每半小时滴眼一次,2~3 次后一般即可达到缩小瞳孔、降低眼压的目的。急性大发作时,每隔 5 分钟滴眼一次,共滴 3 次,然后每隔 30 分钟一次,共 4 次,以后改为每小时一次,如瞳孔括约肌未受损害,一般用药后 3~4 小时瞳孔就能明显缩小,可减量至一日 4 次。如眼压过高,瞳孔括约肌受损麻痹,或虹膜发生缺血坏死,则缩瞳剂难以奏效。通常在全身使用降眼压药后再滴缩瞳剂,缩瞳效果较好。如频繁用高浓度缩瞳剂滴眼,每次滴药后应用棉球压迫泪囊部数分钟,以免药物通过鼻黏膜吸收而引起全身中毒症状。

(2)联合用药:急性发作期,除局部滴用缩瞳剂外,常需联合用药,如全身应用高渗剂、碳酸酐酶抑制剂,局部滴用 β–受体阻滞剂以迅速降低眼压。

(3)辅助治疗:全身症状严重者,可给予止吐、镇静、安眠药物。局部滴用糖皮质激素有利于减轻充血及虹膜炎症反应。

(4)手术治疗:急性闭角青光眼缓解后,眼压可以保持较低水平数周,原因是睫状体缺血,房水分泌功能减退,因此这时眼压不是房角功能的好指标。应该向患者强调指出,经药物治疗眼压下降后,治疗尚未结束,必须进一步行手术治疗。术前应仔细检查前房角,并在仅用毛果芸香碱的情况下,多次测量眼压。如房角仍然开放或粘连范围<1/3 周,眼压稳定在 21 mmHg 以下,可做周边虹膜切除术或激光虹膜切开术,目的在于沟通前后房,解除瞳孔阻滞,平衡前后房压力,减轻虹膜膨隆并加宽房角,防止虹膜周边部再与小梁网接触(图 7-7)。如房角已有广泛粘连,应用毛果芸香碱眼压仍超过 21 mmHg,表示小梁功能已遭永久性损害,应做滤过性手术。

临床上极少数病例虽然联合用药,但眼压仍居高不下,可在药物减轻角膜水肿的情况下,考虑激光周边虹膜成形术和激光虹膜切开术以迅速解除瞳孔阻滞。如果激光虹膜切开术不能实施,也可试行前房穿刺术,防止持续性过高眼压对视神经产生严重损害。临床前期如不予治疗,其中 40%~80% 在 5~10 年可能急性发作。长期使用毛果芸香碱不一定能有效地预防急性发作,因此对于具有虹膜膨隆、浅前房、窄房角的临床前期患者,应早期做预防性周边虹膜切除术或激光虹膜切开术。

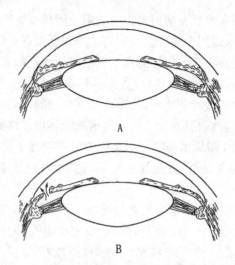

图7-7　急性闭角型青光眼周边虹膜切除术原理

A.急性闭角型青光眼周边虹膜切除术前,虹膜膨隆堵塞小梁网,房角关闭;B.周边虹膜切除术后,膨隆消除,房角增宽

　　慢性闭角型青光眼的治疗原则也是通过药物、激光或手术的方式控制眼压,达到保护视神经的目的。由于慢性闭角型青光眼瞳孔阻滞因素不明显,周边虹膜切除术不如在急性闭角型青光眼那样有针对性。但周边虹膜切除术后,对防止长期滴用毛果芸香碱可能引起的瞳孔阻滞有帮助,在一定程度上也可防止或减慢房角的进一步粘连。因此周边虹膜切除术可用于存在瞳孔阻滞,房角粘连范围不大,单用缩瞳剂即能控制眼压的早期病例。对于非瞳孔阻滞机制性慢性闭角型青光眼,单用周边虹膜切除术往往不能阻止房角进行性关闭,应采用氩激光周边虹膜成形术,以加宽房角。对大部分房角已有广泛粘连,单用缩瞳剂眼压不能控制,或已有明显视神经损害的慢性闭角型青光眼患者,需行滤过性手术。

　　4.POAG 的治疗

　　(1)药物治疗:POAG 眼压升高的主要原因是小梁网通透性降低。增加小梁网房水外流的药物如缩瞳剂,可针对病因进行治疗,但缩瞳剂的不良反应限制了其在 POAG 的应用。尽管通过减少房水生成来降低眼压并非病因治疗,但由于房水生成抑制剂不良反应较少,故在临床上应用更广泛。前列腺素衍生物增加房水经葡萄膜巩膜通道排出,也是目前治疗 POAG 的重要药物。若局部滴用 1~2 种药物即可使眼压控制在安全水平,患者能配合治疗并定期复查,则可先试用药物治疗。如无禁忌证,目前国际和国内的青光眼指南均推荐前列腺素类药物为一线用药。一种药物不能控制眼压,可换用另一种药物。如滴用单一药物眼压仍未控制在安全水平,可联合用药,两种药物滴眼应间隔 10 分钟以上。滴药后压迫泪囊区或闭合眼睑 1~2 分钟有助于维持局部药物浓度并减少全身吸收。

　　(2)激光治疗:如药物治疗不理想,可试用选择性激光小梁成形术(SLT)。

　　(3)滤过性手术:小梁切除术是最常用的术式。一般认为手术适应证是药物治疗无效或无法耐受长期用药,或没有条件进行药物治疗的病例。近来有人主张一旦诊断明确,且已有明显视盘、视野改变时,滤过性手术可作为首选的治疗手段,并认为早期手术比长期药物治疗失败后再做手术效果更好。

5.难治性青光眼的治疗　难治性青光眼一般指那些药物难以控制眼压,而做常规手术预后不好的青光眼,如既往滤过性手术失败的青光眼、青少年型青光眼、无晶状体性青光眼、有较长期用药历史的青光眼、新生血管性青光眼以及某些继发性青光眼。难治性青光眼常规滤过性手术之所以难以控制,是因为存在以下复杂因素:①多次手术失败的青光眼患者可能属于对创伤有超强愈合反应的个体;②青少年多具有肥厚的眼球筋膜和活跃的创伤愈合反应;③无晶状体性眼的玻璃体可释放成纤维细胞刺激素,促使瘢痕形成;④新生血管性青光眼术后滤过道常有新生血管及血管性结缔组织膜生长,使其阻塞;⑤炎症尚未完全平静的葡萄膜炎继发性青光眼,术后组织反应强烈,血-房水屏障破坏,纤维连接蛋白和生长因子释放,可激活成纤维细胞增生,使滤过道瘢痕化。

为了提高难治性青光眼的手术成功率,可在术中或术后应用抗代谢药(如丝裂霉素-C、氟尿嘧啶)以抑制成纤维细胞的增生,也可采用房水引流装置,如 Molteno 装置、Ahmed 青光眼阀门,由一硅胶管将房水引流至安置于眼球后方的盘片下,形成一个"房水蓄积池",最后房水扩散至眼球后部组织并被毛细血管和淋巴管吸收。

6.视神经保护性治疗　青光眼以视神经节细胞进行性死亡为特征,研究表明节细胞死亡机制为凋亡。眼压升高或视神经缺血是青光眼发病的始动因素,而自由基、神经营养因子的剥夺、眼内兴奋性毒素——谷氨酸增多,可能是节细胞凋亡的激发因子。因此除了降眼压外,合理的青光眼治疗应包括视神经保护性治疗。目前正在从中和凋亡激发因素,开发外源性和内源性神经营养因子,基因治疗和神经再生或移植诸方面进行研究,以控制节细胞凋亡,达到保护视神经的目的。

钙离子通道阻滞剂、谷氨酸拮抗剂、神经营养因子、抗氧化剂(维生素 C、维生素 E)以及某些中医药可从不同环节起到一定的视神经保护作用。β_1 受体阻滞剂倍他洛尔,除降低眼压外,尚可增加视神经血流量,α_3 受体激动剂酒石酸溴莫尼定也有一定神经保护作用。

第三节　高眼压症

眼压高于统计学正常上限,但无可检测出的视盘和视野损害,房角开放,临床上称为高眼压症或可疑青光眼。在 40 岁以上的人群中,约有 7% 的个体眼压超过 21 mmHg,大多数高眼压症经长期随访观察,并不出现视盘和视野损害,仅有大约 10% 的个体可能发展为青光眼。

高眼压症的诊断仅依靠单一眼压指标,在测量眼压时应充分注意测量误差。眼压测量值受多种因素影响,其中中央角膜厚度(central corneal thickness,CCT)是眼压测量的主要误差因素。用光学测量法测定中国人的 CCT,平均为 515 μm;用超声测厚法测定,平均值为 541~544 μm。CCT 与压平眼压测量值显著相关,CCT 越厚,测得眼压越高,如果 CCT 比正常厚 70 μm,压平眼压值就可能高于实际值 5 mmHg,反之就可能低 5 mmHg。正常人 CCT 存在相当的变异,而这种 CCT 的变异可使部分 CCT 较厚的正常人被误诊为高眼压症,因此有必要根据个体 CCT 对眼压测量值进行校正,以获得较为真实的眼压值。

对高眼压症是否进行治疗,目前意见尚不一致。一般认为可选择性治疗那些具有危险因素的高眼压症患者,如眼压超过 30 mmHg、青光眼家族史、高度近视、患有心血管疾病或糖尿病者。虽然大多数高眼压症不会发展为青光眼,但高眼压毕竟是青光眼发病的一种危险因素。因此,对于接受治疗或未治疗的高眼压症患者,都应定期进行随访。

第四节　继发性青光眼

继发性青光眼是由于某些眼病或全身疾病,干扰或破坏了正常的房水循环,使房水流出通路受阻而引起眼压增高的一组青光眼,其病因比较明确。继发性青光眼多累及单眼,一般无家族性。根据在高眼压状态下房角开放或关闭,继发性青光眼也可分为开角型和闭角型两大类。鉴于继发性青光眼除了眼压增高这一危害因素外,还有较为严重的原发病变同时存在,后者常已使眼组织遭受一定程度的破坏,在诊断和治疗上往往比原发性青光眼更为复杂,预后也较差。

一、青光眼睫状体炎综合征

青光眼睫状体炎综合征好发于中年男性。典型病例呈发作性眼压升高,可达 50 mmHg以上,在眼压升高的同时或前后,出现羊脂状角膜后沉着物,前房深,房角开放,房水无明显混浊,不引起瞳孔后粘连,一般数天内能自行缓解,预后较 POAG 好,但易复发。滴用噻吗洛尔、糖皮质激素,服用乙酰唑胺可以缩短发作过程。

二、糖皮质激素性青光眼

长期滴用或全身应用糖皮质激素,可引起眼压升高,导致糖皮质激素性青光眼。对糖皮质激素的敏感性存在一定个体差异。眼压升高的程度也与滴药种类、浓度、频度和用药持续时间有关。糖皮质激素性青光眼临床表现与 POAG 相似,用药史有助于鉴别诊断。多数病例停用糖皮质激素后眼压可逐渐恢复正常,对少数停药后眼压仍持续升高的患者,可按开角型青光眼治疗原则处理。发病隐匿的 POAG 在应用糖皮质激素后眼压可明显升高,因此对于可疑青光眼或有青光眼家族史的个体特别应避免长期应用糖皮质激素。对临床需要长期糖皮质激素治疗的患者,则应密切观察眼压情况。

三、眼外伤所致的继发性青光眼

眼球钝挫伤后短期内发生的急性眼压升高,常和大量前房积血或小梁网直接损伤有关。这是由于红细胞堆积在小梁网上,或同时伴有血凝块阻滞瞳孔,以及小梁网损伤后炎性水肿,使房水排出受阻所致。药物治疗包括滴用糖皮质激素减轻炎症反应,滴用噻吗洛尔,必要时口服乙酰唑胺或静脉滴注甘露醇控制眼压。一般高眼压可随前房血液的吸收而缓解,个别患者如眼压过高,控制不满意,或有角膜血染趋势,需行前房切开,排出积血。

眼内出血特别是玻璃体积血有时可发生溶血性青光眼或血影细胞性青光眼,其发病机制分别为吞噬了血红蛋白的巨噬细胞和退变的红细胞阻塞了小梁网房水流出受阻而使眼压升高。这两种情况也可随眼内血液的清除,眼压逐渐正常化。因此应首选药物治疗控制眼压。对少数眼压不能控制者,可考虑前房冲洗术。

眼球钝挫伤数月或数年后还可能发生房角后退性青光眼,其临床表现与 POAG 相似,既往的眼球挫伤、前房积血病史以及房角检查异常增宽(后退),有助于诊断。治疗原则与 POAG 相同。

凡因眼外伤、角膜穿孔、粘连性角膜白斑以及眼前段手术后导致前房长期不形成,都可使周边虹膜和小梁网发生永久性粘连,使房角关闭而引起继发性闭角型青光眼。

四、晶状体源性青光眼

白内障的病程中晶状体膨胀,推挤虹膜前移,可使前房变浅,房角关闭,而发生类似急性闭角型青光眼的眼压骤然升高。治疗原则为晶状体摘除术,如房角已有广泛粘连,则可考虑白内障和青光眼联合手术。

白内障过熟期,晶状体皮质液化并漏入前房,被巨噬细胞吞噬。吞噬了晶状体蛋白的巨噬细胞以及大分子晶状体蛋白均可阻塞小梁网,使房水外流受阻,眼压升高。临床表现为眼胀痛、房水混浊、晶状体核下沉等。治疗原则为药物控制眼压后行白内障摘除术,术前局部滴用激素眼液有助于缓解晶状体皮质过敏性眼内炎。

外伤性或自发性晶状体脱位(如 Marfan 综合征)可引起眼压升高。脱位的晶状体可前移嵌顿在瞳孔区,或脱入前房,也可向后进入玻璃体。对前脱位的晶状体,可行晶状体摘除术。晶状体脱入玻璃体并引起眼压升高者,可先试用药物治疗控制眼压。此外,晶状体脱位或半脱位时,晶状体前后径增加,或由于悬韧带断离,玻璃体异位,都可造成瞳孔阻滞,使前房变浅,房角关闭,眼压升高。

球形晶状体是一种先天异常,表现为晶状体呈球形改变,导致瞳孔阻滞及房角关闭。睫状肌麻痹剂可以使晶状体变扁平并后退,解除瞳孔阻滞,而缩瞳剂可能加重病情。小球形晶状体可以有家族遗传史,也可散发,或与 Marchesani 综合征或 Marfan 综合征并存。

五、虹膜睫状体炎继发性青光眼

虹膜睫状体炎可引起瞳孔环状后粘连,房水无法通过瞳孔进入前房,后房压增加并推挤虹膜使之向前膨隆,闭塞前房角导致继发性青光眼。急性虹膜睫状体炎时,应该及时扩大瞳孔,防止虹膜后粘连。一旦发生瞳孔闭锁,虹膜膨隆,应及早行激光虹膜切开术,以防止周边虹膜前粘连和小梁网永久性损害。此外,虹膜睫状体炎时,也可因炎性产物阻塞小梁网、炎症累及小梁网或发生周边前粘连,房水外流通路受阻导致继发性青光眼。治疗一般可选用房水生成抑制剂降低眼压,缩瞳剂可能加重虹膜睫状体炎,故不宜使用。如房角已经发生不可逆性粘连,药物治疗不能控制眼压,可在炎症基本控制后行滤过性手术。

六、新生血管性青光眼

新生血管性青光眼是一种继发于广泛性视网膜缺血,如视网膜静脉阻塞、糖尿病性视网膜病变等之后的难治性青光眼,其临床特点是在原发性眼病基础上虹膜出现新生血管,疾病前期由于纤维血管膜封闭了房水外流通道,后期纤维血管膜收缩牵拉,使房角关闭,引起眼压升高和剧烈疼痛。本病治疗比较棘手,虽然局部滴用 β-受体阻滞剂和睫状肌麻痹剂可缓解症状,但仍难以控制病情发展。常规滤过性手术经常失败,术前全视网膜光凝术或冷凝术使新生血管退化,或术中、术后应用抗代谢药可提高手术成功率。房水引流装置或阀门植入手术近年也用于治疗新生血管性青光眼。若上述方法失败,可考虑睫状体破坏手术减少房水形成,降低眼压以缓解症状。视网膜缺氧和毛细血管无灌注是虹膜新生血管形成的根源,一旦发现视网膜有缺血现象时应考虑做全视网膜光凝术,以预防虹膜新生血管的发生。此外,玻璃体腔注射抗 VEGF 药物可单独或联合手术治疗新生血管性青光眼,能有效地减少新生血管的活动性,降低新生血管的渗透性,促进虹膜和房角新生血管消退,有效地控制眼压。

七、睫状环阻滞型青光眼

睫状环阻滞型青光眼又称恶性青光眼,多见于内眼手术后。发病机制主要为晶状体或玻璃体与水肿的睫状环相贴,后房的房水不能进入前房而向后逆流并积聚在玻璃体内或玻璃体后。玻璃体腔容积增加,推挤晶状体-虹膜隔前移,导致整个前房变浅,房角关闭。睫状环阻滞型青光眼最常发生于青光眼术后早期,特别是停用睫状肌麻痹剂或滴用缩瞳剂后。因此,抗青光眼手术后如前房不形成,伴有眼压升高、充血、疼痛等表现时,要考虑到发生睫状环阻滞型青光眼的可能性。应尽快滴用1%~2%阿托品充分麻痹睫状肌,使前移的晶状体-虹膜隔后退,静脉滴注高渗剂如甘露醇减少玻璃体容积,服用乙酰唑胺降低眼压,全身和局部应用糖皮质激素控制炎症反应。部分患者通过以上药物治疗能得到缓解,但应长期滴用阿托品避免复发。如药物治疗无效,应抽吸玻璃体内积液并重建前房,必要时做晶状体摘除及前段玻璃体切割术。

八、视网膜玻璃体手术后继发性青光眼

视网膜脱离手术继发青光眼的原因较多。部分患者行外路巩膜扣带或垫压手术,巩膜壁受压,造成晶状体-虹膜隔前移,可使前房变浅,房角关闭,导致继发性闭角型青光眼,此类患者可采用缩瞳药物或激光周边虹膜切开术开放房角。如果巩膜垫压块压迫涡状静脉继发青光眼,可予以适当调整垫压块位置。玻璃体视网膜手术后玻璃体腔注入气体、硅油也可继发青光眼,如果眼压升高是由于注入气体或硅油过多造成的,需要放出部分气体或硅油以控制眼压;如果是由于硅油乳化阻塞小梁网,则需要尽早取出硅油。部分玻璃体视网膜术后继发青光眼是由于术后前房炎症较重,炎症细胞堵塞小梁网,这时需要通过使用激素等药物控制前房炎症,同时配合降眼压药物以控制眼内压。

九、虹膜角膜内皮综合征

虹膜角膜内皮综合征(iridocorneal endothelial syndrome,ICE)可能与疱疹病毒感染有关,多见于中青年女性,几乎都是单眼发病,包括进行性虹膜萎缩、虹膜痣(Cogan-Reese)综合征和Chandler综合征。这三种相关疾病均有角膜内皮病变,并伴有不同程度的前房角和虹膜表面内皮化,继发性青光眼是ICE的重要特征。进行性虹膜萎缩主要表现为瞳孔异位、虹膜基质和色素上皮萎缩、虹膜孔形成;虹膜痣综合征以虹膜表面结节或弥漫性色素病变为特点;而Chandler综合征则以角膜内皮功能障碍、角膜水肿为突出表现。前房角内皮化和虹膜周边前粘连是眼压增高,继发性青光眼的原因。本病尚无特殊治疗,针对继发性青光眼,早期可用房水生成抑制剂控制眼压,若无效可试行滤过性手术。

十、色素性青光眼

色素性青光眼为脱落色素沉积在小梁网,房水外流受阻导致的一类青光眼。本病多见于25~40岁男性,有一定家族性,为常染色体显性遗传,基因定位在第7号染色体。患者多为近视眼、深前房和宽房角。其发病特点是中周边虹膜向后凹陷,瞳孔运动时,虹膜与其下的悬韧带产生摩擦,色素颗粒脱落进入前房,沉着于角膜后和小梁网,色素性KP典型以垂直纺锤样分布,色素脱落也可使虹膜出现放射状裂隙透光区。UBM检查可揭示虹膜-悬韧带接触。药物治疗可用低浓度毛果芸香碱滴眼,通过缩小瞳孔,减少虹膜悬韧带摩擦,减少色素脱落,同时促进房水外流,清除小梁网色素颗粒并降低眼压。房水生成抑制剂可降低眼

压,但不利于色素颗粒的清除。药物治疗眼压难以控制者,可考虑行滤过性手术。

第五节 先天性或发育性青光眼

先天性青光眼是胎儿发育过程中,前房角发育异常,小梁网-Schlemm 管系统不能发挥有效的房水引流功能而使眼压升高的一类青光眼。

一、婴幼儿型青光眼

婴幼儿型青光眼见于新生儿或婴幼儿时期。50%的患儿在出生时就有表现,80%在 1 岁内得到确诊。65%的婴幼儿型青光眼为男性,70%为双眼性。虽然部分家系显示常染色体显性遗传,但大多数患者表现为常染色体隐性遗传,其外显率不全且有变异,或呈多基因遗传疾病表现。

1.病因 原发性婴幼儿型青光眼病因尚未充分阐明。以往认为小梁网上有一层无渗透性的膜覆盖,但组织学证据不足。在病理组织学上,虹膜根部附着点前移,过多的虹膜突覆盖在小梁表面,葡萄膜小梁网致密而缺乏通透性等,都提示房角结构发育不完全,与胚胎后期分化不完全的房角形态相似。晚期病例,还可见到 Schlemm 管闭塞,这可能是长期眼压升高的结果而不是发病的原因。尽管婴幼儿型青光眼的确切发病机制仍未被证实,但房角结构发育异常是毫无疑问的。

2.临床表现

(1)畏光、流泪、眼睑痉挛是本病三大特征性症状。新生儿或婴幼儿出现这些症状时,应做进一步检查。

(2)角膜增大,前房加深。角膜横径超过 12 mm(正常婴儿角膜横径一般不超过 10.5 mm)。因眼压升高,常表现有角膜上皮水肿,角膜外观呈毛玻璃样混浊或无光泽。有时可见到后弹力层膜破裂,典型表现为角膜深层水平或同心圆分布的条纹状混浊(Haab 条纹)。迁延损害可形成不同程度的角膜混浊。

(3)眼压升高、房角异常、青光眼性视盘凹陷及眼轴长度增加,这些体征对确诊先天性青光眼十分重要,但常需要在全身麻醉下进行检查,才能充分确认。

除氯胺酮(ketamine)外,大多数全身麻醉剂和镇静剂有降低眼压作用,因此在评估婴幼儿眼压测量值时应考虑麻醉剂和镇静剂因素。对一些 6 个月以下的婴幼儿,在哺乳或哺乳后熟睡之机,也可在表麻下进行眼压测量。

原发性婴幼儿青光眼常常具有特征性深前房,房角检查可能发现虹膜前位插入,房角隐窝缺失,周边虹膜色素上皮掩蔽房角,或出现葡萄膜小梁网增厚致密。

正常婴幼儿视盘为粉红色,生理杯小而双眼对称。儿童期青光眼杯呈进行性垂直性或同心圆性扩大,眼压控制后,部分大杯可能逆转。

(4)超声检查和随访:眼轴长度对证明青光眼有无进展也有一定帮助。

3.鉴别诊断 本病流泪症状和角膜增大应与婴儿鼻泪管阻塞、睑内翻倒睫、角膜炎和先天性大角膜相鉴别。产伤也可导致角膜后弹力层膜破裂,患儿多有产钳助产史,角膜条纹多为垂直或斜行分布。此外,还应排除先天性营养不良引起的角膜混浊。

4.治疗 由于药物的不良反应,长期药物治疗的价值有限,手术是治疗婴幼儿型青光眼的主要措施。约80%的病例可望通过房角切开术或小梁切开术控制眼压。房角切开术或小梁切开术后眼压仍控制不理想的病例,可选用滤过性手术。由于儿童具有活跃的创伤愈合反应,滤过性手术术后防治滤过道瘢痕化仍是一个有待解决的问题。

因为角膜混浊本身可导致弱视,眼球扩大可引起轴性近视,而后弹力层膜破裂可产生明显散光,眼压控制后还应尽早采取适当的措施防治弱视。

二、青少年型青光眼

青少年型青光眼发病与遗传有关,部分常染色体显性遗传病例的致病基因已被定位于染色体1q21-31。3岁以后眼球壁组织弹性减弱,眼压增高通常不引起畏光流泪、角膜增大等症状和体征。除眼压有较大的波动外,青少年型青光眼临床表现与POAG基本一致,两者的诊断和处理也基本相同,药物治疗不能控制眼压时,可行小梁切开或小梁切除术。

三、合并其他眼部或全身发育异常的先天性青光眼

这一类青光眼同时伴有角膜、虹膜、晶状体、视网膜、脉络膜等的先天异常,或伴有全身其他器官的发育异常,多以综合征的形式表现出来,如前房角发育不全(Axenfeld-Rieger综合征),无虹膜性青光眼,伴有颜面部血管病和脉络膜血管瘤的青光眼(Sturge-Weber综合征),伴有骨骼、心脏以及晶状体形态或位置异常的青光眼(Marfan综合征、Marchesani综合征)等。

这一组青光眼的治疗主要依靠手术,但控制眼压只是诸多需要解决的问题之一,而其他眼部和全身的先天异常,给控制眼压添加了许多困难与不利因素,预后往往不良。

第八章　白内障

凡是各种原因如老化、遗传、局部营养障碍、免疫与代谢异常、外伤、中毒、辐射等,都能引起晶状体代谢紊乱,导致晶状体蛋白质变性而发生混浊,称为白内障,此时光线被混浊晶状体阻挡无法投射在视网膜上,导致视物模糊。多见于 40 岁以上,且随年龄增长而发病率增多。

第一节　白内障概述

一、分类

目前临床上尚无统一的分类方法。可根据白内障的病因、解剖部位、混浊形态及发病时间等进行分类。

1.按病因分类

(1)年龄相关性(老年性)白内障。

(2)先天性白内障:又可分为遗传性和非遗传性两类型。

(3)外伤性白内障。

(4)并发性白内障:可分为狭义和广义两类,狭义并发性白内障是指由眼局部疾病所致的白内障,如虹膜炎、青光眼、视网膜脱离、视网膜变性、无虹膜、永存原始玻璃体增生症、视网膜母细胞瘤、早产儿视网膜病变等;广义并发性白内障是指由系统性疾病所致的白内障,包括代谢紊乱(如糖尿病、半乳糖血症、低钙血症等)、皮肤病(如先天性外胚层发育异常、Werner 综合征、Rothmund-Thomson 综合征、遗传性过敏性皮炎等)、关节骨骼疾病(如强直性肌营养不良、Conradi 病、Marfan 综合征、骨发育不良)、Lowe 综合征、Alport 综合征、Marinesco-Sjögren 征、双侧听神经瘤、毒性物质(如 X 线、紫外线、电离辐射、药物等)所致的白内障。

2.按解剖位置分类　包括皮质性白内障、核性白内障、后囊下性白内障、混合性白内障。

3.按发生时间分类　分为先天性白内障和后天获得性白内障。

4.按混浊形态分类　分为点状白内障、绕核性白内障、花冠状白内障等。

二、临床表现

1.视力　主要是视力减退和视物模糊。视力障碍的程度与晶状体混浊的程度和位置有关。靠近视轴和晶状体后极部的混浊对视力影响大,例如皮质性年龄相关性白内障的混浊一般从周边部开始,当混浊未累及视轴时患眼仍然可以有接近正常的视力;而核性白内障的混浊发生在视轴区,早期即可发生明显的视力障碍。

2.固定性黑影　在白内障发展过程中,有时可在视野某一方向出现点状或片状黑影。与玻璃体混浊引起的黑影不同的是白内障所致的黑影是固定性的,并且,由于晶状体位于节点之前,因而固定性黑影与混浊所在位置同侧。

3.单眼复视或多视　白内障发展过程中,晶状体纤维形态学发生变化并引起屈光指数的改变。由于晶状体混浊的不规则性和发生次序的不一致性导致屈光状态的紊乱,从而产生单眼复视、多视、散视、视物变形等白内障的早期症状。有时由于衍射,患者可以发现在注视点周围有星形、束状等点彩样光晕。

4.近视　白内障发展过程中,晶状体核逐渐硬化,使晶状体屈光指数明显增加,因而产生近视。通常这种近视的度数较低,并随着白内障的发展而变化。已有老视的患者因白内障所致的近视使近视力反而升高,会误认为是"返老还童"。但当晶状体核进一步硬化,近视程度超过老视程度时,近视力又会明显减退。如果晶状体核硬化十分局限,屈光力增加特别明显,可以出现同轴双焦点现象,引起严重的视力障碍。

5.晶状体混浊　晶状体出现不同程度的混浊。散大瞳孔在瞳室内做详细检查可较全面地了解晶状体混浊的情况。检查的方法有多种,如直接照明检查、裂隙灯显微镜、直接检眼镜等。裂隙灯显微镜不仅可以发现微细的晶状体改变,如空泡、水隙、板层分离、尘点状混浊等,还可以对混浊作准确的定位,对白内障分类及判断病因具有重要参考价值,是白内障的主要检查手段之一。晶状体皮质混浊一般为灰白色,而核混浊则一般为淡黄、棕黄或琥珀色。不同类型的白内障其晶状体混浊有一定的特点,如早期年龄相关性白内障多为楔形混浊,糖尿病白内障可见水隙,先天性白内障以点状和板层混浊多见,外伤性白内障呈局限性条带状、斑块状混浊。

6.婴幼儿的特殊表现　单眼患病的婴幼儿白内障患者,因缺乏主观症状易被耽误诊断,只有当瞳孔区出现白色反射光(即白瞳症)时,方引起家长或医师的注意。而双眼患病的患者,视力极为低下,多伴有眼球震颤。由于视力低下或双眼不平衡,阻碍融合机制的形成,可迅速造成眼位偏斜。由于晶状体混浊引起光散射,可使患儿产生畏光症状,这种情况在有绕核性白内障的患儿更易出现。

三、晶状体混浊分级

晶状体透明度变化是白内障诊断的重要依据。对晶状体混浊程度定量分级,不仅有助于揭示白内障的病因及判断治疗效果,也是白内障基础实验研究和开发白内障治疗药物的客观需求。目前常用的分级方法主要有 LOCS 分类法(lens opacities classification system)和 OCCS 分类法(oxford cataract classification system)等。LOCS 分类法(表 8-1)是将瞳孔充分散大,采用裂隙灯照相和后照法,区别晶状体混浊的类型,并通过与晶状体混浊的标准彩色照片比较,记录相应的等级,主要用于白内障的临床分类、流行病学调查、药物疗效评价的研究。

表 8-1　LOCS Ⅰ 和 Ⅱ 晶状体混浊分级标准

晶状体部位	混浊情况	LOCS Ⅰ	LOCS Ⅱ
核(N)	核透明,可清楚地看到胚胎核	N_0	N_0
	早期核混浊	N_1	N_1
	中等程度核混浊		N_2
	严重核混浊	N_2	N_3

（续表）

晶状体部位	混浊情况	LOCS I	LOCS II
核颜色（NC）	根据反射黄色光亮程度确定		
	较标准核颜色淡	NC_0	NC_0
	与标准核颜色相当	NC_1	NC_1
	较标准核颜色深	NC_2	NC_2
皮质（C）	皮质透明	C_0	C_0
	少量点状混浊		C_{tr}
	点状混浊范围扩大，瞳孔少许	C_0	C_1
	辐轮状混浊超过 2 个象限	C_b	C_2
	辐轮状混浊扩大，瞳孔区 50% 皮质混浊		C_3
	瞳孔区 98% 皮质混浊	C_2	C_4
	混浊超过 C_4		C_s
后囊膜下（P）	后囊膜下透明	P_0	P_0
	约 3% 后囊膜下混浊	P_1	P_1
	约 30% 后囊膜下混浊		P_2
	约 50% 后囊膜下混浊	P_2	P_3
	混浊超过 P_3		P_4

LOCS III 分类法是 Chylack 等在 LOCS II 分类法基础上补充修订的。核混浊分级标准：将照片内核区同标准的 6 个裂隙灯照片上同一区域进行比较，这 6 个照片从轻度到重度混浊，依次冠以 N_{01}~N_{06}，代表不同混浊程度，如平均混浊程度介于两个标准之间，则用小数点表示。皮质混浊分级标准：将裂隙灯照片同标准照片 C_1~C_5 进行比较分级，如果混浊程度介于两标准之间，则用小数点表示。皮质混浊的范围从极微小皮质改变到完全的皮质混浊。但轻度的水隙、空泡、板层分离及孤立的点状混浊均可忽略不计。后囊下混浊分级标准：后囊下皮质混浊形态复杂，只有红光反射条件下可察觉的混浊方可分级。其混浊程度仍需对照标准照片 P_1~P_5 来确定，介于两标准之间者，用小数点表示。

四、核硬度分级

白内障发展过程中晶状体核硬度不断发生变化，同时伴随颜色的改变，两者存在一定的相关性。此外，年龄也与核硬度相关，相同颜色的白内障，年龄大者核硬度更硬。

晶状体核硬度的分级，最常用的是 Emery 分类法（表 8-2）。

表 8-2 晶状体核硬度分级（Emery 法）

分级	颜色	白内障类型举例	红光反射	乳化时间
I	透明或灰白	皮质型或后囊下混浊型	极明亮	极短或不用
II	灰或灰黄	后囊下混浊型	明亮	短
III	黄或淡棕	进展期老年性白内障	略暗	中等

（续表）

分级	颜色	白内障类型举例	红光反射	乳化时间
IV	深黄或琥珀	核性老年性白内障	差	长
V	棕褐或黑	"迁延性"白内障	无	长或不适合

Ⅰ级（软核）：核为透明或淡灰白色。可见于皮质型或后囊下混浊型白内障，某些与代谢有关的白内障类型核硬度也可为Ⅰ级。

Ⅱ级（软核）：核为灰白或灰黄色。主要见于后囊混浊型白内障中晚期及年龄较轻的皮质型老年性白内障。

Ⅲ级（中等硬度核）：呈黄色或淡棕黄色，大多数老年性白内障为此级核。

Ⅳ级（硬核）：核呈深黄色或淡琥珀色，多见于老年性白内障晚期。

Ⅴ级（极硬核）：核呈深棕褐色或黑色，是典型的所谓"迁延性"白内障类型。

五、检查

1.视功能检查

（1）视力检查：应分别检查双眼远、近视力和最佳矫正视力，大致估计白内障所致视力损害程度。对于视力低下者，应例行光感、光定位、色觉检查。目前，我国检查视力主要应用国际标准视力表和对数视力表，两者均存在一定的缺陷。

（2）黄斑视功能检查

1）视网膜视力检查：利用激光的相干性，将两束He-Na（波长为633 nm）激光，聚集于近眼的结点，这两束激光通过眼的屈光间质时，因有光程差，到达视网膜上便形成红、黑相间的干涉条纹，当调节这两束激光束间的距离，干涉条纹的粗细及数量也发生变化。视网膜分辨力是指每度视角能分辨的条纹数，然后将视网膜分辨力转换成视网膜视力。该方法的优点是：基本不受屈光状态的影响，无论是近视或远视，二激光束均能在视网膜上形成干涉条纹，对一定程度的屈光间质混浊，激光束仍能通过，可预测白内障、玻璃体、角膜移植术后视力。然而，也存在视网膜视力与视力表视力不一致的情况，如黄斑囊样水肿、黄斑浆液性脱离时视力表视力差，视网膜视力却不受影响。一般认为，视网膜视力在0.3～0.5时，评价黄斑功能准确性有限，因为此时即使黄斑区有活动性病变，其远离中心凹的光感受器也能产生0.3～0.5的视力结果。视网膜视力还会产生假阳性和假阴性结果，假阳性多由成熟期白内障、玻璃体积血、散瞳不充分引起，而假阴性则多与黄斑区神经上皮浆液性脱离、黄斑囊样水肿、黄斑裂孔等有关。

2）潜在视力仪检查：是一种测定白内障患者潜在视力的方法，其原理是视力仪投射0.15 mm直径的点光源于瞳孔平面，内含Snellen视力表视标，从晶状体混浊的周围投射到视网膜上，从而检测患者的潜在视力，其准确率可达90%以上。有实验表现，对于中等程度白内障，视网膜视力检查和潜在视力仪检查，对于预测术后视力的准备性分别为92%和100%；对于重度白内障，其准确率分别为79%和52%。

3）马氏杆检查：是一种简单测试并评估黄斑部视网膜功能的方法。将马氏杆平行放于眼前，点光源距离35 mm，患者如能看到一连续直线，说明黄斑功能良好，如光线弯曲或中断，则提示黄斑部病变。

4）内视镜检查：常用的方法有两种，一种是Purkinje内视现象，另一种是蓝视野内视现象。

（3）视觉电生理检查

1）视网膜电图（electroretinogram，ERG）：可以评价黄斑部视网膜的功能。闪光 ERG 可用于低视力眼的检查。

2）视觉诱发电位（visual evoked potential，VEP）：是判断视功能好坏的重要指标，其中闪光 VEP 反映视路传导和视皮质功能。视皮质外侧纤维主要来自黄斑区，因此 VEP 也是判断黄斑功能的一种方法。当黄斑部病变和视神经损害时，其振幅均可降低。有研究认为，闪光 VEP 是屈光间质混浊时检查视功能的理想方法，即使术前因白内障影响视力低于 1.0，其闪光 VEP 预测术后视力的准确性也高达 80%。须指出的是，ERG 主要反映整个视网膜的功能，而闪光 VEP 则主要反映黄斑和视神经功能，两者有互补性，两者结合一起分析可提高预测术后视力的准确性。

2.裂隙灯检查与照相

（1）检查方法：裂隙灯检查前应充分散瞳，在暗室内检查（须排除可疑青光眼患者）。主要有以下几种方法。

1）弥散光照明法：主要用于检查前后囊膜表面或较明显的混浊。

2）后照法：直接后照法可检查后囊膜及后皮质区内混浊轮廓；镜面反射法可观察前囊膜混浊、隆起及凹陷。

3）直接焦点照明：光学切面检查法，可以观察晶状体混浊的位置和程度。

（2）照相：常规裂隙灯照相术，由于景深不够，以及放大倍率、照明光强度、焦点位置和裂隙光束角度不同，只能测定冠状面混浊部位和大小，而不能在矢状面上确定混浊位置，其结果不能作长期随访性研究。比较公认的晶状体标准照相设备是 Scheimpflug 照相机和后照明照相机。

Scheimpflug 照相机是根据 Scheimpflug 原理改良的裂隙灯照相机，这一装置克服了常规照相机景深小的缺点，将裂隙光、照相机镜头和底片平面依次相交 45°，使晶状体光切面影像等距离聚焦于底片上，以获得整个光切面的清晰图像。这一类照相机中有 Oxford Scheimpflug、Topcon SL-45、Zeiss Scheimpflug 和 Nidek Scheimpflug 后照明照相机。

3.虹膜新月影投照试验 此方法是检查白内障成熟程度最简单易行的方法。将集中光源自颞侧斜照于瞳孔区，如白内障已形成，则由于光反射面使瞳孔区呈白色反光，如果混浊已扩展到前囊下（成熟期白内障），则白色反光区与瞳孔应一致，视为虹膜新月影投照试验阴性；反之，如果混浊处于晶状体某一定深度（未成熟白内障），则由于混浊层次与瞳孔平面尚有一定厚度的透明皮质，光照方向同侧瞳孔缘内形成的阴影呈典型的新月形，新月影的大小与白内障成熟程度成反比。虹膜新月影投照试验阳性代表进展期白内障，阴性代表成熟期白内障。然而，对于晶状体局限性混浊及周边部混浊，此方法无诊断价值。

检眼镜也可用于晶状体混浊的检查。用直接检眼镜+10 透镜，通过后部反光照明法可在瞳孔区色反光背景下观察晶状体混浊形态。

4.角膜内皮细胞检查 角膜内皮细胞对于角膜正常厚度和透明性的维持起着至关重要的作用。术前评估角膜内皮细胞的结构和功能对于手术预后的判断具有重要意义。目前有多种角膜内皮计数仪应用于临床，通过非接触式角膜内皮显微镜不接触角膜就可以抓拍内皮细胞，可计算出测量的细胞数，单位面积内的细胞数、平均面积、标准误差、最大细胞面积、最小细胞面积、细胞密度、六棱细胞数目及比率。为临床医师掌握角膜内皮功能状况提供参考依据,判断能否接受手术治疗及预后。

角膜内皮细胞参数包括:①平均细胞密度。单位面积内角膜内皮细胞的数量,是角膜内皮细胞检查中最重要的参数之一,一定程度上代表角膜功能状态;②平均细胞面积。指角膜某一区域内皮细胞面积的平均值,其计算值大致与平均细胞密度值成反比;③六角形细胞所占比例。内皮细胞最基本形状是六角形,各种病理因素除可使细胞数量减少外,还可以使细胞形态发生变化,因此这一参数也被用于判断角膜内皮功能状态的重要指标之一;④内皮细胞变异系数。是指由于各种病理因素所致角膜内皮细胞形态发生变化的比例;⑤内皮细胞形态学分析。包括内皮细胞的边数、六边指数、顶角数、细胞边长、直径等。

5.其他检查

(1)眼压测定:白内障术前有必要行眼压测定,了解是否存在原发性青光眼和继发于膨胀期白内障、晶状体溶解、晶状体半脱位、葡萄膜炎、进行性房角狭窄等的青光眼,有助于决定采取何种手术方式。

(2)房角检查:如果发现眼压增高,应例行房角检查。即使眼压正常,对老年患者常规检查前房角也是有益的。慢性或亚急性闭角型青光眼,可望通过单纯白内障摘除和周边部虹膜切除得以解决。而开角型青光眼或外伤性房角后退,以及睫状体脱离等存在时,应果断做出是否需要做联合手术的决定。

(3)瞳孔检查:直接对光反射迟钝或消失,间接对光反射正常,一般难以恢复正常中心视力。手术前要明了瞳孔散大能力。对于长期应用缩瞳药或老年性瞳孔强直,瞳孔不能充分散大,术中应考虑使用虹膜拉钩,虹膜扇形全切或瞳孔括约肌切开。如发现瞳孔局部后粘连,在制订手术方案时要充分考虑。

(4)B超检查:无论是拟行传统手术、现代白内障摘除术或超声乳化术,术前例行 B 超检查都是必要的。B超检查为了解眼内诸多病理情况提供了客观诊断依据,如视网膜脱离、玻璃体积血、眼内肿瘤等。

第二节　先天性白内障

先天性白内障是严重影响婴幼儿视力发育的常见眼病。国外文献报道,婴幼儿盲目中10%～38.8%与先天性白内障有关;每 250 个新生儿中即有一个(0.4%)是某种类型的白内障。一项流行病学调查结果显示,我国先天性白内障的患病率约为 0.05%(1∶1918),低于国外报道的 0.4%。先天性白内障病例中约 30%有遗传因素;还有 30%与胎生期母体罹患风疹或内分泌失调有关。先天性白内障常伴有中枢神经系统异常,如智力低下、惊厥或脑麻痹等。这些症状的出现很可能与妊娠最后三个月期间子宫缺氧或胎盘功能障碍有关。大约6%的先天性白内障合并眼部其他异常,如原始玻璃体增生症、无虹膜、脉络膜缺损等。先天性白内障在一岁以内出现,大多与代谢性或系统性疾病相伴随。35%～50%的先天性白内障为散发病例,一般病因不明。由于病因比较复杂,先天性白内障在形态、混浊部位、混浊程度,以及发病年龄等方面有较大差异。

一、病因

确定先天性白内障病因的最基本的方法,先是要明确白内障是健康患儿的孤立病症,还是全身或眼部病变的一部分。在一些病例中,通过了解家族史和个人史,结合完整的全身和眼部检查一般可找到病因并做出正确诊断。前极性白内障、后晶状体圆锥一般不合并全身异常;有双侧永存原始玻璃体增生症的患儿,应与 Norrie 病、13-三体相鉴别。母体怀孕最初3 个月的疾病史、用药史、X 线暴露史等具有重要参考价值。

1.遗传因素　　研究表明,先天性白内障中有 30%~50% 具有遗传性,其中常染色体显性遗传最为多见。我国的统计资料表明,常染色体显性遗传占 73%,常染色体隐性遗传占23%,尚未见伴性遗传的报道。在血缘婚配比率高的地区或国家,隐性遗传也并非少见。

由于本病有不同的类型,遗传基因位点的差异和遗传异质性,给遗传规律研究带来了一定的困难。从 20 世纪 50 年代即开始研究先天性白内障的基因位点,发现至少有 12 个致病基因位于不同染色体的不同位点。有一种类型的白内障(后极型)的致病基因位于 16 号染色体与亲血色球蛋白连锁,还有一种类型的胚胎核白内障的致病基因位于 2 号染色体,另有一种类型的胚胎核白内障的致病基因位于 1 号染色体。8.3%~23% 的常染色体显性遗传性白内障有家族史,由于外显率不同,因而表现为不规则的遗传规律。单眼先天性白内障的父代可以有双眼白内障的子代,也可以隔代遗传。这样的病例有可能被认为是隐性遗传或是原因不明的先天性白内障。

常染色体隐性遗传的白内障较为少见,多与近亲婚配有关。近亲婚配后代的发病率要比随机婚配后代的发病率高 10 倍以上,比较常见的是核性白内障。隐性遗传白内障也会出现分类的错误,因为在随机婚配的家族中,如果父母表型正常,但却是白内障致病基因的携带者,其子女中如有一名先天性白内障患者,就会被误认为是原因不明的白内障。由于目前还没有检出隐性基因携带者的方法,因此禁止近亲婚配是减少隐性遗传白内障的重要措施。

X-连锁遗传极为少见,所有报告的病例均为显性。男性患者多为核性白内障,静止不变或者逐渐发展为成熟期白内障。女性携带者有 Y 字缝混浊,一般无视力障碍。

有研究声称,50% 的先天性遗传白内障与新基因突变有关。无家族史的散发性白内障,有可能是常染色体显性基因的突变,患者为该家系的第一代白内障患者,其子女就会有 50%的患病机会。

在先天性白内障的分子遗传学研究中,发现其结果是不一致的,这是由于本病有不同的基因位点,并呈多态性。2002 年,我国学者在中国的 3 个遗传性儿童白内障家系中的 50 多人中,发现热激蛋白转录因子-4(heat shock transcription factor-4,HSF-4) 的基因突变。随后又与加拿大大不列颠哥伦比亚大学米西尔教授合作检查了 100 年前发现的丹麦的一个白内障大家系,HSF-4 基因的另一突变,进一步证实了 HSF 基因是引起儿童遗传性白内障的主要致病基因。

在晶状体内,HSF-4 可调节热激蛋白的表达,而热激蛋白是晶状体发育的重要成分,因此将 HSF-4 选作疾病候选基因。对 HSF-4 基因的全部 13 个外显子及其旁侧序列直接进行PCR 产物的序列测定,在 3 个中国家系和 1 个丹麦家系中发现 4 种突变。而在 300 名无关个体对照组及这 4 个家系的正常成员中未发现相应突变。

热激蛋白在胚胎,以及成年人晶状体中或广泛表达,或呈组织特异性表达。热激蛋白作为分子伴侣参与蛋白质合成、折叠、定位、修复和降解。提示热激蛋白是晶状体发育所必需的蛋白质。HSF-4 基因调控 HSP70、HSP90a 和 HSP27 等多种热激蛋白基因的表达。HSF-4 发生突变,将影响其与调控的热激蛋白基因 DNA 序列的结合,患者热激蛋白的产量减少或者无法合成,最终导致遗传性白内障的发生。

2.非遗传因素 除遗传因素外,环境因素的影响是引起先天性白内障的另一重要原因,约占先天性白内障的30%。

应该提出的是母亲在妊娠期前2~3个月的感染,是导致白内障发生的一个不可忽视的因素。妊娠期间晶状体囊膜尚未发育完全,不能抵御病毒的侵犯,而且此时的晶状体蛋白合成活跃,对病毒的感染敏感。此时如受感染(风疹、水痘、单纯疱疹、麻疹、带状疱疹及流感等病毒),可以严重影响晶状体上皮细胞生长发育,同时有营养和生物化学的改变、晶状体的代谢紊乱,从而引起晶状体混浊。在妊娠的后期,由于胎儿的晶状体囊膜已逐渐发育完善,有了保护晶状体免受病毒侵害的作用,因此很少发病。在多种病毒感染所致的白内障中,以风疹病毒感染最为多见。

此外,随着各种性病发病率的上升,单纯疱疹病毒Ⅱ型感染所致的白内障也应给予重视。新生儿可以从母亲的产道受病毒感染。已有报告在患者的晶状体皮质内培养出单纯疱疹病毒Ⅱ型。新生儿的晶状体可为透明,但白内障不久即可发生。

妊娠期营养不良、盆腔受放射线照射、服用某些药物(如大剂量四环素、肾上腺皮质激素、水杨酸制剂、抗凝剂等)、妊娠期患系统性疾病(心脏病、肾炎、糖尿病、贫血、甲亢、手足抽搐症、钙代谢紊乱)及维生素D缺乏等,均可造成胎儿的晶状体混浊。

先天性白内障另一个常见的原因是胎儿最后3个月的发育障碍。典型表现是早产儿出生时体重过低和缺氧,中枢神经系统损害。已有动物实验证实宫内缺氧可以引起先天性白内障。约有2.7%的早产儿在出生后有白内障,晶状体前后囊下有清晰的囊泡,双眼对称,囊泡可以自行消退或逐渐发展成后囊下弥漫混浊。此外,发育不成熟的早产儿,常需吸入高浓度氧气,多有早产儿视网膜病变,数月后可有晶状体混浊。

总之,在非遗传性的先天性白内障中,环境因素的影响是造成白内障的重要原因。因此要强调围生期保健,以减少先天性白内障的发生。

3.原因不明 约有1/3先天性白内障原因不明,即散发病例,也被称作特发性白内障,无明显的环境因素影响。在这组病例中可能有一部分还是遗传性的,新的常染色体显性遗传基因突变,无家族史,其子代开始显现白内障的家族性,因此很难确定是遗传性。隐性遗传的单发病例也很难诊断为遗传性白内障。

二、临床表现

1.白瞳征 成年白内障患者,常常因视力明显减退而就诊。而婴幼儿白内障患者,特别是单眼患者,一般并无症状,因此经常被耽误诊断。只有当瞳孔区出现白色反光,即所谓白瞳征时,方引起家长或医师的注意。白瞳征并非先天性白内障所特有,临床上应与其他病症加以鉴别。

2.眼球震颤 患双眼致密混浊性白内障的患儿,大多伴有眼球震颤,震颤多为游移性和搜寻性等类型。这种类型的眼球震颤往往提示视力极为低下,一般不会超过0.1。

3.斜视 由于视力低下或双眼视力不平衡,阻碍融合机制的形成,可迅速造成眼位偏斜。国外研究报告一组432例白内障手术前和手术后连续病例,发现有46%患儿伴有斜视。而另一项研究报告的另一组先天性白内障和发育性白内障患儿的斜视发生率分别为86%和61%。

4.畏光 在一些情况下,由于晶状体混浊引起光散射,可使患儿产生畏光症状,这种情况在有绕核性白内障的患儿更易出现。

5.合并的其他眼部异常 先天性白内障合并先天性小眼球临床并不罕见,先天性小眼球的存在与白内障类型无关,且常合并其他眼组织发育异常,如脉络膜缺损。视力预后极差,即使手术也不能获得满意的视力结果。少数患儿可合并有近视性视网膜脉络膜病变、视网膜变性,以及黄斑部营养不良等。此外,还可合并晶状体脱位、晶状体缺损、虹膜和脉络膜缺损、永存瞳孔膜、圆锥角膜等异常情况。

三、临床类型

1.囊膜性白内障 真正的囊膜性白内障比较少见。前囊膜混浊常合并永久性永存瞳孔膜或角膜混浊,混浊范围很小,一般为 0.1~1.0 mm 直径。裂隙灯检查可发现瞳孔正中相应部位囊膜呈灰白色混浊,可有星形色素沉着。如混浊范围很小,不会严重影响视力,则无须治疗。另一种情况是,角膜溃疡穿孔或穿孔伤致晶状体前囊与角膜接触,形成粘连性角膜白斑,相对应的前囊膜和囊膜下皮质均可发生混浊。这种建立在角膜病变基础上的晶状体混浊,虽可长期保持静止,但往往严重影响视力,应与先天性白内障加以区别。尚有一种特殊情况,即白内障晶状体纤维在母体内发生退行性病变,皮质逐渐被吸收而形成所谓膜性白内障。临床表现为致密的灰白色机化膜,表面不规则,间或有点彩样反光;有时可看到睫状突粘连于膜表面,或有血管长入。

2.极性白内障 从定义上讲,极性白内障是指晶状体前后极的混浊。由于解剖上的特殊关系,单纯极性白内障与囊膜性白内障常可同时发生。如果混浊是由于永存血管膜附着于晶状体而产生,其实并非真性白内障,应视为"假性"白内障。根据混浊位置的不同,可分为前极性、后极性和前后极性白内障(图 8-1)。

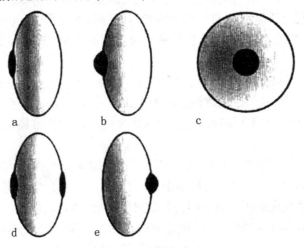

图 8-1 极性白内障

a.前极性白内障;b.前、后极性白内障;c.前晶状体圆锥;d.后晶状体圆锥;e.正面观

前极性白内障临床比较多见。混浊形态怪异,可呈白色圆盘状,位于前囊膜下透明区;也可向前突入到前房,或向后突入到晶状体板层。一种特殊类型的前极性白内障,为胎生期晶状体泡自外胚叶未完全脱离所致,其结果自晶状体前极向前呈小的白色锥形隆起,称为前

圆锥形白内障,隆起内含致密的透明质,不易被吸收。混浊范围可小到仅 0.1 mm,也可大到占据整个瞳孔区,有时可伴有永存瞳孔膜。混浊局限且境界很清楚,但裂隙灯下很难将混浊的皮质同囊膜相区分。除混浊区外,晶状体核和皮质均透明,表明混浊是由于胚胎后期囊膜受到损害所致。

后极性白内障虽然比较少见,但影响视力程度较之前极性白内障更为严重。其特点是后囊膜中央区的局限性混浊,边缘不整齐,形态不一。临床上可分为两种类型,即胎生期形成的静止型混浊和出生后发生的进行性混浊类型。前者常见,在解剖上与前极性白内障相似,常合并永存原始玻璃体增生症。有时后极部混浊纤维恰恰位于残存的玻璃体动脉附近,形态学上与前极性一致。后极部混浊也可以和玻璃体动脉无关,混浊形态具有多样性。出生后发生的进行性混浊,随年龄加重;混浊呈放射状楔形,自中心向赤道部伸展,但从不累及晶状体核。

极性白内障一般具有遗传性。外伤,特别是微小的穿通性损伤,囊膜愈合后可形成瘢痕性混浊,当与此相区别。

3.缝合性白内障　Y 字缝合代表了原始晶状体纤维发育终止在不同部位的结合部,并形成了胚胎核的前后界限,缝合性白内障即在这一位点上形成。由于混浊沿缝合线分布,故常呈现特殊的三叉外观。双眼发病,病变静止,一般影响视力不明显。混浊由白色或浅蓝色斑点组成,沿缝合线分布,排列也可稀疏,也可密集呈微细羽毛状。

4.胚胎核性白内障　又称中央(板层)粉尘状白内障。胚胎核性白内障一般在妊娠 6 个月时形成,仅原始晶状体纤维受累,且局限于胚胎核内,胎儿核不受影响。混浊呈粉尘样外观,裂隙灯下可见混浊区内密集的细小白点,位于 Y 字缝合线附近。位于更表浅的混浊病变在起源上属于发育性,由于混浊区位于晶状体中轴区,因此也被称作轴性白内障。前轴胚胎核性白内障,可以在20%~30%的儿童中见到,病变静止,不影响视力,一般不具有临床意义。轴性白内障可以表现出错综复杂的形态学差异,如星形、珊瑚形、花簇形等不一而足。胚胎核性白内障与缝合性白内障在临床上不易区分。双眼发病,病变多为静止,通常不影响视力。

5.核性白内障　是最常见的先天性白内障类型之一,约占先天性白内障的 1/4。病变累及胚胎核和胎儿核,呈致密的白色混浊。混浊范围可达 4~5 mm 直径,位于晶状体核心部,完全遮挡瞳孔区,因此可严重影响视力,多为双眼发病。通常为常染色体显性遗传,极少数为隐性遗传,偶有散发。

6.绕核性白内障　又称板层白内障。绕核性白内障是先天性白内障中最常见类型,占先天性白内障种类的40%~50%。男性多于女性,双眼发病。典型的绕核性白内障,是在透明的皮质和相对来说比较透明的核之间,呈向心性排列的细点状混浊。在混浊区的外层,有时可见到两种附加的带状混浊特征,一种是极微细的混浊带,环绕板层混浊区之外,间隔以薄薄的透明皮质;另一种是辐条样 V 字形混浊骑跨于板层混浊带前后,称作"骑子",形态颇为特殊。混浊是由于胎生期某一阶段,新晶状体纤维形成过程中受到毒性因素影响的结果。毒性因素一旦终止,其后形成的纤维仍然是透明的。混浊区的部位、厚度和深度取决于致病因素发生的时间和持续作用的长短。病变部位越靠近核心,范围也越小;相反,病变发生越晚、病理因素作用时间越长,则混浊越靠近表面,范围也越广泛,影响视力也就越显著。

胎生期形成的绕核性白内障,出生后即已存在,通常具有遗传特性。而出生后发生的绕核性白内障可以出现在婴幼儿早期,甚至在青春期发病。这种类型的带状混浊部位更接近于囊膜,因此影响视力更严重。测定混浊范围的大小,有助于判断白内障产生的时间。如果混浊区直径小于 5.75 mm(新生儿晶状体前表面直径),应考虑是胎生期形成的绕核性白内障;反之为出生后形成。

还有一种散在发生的绕核性白内障病例,是由于母体妊娠后几个月钙代谢异常所致。这种白内障常同肌强直、甲状旁腺功能减退和手足搐搦相并存。也可能同时存在恒牙牙釉质发育不全,特别是门齿、犬齿和磨牙,因此常合并异形齿。根据晶状体混浊的密度不同,视力可以受到严重影响,或不受任何损害。

基于复杂的形态学背景,本病发生的原因可能是复杂的。双眼受累病例多为常染色体显性遗传已得到证实;而散发的所谓获得性绕核性白内障,其发病显然与低钙血症、低血糖等内生环境有关。

7.全白内障　临床上,先天性全白内障发病仅次于板层及核性白内障,约占总数的20%。之所以产生整个晶状体混浊,可能与整个发育期间严重的平衡失调,或胎生晚期遭受足以影响整个晶状体的有害因素有关。形态以出生后即存在的各层次混浊为特点,晶状体核呈致密白色混浊,有时呈现钙化变性,偶尔出现囊膜皱缩。比较少见的是所谓先天性 Morgagnian 白内障,包括极罕见的盘状和环形白内障,晶状体核可被逐渐吸收,中心区被炸面圈样变性皮质环环绕,形似 Soemmering 环。在个别病例,随时间推移,最终导致前后囊膜相贴附,形成所谓膜性白内障,甚至发生晶状体脱位,此时患儿可突然获得无晶状体眼视力。组织学检查发现,中心部变性、坏死和少量残留细胞核。研究认为风疹是本病重要的致病因素。妊娠头 3 个月如罹患风疹,胎儿中约 50% 发生先天异常,其中一半表现在眼部。

8.发育性白内障　是指先天性与成人型白内障的过渡类型,一般在出生后形成。混浊多为一些沉积物的积聚,而并非晶状体纤维本身。因此,发育性白内障在形态上与晶状体纤维走向无关,多呈圆形或类圆形轮廓,混浊程度和数量可随年龄加重,但进展相当缓慢,一般不影响视力。根据混浊的形态学特点,发育性白内障可分为点状白内障和花冠状白内障两种类型。

(1)点状白内障:典型的点状白内障的特点,是微细小圆点状混浊散在分布于晶状体周边部皮质区域,在强光照射下呈白色、棕色或蓝色。有时混浊可侵犯视轴区,在特殊情况下也可出现核性点状混浊。点状白内障一般为静止性,不影响视力,但需注意与花冠状白内障合并存在的类型。

(2)花冠状白内障:斑点状混浊分布在晶状体周边部,环绕中心视轴区向心排列,形似花冠,故名花冠状白内障。每一片混浊多呈扁盘状,灰白色、棕色或浅蓝色反光。病变一般静止不变,且不影响视力,除非混浊侵犯视轴区或合并囊膜下混浊。花冠状白内障一般发生在青春期,遗传方式为显性遗传。

四、实验室诊断

先天性白内障病因复杂,在大多数情况下都合并眼部和其他系统异常,因此临床表现呈现多样性的特点。为明确诊断,有时需完成一些实验室检查,以提供更为准确的客观证据。

1.先天性白内障合并其他系统的畸形　这些患者有可能是染色体病,因此要完成染色体核型分析和分带检查。

2.糖尿病、新生儿低血糖症　应查血糖、尿糖和酮体。

3.肾病合并先天性白内障　应查尿常规和尿氨基酸,以确诊 Lowe 综合征、Alport 综合征等。

4.苯丙酮尿症　尿苯丙酮酸检查阳性,尿的氯化铁试验阳性。

5.甲状旁腺功能低下　血清钙降低,血清磷升高,血清钙低于 1.92 mmol/L 有低钙性白内障发生。

6.半乳糖血症　除了进行半乳糖尿的筛选以外,应查半乳糖-1-磷酸尿苷转移酶和半乳糖激酶。

7.同型胱氨酸尿症　应做同型胱氨酸尿的定性检查,氢硼化钠试验阳性可以确诊本病。

8.氨基酸测定　应用氨基酸自动分析仪测定血氨基酸水平,可以诊断某些代谢病合并先天性白内障,如同型胱氨酸尿症、酪氨酸血症。

9.风疹综合征　母亲感染风疹病毒后,取急性期或恢复期血清,测血清抗体滴度,如果高于正常 4 倍,则为阳性结果。

因先天性白内障还可能合并其他眼病,所以除了完成上述必要的化验检查以外,应做 B 超声、视网膜电流图、视觉诱发电位等项检查,可以预测白内障手术后视力恢复的情况。

五、诊断与鉴别诊断

1.诊断　根据病史及晶状体混浊形态可明确诊断。先天性白内障合并其他系统畸形时,应针对不同情况选择一些实验室检查。糖尿病、新生儿低血糖症者应进行血糖、尿糖和酮体检查。合并肾病者应检查尿常规和尿氨基酸。怀疑合并代谢病者应进行血氨基酸水平测定。此外,还可选做尿苯丙酮酸测定、同型胱氨酸尿的定性检查、半乳糖尿的筛选。

2.鉴别诊断

(1)早产儿视网膜病变:又称作晶状体后纤维增生症,见于早产儿,吸入高浓度氧可能是其致病原因。主要病变是在晶状体后面形成纤维血管组织,并向心性牵拉睫状体,可同时发生白内障和视网膜脱离。如晶状体透明,检查眼底可以发现视网膜血管扩张迂曲,周边部视网膜新生血管形成,伴视网膜水肿。

(2)永存原始玻璃体增生症:见于足月顺产的婴幼儿,90%为单眼发病。患侧眼球小,前房浅,晶状体小而扁平,瞳孔不易散大。晶状体后面可见坚硬的纤维膜,中心部位最厚,其上血管丰富。散大瞳孔常可发现睫状突因牵拉而聚向晶状体后极部,形成放射状条纹。

(3)视网膜母细胞瘤:是儿童期最常见的眼内肿瘤,多发生于 2~3 岁以前,但也有在出生后数月乃至数天即可发现白瞳者。由于肿瘤本身呈现乳白色或黄白色,当生长至一定大小,瞳孔区即可出现黄白色反光,俗称"猫眼"。

(4)外层渗出性视网膜病变:又称作 Coats 病,典型改变为视网膜血管异常及视网膜渗出病变,病变可位于眼底任何象限,但以颞侧最为常见。眼底可见单个或多发性病灶,病变部位视网膜呈黄白色隆起,间或类脂样渗出。视网膜动脉和静脉均受累,尤以动脉为主。血管扩张、迂曲,管径粗细不均,囊样、梭形扩张可排列呈串珠样,伴有新生血管和血管瘤形成。

六、治疗

治疗先天性白内障的目标是恢复视力,减少弱视和盲目的发生。

1.对视力影响不大者,如前极白内障、花冠状白内障和点状白内障,一般不需治疗,宜定期随诊观察。

2.明显影响视力者,如全白内障、绕核性白内障应当选择损伤治疗,对于膜性白内障可选择膜性切开术等。手术越早,患儿获得良好视力的机会越大。对于双眼全白内障或位于视轴中心、混浊程度明显的白内障,以及单眼影响视力的白内障,应在出生后全身麻醉许可的前提下,根据眼球发育情况,在2~6个月实施手术。双眼白内障者在完成一眼手术后,应在2周至1个月之内完成另一眼手术。对于先天性白内障,近年来有研究采用1.5 mm撕囊口超微创白内障术式,保存内源的晶状体上皮干细胞及其再生微环境,术后再生出功能性晶状体,但其屈光度和远期效果尚需观察。

3.无晶状体眼需进行屈光矫正和视力训练,防治弱视,促进融合功能的发育。常用的矫正方法有:①眼镜矫正,简单易行,容易调整更换;②角膜接触镜,适用于大多数单眼的无晶状体患儿,但经常取戴比较麻烦,容易发生角膜上皮损伤和感染;③人工晶状体植入。由于显微手术技术的发展和人工晶状体质量的提高,人工晶状体植入后严重并发症已很少。考虑到婴幼儿眼球发育情况,一般认为在2岁左右施行人工晶状体植入手术。

第三节　年龄相关性白内障

年龄相关性白内障是最常见的白内障类型,病因仍未完全明确。临床上,年龄相关性白内障诊断标准尚存在一些争论,至今仍无一完整准确的定义。研究认为,通过裂隙灯进行检查,60岁以上老年人中大约96%可以发现晶状体有不同程度或不同形式的混浊。不过,大多数病例病情进展缓慢,且不影响视力。而在部分病例,确实因晶状体混浊而影响视力,此时年龄相关性白内障的诊断才真正具有临床意义。

一、危险因素

1.紫外线辐射　晶状体混浊与长期暴露于紫外线,尤其是长波紫外线有关。295 nm以上波长的紫外线容易穿透角膜被晶状体有效吸收。在动物实验中,短期大剂量或长期紫外线辐射,可以引起晶状体透明度的变化已得到证明。流行病学研究提示,长期暴露于太阳光下可明显增加人类患白内障的危险性。这些研究可分为两种类型,一种是基于生态学特点的人群患病率研究,另一种则是探讨个体照射剂量与发病关系或病例对照研究。尽管这些研究受各种实验条件限制和影响,但实验结果仍有普遍意义。严格控制紫外线照射累积剂量的实验发现,发生皮质性和后囊膜下混浊的危险性同累积剂量呈正相关。也有人提出,臭氧层空洞导致了紫外线辐射增加,因而白内障发病可能会增多,但这一推测尚缺乏足够的证据。

2.糖尿病　研究结果显示,糖尿病人群白内障发病率较正常人群明显为高;随着血糖水平的增高,白内障的发病率也有增高趋势。另外的研究报告则显示,糖尿病患者发生老年性白内障明显提前。对患有糖尿病和半乳糖血症的白内障晶状体的生化研究显示,晶状体内电解质、谷胱甘肽、葡萄糖或半乳糖含量均不正常。葡萄糖或半乳糖在醛糖还原酶的作用下可生成糖醇,使晶状体呈高渗状态,从而导致晶状体纤维的肿胀,液泡形成,最终导致混浊。对年轻的糖尿病患者,最重要的因素是糖尿病的持续时间;对成年人的糖尿病患者来说,最重要的因素则是调查时的年龄。不同流行病学研究结果的高度一致性,提示应对糖尿病患者的晶状体进行定期检查。

3.腹泻　有的学者认为,经常发生腹泻可能与白内障的发生有关,其中四个中间环节可以解释腹泻在白内障发生中的作用:对营养物质的吸收不良而导致的营养缺乏;使用碳酸氢盐而致的相对碱中毒;脱水导致的晶状体和房水间的渗透压失调;尿素和氰酸铵含量增加,导致晶状体蛋白发生变性等。然而多数研究却没有发现两者间有必然联系,因而从公共卫生方面的重要性和生物学角度出发,腹泻与发生白内障之间的关系,还需进一步的深入研究。

4.过氧化反应　实验证实,当晶状体内的酶系统、蛋白质和生物膜抵抗氧化侵袭的能力不足时,可以引起白内障。诸如光、热、电磁、微波辐射等损伤,可使活性氧如过氧化氢、超氧化物阴离子、单态氧和羟自由基参与氧化反应,造成晶状体损伤。因而晶状体中含有足够的抗氧化物质,如过氧化歧化酶、过氧化氢酶、谷胱甘肽过氧化物酶,和维生素如胡萝卜素、核黄素、维生素 C 和维生素 E 等,则可增强对这些损伤的抵抗作用。

多数研究报告证实,高浓度抗氧化剂对晶状体有保护作用,但也不乏结论相反的报告。还有一些研究发现补充某些维生素(如维生素 A、维生素 B_2、维生素 C、维生素 E、核黄素、烟酸等)对晶状体有保护作用,而有些研究则没有发现维生素 E 有任何保护作用。

由于多数研究结果结论不一致甚至相悖,因此,尚难以根据这些流行病学调查及实验结果来肯定抗氧化剂防治白内障的确切作用。然而,有关抗氧化剂与白内障形成之间的关系,仍然是一个有前途和有临床价值的研究课题,需要加大力度继续进行研究。

5.药物

(1)肾上腺皮质激素:长期全身或局部应用大剂量肾上腺皮质激素,可产生后囊膜下混浊,其形态与辐射性白内障相似。白内障的发生与用药剂量和持续时间有关,用药剂量越大时间越长,白内障发生率就越高。有报道指出,大剂量服用泼尼松 1～4 年,白内障发生率可高达 78%;一些早期的研究报告证实了在类风湿关节炎、哮喘、天疱疱疹、肾病、红斑狼疮,以及肾移植后大量应用免疫抑制剂的患者中,肾上腺皮质激素有致白内障的作用。有研究报告提示长期(一年以上)大量应用肾上腺皮质激素(每天 15 mg 泼尼松)可使后囊下白内障的发生率增加。还有的报道只用 4 个月的肾上腺皮质激素即可导致白内障。其他关于老年性白内障流行病学研究,也证实了肾上腺皮质激素可导致后囊下白内障的发生。

(2)阿司匹林和其他止痛剂:实验结果证实,白内障患者的血浆色氨酸含量和晶状体中醛糖还原酶活性增高。而阿司匹林或其活性成分(水杨酸盐)可抑制醛糖还原酶,并可降低血浆色氨酸含量。因此有理由推测,阿司匹林可能有防治白内障作用。水杨酸盐与色氨酸竞争血浆蛋白中共同的结合位点,从而使结合态和总色氨酸水平下降。尽管少数研究报告显示阿司匹林或其类似成分对白内障有一定防治作用,但大多数临床研究证据尚不充分。因此,关于阿司匹林对白内障是否确有防治作用,尚需进一步研究。

(3)别嘌呤醇:是一种抗高尿酸血制剂,广泛用于治疗痛风。有些零星的报告提示,长期口服别嘌呤醇可能与后囊膜下白内障形成有关。但早期的动物实验则没有发现长期大量摄入别嘌呤醇可导致白内障。几个关于别嘌呤醇的流行病学研究要么样本小,要么对长期摄取的描述不详细,难以得出令人信服的结论。

(4)吩噻嗪:可与黑色素结合,形成一种光敏物质引起色素沉着。20 世纪 60 年代,即有文章报道大量使用吩噻嗪尤其是氯丙嗪的患者可出现眼球色素沉着和晶状体混浊。晶状体混浊可能非药物直接作用,而是色素沉着增加光辐射吸收作用的结果。一项关于精神分裂症患者的研究显示,晶状体色素沉着的程度或分级与摄入吩噻嗪的剂量有关。

有两项研究报告提示,有使用镇静剂史者发生白内障的危险性增加,其中一项研究中的镇静药分别是治疗精神分裂症的吩噻嗪药,包括氯丙嗪、硫利达嗪、三氟拉嗪、奋乃静、氟奋乃静等,和其他吩噻嗪类药如丙氯拉嗪、异丙嗪、阿利马嗪等。

6.其他 广泛的社会及流行病学调查还发现,白内障的发生与受教育程度、吸烟饮酒史、血压,甚至性别有关。多个群体白内障患病率研究结果提示,尽管受教育程度低同白内障发生之间无明显的生物学联系,但一致显示出它与各类型老年性白内障发病相关,当然不排除群体社会地位、经济条件和职业差异所造成的影响。有关性别与白内障之间关系的研究结果显示,女性发生白内障的危险因素略大于男性;而女性在绝经期后经常服用雌激素能降低发生核性白内障的危险性。多数研究结果表明,吸烟可以增加发生白内障的危险性。导致发生白内障的机制,可能与烟雾中含有能损害抗氧化剂结构,或直接损害晶状体蛋白结构的物质有关。长期大量饮酒致白内障已有文献报道。饮酒导致白内障的机制尚不清楚,可能与乙醇在体内转化为乙醛而损伤晶状体蛋白有关。有研究发现,老年性白内障发生还与高血压有关。收缩压为 160 mmHg 者发生后囊膜下混浊的危险性比收缩压为 120 mmHg者高 2 倍。白内障发生是否与血压直接有关尚无确切证据。有人认为,白内障发生与高血压无关,可能与长期服用抗高血压药物如噻嗪类利尿药有关,也可能与伴随的其他因素如糖尿病有关。

二、临床分型及分期

根据混浊部位的不同,临床上将年龄相关性白内障分为 3 种类型,即皮质性、核性和后囊膜下混浊性白内障。事实上,各类型年龄相关性白内障之间无严格区分,仅仅是代表混浊以何部位为主导的实际情况。皮质性年龄相关性白内障最为常见,占 65%~70%;其次为核性白内障,占 25%~35%;囊膜下混浊性白内障相对比较少见,仅占 5%。

1.皮质性年龄相关性白内障 是年龄相关性白内障中最常见的一种类型,其特点是混浊自周边部浅皮质开始,逐渐向中心部扩展,占据大部分皮质区。根据其临床发展过程及表现形式,皮质性白内障可分为四期:初发期、进展期、成熟期和过熟期。

(1)初发期:最早期的改变是在靠周边部前后囊膜下,出现辐轮状排列的透明水隙或水疱。水隙或水疱主要是由于晶状体上皮细胞泵转运系统失常导致液体在晶状体内积聚所致。液体积聚可使晶状体纤维呈放射状或板层分离。在前者,液体可沿晶状体纤维方向扩展,形成典型的楔形混浊,底边位于晶状体赤道部,尖端指向瞳孔区中央。散瞳检查在后照或直接弥散照射下,呈典型的辐轮状外观。这种辐轮状混浊,最初可位于皮质表浅部位,而后向深部扩展,各层次间可互相重叠掩映,终于以晶状体全面灰白色混浊取代辐轮状混浊外观。代表年龄相关性白内障进入进展期阶段。

(2)进展期:晶状体纤维水肿和纤维间液体的不断增加,使晶状体发生膨胀,厚度增加,因此也被称作膨胀期。一方面因以混浊为背景的囊膜张力增加而呈现绢丝样反光;另一方面,由于膨胀的结果而使前房变浅。后者在一个有青光眼体质的患者,很容易诱发青光眼的急性发作。但并非所有皮质性白内障患者都要经历膨胀期发展过程。即使有,其持续时间长短及严重程度,个体间存在相当大的差异,不一定都会诱发青光眼发作。这一阶段患者主要症状为视力逐渐减退,有时伴有眩光感,偶有单眼复视者。由于尚有一部分皮质是透明的,因此虹膜新月影投照试验是阳性。

(3)成熟期:这一阶段以晶状体全部混浊为其特点。裂隙灯检查仅能看到前面有限深度的皮质,呈无结构的白色混浊状态。此时虹膜新月影投照试验转为阴性。晶状体纤维经历了水肿、变性、膜破裂等一系列病理过程,最终以晶状体纤维崩溃,失去正常形态为结局。组织学上,代表纤维基质变性的特征性改变,形成所谓 Morgagnian 小体。应用组织化学技术及 X 线衍射方法,对糖尿病和年龄相关性白内障晶状体进行研究发现,球样小体具有脂质双层膜,其内含有 γ-晶状体蛋白、少量 α-晶状体蛋白和 β-晶状体蛋白及肌纤维蛋白,证明其纤维基质来源。

至成熟期阶段,晶状体囊膜尚能保持原有的韧性和张力,此后逐渐向变性发展。因此在白内障成熟之前行囊外白内障摘除、超声乳化白内障吸除及人工晶状体植入术是恰当的。传统观念一味强调等到白内障成熟后才做手术的概念,从现代白内障手术发展的角度去理解,只能是有害无益的。

(4)过熟期:由于基质大部分液化,某种基本成分的丧失,使晶状体内容减少,前囊膜失去原有的张力而呈现松弛状态。有时可看到尚未液化的核心沉到囊袋下方,随眼球转动而晃动。此时,可伴有虹膜震颤。在特殊情况下,因外伤或剧烈震动可使核心穿破囊膜而脱入前房或玻璃体腔,如伴有液化基质流失,患者会出现豁然开朗的"不治而愈"的结果。

当囊膜变性或因外伤形成微细裂痕时,蛋白成分可溢入前房,诱发自身免疫反应,引起晶状体成分过敏性眼内炎。与一般性虹膜-睫状体炎不同,本病发病急骤,突然出现眼睑肿胀、角膜水肿;角膜后羊脂样 KP 分布密集,广泛虹膜后粘连,甚至形成瞳孔膜闭。而组织碎片积聚于前房角,阻塞小梁网,则可产生继发性青光眼,即所谓晶状体溶解性青光眼。大多数情况下,药物治疗无效,手术摘除晶状体是唯一有效手段。

2.核性年龄相关性白内障　远不像皮质性白内障那样具有复杂的形态学变化和发展阶段,核性白内障往往和核硬化并存。最初,混浊出现在胚胎核,而后向外扩展,直到老年核。这一过程可持续数月、数年或更长。晶状体核混浊过程中,伴随着颜色的变化。早期,少量棕色色素仅仅积聚在核区而不向皮质区扩展。但有时皮质区很薄,也可呈现整个晶状体均呈棕色反光的外观。当色素积聚较少时,核心部呈淡黄色,对视力可不造成影响,眼底也清晰可见,裂隙灯检查可在光学切面上以密度差别勾画出混浊的轮廓。

随着白内障程度加重,晶状体核颜色也逐渐加深,由淡黄色转而变为棕褐色或琥珀色。在长期得不到治疗的所谓迁延性核性白内障病例,特别是糖尿病患者,晶状体核最终变为黑色,形成所谓"黑色白内障"。晶状体核颜色与核硬度有一定的相关性,即颜色越深,核越硬。这一点,在拟行超声乳化手术前进行病例选择时尤应注意。从手术角度出发,鉴别皮质性和核性白内障的意义在于,前者的晶状体核一般较小并且比较软,最适合于超声乳化白内障吸除术;而后者,在选择病例时,特别要考虑核硬度因素,这一点对初学者来说尤其重要。

值得提出的是,在临床上经常遇到一种特殊情况,即患者主述虽已到老花眼的年龄,却不需要戴"老花镜"即可近距离阅读。其实,这也是核性白内障患者经常面临的临床问题。随着晶状体核硬化,屈光指数逐渐增加,从而形成了近视"进行性增加"的特殊临床现象。如果核硬化仅仅局限于胚胎核,而成年核不受影响,其结果将会产生一种更为特殊的双屈光现象,即中心区为高度近视,而外周区为远视,结果产生单眼复视。

3.囊膜下混浊性白内障　是指以囊膜下浅皮质混浊为主要特点的白内障类型。混浊多位于后囊膜下,呈棕色微细颗粒状或浅杯形囊泡状。有时前囊膜下也可出现类似改变。病变一般从后囊膜下视轴区开始,呈小片状混浊,与后囊膜无明显界限。在裂隙灯下检查时,有时可以发现混浊区附近的囊膜受累,呈现黄、蓝、绿等反射,形成所谓"多彩样闪辉"。由于病变距节点更近,因此即使病程早期,或病变范围很小很轻,也会引起严重视力障碍。临床上,常常发现视力同晶状体混浊程度不相符合的情况,仔细检查方可发现后囊膜混浊是其主要原因。当前囊膜下出现类似改变时,囊膜下透明区消失,可演变成前囊膜下白内障。这种类型的白内障多发生在 60~80 岁年龄组。但在成熟期或过熟白内障,以晶状体全面陷入混浊为特点,其前囊膜下受累全然是一种并发现象,不应与此相混淆。

囊膜下混浊性白内障,除后囊膜下浅皮质受累外,其他部分的皮质和晶状体核均透明,因此属于软核性白内障类型。从这一点出发,囊膜下混浊性白内障是超声乳化手术的最好适应证。

三、诊断

应在散大瞳孔后,以检眼镜或裂隙灯活体显微镜检查晶状体。根据晶状体混浊的形态和视力情况可以做出明确诊断。当视力减退与晶状体混浊情况不相符合时,应当进一步检查,寻找导致视力下降的其他病变,避免因为晶状体混浊的诊断而漏诊其他眼病。

四、治疗

1.白内障药物治疗　多年来人们对白内障的病因和发生机制进行了大量研究,针对不同的病因学说应用不同的药物治疗白内障。尽管目前临床上有包括中药在内的十余种抗白内障药物在使用,但其疗效均不十分确切。

2.白内障手术治疗　手术治疗仍然是各种白内障的主要治疗手段。通常采用在手术显微镜下施行的白内障超声乳化术或白内障囊外摘除术联合人工晶状体植入术,可以获得满意的效果。

(1)手术适应证:①白内障手术的主要适应证是视功能不能满足患者的需要,而手术后可提供改善视力的可能;②白内障摘除也适用于当晶状体混浊妨碍诊断或处理眼后节疾病时,如视网膜脱离、糖尿病视网膜病变和眼内炎等;③有临床意义的屈光参差合并白内障存在时;④因晶状体引起其他眼部病变,如晶状体引起的炎症(晶状体溶解、晶状体过敏反应),晶状体膨胀诱发的闭角型青光眼;⑤虽然患眼已丧失视力,但成熟或过熟的白内障使瞳孔区变成白色,影响外观时,可以在患者要求下考虑施行白内障手术。

(2)手术禁忌证:①患者不愿手术,不能获得患者或其代理人的知情同意;②患者的生活质量没有受到影响,或能够通过眼镜或者其他辅助装置获得患者需要的视力时;③不能期望手术提高视力,而没有其他摘除晶状体的指征;④患者同时患有其他严重疾病,不能安全地完成手术。

(3)术前检查和准备

1)眼部检查包括:①检查患者的视力、光感及光定位、红绿色觉;②裂隙灯、检眼镜检查,记录角膜、虹膜、前房、视网膜情况及晶状体混浊情况,排除眼部活动性炎症等病变。

2)特殊检查包括:①眼压;②角膜曲率及眼轴长度测量,计算人工晶状体度数;③角膜内皮细胞;④眼部 B 超等检查。

3)全身检查包括:①对高血压、糖尿病患者控制血压和血糖;②心、肺、肝、肾等脏器功能检查,确保可耐受手术,必要时请内科会诊。

4)白内障术后视力预测:①光定位检查,是判断视网膜功能是否正常的一种简单有效的方法,当光定位不准确时,提示患眼的视网膜功能可能较差;②视觉电生理检查,电生理包括视网膜电图(electroretinogram,ERG)检查和视觉诱发电位(visual evoked potential,VEP)检查,ERG 检查反可映视网膜视锥细胞和视杆细胞功能,VEP 检查可反映黄斑病变和视神经功能异常;③激光干涉仪检查,激光干涉仪能够穿过混浊的晶状体在视网膜上形成二维单色干涉条纹,可测出人眼视力的分离值,患者能够分辨出条纹的能力与黄斑视功能密切相关。

5)术前准备:包括术前冲洗结膜囊和泪道,散瞳剂扩大瞳孔等。

(4)手术方法:早在一千多年以前,我国及印度等国家就有针拨术治疗白内障的记载。近 200 多年来白内障的手术技术得到了快速的发展。尤其近几十年内,显微手术和人工晶状体植入技术的发展应用,使白内障手术有了质的飞跃,成为现代眼科学中发展最新、最快的领域之一。

1)白内障针拨术:用器械将混浊晶状体的悬韧带离断,使晶状体脱入玻璃体腔。因术后并发症较多已基本被淘汰。

2)白内障囊内摘除术:是将混浊晶状体完整摘除的手术,手术操作简单,但手术需在大切口下完成,并发症多。在我国目前极少应用。

3)白内障囊外摘除术:是将混浊的晶状体核和皮质摘除而保留后囊膜的术式(图 8-2)。手术需在显微镜下完成,对术者手术技巧要求较高。因为完整保留了后囊膜,减少了对眼内结构的干扰和破坏,防止了玻璃体脱出及其引起的并发症,同时为顺利植入后房型人工晶状体创造了条件。

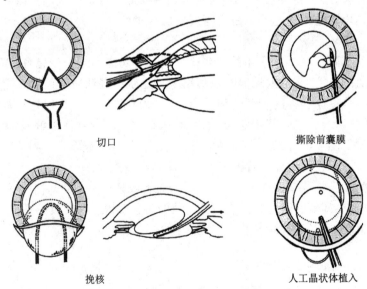

切口   撕除前囊膜

挽核   人工晶状体植入

图 8-2　白内障囊外摘除术手术示意

4)超声乳化白内障吸除术:是应用超声能量将混浊晶状体核和皮质乳化后吸除、保留晶状体后囊的手术方法。超声乳化技术自 20 世纪 60 年代问世以来,发展迅速,配合折叠式人工晶状体的应用,技术趋于成熟,在国内外广泛应用。超声乳化技术将白内障手术切口缩小到 3 mm 甚至更小,具有组织损伤小、切口不用缝合、手术时间短、视力恢复快、角膜散光小等优点,并可在表面麻醉下完成手术。近年来出现的微切口超声乳化术将白内障手术切口缩小至 1.5~2.2 mm,大大减少了组织损伤和术后角膜散光,术后视力恢复更快。

5)飞秒激光辅助下白内障摘除术:飞秒激光是一种以超短脉冲形式运转的激光,其具备瞬时功率大、聚焦尺寸小、穿透性强、精密度高的优势,为白内障领域近年来的突破性医疗技术,也是一项类似外科手术机器人的先进技术。飞秒激光可应用于撕囊、预劈核及角膜切口制作中,具有增加手术精准性、减少手术损伤、提高手术安全性等优点。目前已有白内障术者将其运用到复杂白内障的处理中,也取得了较好的手术效果。

6)人工晶状体植入术:人工晶状体为无晶状体眼屈光矫正的最好方法,已得到普遍应用。人工晶状体按植入眼内的位置主要可分为前房型和后房型 2 种(图 8-3);按其制造材料可分为硬质和软性(可折叠)2 种,均为高分子聚合物,具有良好的光学物理性能和组织相容性。按其焦点设计可分为单焦点人工晶状体和多焦点人工晶状体。植入后可迅速恢复视力、双眼单视和立体视觉。

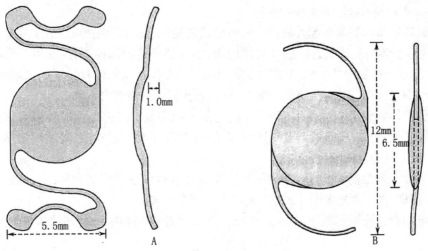

图 8-3　人工晶状体植入术

A.前房型人工晶状体;B.后房型人工晶状体

7)多焦点人工晶状体植入:患者对白内障术后屈光状态有个性化要求,单焦点人工晶状体已不能满足部分白内障患者的需求。为了使术后患者视不同距离的物体时裸眼视力均能达到其个性化要求,多焦点人工晶状体应运而生。从早期的环形折射设计到环形衍射设计、调节型设计、区域折射设计、衍射及折射交替设计,从双焦点、三焦点到连续焦点的改良,方方面面都体现出多焦点人工晶状体领域的发展空间。但从临床证据上看,目前各种多焦点人工晶状体仍存在一些需改进之处。

第四节 并发性白内障

并发性白内障是指由于眼部疾病所导致的晶状体混浊。

一、病因

有原发病的改变,多为单眼,也有双眼者。典型的混浊最早发生在晶体囊膜下。由眼前节炎症形成的虹膜后粘连附近可出现局限性的晶体前囊下混浊;由眼后节病变引起的白内障多最早出现晶状体后极部的后囊下混浊,因囊膜在后极部最薄,且无上皮保护,有害物质优先从该处进入晶状体囊膜下出现灰黄色颗粒混浊,并有较多空泡形成,可较长时间局限于轴心部,后渐向晶状体核心部及周边部扩展,呈放射状玫瑰花样混浊,其间有许多红、蓝、绿彩色点状结晶,继之向前皮质蔓延,逐渐使晶状体全混浊。以后水分吸收,囊膜增厚,晶状体皱缩,并有钙化等变化。眼前节病变引起的晶状体混浊无特征性,由虹膜睫状体炎所致者多由前皮质开始,由青光眼引起者多由前皮质和核开始,由高度近视所致者多为核性白内障。

二、临床表现

1.眼前节病变引起的并发性白内障

(1)虹膜睫状体炎是引起并发性白内障的最常见原因,典型混浊可以发生在晶状体后极部,也常见于虹膜后粘连附近。病变进展缓慢,如局部炎症得以控制,混浊可长期稳定而不发展。在反复发作的慢性病例,除广泛虹膜后粘连,常合并晶状体囊膜增厚或皱缩,有时在瞳孔区形成瞳孔膜闭,混浊开始于前囊下,常被瞳孔膜闭遮掩而看不到。

(2)异色性虹膜炎70%发生白内障,这是由于炎症或交感神经性循环障碍或变性而造成,晶状体混浊先为后皮质细点及周边部细条,逐渐波及整个晶状体,其发展速度较其他虹膜睫状体炎引起的白内障为快。

(3)急性青光眼前囊下边界清楚的灰色斑点呈哑铃状或不规则圆形,不进展,状如散落在地的石灰浆,称为青光眼斑。斑点为坏死的晶状体上皮。

(4)绝对期青光眼因眼压高,眼内组织广泛变性而营养障碍,致使晶状体核发生混浊,发展缓慢。

(5)青光眼手术是否会促进白内障形成,尚是争议的问题,有人认为因突然降低眼压或营养障碍可在术后发生白内障。

(6)重症角膜溃疡并发的白内障都为前极瞳孔区混浊,呈圆锥状。婴儿角膜溃疡穿孔,成年人匐行性角膜溃疡,可因毒素弥散而伤及晶状体,或在穿孔后晶状体直接碰及角膜所致。

(7)眼内肿瘤毒性产物可导致晶状体迅速变混浊,睫状体黑色素瘤压迫晶状体,在受压局部发生混浊。

2.眼后节病变引起的白内障 后囊膜下混浊可以合并于任何类型的后葡萄膜炎。白内障的发展在很大程度上取决于眼部病变的进展过程。典型的并发性白内障以后极部囊膜下开始,混浊呈小颗粒状和囊泡状,密集成簇,形成类似蜂窝形态的疏松结构,伴随着眼部病变迟缓的慢性进展过程,这种混浊变化可长期局限于后极部。

混浊在轴区向皮质深层发展的同时,沿晶状体纤维向赤道部作辐射方向扩展,其结果形成典型的玫瑰花形、圆盘状或星形混浊形态。此时进行裂隙灯检查可发现完全透明的前皮质、晶状体核及大部分后部皮质,同混浊的层次间有鲜明的界限混浊呈淡黄色、灰黄色或多彩样反光,蜂窝状疏松结构及不规则的星形分布,构成了并发性白内障特有的形态特征。

眼部变性性疾病,如高度近视、视网膜色素变性、视网膜脱离及眼内肿瘤等也是并发性白内障发生的常见原因。这些原因引起的并发性白内障其形态学特点与上面所描述的基本一致,唯其病程可能更长。

三、诊断

晶状体混浊的形态和位置有助于诊断。此外正确地诊断原发病对于并发性白内障的诊断和治疗也是至关重要的。

四、治疗

1.治疗原发病。

2.对于已影响工作和生活的并发性白内障,如果患眼光定位准确,红、绿色觉正常,可进行手术摘除白内障。对白内障摘除后是否植入人工晶状体应根据原发病的状况慎重考虑。

3.各种炎症引起的并发性白内障对手术的反应不同,有的可在术后引起严重的并发症,应根据原发病的种类,在眼部炎症得到很好控制以后,再考虑手术。

4.术后局部或全身应用糖皮质激素的剂量比一般白内障术后大一些,使用的时间长一些。

第五节　代谢性白内障

许多全身性疾病,特别是内分泌障碍性疾病,多合并不同类型的白内障,即代谢性白内障。内环境生化异常导致白内障形成,在先天性代谢异常情况下更为常见。

一、糖尿病性白内障

白内障是糖尿病的并发症之一,可分为两种类型:真性糖尿病性白内障和糖尿病患者的年龄相关性白内障。

1.病因　晶状体的能量来自房水中葡萄糖。晶状体糖代谢主要通过无氧酵解。在己糖激酶作用下,葡萄糖被转化为6-磷酸葡萄糖;而在醛糖还原酶和辅酶Ⅱ的作用下,葡萄糖被转化为山梨醇。糖尿病时血糖增高,晶状体内葡萄糖增多,己糖激酶作用饱和,葡萄糖转化为6-磷酸葡萄糖受阻。此时醛糖还原酶的作用活化,葡萄糖转化为山梨醇。山梨醇不能透过晶状体囊膜,在晶状体内大量积聚,使晶状体内渗透压增加,吸收水分,纤维肿胀变性,导致混浊。

2.临床表现　真性糖尿病性白内障多见于1型的青少年糖尿病患者。多为双眼发病,发展迅速,可于短时间内发展为完全性白内障。常伴有屈光改变:血糖升高时,血液中无机盐含量下降,房水渗入晶状体使之变凸,出现近视;血糖降低时,晶状体内水分渗出,晶状体变扁平而出现远视。

3.诊断　根据糖尿病的病史和白内障的形态可做出诊断。

4.治疗　在糖尿病白内障的早期,应积极治疗糖尿病,晶状体混浊可能会部分消退,视力有一定程度的改善。

当白内障明显影响视力妨碍患者的工作和生活时,可在血糖控制下进行白内障摘除术。如无糖尿病增生性视网膜病变时,可植入后房型人工晶状体。术后应注意积极预防感染和出血。

二、半乳糖性白内障

半乳糖性白内障为常染色体隐性遗传疾病。

1.病因　患儿缺乏半乳糖-1-磷酸尿苷转移酶和半乳糖激酶,使半乳糖不能转化为葡萄糖而在体内积聚。组织内的半乳糖被醛糖还原酶还原为半乳糖醇。醇的渗透性很强,在晶状体内的半乳糖醇吸收水分后,引起晶状体混浊。

2.临床表现　可在出生后数天或数周内发生。多为绕核性白内障。

3.诊断　对于先天性白内障患儿应当对尿中半乳糖进行筛选。如测定红细胞半乳糖-1-磷酸尿苷转移酶的活性,可明确诊断半乳糖-1-磷酸尿苷转移酶是否缺乏。应用放射化学法可测定半乳糖激酶的活性,有助于诊断。

4.治疗　给予无乳糖和半乳糖饮食,可控制病情的发展。

三、低血钙性白内障

低血钙性白内障是由于血清钙过低引起。低钙患者常有手足搐搦,故又称为手足搐搦性白内障。

1.病因　多由于先天性甲状旁腺功能不足,或甲状腺切除时误切了甲状旁腺,或因营养障碍,使血清钙过低。低钙增加了晶状体囊膜的渗透性,晶状体内电解质平衡失调,影响了晶状体代谢。

2.临床表现　患者有手足搐搦、骨质软化和白内障三项典型改变。双眼晶状体前、后皮质内有辐射状或条纹状混浊,与囊膜间有透明带隔开。囊膜下可见红、绿或蓝色结晶微粒。混浊逐渐发展至皮质深层。如果间歇发作低血钙,晶状体可有板层混浊,发展为全白内障或静止发展。

3.诊断　有甲状腺手术史或营养障碍史,血钙过低,血磷升高,以及全身和眼部的临床表现可有助于诊断。

4.治疗

(1)给予足量的维生素 D、钙剂,纠正低血钙,有利于控制白内障发展。

(2)当白内障明显影响视力时可进行白内障摘除术。术前应纠正低血钙。术中容易出血,应当予以注意。

第九章 玻璃体疾病

第一节 炎性玻璃体混浊

一、病因及发病机制

炎性玻璃体混浊的病因可分为外因性和内因性。

1.外因性原因 主要为眼外伤及手术创伤、感染等。具体包括:①手术后眼内炎症。手术后眼内炎可发生在任何内眼手术以后,如白内障、青光眼、角膜移植、玻璃切割和眼穿通伤修复等。葡萄球菌是最常见的致病菌,病原菌可存在于睑缘、睫毛、泪道里,有时候手术缝线和人工晶体也可以成为感染源;②眼球破裂伤和眼内异物。内因性原因主要包括来源于全身或眼部的炎症,常见于葡萄膜炎、化脓性眼内炎、交感性眼炎、梅毒性视网膜脉络膜炎等。

2.内因性病因 主要为病原微生物由血流或淋巴进入眼,或由于免疫功能抑制、免疫功能缺损而感染。如细菌性心内膜炎、肾盂肾炎等可引起玻璃体细菌感染。器官抑制或肿瘤患者化疗后常发生真菌感染,白念珠菌是临床常见的致病菌。

二、临床表现

1.症状 内因性眼内炎症状为视物模糊。手术后细菌性眼内炎常发生在手术后 1~7天,突然眼痛和视力丧失。真菌性感染通常发生在手术后 3 周以后。临床常见的症状还有眼前黑影飘动,可呈点状、条状、灰尘状,形态各异,数量不等。视野范围内出现的黑影多随眼球转动而飘动,在明亮苍白的背景下最为明显。视力可正常或出现不同程度的视力下降。这些症状的严重程度取决于原发病的严重程度和发展进程。

2.眼底表现

(1)内因性感染常从眼后部开始,可同时存在视网膜炎症性疾病。病灶处发白,边界清楚,开始是分散的,之后逐渐变大,蔓延到视网膜前,产生玻璃体混浊。同时,也可以并发前房积脓。

(2)手术后出现的细菌感染常有眼前节的急性炎症表现,眼睑红肿,球结膜混合充血,伤口处可有脓性渗出,前房积脓或玻璃体积脓,虹膜充血。需要及时治疗,视力下降迅速。

(3)手术后真菌感染时,常受累的部位为前部玻璃体,前部玻璃体表面可见积脓或形成膜,治疗不及时,感染可向后部玻璃体腔和前房蔓延(图 9-1)。

(4)受玻璃体混浊程度的影响,检查时可以发现玻璃体内漂浮的点状和絮状的炎性细胞,如果严重,可有玻璃体内积脓,最终导致牵引性视网膜脱离。散瞳后,通过裂隙灯、检眼镜等工具,进行眼底检查,了解玻璃体内及视网膜的病变情况,辨别漂浮物的来源。

3.相对传入瞳孔反应缺陷(RAPD) 阴性。

4.B超眼部 B超检查可以了解玻璃体的混浊程度。玻璃体内炎性渗出引起玻璃体脓肿时,玻璃体内见中强回声,边界不明显,一般不与眼底光带相连(图 9-2)。当并发视网膜脱离时,可有视网膜脱离的征象。有不同程度的玻璃体混浊,玻璃体腔内可见低到强回声絮样光团,分布不均,与球壁关系密切,玻璃体腔后部变动明显。部分患者玻璃体腔中后部混浊不明显,而周边部、赤道部以前混浊明显,同时还可以了解眼内炎的轻重。光团多、浓密、范围广说明炎症较重。

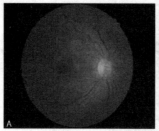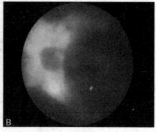

图 9-1　炎性玻璃体混浊眼底照相(双眼)

A.右眼无玻璃体混浊;B.左眼玻璃体炎性混浊

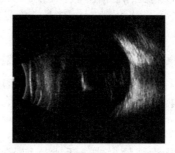

图 9-2　炎性玻璃体混浊眼部 B 超

眼部 B 超可见玻璃体内散在混浊灶,结合病史可作为诊断依据

三、诊断要点

1.病史　内因性感染诊断依据病史,身体及其他部位存在的感染灶及治疗史等。患者的血液学检测结果,以及尿的细菌及真菌培养结果有助于诊断。必要时可实施诊断性玻璃体切割来明确诊断。外因性感染一般有眼外伤及手术创伤、感染史。全身或眼部炎症,常见于葡萄膜炎、化脓性眼内炎、交感性眼炎、梅毒性视网膜脉络膜炎病史。手术后虹膜睫状体炎症反应常见但是疼痛较轻。如果存在前房积脓或玻璃体混浊,应考虑细菌感染的可能。此时,可以抽取房水或玻璃体进行细菌和真菌培养。取房水标本可从角膜缘切口进针,抽取0.1 mL;取玻璃体标本可从扁平部,一般是距角膜缘 2.5 m 处进针,抽取 0.4~0.5 mL。

2.临床表现　多表现为单眼的玻璃体混浊。

3.B 超检查　对本病诊断及分型可提供重要依据。根据眼部 B 超显示玻璃体内光团的多少、分布的疏密、回声的强弱及累积的范围,结合病史及临床体征,可以较为准确地做出诊断。

四、鉴别诊断

1.与飞蚊症相鉴别　与飞蚊症的症状类似,但是定义纬度不同,玻璃体混浊是通过检查可以看到的体征,而飞蚊症为患者主观描述的症状。

2.与白内障相鉴别　出现玻璃体混浊时,混浊位于眼球后部的 4/5,呈透明胶洞状。常有眼前黑影飘动。白内障是晶状体出现混浊,晶状体位于玻璃体的前面,虹膜的后面,这两种组织之间的间隙常无动态黑影。

3.需与玻璃体积血相鉴别　玻璃体积血时,玻璃体后脱离常见,且范围广,积血常位于下方或后极部。于玻璃体腔下方多见玻璃体机化膜形成,新鲜出血时回声低,呈点状均匀分布。而眼内炎时玻璃体光团大多与球壁关系密切,后脱离少见且范围局限,炎症分散于整个玻璃体,疏密分布不均。如感染灶在前部,且发病时间较短时,一般玻璃体前部混浊致密,后部疏松。

4.其他原因引起的前房积脓。

5.结膜炎、虹膜睫状体炎　一般没有眼后节表现。

五、治疗

寻找病因,进行病因治疗。眼局部重点在于预防和治疗并发症,以确保眼部检查。炎性玻璃体混浊的治疗主要包括需要针对病因采取药物或手术治疗。

1.抗感染　原则上抗生素的使用取决于细菌培养和药物敏感测定的结果,但最初的给药可基于房水和玻璃体革兰氏染色结果。给药途径如下。

(1)全身应用抗生素:庆大霉素 1.5 mg/kg(每次 80 mg),每 8 小时 1 次肌内注射或静脉滴注。头孢唑林 0.5~1.0g,每日 3 次,静脉滴注。

(2)局部点抗菌眼药,对眼内炎的治疗作用较"全身应用抗生素"差。使用各种抗生素眼液,可以不同抗生素眼液联合使用,并增加一些皮质激素药水。

(3)非真菌感染治疗中,可合并使用激素,泼尼松 60~100 mg/d。

(4)结膜下注射:万古霉素 25 mg 溶于 0.5 mL 注射用水;或者阿米卡星 25 mg 溶于 0.5 mL 注射用水;或者头孢他啶 100 mg 溶于 0.5 mL 注射用水。上述药物联合地塞米松 6 mg 溶于0.25 mL 注射用水内。

(5)玻璃体内注射:庆大霉素 0.1~0.4 mg,妥布霉素 0.45 mg,头孢唑林 2.25 mg,克林霉素 250~450μg,给药容量不超过 0.3 mL,玻璃体内注射通常仅一次,若病情不能控制应行玻璃体手术。抗真菌治疗中,目前缺乏安全有效的抗真菌药物。全身用药有两性霉素 B、酮康唑和氟胞嘧啶。

但两者的全身不良反应比较大,眼内穿透性差,不能有效地对抗真菌。因此,当怀疑有真菌感染时,最后的诊断和治疗方法是玻璃体切割术。

(6)静脉给药:同全身抗生素使用原则,内源性眼内炎的治疗主要通过静脉给药和玻璃体内注射。

2.手术治疗　玻璃体切割术。玻璃体切割能排除玻璃体腔脓肿,清除致病菌,迅速恢复透明度,并且有利于前房内感染物质的排出。目前广泛用于眼内炎的治疗。手术开始时可先抽取玻璃体液进行染色和细菌培养,以明确具体致病菌。

3.预防　各文献报道的眼内炎分析显示,眼内炎的发病率在不同国家有所上升,为 0.1%~0.18%不等,这可能与手术切口等相关的因素有关。目前虽然发现了一些耐药性,但第四代氟喹诺酮类药物似乎是预防眼内炎的一种合适的抗生素,因为它具有广谱抗菌性、穿透力强的作用。

第二节　积血性玻璃体混浊

一、病因及发病机制

玻璃体本身无血管,不发生出血,积血性玻璃体混浊是一个症状,需要进一步分析导致积血的原因。其发病机制为任何原因致使视网膜葡萄膜血管或新生血管破裂,血液流出并积聚在玻璃体腔内形成玻璃体积血。出血的原因可归纳为以下几点。

1.外伤　是其中一个诱因,其还可由多种全身性或局部的疾病引起。严重的眼外伤可以直接导致玻璃体积血。Terson 综合征是指蛛网膜下腔出血的眼内出血综合征。

2.眼部自身问题　如视网膜裂孔、视网膜脱离和玻璃体后脱离,视网膜血管瘤和视网膜毛细血管扩张,以及性连锁视网膜劈裂症。自发性玻璃体积血是一种严重的疾病,每年发病率为 7/10 万人。后玻璃体脱离或无视网膜撕裂、糖尿病视网膜病变、视网膜静脉阻塞后血管增生、老年性黄斑变性和 Terson 综合征是最常见的原因。

3.全身的系统性疾病　全身的系统性疾病造成的视网膜血管性疾病伴缺血性改变。例如高血压、糖尿病所造成的眼底血管变性,视网膜血管性疾病,如视网膜中央静脉阻塞、视网膜静脉周围炎(又称 Eales 病);创伤和手术并发症。增生性糖尿病性视网膜病变(PDR)、视网膜静脉阻塞(RVO)、视网膜裂孔及脱离(RH/RD)、息肉样脉络膜血管病变(PCV)在临床上为非外伤性玻璃体积血的主要病因。糖尿病视网膜病变引起的玻璃体积血最为常见,常出现在糖尿病视网膜病变的增生期。

二、临床表现

1.症状　玻璃体少量积血时可形成眼前黑影飘动等症状,眼底检查可见玻璃体有血性浮游物。玻璃体积血量大时,视力可突然减退,甚至仅余光感。同时视力下降是最主要的临床症状,同时会继发其他眼部疾病,如新生血管性青光眼、牵拉性视网膜脱离等。外伤性积血性玻璃混浊常伴有眼部疼痛、眼压增高等症状。非外伤性积血性玻璃混浊通常以突然发生的无痛性视力急剧下降为主,视力下降的程度及水平取决于玻璃体腔内积血的多少。当积血量较少时候,患者多以眼前黑点飘动等飞蚊症症状为主诉就诊,此时视力轻度受影响,部分患者甚至无视力下降。当积血量逐渐增大后,由于玻璃体混浊严重,可以出现眼前大片黑影飘动,眼前黑影固定遮挡,视力会明显受到影响,可降低至光感或眼前手动视力。当积血继发其他眼病时,会出现相应的症状,如新生血管性青光眼,出现眼压增高、眼红眼痛伴头痛等症状。

2.眼底表现　通常检查可发现玻璃体中有血性漂浮物,出血量大的时候整个眼底都不可窥见。所以,眼底的情况和玻璃体混浊程度有关。玻璃体混浊分级为Ⅰ级时,由于玻璃体极少量积血,不影响眼底观察。玻璃体混浊分级为Ⅱ级时,眼底红光反射明显,可见上方视网膜血管。玻璃体混浊分级为Ⅲ级时,可见眼底部分红光反射。玻璃体混浊分级为Ⅳ级时,眼底无红光反射,窥不清眼底(图 9-3)。

3.眼部 B 超　可明确显示玻璃体积血的量及机化程度,可以观察和视网膜的相对关系,早期的几天内,玻璃体积血的征象非常微妙,只有少量非常低幅度的回声。随着积血的增多,可能会产生纤维素性增生膜,这些膜最初在动态 B 超上显示非常容易移动,但是随着时间的推移逐渐变硬。急性玻璃体积血表现为雪花样、点状回声，散在分布或局限玻璃体腔一侧，且常有局部与眼球壁相连，提示为单纯少量积血。尽管在形态上与视网膜脱离相似，但是纤维蛋白膜通常比分离的视网膜更为精细，在动态的扫描中与玻璃体一起移动，并且与视盘缺乏解剖学的附着。在玻璃体后脱离的动态检查中，后部脱离的玻璃体显示为波浪样起伏的膜，其自由移动并且在完全玻璃体后脱离的情况下在视盘区域旋转。玻璃体视网膜的紧密连接可引起视网膜撕裂或外周血管撕脱，导致玻璃体积血。大量积血则表现为形状不规则的回声光团，可占据整个玻璃体腔，而当回声表现多为团块状，很少有与眼球壁相连者，则考虑已发生玻璃体液化、浓缩。3 个月以上的陈旧性积血多位于玻璃体后下方，有牵引条索，与眼球壁紧密连接。眼部 B 超对于玻璃体积血治疗方案的选择、预后估计及疗效评价均有重要价值。

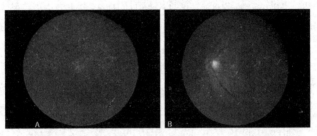

图 9-3　积血性玻璃体混浊与对侧眼玻璃体无积血的眼底彩色图像

A.眼底彩照，玻璃体积血时，眼底模糊；B.正常的对侧眼（无玻璃体积血）

4.FFA 特征　可以发现玻璃体内遮挡物，可见较多漂浮物遮挡荧光。合并有视网膜血管疾病时，可以发现视网膜疾病。

5.OCT 特征　出血量少时，对眼底成像影响不大，出血量多时，可发现 OCT 影像受影响，成像不清楚。

6.OCTA 检查　同 OCT 检查。

7.视野检验　出血量少时，对视野影响不大，出血量多时，可遮挡视野，出现视野缺损等。

8.相对传入瞳孔反应缺陷（RAPD）　一般无阳性改变。

三、诊断要点

1.病史、症状及临床眼底检查　玻璃体少量积血时可形成眼前黑影飘动等症状，眼底检查可见玻璃体有血性浮游物。对就诊患者的双眼应进行充分的散瞳，以寻找病因。眼底模糊，窥不清或窥不见者应及时进行眼部 B 超检查，以及时排除视网膜脱离和眼内肿瘤。病情特殊的患者，可嘱患者头高位卧床休息 2 天后再进行眼底检查。

2.眼部辅助检查　B 超，眼部 OCT 等。

3.OCT/OCTA 检查　对本病所致的黄斑部并发症可提供直观的依据。

四、鉴别诊断

1.与生理性玻璃体混浊相鉴别。玻璃体积血是由于玻璃体周围组织的炎症、出血、损伤等造成炎症细胞、血液、色素进入玻璃体导致飞蚊症现象，一般起病急骤，变化快，常有明显视力下降，需要仔细检查，明确周围组织的原发病变再做积极处理。生理性患者以退行性改变为主,以老年人及近视患者为主,其发生过程主要是玻璃体内胶原纤维减少,透明质酸浓度降低,出现玻璃体液化,液化腔逐渐扩大,腔内液体进入玻璃体后方,后玻璃体膜与视网膜分离,演变成玻璃体后脱离,同时玻璃体内胶原纤维发生变性聚集,呈活动度较大的点状、条索状、网状,随玻璃体内液体进入玻璃体后方,入眼光线将其投影于视网膜上,产生飞蚊症。

2.需要与感染性眼内炎引起的玻璃体混浊相鉴别。

3.与其他特殊原因一起引起的玻璃体混浊相鉴别。

五、治疗

大量的玻璃体积血可能影响眼底的观察。如果积血长时间未被吸收,则会引起纤维增生,机化膜形成,并导致严重的并发症,对并发症的初步判断是非常重要的,如牵引性视网膜脱离等,对病情的评估、治疗方案的制订都有重要作用。

1.积极寻找积血来源及病因,同时重视针对原发疾病及并发症的治疗,避免引起严重的并发症。

2.主动检查配合治疗,密切随诊。极少量积血时可考虑药物保守治疗,积血量少时可以不进行特殊处理,等待其自行吸收。怀疑存在视网膜裂孔或其他眼底疾病时,应待血液下沉后给予眼底激光等治疗。积血量比较大时,积血无法在短时间内完全吸收,容易引起玻璃体变性、增生等一系列更加严重的并发症,需要积极的手术干预。根据不同病因,采用适合的手术方法清除积血,防止术后再次积血,术后积极治疗原发病,控制病变继续恶化,保存或提高视力。脉络膜、视网膜及视网膜血管的炎症,可见玻璃体混浊及炎性细胞浸润。常有眼前黑影飘动的表现,确诊后葡萄膜炎需给予皮质激素眼局部和全身结合治疗。

3.发现有玻璃体积血合并视网膜脱离,应及时行手术治疗。手术中注意事项:采取常规经睫状体扁平部三通道时,切割头进入眼内时,需小心谨慎不要伤及透明晶状体;需要同时行白内障手术时,当晶状体核变硬时,可以通过超声波粉碎除去晶状体和后囊,并保留前囊。当视网膜前积血且积血量很大时,可以于皮质处做切口,用笛针消除干净血液,将剩余的玻璃体皮质切割到周围区域,玻璃体切割过程中切割周边,基底玻璃体时需要行巩膜顶压。对于视网膜脱离范围大,且脱离严重的PVR,必要时需注入重水进入玻璃体腔,尽可能地将视网膜复位。然后根据术中视网膜的情况选择在玻璃体内填充消毒空气、惰性气体(C3F8)或硅油。

4.玻璃体腔内注射 视网膜中央静脉阻塞,增生期糖尿病视网膜病变伴严重黄斑水肿的患者采用玻璃体腔注射(曲安奈德注射液、抗血管内皮细胞生长因子)治疗。血管内皮细胞生长因子(vascular endothelial growth factor,VEGF)是一种炎症因子,可增强血管渗透性。常用的眼内注射的抗VEGF药物主要有雷珠单抗(Ranibizumab)、阿柏西普(Aflibercept)和康柏西普(Conbercept)。

5.巩膜外环扎 适用于部分PVR和部分创伤性玻璃体积血的患者。

六、预后

1.大部分少量积血能在一定时间内吸收。

2.长期不吸收的玻璃体积血可引起纤维增生、机化,进而导致牵拉性视网膜脱离,可能合并或不合并裂孔,并引起白内障、继发性青光眼等。

第三节 退变性玻璃体混浊

一、原发性家族性玻璃体淀粉样变性

原发性家族性玻璃体淀粉样变性可以影响到眼部,据报道眼部受累率可达9%。家族性玻璃体淀粉样变性(familial vitreous amyloidosis,FVA)属常染色体显性遗传性疾病,因淀粉样物质在玻璃体沉积致病。

1.病因及发病机制　目前,原发性家族性玻璃体淀粉样变性研究最多,且与眼部淀粉样变性,特别是玻璃体淀粉样变性密切相关。淀粉样物质可沉积在眼部的小梁网脉络膜,而大量的物质沉积在玻璃体内而致病。

2.临床表现

(1)症状:突然的、进行性视力下降,畏光、眼睑痉挛。

(2)眼部表现

1)外眼和眼前节:可出现眼外肌麻痹,双侧眼球突出,瞳孔不等大,对光反射迟钝。

2)眼底:玻璃体充满无定形的白色或略带黄色的物质。视网膜动脉旁可有渗出性出血,视网膜上有"棉絮"斑,周边部可见新生血管。

3)全身体征:多发性骨髓瘤、巨球蛋白血症的改变,心脏受累时出血,心律失常、心力衰竭,还可能影响肝、肾、脾、肾上腺,出现相应的体征。

(3)FFA特征:可以出现视网膜出血的造影改变。

(4)OCT特征:可以出现视网膜出血的OCT改变。

(5)ERG检查:无特殊。

(6)视野检验:一般对视野无影响。

(7)相对传入瞳孔反应缺陷(RAPD):阴性。

(8)B超:眼部B超可见玻璃体混浊。

3.诊断要点

(1)临床表现和活检:可进行诊断性玻璃体切割。

(2)B超:提示玻璃体混浊。

(3)患者的病史。

(4)FFA检查:对本病诊断可提供重要依据。

(5)OCT/OCTA检查:对诊断本病所致的黄斑部并发症,以及合并其他疾病可提供直观的依据。

4.鉴别诊断

(1)星状玻璃体混浊:玻璃体内混浊物为圆形,分散状,而原发性家族性玻璃体淀粉样病变的玻璃体混浊物形态无一定规则,有时伴有膜的形成。

(2)玻璃体积血:一般有玻璃体积血病史,玻璃体混浊物呈团块状者比较多。

5.治疗　全身系统病治疗,局部对症处理,预后比较差。

二、星状玻璃体病变

星状玻璃体病变(asteroid hyalosis,AH)是1894年由Benson第一次发现并命名的疾病,

又名"Benson disease",是一种常见的老年性退行性变,该病的特点为黄白色明亮的反射颗粒被紧密附着的原纤维包围在玻璃体内。具有其独特的全身及局部特点,发病率为0.36%～1.96%,75%的患者单眼发病。糖尿病患者该病的发生率高于非糖尿病患者。星状玻璃体病变通常被认为属于良性病变,不需要特殊干预,但随着老龄化社会的到来,星状玻璃体病变患者的发病人群和严重程度也会有别于以往。混浊物的主要构成是脂肪酸和磷酸钙盐。文献报道总体人口患病率为0.75%,随着年龄的增长而增加,0～39岁人群患病率为0.27%,80岁以上人群患病率逐渐上升至3.07%,且男性高于女性。据估计,1950年全球患病人数为1070万人,预计2020年将增加到4150万人,2100年将增加到9120万人。

1.病因及发病机制 星状玻璃体病变属于眼部退行性变,年龄可能是其主要的发病因素,发病机制尚不清楚。研究显示,AH的发生与高血糖、高血脂、玻璃体后脱离的状态密切相关。此外,AH患者较正常人更易发生异常的玻璃体视网膜附着。单纯的AH甚少引起临床重视,但是最近的研究表明,白内障超声乳化联合人工晶状体植入术后的人工晶状体钙化可能与AH有关。

2.临床表现

(1)症状:无明显症状,视力一般不受影响,偶有飞蚊症和视力下降。

(2)眼底检查:散瞳后裂隙灯下检查,可见玻璃体内无数点状混浊体,即星状小体,其大小在0.01～0.1 mm,为多个大小不等、形状不同的黄白色结晶样卵圆形小体在玻璃体腔悬浮,又称"闪辉状混浊"。

(3)眼部B超:40%可表现为在静态下玻璃体腔内可见由孤立光点组成球形中、高回声团,与球壁之间有一低回声区。

B超显示玻璃体腔内可见散在的、离散的、自由漂浮的回声粒子,形状和星状小体相似。

(4)FFA检查:结果发现,由于不同程度的玻璃体混浊的遮挡,患者难以获得高质量的眼底图像。与眼底照相相比,FFA检查更易获取清晰的眼底图像。与传统的眼底照相相比,广角眼底照相仪可以扫描到200°范围的眼底,AH患者眼底成像效果较好。

(5)OCT检查:AH玻璃体混浊较重时会影响黄斑OCT图像清晰度。AH合并其他眼底疾病的患者可通过OCT获得黄斑区玻璃体视网膜交界面的情况。受制于OCT扫描深度的限制,当玻璃体腔内的星状小体比较靠前,距离视网膜较远时,一般不会对扫描区域的视网膜成像有遮挡,而当星状小体位置靠近视网膜时,则会吸收光束或者反射光束,导致某些地方光信号损失,对视网膜乃至脉络膜OCT图像有不同程度的遮挡。

(6)ERG检查:无特殊。

(7)视野检验:玻璃体混浊比较轻时,一般对视野无影响。

(8)相对传入瞳孔反应缺陷(RAPD):阴性。

3.诊断要点

(1)临床表现和眼底检查:可见玻璃体内无数点状的混浊体,即星状小体,为多个大小不等、形状不同的黄白色结晶样卵圆形小体在玻璃体腔悬浮。

(2)B超检查:提示玻璃体混浊,可显示玻璃体腔内有离散的、自由漂浮的、回声粒子和星状小体相似。

(3)老年人多见。

4.鉴别诊断

(1)原发性家族性玻璃体淀粉样变性:病变的玻璃体混浊物形态无一定规律,有时伴有膜的形成。

(2)玻璃体积血:一般有玻璃体积血病史,玻璃体混浊物呈团块状比较多。

(3)闪光性玻璃体液化:星状玻璃体病变,多为单眼发病,无玻璃体液化,当眼球突然停止转动时,白色小点轻微移动回到原位,而不沉积玻璃体下方。闪光性玻璃体液化多为双侧,多发生在 40 岁以前,与玻璃体外伤性损害和炎症损害有关。裂隙灯或检眼镜检查,混浊物为金黄色结晶样小体,眼球转动时,混浊物自由漂浮于玻璃体腔内,眼球静止时,混浊物沉积于玻璃体下方。

(4)生理性玻璃体混浊:以退行性改变为主,以老年人及近视患者为主,其发生过程主要是玻璃体内胶原纤维减少,透明质酸浓度降低,出现玻璃体液化,液化腔逐渐扩大,腔内液体进入玻璃体后方,玻璃体膜与视网膜分离,演变成玻璃体后脱离,同时玻璃体内胶原纤维发生变性聚集,呈活动度较大的点状、条索状、网状,随玻璃体内液体进入玻璃体后方,入眼光线将其投影于视网膜上,产生飞蚊症。

5.治疗

(1)一般不影响视力,无须治疗。

(2)随人均寿命的延长,星状玻璃体变性必然会影响到与年龄密切相关的眼科疾病如白内障、老年黄斑变性等眼底疾病的诊断和治疗,加强对其基础和临床研究,特别是探索如何客观评价 AH 对人类视觉质量影响意义深远。

星状玻璃变性是一种良性玻璃体混浊,一般不需要积极干预。但是,准确的临床诊断,对相关眼科和系统特征、发病机制、生化组成等方面的研究值得探讨。

三、闪光性玻璃体液化

闪光性玻璃体液化,又称眼胆固醇结晶沉着症,比星状玻璃体病变少见。多为双侧,显微镜和化学检查玻璃体内混浊物为胆固醇结晶。

1.病因及发病机制　　目前病因和发病机制不清,多发生在 40 岁以前,与玻璃体外伤性损害或炎症损害有关。

2.临床表现

(1)症状:无明显症状,视力无明显改变。

(2)眼底检查:裂隙灯或检眼镜检查可见混浊物为金黄色结晶样小体,眼球转动时,混浊物自由漂浮于玻璃体腔内,眼球静止时,混浊物沉积于玻璃体下方。

(3)眼部 B 超:可表现为玻璃体内混浊。

(4)ERG 检查:无特殊。

(5)视野检验:玻璃体混浊比较轻时,一般对视野无影响。

(6)相对传入瞳孔反应缺陷(RAPD):阴性。

3.诊断要点

(1)临床表现和眼底检查:玻璃体混浊物为金黄色结晶样小体,眼球转动时,混浊物自由漂浮于玻璃体腔内,眼球静止时,混浊物沉积于玻璃体下方。

(2)B 超:提示玻璃体混浊,混浊图像多为团状混浊,也可见少许点状混浊。

（3）多双侧发病,40 岁以前发病多见。

4.鉴别诊断

（1）原发性家族性玻璃体淀粉样变性：病变的玻璃体混浊物形态无一定规则,有时伴有膜的形成。

（2）玻璃体积血：一般有玻璃体积血病史,玻璃体混浊物呈团块状比较多。

（3）星状玻璃体病变：多为单眼发病,无玻璃体液化,当眼球突然停止转动时,白色小点轻微移动回到原位,而不沉积在玻璃体下方。

5.治疗

（1）通常情况下不影响视力,无须进行特别治疗。

（2）对症支持处理。

第十章　视神经疾病

第一节　视盘水肿

一、病因及发病机制

视盘水肿常见于颅内肿瘤、脑膜炎、脑积水、脑炎、颅内静脉栓塞和一些特发性颅内水肿性疾病。确切的发病机制尚不清楚。既往认为视神经筛板后鞘膜间隙与脑蛛网膜下隙相通,增高的颅内压传导至筛板处,使视网膜中央静脉回流受阻,引起视盘水肿,向前隆起。现代研究认为视盘水肿主要是因为神经纤维轴浆流障碍,造成机械性压迫,而致神经纤维梗死,静脉淤滞,毛细血管扩张或阻塞,进而继发视盘改变。

二、临床表现

1.症状　患者可有头痛、恶心、呕吐等颅高压体征,也可没有这些症状。部分患者可因Valsalva动作,导致头痛加重,而喷射性呕吐少见。早期视力正常,患者可出现短暂的一过性黑矇、视物模糊或全盲,或视物灰暗感、闪光感和眼前暗点。可单眼或双眼发生,持续几秒或数小时,1天内可发作数次,会因体位的改变而加重。视力下降可以是隐匿的或是缓慢的,还有可能是急性的,应根据颅内病变严重程度而定。若水肿累及黄斑区,有出血、渗出时,视力可下降;若肿瘤直接压迫视神经或视神经供血动脉,早期可出现视力严重受损。视盘水肿长期不退,视神经萎缩,可出现视力下降甚至失明。部分患者因肿瘤直接压迫或颅内压增高压迫展神经或滑车神经引起复视,常于眼科首诊。

2.眼底表现　不同病期可有不同的眼底表现。早期眼底可无特征性变化,视盘轻度充血、颜色略红,为视盘周围毛细血管扩张所致(图10-1)。视盘边缘模糊,浅层出血,视网膜中央静脉可轻度扩张、充盈。颅内压高于14.7 mmHg时,或手指轻压眼球,可发生视网膜中央静脉搏动消失。此期不容易诊断,可借助视野或眼底血管造影进行确诊。当视盘水肿加重,视盘扩大,充血色红,视盘表面隆起明显,呈绒毛样外观,甚至呈蘑菇样,视盘表面的毛细血管扩张明显。视盘周围可见点状、火焰状出血或棉絮斑,静脉怒张,严重者甚至可见Panton线,即在视盘颞侧呈垂直向围绕视盘的同心圆样线状皱纹,此期易诊断。若未能及时治疗,水肿持续存在,最终发生继发性视神经萎缩。由于视盘表面血管闭塞,胶质细胞增生,视盘由红色变灰白或白色,边缘不清,此时患者有不同程度的视力减退,色觉障碍和视野向心性缩小。

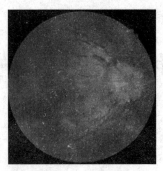

图 10-1 颅内占位性病变致视盘水肿彩色眼底图像(右眼)

视盘水肿隆起,边缘模糊,周围有小片状出血

3.FFA 特征　FFA 易于发现早期的视盘水肿,表现为荧光造影动脉期视盘表面扩张的毛细血管,即显示荧光,继而出现染料渗漏蔓延至视盘周围,晚期可见整个视盘呈现强荧光,有时候可见毛细血管瘤和睫状静脉分流。但 FFA 若无明显变化,不能排除最早期视盘水肿。

4.视野检查　与不同病因引起的视野缺损形态不同,早期视盘水肿最常见的表现是生理盲点扩大。若视盘水肿明显,或波及黄斑区,可见中心暗点。随着病情进展,视野缺损加重,晚期多呈向心性缩小。这些视野缺损一般是可逆的。突发的视野丧失可能有局部病因,如缺血。

5.B 超　对于疑似视盘水肿的患者,超声检查,可明确视神经直径是否增粗,对诊断颅内高压有重要意义,还可发现埋藏于视盘内的玻璃膜疣。

6.OCT 检查　以生理凹陷为界,视盘呈 2 个山峰状隆起。

7.VEP 检查　P100 波延长。

8.其他影像学检查　CT、MRI、MRV、DSA 等影像学检查可帮助发现、定位颅内占位性病变或血管性疾病。

三、诊断要点

早期患者视力正常或有一过性黑矇,可出现复视,伴头痛、恶心等颅内高压症状,晚期视力减退,最后可完全失明。

1.眼底检查　表现为视盘高度隆起,边界模糊,视盘静脉搏动消失,静脉迂曲扩张,可伴有浅层出血、渗出、棉绒斑等改变。

2.视野缺损的类型　视野缺损可由最初的生理盲点慢慢发展为弓形暗点,最后向心性缩小。

3.FFA 检查　视盘区渗漏随时间扩大,对本病诊断及分型可提供重要依据。

4.头颅 CT、MRI 检查　对病因诊断提供重要的参考依据。

四、鉴别诊断

1.假性视盘水肿　是一种常见的视盘先天异常,多见于眼球较小的远视眼,视盘本身也小。检眼镜下可以观察到类似视盘水肿的现象,包括倾斜、拥挤视盘、视盘玻璃疣、有髓神经纤维等,绝大多数在进出视盘的视网膜中央动、静脉血管旁可见灰白色或略带青灰色的半透明的鞘膜包裹。视盘拥挤的患者容易误诊为颅高压导致的双侧视盘水肿而过度治疗。

2.前部缺血性视神经病变 好发于伴有高血压、糖尿病等全身系统性疾病的中老年患者,发病突然,患者常可明确指出发病日期,多为双眼同时或先后发生视功能障碍,两眼也可间隔数周或数年发病,并在之后的数日或数周逐渐加重。眼底表现为轻度视盘水肿,边界较为模糊,视盘可有局限性颜色变淡区域,视盘周围可有一些局限性火焰状出血,视网膜血管改变不是很明显,视盘水肿消退后,其边界仍非常清楚,但视盘的某一区域可能颜色稍淡或显苍白。荧光造影检查可发现早期视盘灌注迟缓,中晚期荧光素渗漏。视野检查典型者表现为与生理盲点相连的弧形、扇形或束状缺损,且常绕过中心注视区。

3.视神经炎 儿童多见,多累及双眼,也可先后发病。视力骤降,多伴有眼球转动痛,视盘充血水肿,但一般不超过 3D,视盘周围可见出血渗出,静脉扩张迂曲,晚期继发视神经萎缩。视野检查可见中心暗点和生理盲点扩大,晚期向心性缩小。

五、治疗

视盘水肿一旦确诊,应立刻转诊神经科进行进一步处理。目前视盘水肿的主要治疗是以消除病因、降低颅内压为基本原则,分为药物治疗和手术治疗两大类。对于药物不能耐受或无效的患者须及时手术治疗。

1.药物治疗 主要是对症支持治疗,如应用神经营养药物营养神经。如治疗急性期脑水肿,可使用高渗剂、利尿剂或肾上腺糖皮质激素减轻水肿;乙酰唑胺对降低颅内压效果较好。

2.手术治疗 包括腰椎穿刺脑脊液术、脑脊液分流手术,如果是局部肿瘤引起的,应该早期进行手术摘除。对于伴有严重头痛及视神经病变者,可以选用减压术或分流术,视神经鞘减压术对治疗顽固性颅内压增高性视盘水肿有效。

第二节 视神经炎

根据病变部位的不同,分别介绍视盘炎和球后视神经炎。

一、视盘炎

视盘炎是指球内段的视神经发生炎症,以视盘充血水肿、视力急性下降为主要特征。常见于男性青壮年,多为单眼发病,也可双眼同时或先后发病。病情轻者,经治疗后可恢复正常;重者可累及视网膜而致视神经视网膜炎,预后较差。

1.病因及发病机制 常找不到具体发病原因。发病原因可能为:脱髓鞘疾病,如视神经脊髓炎、Devic 病、多发性硬化等;全身性传染性疾病,如脑膜炎、流行性感冒、麻疹、伤寒、腮腺炎、结核、梅毒等;局部感染及邻近组织感染的蔓延,如眼眶、鼻窦、牙齿、中耳、乳突等炎症;自身免疫性疾病,如系统性红斑狼疮、韦格肉芽肿、风湿性或类风湿疾病、白塞病、结节病等;中毒和全身代谢障碍等。儿童多因上呼吸道感染引起。

2.临床表现

(1)症状:主要为视力急剧下降,由于大多数视盘炎患者的视盘黄斑束受累,中心视力由视网膜神经纤维的视盘黄斑束传导,故多数患者表现为中心视力下降,常在 1~2 天达到最严重的程度。当影响到肌肉圆锥附近眼肌的肌鞘时,产生眼球后部胀痛或眼球转动时球后胀痛等感觉。少数患者有头痛、头晕,但一般无恶心、呕吐。颞巨细胞动脉炎的患者可以单眼患视盘炎,伴有全身不适和红细胞沉降率升高,视盘炎能迅速累及另一眼而导致双眼失明,通过颞动脉活组织检查可明确诊断。

(2)眼底表现:早期呈现视盘充血色红,边界模糊,视盘水肿程度一般较轻,不超过 3 个屈光度,视盘周围或视盘上可见少许渗出物和出血。若炎症累及邻近的视网膜,即视神经视网膜炎,视网膜静脉迂曲扩张,动脉一般无明显改变,也可见到棉绒斑和小片状出血。有些患者在视盘附近或眼底后极部的后玻璃体处,有一些炎性细胞存在。晚期继发视神经萎缩,视盘呈白色,动脉变细,视网膜上可并有色素沉着,血管可伴有白鞘。

(3)瞳孔:可有不同程度的散大。单眼患者,表现为 RAPD 阳性,视力严重障碍者,瞳孔的光反射明显减弱或迟钝。

(4)FFA 检查:动脉期显示视盘毛细血管扩张,静脉期以后,视盘毛细血管渗漏强荧光,但黄斑血管结构正常,炎症消退后渗漏消失(图 10-2)。视神经视网膜炎造影晚期可见视盘及视网膜周围弥漫性荧光渗漏。

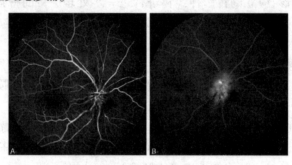

图 10-2 右眼视盘炎的 FFA 图像

A.FFA 早期,视盘表面及其周围毛细血管扩张,视盘下方出血荧光遮蔽;B.在 FFA 晚期,视盘边界不清,可见大量荧光素渗漏

(5)OCT 检查:通过检测视神经纤维层(RNFL)厚度,可以用于评价急性视盘炎患者的视神经损伤程度,并能客观反映治疗过程中视盘的变化情况。

(6)VEP 检查:图形 VEP 表现为振幅下降,潜伏期延长。视力恢复后,振幅可回升,但潜伏期仍延长。

(7)视野:主要是巨大的中心暗点,中心暗点大而致密,周围视野一般改变不大,可有向心性缩小或生理盲点扩大。疾病严重时,可完全失明无光感。

3.诊断要点 视盘炎主要表现为视力在 1~2 天发生骤降,至指数甚至无光感。视盘水肿一般不超过 3 个屈光度,少有出血或渗出。早期视野检查可发现巨大的中心暗点,中心暗点大而致密,严重患者也可出现向心性视野缩小。

4.鉴别诊断

(1)部缺血性视神经病变:凡使视盘供血不足的全身性或眼部疾病均可引起本病,如高血压、动脉硬化、颈动脉阻塞、血液黏稠、眼压过低或过高等。视野表现为弓形、扇形或象限性视野缺损,特别是与生理盲点相连的视野缺损,具有诊断价值。由于乳斑束由后睫状后动脉供血,故中心视力一般无太大障碍。发现视野缺损的象限性与视盘缺血区具有高度的对应关系,与 FFA 所见的视盘损害基本相符。

(2)视盘水肿:一般有头痛、恶心、呕吐等全身症状,伴有一过性黑矇的病史。视功能多正常,视盘水肿程度和视功能障碍不成比例。视野检查可见生理盲点扩大,周围视野正常。

(3)假性视神经炎:视盘隆起多不超过 2 个屈光度,无出血渗出,长期观察眼底无变化。视力正常或矫正视力正常。视野和 VEP 正常,生理盲点无扩大。

5.治疗

(1)病因治疗:主要是找出病因,选择相应的针对性治疗,防止或减轻视神经发生进一步损害,如对已明确是病原体的感染性视神经炎应尽早给予足量、足疗程的抗生素治疗。对病因不明者,应去除一切可疑因素,及时转诊相应科室进行全身系统治疗。部分患者发病 2~6 周后,即使未给予任何治疗,也可以自行缓解,视力可完全恢复至正常。

(2)糖皮质激素治疗:糖皮质激素是非感染性视神经炎急性期治疗的首选用药。使用糖皮质激素的目的是减少复发,缩短病程,提高疗效。但糖皮质激素本身不能防止视神经萎缩的发生。糖皮质激素治疗的常见用法包括静脉滴注和(或)口服,不推荐球后或球周注射。2014 年中华医学会眼科学分会神经眼科学组推荐用法:甲泼尼龙静脉滴注 1g/d×3 天,然后口服泼尼松每日 1 mg/kg 体重,共 11 天,减量为 20 mg×1 天、10 mg×2 天后停用。国外研究提示单纯口服中小剂量糖皮质激素者 2 年内复发率较高,故不推荐对特发性脱髓鞘性视神经炎患者进行单纯口服中小剂量糖皮质激素治疗。

(3)支持疗法:B 族维生素、神经生长因子、神经节苷脂和血管扩张剂等可起到一定的辅助治疗效果。

(4)手术治疗:近年来,国内外学者发现急性视盘炎患者的视神经直径增粗,如果经鼻窦或眼眶进行视神经管减压术,解除视神经所受的压力,术后视力常可较快恢复。

二、球后视神经炎

球后视神经炎是指发生于视神经球后段的炎症病变,以视力下降及视野损害为主要特点,眼底无明显改变,多见于青壮年。根据病变损害视神经的部位不同,球后视神经炎又分为:①轴性球后视神,病变最常侵犯视盘黄斑束纤维,因该束纤维在球后眶内段视神经轴心部分而命名;②球后视神经周围炎,病变主要侵犯球后视神经鞘膜及其周围纤维束;③横断性视神经炎,病变累及整个视神经横断面,表现为无光感,此类型最严重。根据球后视神经炎发病的缓急,临床上又可分为急性球后视神经炎和慢性球后视神经炎,后者多见。

1.病因及发病机制 球后视神经炎的发病原因较复杂,相关文献报道较少,多数病例在临床上查不出明显的病因,至今仍没有确切的结论。有学者认为其发病机制主要与神经组织肿胀致神经内部压力增高、轴浆运输受阻、局部缺血缺氧,或神经纤维失代偿而出现部分或全部视神经萎缩严重影响视功能有关。其可能病因主要包括以下几类:

(1)多发性硬化:是中枢神经系统多灶性脱髓鞘疾病,患者以女性多见,发病年龄多为青壮年,虽然发病率低,但近年来有逐渐升高的趋势。一部分多发性硬化患者以球后视神经炎为首发症状,之后才逐渐显露其他症状。多发性硬化患者的神经纤维失去髓鞘,视觉信息传导发生障碍,导致视力下降,通常数周后视力可部分恢复,但可反复发作,每次发作后,残存的视功能越来越差。对于反复发作的球后视神经炎,要考虑多发性硬化的可能。视神经脊髓炎的患者也可表现为球后视神经炎。

(2)代谢障碍:糖尿病、甲状腺功能障碍和哺乳期均可发生视神经炎。哺乳期视神经炎即哺乳时诱发视神经炎,停止哺乳并给予 B 族维生素和皮质类固醇药物治疗后,视功能可恢复;之后可因继续哺乳,再次诱发视神经炎发作,具体发病机制不明。

(3)眼内炎症:常见于视网膜脉络膜炎、葡萄膜炎、虹膜睫状体炎、眼眶骨膜炎和蜂窝织炎等。

(4)全身传染性疾病:常见于病毒感染,如流行性感冒、带状疱疹、麻疹和腮腺炎;细菌感染,如肺炎、脑炎、脑膜炎、细菌性心内膜炎、梅毒和结核。梅毒可以引起多种眼病,其中常见且严重的是视神经炎,可以引起视神经萎缩,先天性和后天性晚期梅毒均可引起。

(5)中毒:当患者合并有营养不良时,更容易发生中毒性视神经炎。氰化物聚集可破坏血中的维生素 B_{12},导致视神经损害,长期吸烟者可因体内氰化物积聚,发生中毒性视神经炎;当误饮工业酒精时,导致体内甲醇堆积,代谢产生较多的甲醛或乙酸,引起视神经及视网膜神经节细胞发生损害,导致视功能损害;砷、铅和铊等重金属也可造成视神经损害。

(6)维生素B的缺乏:B族维生素的缺乏可引起双侧慢性球后视神经炎,尤其是糙皮病、脚气病或严重贫血的患者。维生素 B_1 缺乏,导致体内糖类代谢障碍,丙酮酸堆积,损害视神经。

(7)药物:乙胺丁醇、异烟肼、氯喹、链霉素、氯霉素、洋地黄、口服避孕药和杀虫剂等均可引起药物性视神经损害。乙胺丁醇是一种人工合成的抗结核药,当每日用量超过 25 mg/kg时,视神经炎的发病率升高,目前认为每日 15 mg/kg 较为安全。乙胺丁醇导致的视神经损害,多表现为轴性视神经炎,引起中心视力减退,色觉障碍,经停药后,视力可逐渐恢复。

(8)血管性疾病:颅内动脉炎也可引起视神经发生损害,尤其是颞浅动脉炎症,患者红细胞沉降率增快,血液黏稠度增高,颞浅动脉变硬触痛,颞浅动脉活检可确诊。

2.临床表现

(1)症状:急性球后视神经炎患者多表现为单眼双眼突发视力下降,一般常在 1~2 天发生严重的视功能障碍,多伴有色觉异常,重者可以完全失去光感。患者常感到有眼球后部的轻微胀痛,特别是在向上及内侧转动时明显,用手压迫眼球有时也可发生轻微疼痛,这是因发炎而肿胀的视神经影响了眶尖部的总腱环,尤其是上直肌及内直肌的肌鞘。而慢性球后视神经炎通常表现为双眼视力逐渐减退,病程进展缓慢,视力损害程度较轻,很少完全失明,无明显色觉障碍,一般也没有眼球胀痛或眼球转动痛。

(2)眼底表现:少数急性球后视神经炎患者炎症邻近球后不远处,视盘可有轻度充血,然而绝大多数患者眼底均查不出任何异常。慢性球后视神经炎患者早期眼底一般正常,随着病程进展视盘颞侧即视盘黄斑束纤维可显苍白。

(3)瞳孔:急性球后视神经炎患者瞳孔可有明显的改变。单眼全盲者,RAPD(+);双眼全盲者,双侧瞳孔散大,无对光反射;单侧视力障碍者,患侧瞳孔 Marcus Gunn 征阳性;但双侧球后视神经炎者,瞳孔 Marcus Gunn 征阴性;慢性球后视神经炎患者绝大多数瞳孔无明显异常。

(4)FFA 检查:无异常发现。

(5)VEP 检查:视觉诱发电位(VEP)显示 P100 波潜伏期明显延迟,振幅明显下降。

(6)视野检验:急性球后视神经炎患者发生横断性视神经损害时,患眼视野完全丧失,而对侧视野完好无缺;如果炎症只累及视盘黄斑束,即发生轴性视神经炎时,则表现为一巨大的中心暗点;而视神经周围炎患者,视野检查则表现为周围视野向心性缩小;如果炎症位于视神经的后段,邻近视交叉前角处,视野表现为患眼全盲和对侧健眼视野颞上象限缺损。慢性球后视神经炎周围视野一般均无改变,中央视野则可查出一个相对性或绝对性的中心暗点,有时也可为旁中心暗点,或为中心暗点与生理盲点相连的哑铃状暗点。

(7)MRI 眼眶的脂肪抑制序列:MRI 可显示受累视神经信号增粗、增强;头部 MRI 除可以帮助鉴别鞍区肿瘤等颅内疾病导致的压迫性视神经病外,还可以了解蝶窦和筛窦的情况,以及帮助进行鉴别诊断。通过 MRI 了解脑白质有无脱髓鞘斑,对选择治疗方案及患者的预后判断有参考意义。

3.诊断要点　根据视力、眼底、视野、VEP 等检查一般可确诊。球后视神经炎患者视力障碍并伴有眼球运动疼痛,有时可见瞳孔改变,眼底正常,视野检查可发现中心暗点,VEP 检查发现 P100 波潜伏期明显延迟,振幅明显下降。

4.鉴别诊断

(1)中心性浆液性脉络膜视网膜病变:患者也表现为视力障碍及中心暗点,但患者多述有视物变形或视物变暗,无眼球后胀痛,色觉障碍及瞳孔障碍均没有球后视神经炎者明显。FFA 可以鉴别诊断。

(2)癔症:有发作性特点,患者行动能力与视力障碍不成比例。瞳孔对光反射及眼底均正常。视野检查呈螺旋状缩小,有明显的诱因,可通过暗示疗法治疗。VEP 及颅脑 CT 等可鉴别诊断。

(3)弱视:多为单眼,瞳孔对光反射及眼底正常,常有高度屈光不正或屈光参差。

(4)伪盲或伪弱视:详问病史常有矛盾或不合理之处;但长期客观检查无阳性发现,多种伪盲试验有助鉴别,VEP 正常可立即排除。

(5)皮质盲:多有外伤、中毒、高热、脑积水、脑梗死、脑部手术等造成枕叶皮质缺氧病史。与球后视神经炎不同,皮质盲患者双眼失明,但瞳孔对光反射及集合反射均正常。

(6)颅内肿瘤:特别是蝶鞍区占位性病变,早期可呈球后视神经炎改变,视野及头颅 X 线有助诊断,头颅 CT 及 MRI 更有助于早期发现。

5.治疗　球后视神经炎患者应积极寻找病因,对病因进行治疗。例如,戒烟、戒酒、停止哺乳、停用引起视神经炎的药物、治疗原发性疾病、改善全身情况等;同时还应大量补充 B 族维生素药物及对急性病例使用皮质类固醇药物进行治疗。多数患者经过治疗后,视神经炎常可很快痊愈,视力明显进步或完全恢复正常。然而不少多发性硬化的患者,不经任何治疗,视力常在数周后自行恢复。但当急性球后视神经炎患者视力发生严重障碍,经激素等治疗无效,CT 或 MRI 检查发现视神经明显增粗者,可选用上颌窦入路开放筛窦、蝶窦,在显微镜下切除视管内下壁,对视神经减压,改善神经营养,有利于视神经功能恢复。一般急性期常可取得良好效果,严重者可导致视神经颞侧萎缩甚至全萎缩。慢性期发展缓慢,常由于延误治疗或病程迁延较久而导致视神经颞侧明显萎缩,预后则较差。

第三节　视盘血管炎

一、病因及发病机制

引起视盘血管炎的发病原因之前一直未能明确具体诱因,直至 20 世纪 60—70 年代才逐渐认识到这是一种局限于视盘内血管的非特异性炎症,因而命名为视盘血管炎。引起这种炎症的原因可能是对自身抗原或外来抗原的一种过敏反应,免疫复合物可能是一种致敏原。Ⅰ型为筛板前睫状血管的轻度非特异炎症,使毛细血管的通透性增加,于松散的筛板前组织内聚集液体,导致视盘水肿,压迫筛板前区小静脉,使其水肿加重。视盘水肿压迫视盘内段的视网膜中央静脉,使之产生继发性视网膜静脉扩张与淤滞,当视盘的侧支循环也受到波及时,加重组织缺血和缺氧,毛细血管内皮受到损伤后表现为出血,闭塞表现为棉绒斑。Ⅱ型的临床表现如同年轻患者,无血管硬化所呈现的视网膜中央静脉阻塞,影响视网膜中央静脉的炎症位于视盘区或筛板区,导致局部静脉血栓形成,视网膜中央静脉阻塞,但不伴发动脉缺血。近年来也有研究显示感染、高脂血症等其他因素可能在疾病的发生和发展过程中起重要作用。

二、临床表现

1. Ⅰ型视盘血管炎

(1)症状:患眼视物模糊或间歇性视物不清,但视力下降程度较轻,多在 0.5 以上。偶有眼球后钝痛。

(2)眼底表现:由于炎症主要侵及筛板前区,引起睫状动脉炎,血管渗透性增加和组织缺氧而水肿,视盘呈中重度水肿、充血。视盘边缘可见微血管瘤,棉絮斑,少许线状、火焰状出血,视网膜静脉迂曲扩张,常可见视盘上静脉搏动,动脉无明显改变,对侧健眼眼底完全正常(图 10-3)。

(3)FFA 检查:视网膜动脉充盈正常,静脉充盈延缓,视盘表面毛细血管扩张及微血管瘤,视盘血管管壁着染,晚期微血管瘤处有渗漏,主干静脉旁无渗漏,黄斑无异常。

(4)视野检验:生理盲点扩大,周围视野一般正常。

(5)VEP 检查:P100 潜伏期正常,但波幅降低。

(6)CT 或 MRI:排除脑部肿瘤或其他病变。

2. Ⅱ型视盘血管炎

(1)症状:视力根据受累视网膜位置的不同,表现不同程度的视力下降。若累及黄斑部,中心视力突然明显下降。

(2)眼底:当炎症主要累及筛板后区视网膜中央血管时,主要表现为静脉炎导致的完全或不完全阻塞,以出血为主。视盘充血水肿,边界模糊不清,但水肿程度不及Ⅰ型视盘血管炎。沿视盘及大血管可见大片浅层或深层视网膜出血、灰白色渗出,视网膜动脉变细,静脉迂曲扩张,视网膜水肿,黄斑区视网膜囊样水肿。

(3)FFA 检查:视网膜动静脉充盈迟缓,出血灶处荧光遮蔽,视盘表面可见毛细血管扩张及微血管瘤,晚期近视盘处视网膜中央静脉着染、荧光渗漏,有的可见黄斑水肿和渗漏荧光。

(4)视野检查:中心暗点或旁中心暗点,但不如Ⅰ型明显,周边视野一般正常。

(5)VEP 检查:P100 潜伏期正常,但波幅降低。

(6)CT 或 MRI:排除脑部肿瘤或其他病变。

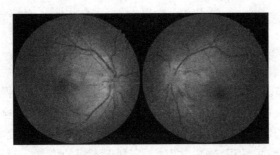

图 10-3 Ⅰ型视盘血管炎彩色眼底图像(双眼)

双眼视盘充血水肿,边界不清,周围片状出血

三、诊断要点

1. Ⅰ型视盘血管炎中青年患者单眼视力轻中度下降,视盘充血水肿,视野检查发现生理盲点扩大,FFA检查可见视盘表面毛细血管扩张及微血管瘤,晚期荧光渗漏。

2. Ⅱ型视盘血管炎中青年患者单眼发病,无心脑血管疾病史,检查所见似视网膜中央静脉阻塞。

四、鉴别诊断

1. Ⅰ型视盘血管炎

(1)缺血性视盘病变:Ⅰ型视盘血管炎发病年龄多为青壮年,单眼发病,一般有疲劳,情绪激动等诱发因素,视盘及其附近视网膜充血性水肿,隆起度一般在3D以内,视盘静脉怒张可有放射状出血,一般不影响黄斑,颅内压不高,视力下降不明显。缺血性视盘病变以中老年患者居多,女性多于男性,视力中重度下降,发病前常有大出血、休克、严重贫血、红细胞计数增多、糖尿病、高血压、动脉硬化、白血病、颞动脉炎、青光眼等病史,视盘为缺血性充血水肿,静脉迂曲扩张,动脉较细,预后常遗留视神经萎缩,如果两眼不同时发病可见一眼视盘水肿,另一眼视神经萎缩。应与福-肯综合征鉴别。视野检查呈扇形或象限性视野缺损。视盘水肿,颜色淡白。FFA早期视盘缺血区弱荧光。

(2)颅内占位性病变:视盘水肿多为双眼,而且有颅内压力增高的其他症状和其他相应的神经系统体征。而Ⅰ型缺血性视盘病变绝大多数为单眼,没有颅内压增高和神经系统体征。

2. Ⅱ型视盘血管炎

(1)视网膜中央静脉阻塞:Ⅱ型视盘血管炎发病年龄小,单眼发病,无心脑血管疾病史,发病前常有疲劳、感冒和发热病史,眼底出血同中央静脉阻塞,但动脉不缺血,视盘充血、轻度水肿,絮状渗出斑,无血管鞘,出血灶一般不严重,黄斑很少受累,视力障碍不明显;视网膜中央静脉阻塞,视力障碍严重,多发生于动脉硬化、糖尿病、高血压等老龄患者中,视盘充血,边界模糊,视盘常被出血遮盖,视网膜血管高度迂曲扩张,血柱呈节段状,以视盘为中心向静脉周围呈放射状出血,并侵犯全部视网膜而呈现水肿,黄斑区常有星芒状渗出斑,波及黄斑者,视力严重下降,无灌注区大者随时间延长会出现视网膜新生血管,引起玻璃体积血或新生血管性青光眼。

(2)视网膜静脉周围炎病变:多累及双侧周边部视网膜小静脉,受累静脉粗细不均,伴白鞘,易反复发生玻璃体积血而引起明显视力下降,但视盘多无异常改变。

五、治疗

一般找不到具体病因。该病通常呈慢性自限性,3~6 个月可自行缓解。患者无论是哪种类型视盘血管炎均首选糖皮质激素治疗,同时辅以神经营养及改善微循环类药物。激素有助于控制视网膜中央静脉炎症及视盘上小血管炎症,防止静脉血栓形成及向视网膜中央静脉近端扩展,以保持其视盘上筛板区小分支的开通,建立视网膜-睫状循环,加快视盘水肿的消退和炎症的抑制,缩短病程,减少并发症,有利于疾病的恢复。对于 I 型患者,用泼尼松或泼尼松龙 80 mg/d 的剂量,1 周后视力与眼底明显好转,以后减少用量,3~6 周后,小剂量激素维持至 6 个月,以防复发。对于 II 型患者,激素效果不如 I 型,治疗方案可参照视网膜中央静脉阻塞的治疗。本病一般为良性病程,需要 18 个月或更长的时间,视力可恢复正常,无严重并发症。有报道视盘血管炎与 EB 病毒感染有关,故用糖皮质激素、免疫球蛋白、阿昔洛韦治疗有效。另有报道玻璃体内联合注射抗 VEGF 药物治疗视盘血管炎引起的黄斑水肿,效果较好。也有报道球后注射曲安奈德治疗视盘血管炎,可以取得一定的疗效。

第四节　缺血性视神经病变

一、病因及发病机制

导致缺血性视神经病变的病因复杂,与多种因素相关。

1.动脉炎性　患者多继发于巨细胞动脉炎,也有继发于带状疱疹病毒感染、系统性红斑狼疮、白塞病等。我国目前颞动脉活检技术尚未普及,动脉炎性缺血性视神经病变的确诊病例少。

2.非动脉炎性　包括全身危险因素和眼局部危险因素。与发病有关的全身因素包括高血压、低血压、高血脂、动脉硬化、贫血、糖尿病,血液黏稠度增高及急性失血等血液流动学异常,脊柱或心胸手术,睡眠呼吸暂停综合征,全身药物使用,遗传因素等。眼局部因素包括眼压异常、小视盘、小视杯、视盘玻璃疣、内眼手术等。大多数(95%)前部缺血性视神经病变为非动脉炎性。

(1)高血压:在非动脉炎性前部缺血性视神经病变患者中患有高血压的比例要高于一般人群。有学者提出缺血性视神经病变的视神经改变机制,类似于长期高血压引起的脑部血管管壁变性,从而发生组织缺血性梗死。也有学者认为,长期高血压导致供应视盘的动脉管壁紧张性增加,导致调节血流通过后睫状动脉的括约肌不能够及时松弛而获得正常血压下的灌注压梯度。慢性高血压患者由于血管管壁变性使得自身调节的功能下降,因而这类患者在血压下降时就容易导致视盘缺血。

(2)糖尿病:与高血压的情况类似,非动脉炎性前部缺血性视神经病变患者的糖尿病患病率高于其他对照人群,在中青年及大于 65 岁的老年患者中比例较高。糖尿病患者长期处于糖代谢紊乱状态,导致毛细血管循环障碍,血流缓慢,毛细血管壁内皮细胞增生,毛细血管床缺血,组织缺血缺氧,从而较容易发生视神经缺血性病变。

(3)心、脑血管疾病:心血管的炎症、动脉硬化或细菌性心内膜炎的栓子阻塞均可使血管狭窄或阻塞,导致视神经发生缺血性改变。目前虽然非动脉炎性前部缺血性视神经病变与脑血管疾病是否存在因果关系尚不清楚,但它们可能具有相同的危险因素,如高血压、高血脂、小血管动脉粥样硬化等。研究发现动脉粥样硬化所造成的视盘循环的自身调节障碍和5-羟色胺、内皮因子介导的血管痉挛可能起一定的作用。

(4)颈动脉疾病:同侧颈动脉疾病被认为是非动脉炎性前部缺血性视神经病变的致病因素,由于颈动脉狭窄或阻塞,侧支循环差,以及视神经软脑膜循环的局部改变,导致视神经的血供减少,而发生视神经的缺血性梗死。有人认为非动脉炎性前部缺血性视神经病变可以是颈动脉瘤的一个早期症状。

(5)栓塞:血液某些成分改变,如凝血、抗凝机制障碍,血液黏稠度增加,血液循环减慢,均会促使血栓形成阻塞血管,进而引起缺血性视神经病变。

(6)急性失血、贫血:无论是自发性出血还是手术引起的继发性出血、贫血、低血压,均易使那些合并全身疾病的老年和手术患者发生视力损伤,如高血压、冠状动脉疾病、糖尿病及长期吸烟等。大多数患者经临床和影像检查发现视神经是缺血的唯一部位,提示视神经对低血压、贫血具有较高的敏感性。有时临床病例发现单纯的重度贫血并没有发生缺血性视神经病变,但重度贫血的患者如果合并短暂的低血压,就会引起视神经损伤。

(7)夜间性低血压:睡眠时可能因血压下降,使供应视神经的血流量减少,当降低到一个临界水平时,就会引起视神经发生慢性损害,特别是那些有高血压、视盘循环自身调节已受到损害的患者,如果患者接受降压治疗,特别是在夜间,其损伤程度将更加严重。

(8)眼压升高:由于视神经的正常血管灌注压需要全身血压与眼压的相对稳定,眼压的升高,如青光眼患者,会引起视盘灌注压低于临界水平而发生缺血。

(9)眼部手术:有些眼部手术需进行球后麻醉,可能直接损伤视神经血液供应血管,或眶内出血压迫后睫状血管,或术中行球后注射后按压的力量过大或过久,尤其是麻药内加入肾上腺素,促使小动脉收缩,导致视神经血液循环障碍,引起视神经缺血缺氧。

(10)解剖因素:与正常人群相比,存在小视盘、小视杯、视盘玻璃疣等解剖结构的人群更容易引起视神经缺血缺氧。

二、临床表现

1.症状　发病年龄一般多在中年以后,双眼先后受累,时间间隔不一,可为数周、数月或数年。表现为突然视力下降,可说明发病具体时间。黄斑区通常不受累,因此中心视力障碍有时并不严重。几乎所有的患眼的色觉都有所下降,主要是以红绿色觉障碍为主,色觉障碍的程度常与视力下降程度直接对应。一般无眼球胀痛或转动痛,但动脉炎性者可有严重且持续的头痛、眼痛,可致盲。不少患者伴有高血压、动脉硬化、糖尿病、偏头痛、颞浅动脉炎等疾病。

2.瞳孔　患侧 RAPD(+)。

3.眼底表现　前部缺血性视神经病变眼底可见视盘边界不清,局部或全部水肿,颜色淡白,血管变细,视盘周围出血或伴有棉绒斑,少数人也可表现为视盘轻度充血。后部缺血性视神经病变发病初期眼底无明显异常改变,后期视盘颜色变白。

4.VEP 检查　表现为 P100 波潜伏期延长,波幅降低。

5.视野检查　典型视野改变表现为与生理盲点相连的象限性缺损,但不以水平正中线或垂直正中线为界。常绕过中心注视区,所以中心暗点没有或少见,中心视力可较好。动脉炎者,多为全视野缺损。有研究发现在前部缺血性视神经病变早期可表现出和视神经损伤相关的不同视野缺损,其中鼻下方绝对视野缺损较下方水平绝对视野缺损更为普遍,鼻下方绝对视野缺损联合下方水平视野相对缺损是前部缺血性视神经病变最常见的类型。

6.FFA 检查　视盘的血液供应来自睫状动脉的小支,不同分支阻塞后,视盘相应部位颜色变浅,早期可见与视野缺损相对应的视盘弱荧光或充盈缺损,且不均匀。视盘水肿处出现局限性充盈不良。后期可见荧光渗漏强荧光,视神经萎缩则呈弱荧光。后部缺血性视神经病变无异常改变。

7.OCTA 检查　可用于观察视盘周围的视网膜血管密度、形态改变。

8.OCT 检查　能够对视盘水肿和微小的视网膜神经纤维缺失进行监测,可发现与视网膜神经纤维缺失和视野缺损一致的改变。而且 OCT 能够查出视野不能发现的视神经纤维缺损。

9.彩色超声多普勒(CDI)检查　前部缺血性视神经病变患者可见睫状后短动脉和视网膜中央动脉的收缩期峰值血流速度及舒张末期血流速度减慢,睫状后短动脉的阻力指数升高。

10.经颅多普勒超声(TCD)　部分患者可见眼动脉收缩期血流速度下降。

11.颞动脉活检　动脉炎患者,颞动脉活检可见坏死性或肉芽肿性炎症。

12.实验室检查　患者全身可能有高血压、高血脂、高血糖等。动脉炎者可有细胞沉降率增高、C 反应蛋白增高等。实验室检查可作为辅助检查。

三、诊断要点

1.非动脉炎性缺血性视神经病变　可参照以下标准进行排除:①突然无痛性视力下降;②患眼 RAPD(+);③患眼出现视野缺,典型视野改变表现为与生理盲点相连的象限性缺损,但不以水平正中线或垂直正中线为界,健眼的视野正常;④早期可见视盘水肿,视盘周围出血,但无明显充血,晚期视神经萎缩;⑤FFA 示视盘呈弱荧光或荧光充盈缺损;⑥眼血流图提示睫状血管系统供血不足。

2.动脉炎性缺血性视神经病变　除了以上症状,还出现以下几点:①颞浅动脉活检有肉芽肿炎性改变;②伴有眼痛或头痛;③红细胞沉降率增快,C 反应蛋白增高等。

四、鉴别诊断

1.视盘炎　发病急,视力障碍明显,多数患者仅能见手动甚至无光觉。视盘水肿轻,充血明显,可有出血、黄斑部可受累,视野改变主要是中心暗点及周围视野向心性缩小。晚期视神经呈原发性萎缩改变。

2.颅内占位性病变　多为双侧病变,视盘水肿程度高,多大于 3 个屈光度,视盘充血明显,静脉粗大、迂曲,出血多,伴颅内高压表现,如头痛、恶心、呕吐或其他神经系统损害体征等,一般视神经萎缩侧呈中心暗点,视盘水肿侧则呈生理盲点扩大,CT 或 MRI 可帮助诊断。福-肯综合征是颅前窝底占位病变造成的综合征,常见于嗅沟区的大脑膜瘤或颅前窝底的颅骨病变。临床表现为同侧视神经萎缩,眼底视盘苍白,边界清,可伴有同侧视力减退或消失,病灶对侧出现视盘水肿,其与缺血性视神经病变的区别在于前者多有颅内压增高的症状和体征,如头痛、恶心、呕吐及其他视神经系统损害体征,而且视盘水肿较重,充血明显,视网膜静脉曲张,视野检查水肿侧生理盲点扩大,萎缩侧有中心暗点。而缺血性视神经病变的视野改变与之不同,没有颅内高压及神经系统体征。

3.正常眼压或低眼压性青光眼　病程长,视功能逐渐受损,有青光眼视盘凹陷,而缺血性视神经病变表现为突发的视力下降,发病急,但视力骤降多不严重,有典型的视野缺损,无青光眼视盘凹陷,大片的视野缺损没有相应的视盘改变。

4.糖尿病性视盘病变　糖尿病患者的一眼或双眼的视盘水肿。常双眼发病,以 1 型糖尿病患者多见,视功能检测及神经系统检查多无阳性发现,预后良好。患者有糖尿病视网膜病变表现和血糖增高,可进行鉴别。

5.视盘血管炎(视盘型)　眼底视盘红色水肿,无明显视力下降和视野缺损为其特征。

五、治疗

缺血性视神经病变患者,视盘水肿常在半个月至 2 个月即可消退,留下局限性苍白区。如果能及时得到相应的治疗,预后较好,如果错过治疗时机,将会留下不同程度的视神经萎缩,严重者可致盲。到目前为止,没有确切、有效的治疗方法,多依据缺血的病因进行治疗,治疗的目的是减轻水肿,保护视功能。

肾上腺糖皮质激素可减轻渗出、水肿、毛细血管扩张、白细胞浸润等炎症反应,如无激素使用禁忌证,在视盘水肿明显时,可考虑在急性期全身应用肾上腺糖皮质激素,可以对视力提高和视野改善有所帮助。但有关剂量、途径、方法和用药时间目前暂无统一标准,临床上应结合患者自身情况,个体化制订方案,有严重糖尿病、高血压等全身疾病的患者应慎用,甚至不用肾上腺糖皮质激素。对动脉炎性缺血性视神经病变需要早期大量、全身使用糖皮质激素,以后逐渐减量,持续 1 个月以上。非动脉炎性缺血性视神经病变应适量全身使用糖皮质激素以减轻视盘水肿。

第十一章 视网膜血管性疾病

第一节 视网膜动脉阻塞

一、概述

1.病因及发病机制 病因较多,多发于患有高血压、糖尿病、心脏病、动脉粥样硬化的老年患者,青年患者较少。

视网膜动脉闭塞的大多数病例被认为与动脉粥样硬化相关的栓塞和血栓形成有关,栓塞被认为是最常见的病因,可来自颈动脉栓子。诱因可有偏头痛、血液黏稠度异常、血液病、口服避孕药,以及外伤、因患有风湿性心脏病而有心内膜赘生物等。

其发病机制为视网膜中央动脉血管发生阻塞,常见因素有血管栓塞、血管痉挛、血管壁改变、血栓形成、外部压迫动脉管腔等,筛板是视网膜中央动脉阻塞的好发部位。

2.临床表现

(1)症状:视网膜中央动脉阻塞位于筛板或筛板以上的区域。根据阻塞程度,可有完全和部分阻塞之分,症状轻重也有所变化。完全阻塞者,症状严重,发展迅速,无痛性视力骤降,可至无光感,不完全阻塞者程度较轻,可存在部分视力。发病前,部分患者可有一过性黑矇,数秒后恢复。

(2)眼底典型表现:为后极部视网膜灰白、水肿,黄斑相对呈红色,即"樱桃红点(cherry-red spot)",这是由于黄斑中心神经上皮薄,视网膜水肿较轻,可以透见脉络膜而致。视盘初始边界可正常或模糊,而后苍白。视盘周围视网膜可能特别肿胀和不透明。视网膜中央动脉及其分支变细,不易辨别。如有栓子,在视盘表面或在动脉分叉处可见管腔内有白色斑块。一般视网膜动脉阻塞较少出血,若出血,可呈火焰状出血及可见棉絮斑。数日至数周后,尽管动脉仍然扭曲,但视网膜混浊和"樱桃红斑"逐渐消失。可有视神经萎缩、血管鞘膜和视网膜内部萎缩。

(3)FFA:视网膜动脉阻塞数小时至数日后造影,发现视网膜循环时间和视网膜循环时间均延长,表现为动静脉充盈延迟。阻塞的中央动脉管腔内无荧光灌注,视盘来自睫状动脉的小分支可充盈。由于灌注压低,管腔内荧光素流变细,可呈节段状,无法进入末梢或毛细血管,尤其是在黄斑周边,灌注可突然截断。对于不完全阻塞者,数周后,灌注可恢复如初,检查时难以发现异常。

(4)OCT:对于急性期患者,后极部视网膜神经上皮层水肿增厚,内核层以内各结构不清,外丛状层以内反射增强,内核层反射性减弱,可呈现一低反射带,光感受器外节不完整,RPE层正常。对于萎缩期患者,后极部视网膜神经色素上皮层均明显变薄,反射减弱,外界膜以外各层可表现正常。

(5)ERG:完全阻塞呈典型负相波,由于 b 波起源于内核层,故 b 波降低,而 a 波起源于感光细胞层,血供由脉络膜血管提供,呈负相波。

(6)B超和CT:有助于排除压迫性病变。

(7)其他:视野可完全丧失,呈管状视野。患者常自诉"窗帘"样阴影遮盖;患眼瞳孔中等散大,直接对光反射明显迟钝或消失,间接对光反射灵敏,RAPD存在;完整的心血管评估,包括ECG、超声心动图和颈动脉多普勒超声检查。

3.诊断要点

(1)患有高血压、糖尿病、心脏病、动脉粥样硬化患者,尤其是老年患者。

(2)可有一过性黑矇前兆,突发无痛性单眼视力骤降,可低至无光感。

(3)眼底后极部视网膜乳白色混浊,黄斑区樱桃红点。

(4)FFA、OCT、ERG等检查提示该病。

4.鉴别诊断

(1)眼动脉阻塞:发病率低,但由于视网膜内、外层血供均阻断,故视力影响更为严重,常无光感。视网膜乳白色混浊情况更严重,部分患者无黄斑区樱桃红点,脉络膜及视网膜色素上皮层因缺血而混浊水肿。荧光血管造影可见眼动脉点状荧光渗漏,位于视网膜深层;视网膜电生理检查,a波和b波降低或者消失。

(2)前部缺血性视神经病变:常双眼先后发病,眼底表现为视盘水肿明显、视力轻度或中度降低,视野典型损害为与生理盲点相连的弧形暗点。

5.治疗　因视网膜耐受缺血的时间短,短时间内光感受器细胞即可死亡且不能逆转,故视网膜动脉阻塞需要急诊处理。视网膜动脉阻塞的预后与阻塞的部位、程度、血管的状况关系密切,特别重要的是开始治疗的时间,发病后1小时内阻塞得到缓解者,有可能恢复部分视力,发病时间长则很难恢复。高龄者应进行颈动脉多普勒超声检查,了解是否存在颈动脉硬化斑块,相对年轻的患者应注意排查心脏瓣膜病变。由于预后差,对治疗的益处存在争议。大多数操作旨在向远端移动栓子以恢复近端视网膜血流及迅速降低眼压。

(1)降低眼压:可利用Goldmann接触镜或手指按压或前房穿刺、口服或静脉注射乙酰唑胺等以降眼压。

(2)吸氧:持续低流量吸入含有95%氧和5%二氧化碳的混合气体,可增加脉络膜毛细血管血液含氧量,从而缓解视网膜缺氧状态,并适度扩张血管。

(3)血管扩张剂:急诊时,应立即吸入亚硝酸异戊酯或舌下含服硝酸甘油。还可球后注射妥拉唑林,或静脉滴注罂粟碱,或可口服烟酸。

(4)溶栓治疗:对疑有血栓形成或纤维蛋白原增高的患者可应用纤溶制剂。治疗过程中应注意检查血纤维蛋白原含量,降至2 g/L以下后应停药。本法尚存在争议。

(5)其他治疗:可口服阿司匹林、双嘧达莫等血小板抑制剂。此外,根据可能的病因,降低血压,治疗颈动脉病,有炎症者可用皮质激素、吲哚美辛等药物,以及神经支持药物等。以上治疗可综合应用,力求视力恢复至最大限度。同时做全身详细检查以尽可能去除病因。

二、视网膜分支动脉阻塞

1.病因与发病机制　与CRVO相似,如阻塞发生在动脉分叉点,一般认为是栓子栓塞,颞侧分支常累及。

2.临床表现

(1)症状:累及黄斑区者,可有无痛性单眼视力骤降;无累及黄斑区者,视力可正常或自觉模糊、有黑影等。

(2)眼底:由阻塞血管支配的视网膜呈扇形或象限形乳白色水肿,缺血边缘尤为明显,如累及黄斑区,可有樱桃红点征,受累动脉变细,部分患者可发现栓子。若患者有糖尿病病史,可能出现新生血管。数周或数月后,眼底外观可恢复正常。淤血和血栓形成时,动脉和静脉可有"运货车"的外观。

(3)FFA:阻塞动脉及相应静脉充盈较为阻塞延迟,部分患者栓子阻塞的血管壁有荧光渗漏。2~3周后视网膜水肿消退,阻塞支动脉变细并有白鞘,注意观察阻塞部位和血管壁的染色。荧光血管造影表现恢复正常。少数病例阻塞支与未阻塞支在视网膜上形成动脉-动脉侧支,或与视盘上的睫状血管形成睫网侧支。

(4)OCT:急性阻塞过程中视网膜增厚且内反射层过高,对细胞内水肿有反应。外部视网膜的反射率受阻。后期视网膜内膜萎缩使视网膜变薄。视图上,遮挡区域显示为暗(或蓝色),表明视网膜变薄的区域。

(5)B超和CT:可协助排除压迫性病变。

(6)ERG:正常或有轻度改变。

(7)其他:视野呈象限形缺损或弓形暗点;RAPD:通常存在。进行完整心血管评估的医学咨询,包括基线心电图(ECG)、超声心动图和颈动脉多普勒超声检查。

3.诊断要点

(1)有高血压、糖尿病、心脏病等疾病的患者应注意。

(2)自觉视力突发模糊或无痛性单眼视力骤降。

(3)眼底检查可见扇形或象限形视网膜乳白水肿,若累及黄斑,可见樱桃红点。

(4)FFA检查可见受累血管充盈延迟。

4.鉴别诊断

(1)视网膜静脉周围炎:发病群体以年轻健康人为主,其特征是双眼反复发生视网膜和玻璃体积血。疾病早期病变多位于视网膜周边,出血量多时可进入玻璃体内,因其患者会发生视网膜浅层出血,常易与视网膜静脉阻塞相混淆,但眼底检查可发现视网膜周边一处或多处血管呈白线状及出血症状,可进行鉴别。

(2)糖尿病性视网膜病变:是常见的糖尿病慢性并发症之一,其特征是双眼视网膜发生微血管损害,因糖尿病患者也是视网膜静脉阻塞的高发人群,故应予以鉴别。经眼底检查可见深层出血点及微血管瘤,可进行鉴别。

5.治疗　同CRVO,由于视网膜血供受影响程度较轻,若及时处理,预后较好,不建议进行有创性操作。

三、前毛细血管小动脉阻塞

1.病因及发病机制　与血管内皮受损、血栓形成、血管炎症或异常红细胞阻塞及其他因素有关。可见于高血压、糖尿病或放射病所致视网膜病变或全身性红斑狼疮、镰状细胞视网膜病变、白血病等血液病等。

2.临床表现

(1)症状:多无明显症状,不单独出现,常为其他眼底病表现,如糖尿病视网膜病变。

(2)眼底:视网膜前小动脉阻塞,导致视网膜缺血,可出现棉绒斑。数日或数周后棉絮状斑消失,小动脉重新灌注,重建的毛细血管床呈迂曲状态。晚期由于视网膜内层局部变薄,透明度增加,形成局限凹面反光区,说明该处视网膜曾经有缺血改变。发生于全身疾病如糖尿病、高血压动脉硬化等情况下,可以不影响视力,数周或数月可以消退。

(3)FFA:可见斑状无灌注区,邻近毛细血管扩张,有的扩张如瘤样,晚期可见荧光素渗漏。

(4)视野:正常或有暗点。

3.诊断要点

(1)眼底检查可见棉绒斑,走行与视网膜神经纤维走行一致,边界不清。

(2)FFA 可见斑状无灌注区,邻近毛细血管扩张,有的扩张如瘤样,晚期可见荧光素渗漏。

4.鉴别诊断

(1)有髓神经纤维:多位于视盘旁,走行同神经纤维一致,但多数范围较棉绒斑大,有特征性的彗星尾样形态。

(2)硬性渗出:为视网膜血浆成分,细胞间水肿,边界清楚,与棉绒斑细胞内水肿不同。

5.治疗 同 CRVO,注意原发病的治疗。

四、睫状视网膜动脉阻塞

1.病因与发病机制 病因与 CRVO 相似。

2.临床表现

(1)症状:典型表现为睫状视网膜血管分布对应区的旁中心暗点,不易被患者察觉。如有供应黄斑区,则视力受损严重。

(2)眼底:血管支配区域视网膜常呈矩形或舌形乳白色水肿。数周后,视网膜水肿消退,逐渐恢复透明,呈正常色泽,但血管仍细,黄斑区可见色素沉着或色素紊乱,视盘颜色明显变淡或苍白。

3.诊断要点

(1)患者可有旁中心暗点。

(2)眼底检查可见睫状视网膜动脉供应区域乳白水肿。

4.治疗 同 CRVO。

第二节 视网膜静脉阻塞

一、病因及发病机制

视网膜静脉阻塞(retinal vein obstruction,RVO)的发病由多因素参与,包括全身危险因素和眼局部危险因素。目前广泛认为老年人与青壮年发生 RVO 的原因有很大差异。老年人多因高血压、低血压、高血脂、动脉硬化、糖尿病,血液黏稠度增高及血液流变学异常等全身危险因素而发病。青壮年多因静脉本身的炎症所致。一般认为病因包括:①与动脉供血不足;②静脉管壁损害;③血液流变学改变;④血流动力学改变等。眼局部因素包括青光眼、中央动脉阻塞、视盘玻璃疣等。此外,吸烟被认为会增加 RVO 的发病危险。

二、临床表现

1.症状　视力下降程度取决于病变是否累及黄斑区。如黄斑受到波及,单眼突然视力下降或眼前黑影飘动,或于数日内快速下降,甚至可降至数指或仅辨手动。如果病情较轻或是病变尚未累及黄斑区,患者可以没有明显症状。缺血型视力明显下降,多低于0.1,非缺血型常轻中度视力下降。

2.眼底表现

(1)非缺血型视网膜静脉阻塞:可见视盘正常或边界轻度模糊、水肿。动脉管径正常,静脉迂曲扩张,视网膜4支静脉有少量或中等火焰状及点状出血,视网轻度水肿,偶见棉絮状斑。黄斑区正常或有轻度水肿、出血,FFA显示无明显灌注区,散在遮蔽荧光。

(2)缺血型视网膜静脉阻塞:可见视盘高度充血水肿,边界模糊。视网膜黄斑区有明显水肿混浊。黄斑隆起和出血,伴有小泡状囊样水肿。

动脉管径正常或变细,静脉高度扩张迂曲呈腊肠状。视网膜严重水肿,特别是后极部明显,有火焰状、斑点状出血。病程久者常见棉絮状斑,黄斑囊样水肿或囊样变性。更严重者可穿破内界膜成为玻璃体积血。

3.FFA特征

(1)非缺血型视网膜静脉阻塞:FFA提示无灌注区面积小或无明显无灌注区。荧光遮蔽较小,动-静脉过渡时间延长并不明显。

(2)缺血型视网膜静脉阻塞:视网膜有大量出血病灶,使脉络膜及视网膜荧光被遮蔽,在被遮蔽处则可见充盈迟缓的动静脉(动-静脉过渡时间延长,常超过20s),大片毛细血管无灌注区(大于5个视盘直径),甚至累及黄斑区。黄斑区隆起和出血,伴有小泡状囊样水肿。

4.OCT特征　OCT可以显示视网膜静脉阻塞所致黄斑水肿,增厚。

5.OCTA检查　能较FFA更清晰地显示无灌注区的边界,并对无灌注区面积进行定量测量,有助于鉴别缺血型或非缺血型RVO。

OCTA能发现RVO早期所致的新生血管、毛细血管扩张、视网膜微血管瘤、侧支循环及FAZ结构破坏等微血管异常,较FFA更为直观和清晰。缺血型可见视网膜新生血管生长,非缺血型无明显新生血管形成。OCTA无法显示液体积聚与渗漏,需要SD-OCT来辅助评价黄斑水肿的情况。

6.ERG检查　缺血型RVO b波降低,b/a振幅降低。非缺血型b波振幅正常,b/a值正常或轻度下降。

7.视野检验　缺血型常周边异常,有中心或旁中心暗点。非缺血型周边正常,有或无相对中心暗点。

8.相对传入瞳孔反应缺陷(RAPD)　为鉴别非缺血型和缺血型的重要依据,缺血型者常有RAPD存在,而非缺血型者RAPD不常见。

9.彩色超声多普勒血流成像　可较准确地进行视网膜中央动静脉、睫状血管和眼动脉血流速度、血管阻力的检查,可量化评估视网膜及眼部血管血流动力学改变。

10.B超　了解有无玻璃体积血、视网膜脱离。

三、诊断要点

1.中老年发病者素有高血压、高血脂、糖尿病等病史,单眼突然视力下降或眼前黑影飘动。

2.阻塞部视网膜静脉迂曲扩张。视网膜有火焰状、斑点状出血,视网膜水肿、渗出、棉絮状斑,更严重者可穿破内界膜进入玻璃体,仅见红色反光眼底无法看清。

3.FFA 检查对本病诊断及分型可提供重要依据。

4.OCT/OCTA 检查对本病所致的黄斑部并发症可提供直观的依据。

四、鉴别诊断

1.视网膜中央静脉阻塞、半侧视网膜静脉阻塞及视网膜分支静脉阻塞的鉴别 临床上根据视网膜静脉阻塞部位,分为视网膜中央静脉阻塞(central retinal vein occlusion,CRVO)、半侧视网膜静脉阻塞(hemi-central retinal vein occlusion,HCRVO)及视网膜分支静脉阻塞(branch retinal vein occlusion,BRVO)。若阻塞部位发生在视盘后,则为 CRVO;若阻塞部位发生在二级分支血管,则为 HCRVO;若阻塞部位发生在三级分支血管,则为 BRVO。

(1)CRVO 患者视力骤降,或于数日内快速下降,甚至可降至数指或仅辨手动,病情发展很快。眼底视网膜静脉迂曲扩张呈腊肠状、断续状埋藏在水肿的视网膜内,严重者可见棉絮斑及视盘充血、水肿。出血量较多者可发生视网膜前出血。早期可见视网膜静脉荧光素回流缓慢,充盈时间延长,出血区遮蔽荧光,阻塞区毛细血管扩张或有微血管瘤;造影后期可见毛细血管的荧光素渗漏,静脉管壁着染;或可见毛细血管无灌注区、黄斑区水肿,新生血管强荧光等表现。

(2)HCRVO 患者单眼突然无痛性视力下降。眼底根据阻塞静脉主干不同,该静脉引流区的视网膜出血、水肿、渗出和静脉迂曲扩张。阻塞出血区可见散在棉绒斑。视网膜出血可延及周边。累及黄斑区,引起黄斑出血水肿。随着病情进展,视网膜出血水肿吸收消退,其管壁可有与血管平行的白鞘形成,还可以出现视网膜新生血管和侧支循环。

(3)BRVO 较 CRVO 更为常见。患者视力可正常或轻度减退,视力减退程度与出血量、部位及黄斑水肿有关。常为单眼颞上支或颞下支静脉阻塞,尤以颞上支为多见。阻塞部位多见于第一至第三分支动静脉交叉处,周边小分支阻塞的概率较小。眼底表现为阻塞的远端静脉扩张、迂曲、视网膜水肿,常呈三角形分布,三角形尖端指向阻塞部位。该区视网膜有散在大小不等的火焰状出血斑;阻塞严重者有时可见棉絮斑,病程久后呈现黄白色脂质沉着,还可见视网膜新生血管或侧支循环建立。黄斑分支静脉阻塞可致整个黄斑区水肿、出血及环形硬性渗出,黄斑水肿。

2.视网膜静脉周围炎 多为年轻患者,其出血及血管伴白鞘或血管白线多位于周边部,FFA 提示无灌注区。在患眼玻璃体混浊不能看清眼底时,应检查另眼周边部视网膜,可有血管炎症或出血表现。

五、治疗

应查找全身病因,针对全身病因进行治疗。眼局部重点在于预防和治疗并发症。视网膜静脉阻塞的并发症主要包括黄斑水肿、视网膜新生血管及其并发症,也是 RVO 导致视力丧失的主要原因。

1.黄斑水肿 是视网膜静脉阻塞最常见的威胁视力的并发症。

(1)抗血管内皮细胞生长因子眼内注射治疗:VEGF 是一种炎症因子,促进血管渗透性增强,在 RVO 患者眼中,VEGF 高度表达,其在 RVO 引起的黄斑水肿中起重要作用。常用的眼内注射的抗 VEGF 药物主要有雷珠单抗(Ranibizumab)、阿柏西普(Aflibercept)和康柏西普(Conbercept)。抗 VEGF 治疗 RVO 黄斑水肿视力获益明显优于局灶性黄斑激光光凝治疗,因此眼内注射抗 VEGF 为当前治疗 RVO 黄斑水肿的一线治疗选择。

(2)激光治疗:目的是重建视网膜供氧平衡,使光凝部位视网膜脉络膜产生粘连,增强视网膜色素上皮细胞的转运能力,促进视网膜下液吸收。同时直接破坏病变血管,减少血管内液体外渗。研究已证实,格栅样光凝治疗 BRVO 所致的黄斑水肿具有可观疗效,并已作为 BRVO 黄斑水肿的标准治疗方法。但激光治疗 CRVO 人群并发的黄斑水肿效果欠佳,目前不推荐应用。

(3)糖皮质激素治疗:在 RVO 的发病中起到重要作用,炎症因子可使血管通透性增加,从而引起黄斑水肿。研究已证实眼内注射曲安奈德 4mg/0.1 mL 能有效减轻黄斑水肿,但需警惕出现继发性青光眼和并发性白内障的情况。眼内置入地塞米松缓释剂(Ozurdex,含地塞米松 0.7 mg)可延长眼内作用时间至 6 个月,减少了并发症的发生。

2.眼内新生血管 是 RVO 引起重视力障碍的并发症。缺血型 RVO 的发病率约为 35%,而非缺血型 RVO 的发病率约为 10%。预防性全视网膜光凝(panretinal photocoagulation, PRP)可降低缺血型 CRVO 所致的眼内新生血管的发生。眼内注射抗 VEGF 可暂时有助于消退新生血管,便于完成 PRP。

3.手术治疗 对于有浓密的玻璃体积血、致密的机化膜,引发牵拉性视网膜脱离倾向者应行玻璃体手术和眼内激光光凝。

第三节 视网膜静脉周围炎

一、病因及发病机制

视网膜静脉周围炎的病因与发病机制至今不明,有研究显示该病和自身免疫反应增强、年龄、结核、感染、糖尿病等多种因素有关。还有一些报道认为与神经系统疾病、多发性硬化等因素有关。常见病因有:①遗传因素。有学者认为与人类白细胞抗原(HLA)Ⅰ、Ⅱ有关;②营养缺乏。缺乏维生素 A、维生素 C、维生素 E 等可能促进该病的发生;③吸烟。研究表明,吸烟者罹患该病比例高;④结核感染。有研究显示存在相关性。此外,神经系统相关性疾病,如多发性硬化等,有可能导致该病。以上这些病因均可产生异常的视网膜血管反应,使血管壁的屏障功能被破坏,导致视网膜血管渗漏和组织水肿、出血、血管闭塞、新生血管膜形成等。

二、临床表现

双眼可同时发病,或先后发病,严重程度不一,多在 1 年内发病。

1.症状 早期病变只是在周边部,患者常无自觉症状。周边部的小血管有病变,但出血量不多者,患者仅有飞蚊症现象,视力正常或轻度下降,常不易发觉。当病变侵及较大静脉,出血量增多,且突破内界膜进入玻璃体时,患眼突然发病,患眼无痛性视力急剧减退至眼前指数、手动,甚至仅有光感。如黄斑未受损害,玻璃体积血吸收后,视力可恢复正常。临床上,患者常因视力下降前来就诊。

2.眼底透照法 检查眼底时可无红光反射,或仅有微弱红光,但数日后大部分出血戏剧性地被吸收,甚至视力可恢复正常。早期视网膜周边部小静脉迂曲扩张,管径不规则,可扭曲呈螺旋状,有的血管旁有白鞘,受累血管附近视网膜水肿,且有火焰状或者片状出血。随着病情发展,可累及整个视网膜周边小静脉,以及后极部大静脉。

若波及视盘周围静脉,可引起视盘水肿。若血管渗漏,则可形成血管白鞘。病情严重者可有黄斑水肿。若血管渗出明显,视网膜下可见大量白黄渗出物这一下现象在临床检查中尤为明显。

病情更为严重者,尤其波及后极部,视盘上方可有新生血管,易破裂出血,形成玻璃体积血。积血可逐步吸收,但易反复发作,且后期积血机化可牵拉视网膜,造成更为严重后果。病程久者可发生并发性白内障。也可出现虹膜新生血管,继发新生血管性青光眼,这些并发症均可致盲。

3.FFA　在诊断该病的过程中起至关重要的作用,原则上要求进行双眼检查并注意周边部,尽早发现另一只眼的早期病变,以免延误治疗。早期患者尽管后极部未见明显异常,但在周边部或周边部的某一个象限可能已经出现了小静脉扭曲,荧光素渗漏,甚至已出现大片血管闭塞区(图11-1)。

若病情时间较长,累及大静脉,可在后极部或中周部发现某支静脉或某个象限静脉扩张,荧光素渗漏,甚至大片血管闭塞区及新生血管膜,在灌注区和无灌注区有微血管瘤、新生血管和动静脉短路形成。对于新生血管膜荧光素渗漏,可有棉花团样强荧光,随着病情进展,可演变为纤维增生膜。

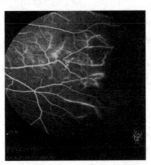

图 11-1　视网膜静脉周围炎病

患者右眼 FFA 显示周边视网膜小静脉扭曲,伴荧光素渗漏,周边视网膜存在无血管区

可见玻璃体积血,由于重力原因,积血沉积下方,可遮蔽荧光,进而干扰检查,因此建议积血吸收后需重新进行检查评估。

4.B 超　若患者眼内积血严重,影响眼底检查,可利用 B 超评估眼内情况、积血来源等,排除视网膜裂孔等情况。

5.OCT　对于黄斑区功能评估有着重要作用,由于血管渗漏,可致黄斑水肿。

三、诊断要点

1.视物模糊、自觉眼前黑影飘动、视力骤降或突发失明的青年患者。

2.眼底检查可见视网膜周边部小静脉扭曲,周边有片状渗出,部分血管闭塞呈白线状,同时应对另一眼进行散瞳,仔细检查周边部视网膜,可能存在周边视网膜血管旁白鞘或呈白线状,伴有浅层出血,则可确诊。在白鞘。病程短的病例,经过休息数日有可能查见眼底,有利于诊断。

3.FFA 可见视网膜周边小静脉存在扭曲、渗漏、闭塞,棉花团样高光等情况。

4.双眼严重玻璃体混浊的年轻患者,也应拟诊本病,利用 B 超了解有无牵拉性视网膜脱离。

5.排除全身病所致眼内出血,如糖尿病。

四、鉴别诊断

1.外层渗出性视网膜病变　毛细血管异常扩张,视网膜内、下大量黄白色渗出,血管异常,小动脉可呈球形瘤样扩张,呈梭形或串珠状,动静脉均可受累。可有血管闭塞及继发性视网膜脱离,早期病变多见于周边部。静脉周围炎的早期病变也发生在周边部,病程晚期视网膜也可出现大量渗出,视网膜血管闭塞和微血管形成。但静脉周围炎没有像外层渗出性视网膜病变那样的异常毛细血管扩张。发病年龄较外层渗出性视网膜病变晚,病程较短,玻璃体可反复出血。外层渗出性视网膜病变多单眼发病,静脉周围炎多双眼先后发病。根据病史及眼底检查,有助于鉴别诊断。

2.急性视网膜坏死　初发视网膜坏死病灶也多见于视网膜周边部,动静脉均有闭塞。但视网膜坏死较早出现黄白色点团状渗出病灶,如未及时治疗,可很快发展为中后大动脉闭塞和出血,伴玻璃体炎症和视网膜坏死穿孔。FFA 检查:血管闭塞区更加清晰,周边部动静脉血管均有闭塞,并可看到血管闭塞的影子。但患者没有反复玻璃体积血的病史,抗病毒治疗效果较好。

3.视网膜中央静脉阻塞　以视盘为中心至视网膜周边部可见广泛性火焰状、放射状出血,中央静脉迂曲、扩张,FFA 检查与视网膜静脉周围炎明显不同。

4.视网膜分支静脉阻塞　视网膜静脉阻塞患者可有高血压等心血管疾病病史,发病年龄较大,FFA 除阻塞的静脉所属血管有闭塞区或血管变形、通透性增加外,余象限血管大致正常。

5.糖尿病视网膜病变　部分病例视网膜也可出现大量渗出、血管扩张、微血管瘤及血管异常等,但多双眼发病,实验室检查可明确诊断。

五、治疗

1.药物治疗　在刚出现玻璃体积血的病例,要注意休息,半卧位,不宜剧烈运动,让积血沉到下方,不会遮住黄斑而影响视力。

(1)止血药物:立即应用止血剂、静脉注射钙剂,以及口服维生素 A、维生素 C、维生素 K 等。

(2)激素药物:可抑制炎症反应和减轻黄斑水肿,激素的用量要根据患者的临床反应、病情的变化适当调整。

(3)抗结核药物:如发现全身有活动性结核病灶,应抗结核治疗。未发现身体其他部位结核病变者,其在 Eales 病治疗中所起的作用仍存在争议。

2.激光治疗　适应视网膜血管无灌注及新生血管形成。视网膜光凝可以阻止玻璃体积血等并发症的出现,并能加速视网膜出血及黄斑水肿的吸收。激光治疗后仍应定期复查,一些患者病情仍会发展,血管闭塞区可继续扩大,新生血管可继续产生。激光治疗后 1 个月应复查 FFA,不仅是判断病情是否发展,还是检验光凝治疗效果的重要手段,如发现新的血管闭塞区或新生血管可再次行激光治疗。

3.手术治疗　大量玻璃体积血 1 个月不吸收,就要及时做玻璃体手术,清除玻璃体积血,同时也清除玻璃体内炎性因子、分解产物和渗出物,减轻对视网膜的刺激,从而阻止病情的发展。术中对增生膜要尽量剥除,解除对视网膜的牵拉,防止发生视网膜脱离。

第四节　视网膜血管炎

一、病因及发病机制

该病病因复杂,一般认为在 40 岁以下的年轻人中更为常见,可由全身或眼局部的病变引起,包括以下几点。①感染性疾病:如病毒、细菌、真菌、弓形虫感染等或免疫复合物侵犯血管壁,如视网膜静脉周围炎、动脉炎、急性视网膜坏死等;②全身性疾病:如系统性红斑狼疮、全身病毒感染、结核、梅毒、免疫缺陷性疾病、白塞病等;③眼局部的炎症:中间葡萄膜炎、鸟枪弹样脉络膜视网膜病变、霜样树枝样视网膜血管炎、节段状视网膜动脉周围炎等。近年有学者认为本病的发生还与遗传因素有关。

以上这些病因均可产生异常的视网膜血管反应,使血管壁的屏障功能被破坏导致视网膜血管渗漏和组织水肿、出血、血管闭塞、新生血管膜形成等。但目前,尚未很好地阐明各种类型的视网膜脉管炎的确切病理生理机制。

二、临床表现

以视网膜葡萄膜和玻璃体的炎症改变为主要特征,存在反复出血和血管白线。

1.症状

(1)视物模糊和眼前有黑影飘动:早期常见症状,一般由玻璃体混浊或内浮细胞引起。

(2)视力下降:黄斑水肿和视网膜出血是视力下降的重要原因。

(3)视野缺损或暗点:局部血管堵塞所致。

(4)视物变形:黄斑水肿或病变累及黄斑所致。

2.眼底　可见视网膜血管扩张,围绕血管有黄白色炎性渗出或白鞘,渗出可包绕血管全长,自视盘至周边视网膜,但更常见的是呈节段性(图 11-2)。视网膜水肿、出血,常由血管炎症、血-视网膜屏障破坏、血浆、血细胞渗出血管外所致。黄斑部可见水肿。如供应视盘的血管发生炎症,则出现视盘充血、水肿。炎症可导致血管阻塞,如发生在毛细血管前的小动脉,则可见棉絮斑;更大的血管阻塞,则产生视网膜中央或分支动、静脉阻塞。缺血的视网膜产生新生血管生长因子,促使视网膜生长新生血管。而新生血管的出血,可致玻璃体积血,之后出血机化,可牵拉视网膜使其脱离。

3.FFA　诊断视网膜血管炎的金标准。造影早期显示视网膜血管扩张,尤其是静脉,血管壁壁染与造影后期的血管渗漏是特征性改变。后期可见视盘渗漏、黄斑水肿与囊样水肿。如同时存在视网膜脉络膜炎症,则有相应的荧光改变,早期病灶表现以弱荧光为主,之后逐渐渗漏,晚期出现强荧光。

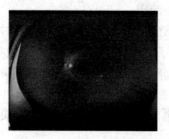

图 11-2 视网膜血管炎

患者左眼眼底彩照,可见鼻侧、颞上及颞侧视网膜周边血管呈白鞘状,颞侧少量视网膜点状出血,伴黄斑水肿

4.OCT 对了解黄斑情况十分重要,如黄斑水肿、囊样水肿、黄斑视网膜脱离、玻璃体黄斑牵拉、黄斑前膜等。该法具有无创、快速、可重复等优点,还能检测疗效及判断预后情况。

5.其他 如胸部 X 线或 CT 对诊断结核、结节病等有帮助;实验室检测,如血清学检查可辅助病因判断。

三、诊断要点

1.存在视物模糊和眼前黑影飘动、视力下降、视野缺损或暗点、视物变形的患者,青年人居多。

2.眼底可见视网膜血管扩张,围绕血管有黄白色炎性渗出或白鞘,渗出可包绕血管全长,自视盘至周边视网膜,常呈节段性。可有视盘、黄斑水肿,棉絮斑等异常情况。

3.FFA 是诊断视网膜血管炎的金标准。可见视网膜血管,尤其是静脉扩张,血管壁壁染与造影后期的血管渗漏是特征性改变。

4.其他检查如 OCT、胸部 X 线、实验室检测等有助于诊断。

四、鉴别诊断

1.急性视网膜坏死综合征 是由带状疱疹病毒或单纯疱疹病毒等引起的一种坏死性视网膜炎,可发生于正常人,也可发生于免疫功能受抑制的患者。典型表现为周边部进展性、全层坏死性视网膜炎,以闭塞性动脉炎为主的视网膜血管炎,中度以上的玻璃体混浊和炎症反应。后期易发生视网膜脱离。根据 FFA 和临床表现可鉴别。

2.Eales 病 累及的血管也多为静脉,管壁可伴有白鞘,但多为周边部静脉受累,玻璃体可反复积血。可借助 FFA 协助鉴别。

3.中间葡萄膜炎 睫状体平坦部呈雪堤样改变,而常见的视网膜血管炎不会有这些改变。

五、治疗

对于不同病因导致的视网膜血管炎,需要先判断是什么病因导致的,在判断病因时首先要确定血管炎是感染性,还是非感染性。感染性者由细菌、病毒、寄生虫等引起,有特效的抗菌药物,如治疗及时,预后一般较好。非感染性者大多数属自身免疫性疾病,需用免疫抑制剂,包括糖皮质激素。如将感染性误作非感染性,长期使用免疫抑制剂,不仅不能治愈疾病,还会加重病情甚至导致失明。根据患者眼部及全身具体疾病情况,采取综合治疗方案,以保存视力,预防并发症及复发为原则进行治疗。

1.药物治疗

(1)针对感染性病因:抗病毒、抗结核等对症治疗。

(2)针对非感染性病因

1)糖皮质激素:由免疫因素致病的视网膜血管炎,可以优先考虑激素疗法,遵循足量、早期、全程、递减原则,根据患者病情变化及时调整,应注意长期使用可能存在不良反应。

2)免疫抑制剂:对于 Behcet 病患者,除了应用激素治疗,还应使用免疫抑制剂。

2.手术治疗

(1)激光光凝治疗:根据 FFA 检查结果,若出现视网膜无灌注区或新生血管,应及时进行激光干预,有助于预防新生血管。

(2)玻璃体视网膜手术:若存在大量玻璃体积血无法吸收,应及时手术干预,清除积血,防止病情发展。

3.其他　视网膜血管炎伴全身血管病众多,侵犯大动脉的有颞动脉炎;侵犯中血管的有结节性多动脉周围炎等;侵犯小血管的有系统性红斑狼疮、韦氏肉芽肿、Susac 综合征等。其中不少是可致命的。医师应尽快做出诊断并及时转诊,这不仅挽救了视力,还可能拯救了生命。

第十二章 眼底变性疾病

第一节 视网膜劈裂症

视网膜劈裂症是指视网膜神经上皮的层间裂开,最常发生在内核层、外丛状层和外核层。视网膜劈裂可分为先天性、后天性和继发性3类,这3类视网膜劈裂在发病机制和临床特点上各不相同。

一、先天性视网膜劈裂症

先天性视网膜劈裂症(congenital retinoschisis,CRS)又称X-连锁青少年性视网膜劈裂症(X-linked juvenile retinoschisis,XLRS),主要表现为视网膜神经纤维层裂开,是引起男性青少年黄斑变性的最主要原因,在全球范围内的患病率为1:5000~1:20000。

1.病因及发病机制　目前XLRS被认为是由于视网膜劈裂蛋白1(RS1)基因突变而导致的性连锁隐性遗传性眼底疾病,其劈裂发生在视网膜神经纤维层(RNFL)。本病有家族遗传性,绝大多数为男性患者,女性少见。其发病机制尚不明确,有研究推测与胚胎时期部分原发性玻璃体疾病及视杯内壁的粘连牵拉有关。

2.临床表现　XLRS多发生于男性,儿童期发病,进展缓慢,双眼对称。一般在5岁之前发展较快,20岁以后相对静止。

(1)症状:主要表现为不同程度的视力下降,视力受损严重者可同时伴有斜视、眼球震颤等,容易被误诊为弱视。

(2)眼底表现:视盘正常或边界模糊。黄斑中心凹反光消失,色素紊乱,周边有放射状条纹形成,晚期黄斑色素消失,有时合并玻璃体液化和玻璃体后脱离。视网膜劈裂多见于颞下象限,劈裂处视网膜向玻璃体腔球形、低平隆起,呈纱膜样,边界清楚;其上视网膜血管走行弯曲,经常可见白鞘(图12-1)。劈裂处视网膜内层菲薄,其上可出现多发裂孔,外层也可能发生小裂孔,内外层均有裂孔者容易发生视网膜脱离。视网膜劈裂的后缘边界,可见与正常视网膜组织白色或色素分界线线条。

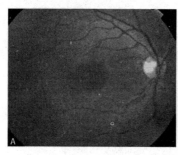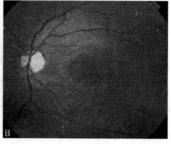

图12-1　XLRS的眼底表现

黄斑中心凹反光消失,色素排列紊乱,劈裂处视网膜呈纱膜样改变

（3）OCT 检查：对于视网膜劈裂的诊断具有重要意义，能清楚显示视网膜劈裂形态及位置。典型 OCT 表现包括黄斑呈囊样改变，囊腔扩大，被斜形或垂直桥状组织分割，囊腔内为无反射的光学空腔。部分患者的囊腔可融合成巨大劈裂腔，神经上皮层内分离。

（4）ERG 检查：早期由于病变的 Müller 细胞引起除极电流传导异常，在 ERG 上可表现为 a 波正常，b 波振幅降低。随着疾病进展，劈裂程度和范围扩大，a 波振幅也可出现为降低。但是由于 b 波振幅降低更明显，b/a 仍低于正常值。到了疾病晚期，a、b 波均出现重度异常，ERG 表现不具有特异性。

（5）FFA 检查：可见黄斑区透见荧光斑点，无典型渗漏。周边视网膜血管可见荧光渗漏，在劈裂部位与正常视网膜之间有分界线。

（6）视野检查：常可发现相对性中心暗点，位于黄斑区的劈裂可有环形暗点。

3.诊断要点

（1）幼年视力减退病史，男性多发，以及有阳性家族史。

（2）眼底检查可见视盘正常，黄斑中心凹反光消失，色素紊乱或消失，视网膜向玻璃体腔隆起呈纱膜样，边界清晰，其上血管弯曲有白鞘，可能伴有视网膜裂孔。

（3）OCT 显示视网膜内多个囊样改变，或融合大囊腔，中间被斜形或垂直桥状组织分割，囊腔内为无反射的光学空腔。

（4）ERG 检查示 b 波振幅降低，b/a 小于正常值，a 波振幅正常或降低。

（5）FFA 检查示黄斑区无典型渗漏，周边视网膜可见点状荧光渗漏。

4.鉴别诊断

（1）与 CRVO 或 DR 所致黄斑囊样水肿的鉴别：黄斑囊样水肿的 OCT 典型表现为不规则圆形或椭圆形的小囊腔，囊腔内可有渗出；而视网膜劈裂的表现为囊腔被多条斜形或垂直的桥状组织分隔，无渗出表现，CRS 荧光造影无渗漏，而 CRVO 荧光造影表现荧光着涂或渗漏。

（2）与先天性视网膜皱襞的鉴别：先天性视网膜皱襞可见皱襞与视盘相连，呈条索状，其上有正常的视网膜血管，OCTE 无明显黄斑结构，可据此与视网膜劈裂相鉴别。

（3）与原发性视网膜脱离的鉴别：视网膜劈裂成纱膜样，透过裂孔缩减变形的视网膜外层呈颗粒状外观，据此可以与原发性视网膜脱离相鉴别。

5.治疗 目前视网膜劈裂的治疗方法包括非手术治疗、激光治疗、手术治疗和基因治疗。

（1）非手术治疗：如果劈裂尚未累及黄斑区可予以观察随访。早期患者只需每年随诊 1~2 次观察病变活动度。

（2）激光治疗：如果劈裂累及黄斑区，或一眼已发生劈裂性视网膜脱离，另一眼有外层裂孔时，可试行劈裂后缘激光治疗，以限制劈裂进展。

（3）手术治疗：如果视网膜劈裂的内外层均有裂孔或劈裂向后极扩展至黄斑 25° 内，可在视网膜劈裂的后缘，正常视网膜对应处行巩膜穿刺放液，同时做冷凝、电凝或光凝。出现玻璃体积血、视网膜脱离、新生血管性青光眼等并发症，需及时行玻璃体视网膜手术，接触玻璃体牵引，阻止劈裂腔继续扩大。

（4）基因治疗：利用腺相关病毒（AAV）8 型载体和具有 3 点突变的 AAV2 型载体，通过玻璃体腔注射治疗 XLRS 的基因治疗临床 I 期试验已经开始。随着具有更高转染效率可以通过玻璃体腔注射转染更多视网膜细胞的载体及相关技术的发展,XLRS 的基因治疗有望进入临床应用。

二、后天性视网膜裂症

后天性视网膜劈裂症老年人发病率较高,也有少数患者为较年轻患者,有双眼发病且位置对称的倾向,多被认为与遗传和性别无关,可能与屈光状态有关。

1.病因及发病机制　病因尚不明确,目前多认为是视网膜周边部小囊肿融合发展的结果。其发病机制主要是病变区视网膜毛细血管供血障碍,导致视网膜单元死亡;同时神经胶质细胞血液供应不足,发生视网膜囊样退行性变。玻璃体皮质部收缩,可使囊样变性的内层受到牵扯,继而发生视网膜劈裂。

2.临床表现　男性及女性发病率相似,多发生于 40 岁以上中老年人群,通常无明显症状,多半是在眼底检查时被发现。

(1)症状:早期可无明显症状,后期可表现为飞蚊症和视力下降。

(2)眼底表现:视盘正常,周边部常可见多个视网膜囊样变性。劈裂处视网膜向玻璃体腔球形隆起,表面光滑,不随体位和眼球运动而变形。病变多见于颞下象限,其次为颞上象限。劈裂处视网膜血管常有白鞘,呈阻塞外观。

(3)OCT、ERG、FFA 和视野检查:同"先天性视网膜劈裂症"。

3.诊断要点　中老年起病,无明显诱因出现视力下降,双侧对称,无阳性家族史。眼底检查发现视网膜多发性囊样变性,局部病灶视网膜向玻璃体腔球形隆起,表面光滑,边界清晰,不随体位和眼球运动而变形,其上血管有白鞘或闭塞。OCT 检查显示外丛状层视网膜劈裂腔,FFA 显示劈裂腔内积液。

4.鉴别诊断与治疗　后天性视网膜劈裂症需要与脉络膜黑色素瘤相鉴别。黑色素瘤在检眼镜下表现为实性隆起,视网膜下有色素丰富的肿块,巩膜彻照检查不透光,据此可鉴别。其他鉴别诊断和治疗同"先天性视网膜劈裂"。

三、继发性视网膜劈裂症

糖尿病性视网膜病变、早产儿视网膜、葡萄膜炎、外伤等引起增生条索或瘢痕收缩牵拉,进而致继发性视网膜劈裂,故又称为牵拉性视网膜劈裂。其发病的主要原因为视网膜内层受到牵拉,通常发生在较薄弱视网膜部位,多位于后极部。临床表现主要为原发病的临床表现,眼底检查可见原发病表现及明显的视网膜牵拉,OCT 检查可见明显的视网膜牵拉及视网膜劈裂腔。本病的诊断主要依据对原发病的诊断,以及眼底检查和 OCT 检查,以发现明显的视网膜劈裂表现。治疗方法主要是解除视网膜牵拉,对于病情稳定且无视网膜脱离的病例,可随访观察,无须特殊处理。对合并明显并发症,如视网膜脱离、玻璃体积血等的病例,治疗方法同"后天性视网膜劈裂症"。

第二节　视网膜色素变性

一、病因及发病机制

视网膜色素变性(retinitis pigmentosa,RP)为遗传性疾病,有多种遗传方式,其中 X 连锁遗传(5%~15%)症状最为严重,常染色体隐性遗传最为常见(50%~60%),而常染色体显性遗传患者(30%~40%)常残留中心视力,但相当一部分 RP 为散发病例,无家族史。至今已发现 90 余种基因突变,视紫红质基因是第一个被报道的也是较常见的突变基因,其他常见的异常基因有 USH2A、RPGR、EYS 等。基因突变会导致其编码的特定蛋白结构功能异常,而这些蛋白在光转导、视循环及纤毛结构及转运等通路中发挥着重要作用。

目前认为特定的基因突变亚型与 RP 的发病年龄、视力损害程度、视网膜改变及进展率相关。即使在同一基因突变亚型的家系里,也会发生以上临床改变不一致的情况,提示有未明确的遗传因素或环境因素可能影响 RP 的表型。

二、临床表现

1.症状　夜盲及暗适应困难常为初发症状,于儿童期或青少年期出现,但周边视野缺损的代偿机制及夜间照明系统的普遍性,以及确切的发病时间一般难以确定。随后出现进行性加重的视野缺损,提示视杆细胞功能异常。黄斑区功能常可保留,直至疾病的终末期。若出现黄斑区解剖结构异常,如黄斑囊样水肿、黄斑前膜、色素上皮缺陷等,早期即可发生严重的中心视力下降。闪光感是常见但易被忽略的症状,在疾病早期出现,常于疾病进展期症状越发明显,也可表现出畏光及色觉障碍。其他的眼部症状包括眼球震颤、疾病相关性屈光不正、后囊下白内障等。

2.眼底表现　典型的眼底表现为骨细胞样色素沉着、视网膜血管变窄及视盘呈蜡样黄白色。色素异常主要出现在中周部视网膜,部分患者可表现为尘状或钱币状色素沉着。色素沉着的程度与疾病的严重程度无一致性。部分患者早期眼底表现可不明显,而表现出非特异性的内界膜不规则反光、黄斑金箔样反光及 RPE 层非连续性灰白病灶。RP 可出现黄斑囊样水肿、黄斑裂孔和黄斑前膜等并发改变。

3.暗适应阈值异常　是 RP 的典型特征。视杆细胞敏感度降低,阈值增加,故 RP 患者的暗适应曲线常表现为视杆和(或)视锥部分曲线不同程度升高。

4.视野　双眼视野缺损高度对称,起初表现为中周部区域孤立的盲点,后期逐渐融合成环形或偏心性视野缺损,并逐渐向内和向外扩张,晚期形成典型的管状视野。

5.ERG 特征　ERG 异常早于夜盲症状的出现和眼底改变。异常程度与疾病的严重程度相关。早期可呈现相对明显的电生理反应;进展期暗适应时,视杆反应潜伏期延迟,a 波降低甚至消失;最大混合反应的 a 波、b 波均明显降低;明适应时,视锥反应明显降低、延迟,但视锥细胞功能变化晚于视杆细胞发生异常;振荡电位也明显降低。晚期 RP 可呈现"熄灭"样 ERG 反应,各项反应近平坦。疾病进展期时,全视野 ERG 无法检测到反应,mfERG 可诱发视网膜反应,从而监测疾病的进展。中央视锥细胞功能以每年 4%~7% 的减退率降低。

6.OCT 与 OCTA 特征　SD-OCT 显示外层视网膜结构紊乱,最初为嵌合区形态异常,随后为椭圆体带缺失,最后是外界膜异常。随着 RP 的进展,光感受器外节及外核层逐渐变薄,晚期可全层丢失。视网膜的内层结构(包括内核层和神经节细胞层)相对完整,甚至轻度增厚。内外层视网膜及视网膜下常出现强反射点。外层视网膜强反射点越少,椭圆体带越完整,提示视力预后越佳。部分患者可出现黄斑囊样水肿、玻璃体黄斑牵拉综合征、黄斑前膜形成及黄斑裂孔。

OCTA 示视网膜浅层毛细血管丛黄斑中心凹无血管区面积增大,浅层、深层毛细血管丛血流密度降低,而脉络膜层与健康人无明显差异。

7.FAF 眼底检查　未见 RPE 代谢紊乱。50%～60% 的患者会出现黄斑环状或弓形自发荧光增强,双眼改变常高度对称。环状高自发荧光是视网膜功能的移行区,环内视网膜功能相对正常,环外异常。环外光感受细胞的退行性变在 SD-OCT 上表现为相应区域的椭圆体带和外界膜缺失,以及外核层变薄。大部分 RP 患者环内的自发荧光图像和正常眼类似。另外,几乎所有成年的 RP 患者都会在中周部检测到斑片状减弱的自发荧光。FAF 可用于监测 RP 的进展,但随着疾病加重,光敏剂如脂褐素积聚,视网膜光毒性的易感性也增加。

8.FFA　是 RP 的非必要检查。造影早期周边和中周部视网膜可见透见荧光,色素脱失部分呈窗样缺损,晚期后极部也可见。部分患者可出现荧光渗漏、CME 样改变和脉络膜新生血管。

9.基因检测　为 RO 患者提供了分子学诊断。近年来检测手段已从基因检测向全外显子测序联合视觉基因筛选组转变。应用包含所有已知 RP 致病基因的全外显子测序,既可降低与疾病无关基因的检出率,也有助于研究者发现新的致病基因。但对于 X 连锁 RP 患者,RPGR 占 70%～75%,这一基因由于高度重复,并不适合用全外显子测序,推荐使用直接测序。全外显子测序可以为 60%～80% 的 RP 患者提供分子学诊断,其余的则由于染色体结构重排、非编码区和(或)GC 富集区突变,需使用全基因组测序。

三、诊断要点

1.儿童或青年期发病,双眼进行性夜盲。
2.眼底骨细胞样色素沉着,弥漫性视网膜萎缩,血管变细,视盘呈蜡黄色。
3.视野呈典型的环形暗点,晚期暗点扩大、合并,呈现管状视野。
4.ERG 反应明显降低或熄灭,OCT 呈典型表现,为本病的诊断提供重要依据。
5.检出突变基因可提供遗传学证据。

四、鉴别诊断

1.先天性静止性夜盲　夜盲为主要表现,但绝大部分呈静止性,不会随年龄增长而进展。可表现为正常或豹纹状眼底,也可出现眼底白色斑点和 Kandori 视网膜斑;通常暗适应 ERG 无 b 波,伴正常 a 波的负波反应,或暗适应无 ERG 反应;视野检查多为周边不规则缺损。此外还伴发眼球震颤,发病早的患者视力随近视加深逐步下降。

2.Leber 先天性黑矇　视锥-视杆细胞营养不良性疾病,绝大多数为常染色体隐性遗传,导致严重的视力损害,最佳矫正视力多低于 20/400,需与早发型 RP 相鉴别。Leber 先天性黑矇大部分眼底正常,或呈 RP 样弥漫性视网膜色素异常,ERG 呈熄灭型。但 Leber 先天性黑矇常在婴幼儿期发病,伴有低视力引起的一系列症状,如眼球震颤、眼球凹陷、远视、行动迟缓等。

3.Stargardt 病　是一种常染色体隐性遗传病,10～20 岁发病,以双眼黄斑区金箔样反光,RPE 层不规则黄白色斑点沉着,伴视网膜地图样萎缩变性为特征,早期即发生视力减退。视野呈中心暗点,ERG 反应可正常或降低。

4.梅毒性脉络膜视网膜炎　先天性或获得性梅毒患者的双侧眼底色素性病变很容易和晚期 RP 混淆。但仔细观察可以发现梅毒性脉络膜视网膜炎患者一般不出现典型的骨细胞样色素沉着,视盘苍白,常发生视神经萎缩,视野检查环形暗点少见,ERG 反应降低但不如

RP 明显,梅毒血清学检查为阳性。

五、治疗

RP 严重影响患者的生理和心理健康,目前尚无明确有效的治疗方法,应尽可能为患者及其家属提供详尽的眼科和基因治疗策略,并强调定期随访和进行家庭成员筛查的必要性。

1.基因治疗　本病为遗传性疾病,基因治疗是本病的重要治疗方向。由于光感受细胞和 RPE 细胞多同时表达 RP 突变基因编码的蛋白,故需要在细胞退行性变前采取治疗。

(1)基因增补:将表达 cDNA 正常拷贝的载体通过玻璃体腔或视网膜下注射的方式导入目标细胞,而不改变突变基因本身。目前已有临床研究对 RPE65、MERTK、PDE6A 及 RPGR 基因增补治疗的安全性和有效性进行评估。

(2)反义寡核苷酸法:反义寡核苷酸是一类小而多能的 RNA 分子,可以通过与前体 mRNA 靶区域特异性结合,修饰前体 RNA 剪接,从而抑制突变基因引起的异常剪接。

(3)基因编辑技术:CRISPR/Cas9 系统可以高效切割突变位置的 DNA 双链,从而对患者基因组的原发性缺陷进行修复。

(4)小分子化合物:LRAT 或 RPE65 基因突变的早发型患者,由于视循环障碍,口服 9-顺式视黄醛(11-顺式视黄醛的类似物)后有一定疗效。

2.非基因治疗

(1)饮食疗法:近年来研究提示维生素 A、鱼肝油和叶黄素等营养补充剂可能对 RP 患者有一定疗效。

(2)细胞替代治疗:将眼源性视网膜祖细胞或非眼源性胚胎干细胞、诱导多能干细胞等植入玻璃体腔或视网膜下。尽管目前仍在开展视网膜祖细胞治疗 RP 的一期和二期临床试验,以评估其安全性、远期生存率和移植物活性,但基于干细胞/祖细胞的治疗策略为 RP 患者带来了值得期待的治疗新前景。

(3)人工视网膜:对于仅存或无光感的晚期 RP 患者,人工视网膜是一项可选择的治疗策略。目前已有两种视网膜假体取得了 CE 资格认定,两者均通过刺激内层视网膜起效,故需要患者具有完整的内层视网膜结构和功能。其中视网膜上假体与眼镜上的一个微型摄像机连接,直接刺激神经节细胞层;而视网膜下假体具有感光的微光二极管阵列,从而刺激双极细胞。人工视网膜可以在一定程度上提高患者的视功能,改善其生活质量。

(4)其他治疗:已证实外源性补充神经营养因子,如 BDNF、bFGF、NGF 和 GDNF 在 RP 动物模型中有效;经角膜电刺激可以促进神经因子的释放,是一种新颖的治疗方式,但仍需进一步验证。

3.并发症治疗　RP 合并黄斑水肿,使疾病进一步复杂化。迄今为止尚无大型的随机双盲临床试验。目前可采用抗 VEGF 注射,或口服局部碳酸酐酶抑制剂、类固醇激素、抗炎剂等治疗,但安全性和有效性需进一步证实。黄斑前膜和黄斑裂孔可考虑手术治疗。对于并发性白内障者,可视眼底情况行白内障手术。

第三节　结晶样视网膜变性

一、病因及发病机制

本病的病因不明,有研究认为结晶样视网膜变性是一种常染色体隐性遗传疾病,也有研究认为其是常染色体显性遗传或 X 连锁遗传。CYP4V2 基因为主要致病基因,目前国内外相关研究已发现多个相关基因突变位点。CYP4V2 是细胞色素氧化酶 P450 家族的成员,其基因突变可扰乱内源性脂肪酸或类固醇的合成分解途径。本病的具体发病机制尚不明确,有研究发现结晶样视网膜变性患者角膜和结膜组织存在脂质沉积,在脉络膜的成纤维细胞内也发现了结晶样脂质小体。与正常人相比,结晶样视网膜变性患者的 32 kDa 和 45 kDa 脂肪酸结合蛋白表达水平较低或缺乏,且存在系统性脂质代谢异常,这可能与其发病机制有关。

二、临床表现

1.症状　夜盲是最常见的症状,部分患者可表现为视力下降或视野缩窄;也有患者无自觉症状,在眼科检查时偶然发现。

2.眼底表现　早期,视盘和视网膜血管正常。晚期,视盘颜色变淡,视网膜动脉略窄。后极部视网膜呈青灰色,可见多个结晶样闪光点,越靠近黄斑中心越密集,甚至融合成斑块状。黄斑中心凹反光不明显,病变区域可散在大小不一、形状不规则的色素沉着,部分可类似骨细胞形。病变一般起于中心,逐渐向周边进展。病程较长的患者可见色素上皮及血管萎缩,暴露脉络膜血管,脉络膜血管可出现管径变窄及走行平直等硬化表现,通常在视盘附近最明显。

3.暗适应检查　早期患者一般表现正常或轻度下降,随着病程进展,暗适应减退或发展为夜盲。

4.FFA 检查　荧光血管造影可见后极部普遍色素上皮脱失,透见脉络膜背景荧光。晚期可见散在荧光渗漏,组织着染。

5.ERG 检查　病史较短的患者大多数 b 波正常,少数出现 b 波降低。病史较长的患者大多数出现 b 波降低或消失。

6.视野检查　绝大多数患者有中心暗点、旁中心或不规则暗点,部分或全部环形暗点。周边视野向心性缩小。

7.OCT 检查　视网膜神经上皮、色素上皮和脉络膜可出现强反光,与眼底缩减结晶样病变位置一致。

三、诊断要点

本病依据进行性夜盲、双眼眼底特征性青灰色背景上多发略带金属光泽的黄白色亮点、脉络膜血管硬化,以及 FFA、OCT 及视野检查结果可明确诊断。

四、鉴别诊断

1.与原发性视网膜色素变性的鉴别　原发性视网膜色素变性较早出现视盘呈蜡黄色及视网膜血管缩窄,且视网膜可见大量骨细胞样色素沉着,没有带金属光泽的结晶样黄白亮点,可据此鉴别。

2.与白点状视网膜变性相鉴别　白点状视网膜变性眼底除黄斑区外,可见遍布的类圆形白色小点,可据此与结晶样视网膜变性相鉴别。

五、治疗

本病暂无特效疗法,可给予血管扩张剂、维生素及中药治疗等支持疗法,建议患者每年定期随访 1 次,发现视网膜裂孔、水肿或新生血管时及时对症治疗。近年来基因治疗通过病毒载体注射的方法进行基因治疗尚处于研究阶段。

第十三章　斜视

斜视是指任何一眼视轴偏离的临床现象,儿童斜视可能与弱视、双眼单视异常或者控制眼球运动的神经肌肉异常有关。

第一节　眼外肌与眼球运动

两眼各有 6 条眼外肌,其中 4 条直肌,2 条斜肌。单条眼外肌在第一眼位时的主要作用、次要作用见表 13-1。

表 13-1　各眼外肌运动的主次要作用

眼外肌	主要作用	次要作用
外直肌	外转	无
内直肌	内转	无
上直肌	上转	内转,内旋
下直肌	下转	内转,外旋
上斜肌	内旋	下转,外转
下斜肌	外旋	上转,外转

一、拮抗肌、协同肌、配偶肌

1.拮抗肌　同一眼作用方向相反的眼外肌互为拮抗肌。如:内直肌与外直肌,上直肌与下直肌,上斜肌与下斜肌互为拮抗肌。

2.协同肌　同一眼向某一方向注视时具有相同运动方向的肌肉为协同肌。如:上转时上直肌和下斜肌,下转时下直肌和上斜肌为协同肌。

眼外肌可以某个作用为协同肌,而另外一个作用为拮抗肌。如,上转时上直肌和下斜肌的垂直作用为协同肌,其旋转作用为拮抗肌。

3.配偶肌　向某一方向注视时,双眼具有相同作用的一对肌肉称为配偶肌。如,向右注视时,右眼的外直肌与左眼的内直肌为配偶肌。

二、眼球运动定律

1.神经交互支配定律(Sherrington´s law)　眼外肌在接受神经冲动产生收缩的同时其拮抗肌也收到神经冲动产生松弛。如,向右侧注视时,右眼外直肌收缩、内直肌松弛,而左眼内直肌收缩、外直肌松弛。

2.配偶肌定律(Hering's law)　两眼向相同方向注视时,相对应的配偶肌同时接受等量的神经冲动。

第二节　双眼视觉及斜视后的异常改变

一、双眼视觉

双眼视觉指外界同一物体分别投射到两眼的黄斑中心凹,经大脑视觉中枢加工整合为单一立体物像的生理过程。

1.视网膜对应点　两眼视网膜具有共同视觉方向的点或区域称为视网膜对应点。两眼黄斑中心凹具有共同的视觉方向时为正常视网膜对应。

2.产生双眼视觉的基本条件　两眼视野重合是产生双眼视觉的基础,视野重合的部分越大,双眼单视范围越大。两眼所见物像的大小、形状、明暗、颜色相似或完全一致;具有正常的视网膜对应,同时有健全的融合功能和协调的眼球运动功能。

二、斜视后的异常双眼视觉

1.复视　斜视后,外界同一物体投射在同一视觉方向上,因此一个物体被感知为两个物像,称为复视。

2.混淆视　斜视后,外界不同物体分别投射在两眼黄斑中心凹,两个不同的物像在视皮质无法融合,称为混淆视。

三、斜视后对异常双眼视觉的适应

为克服复视和混淆视常发生以下四种异常改变。

1.抑制　在两眼同时视的情况下,主导眼看清物体时,为克服复视和混淆视另一眼的周边视网膜和中心凹分别被抑制。两眼分别检查视力时,最佳矫正视力正常或两眼视力平衡(图13-1)。

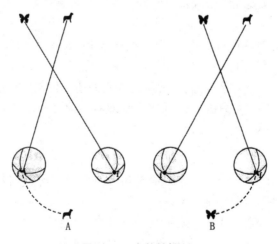

图13-1　交替性抑制

A.右眼抑制;B.左眼抑制

2.弱视　如果斜视仅限于单眼,斜视眼中心凹的抑制会导致最佳矫正视力下降,形成斜视性弱视。

3.旁中心注视　弱视程度加重后,受累眼可能丧失中心注视能力,形成旁中心注视。

4.异常视网膜对应(anomalous retinal correspondence,ARC)　发生斜视后(主要发生在内斜视),在两眼同时视情况下,主导眼中心凹与斜视眼周边视网膜可以产生新的对应关系,形成异常视网膜对应。

第三节　斜视临床检查法

一、一般检查

一般检查包括询问病史、检查视力、验光和望诊。

1.询问病史　仔细了解病史对诊断斜视与弱视具有重要价值。包括个人史及家族史、发病年龄、发病的形式、斜视的类型和斜视与弱视的治疗史。

2.视力检查　根据年龄确定不同儿童视力检查方法。检查前可以先用玩具等拉近关系,消除其紧张情绪。由于婴幼儿很难配合视力检查,所以检查时定性比定量更为重要,判断两只眼的视力是否存在差别比获得每眼的准确视力更有价值。如果发现婴幼儿两眼视力存在差别,即提示可能存在弱视。为隐性眼球震颤患者检查视力时,因遮盖一眼后可诱发眼球震颤,用常规方法遮盖一眼检查的视力低于生活视力,应尽量在不引起眼球震颤的情况下检查。方法:在一眼前放置+5D 球镜片,使视力表上的视标模糊,但不诱发眼球震颤。另一种方法是用一张长方形的硬卡片,其宽度刚好遮住视力表上的视标,放在距被遮眼 33 cm 处,以不引起眼球震颤为准,测定另一眼的视力。应允许有代偿头位的眼球震颤患者在其代偿头位上检查其最佳视力。

3.屈光检查　药物麻痹睫状肌后的屈光检查可以获得准确的屈光度数。我国初诊儿童普遍采用1%阿托品眼膏散瞳,近年来临床上逐渐采用1%环戊通滴眼剂作为睫状肌麻痹剂,既可充分麻痹睫状肌,又能缩短散瞳持续时间。无论是哪种药物,用药前一定要详细告知儿童及家长使用方法和可能的不良反应。

4.望诊　望诊时先排除假性斜视,大度数的阳性 Kappa 角易误诊为外斜视,而阴性 Kappa 角和内眦赘皮易误诊为内斜视。如果确定存在斜视,则进一步观察斜视是恒定性的还是间歇性的,是双眼交替的还是单侧的,斜视角是变化的还是稳定的。要检查是否伴有上睑下垂,是否有异常头位。观察每只眼的注视质量和双眼同时注视的情况。有震颤样运动则表明注视不稳定和视力不良。

二、遮盖检查

遮盖法是破坏融合的方法之一,通过遮盖检查判断是否存在斜视以及斜视的性质。分别在 33 cm 和 5 m 完成,注视可调节视标。

1.遮盖-去遮盖法　用遮眼板遮盖任意一眼,遮盖时观察对侧眼是否有眼球移动,如果有眼球移动,说明对侧眼存在显斜视;如果对侧眼无眼球移动,说明对侧眼处在注视位。然后观察去除遮眼板后被遮眼的变化。如果被遮眼有返回注视位的运动,说明被遮眼为隐斜视;如果被遮眼停在某一偏斜位置上,提示被遮眼有显斜视。如果两眼分别遮盖时,对侧眼均无眼球移动,说明无显斜视。

2.交替遮盖法　用遮眼板遮盖一眼,然后迅速移到另一眼,反复多次,观察是否有眼球移动,如有眼球移动,说明有眼位偏斜的趋势。检查时要求遮眼板从一眼移至另一眼时没有双眼同时注视的情况出现。

交替遮盖回答了有无眼位偏斜倾向。遮盖-去遮盖回答了眼位偏斜倾向属于显斜视还是隐斜视。交替遮盖比遮盖-去遮盖破坏融合更充分,所查的结果含显斜视和隐斜视两种成分,而遮盖-去遮盖法检查的结果仅含显斜视成分。

三、斜视角检查

1.角膜映光法(Hirschberg test) 患者注视 33 cm 处的点光源,根据反光点偏离瞳孔中心的位置判断斜视度(图 13-2)。点光源偏心 1 mm,偏斜估计为7.5 度或15PD。该方法优点是比较简便不需要患者特殊合作,缺点是不够精确,没有考虑到 Kappa 角的因素。

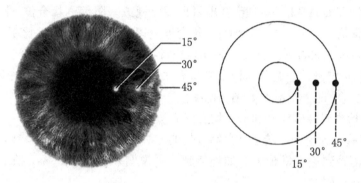

图 13-2 角膜映光法测量斜视度

2.三棱镜加角膜映光法(Krimsky test) 患者注视一个点光源,三棱镜置于斜视眼前,尖端指向眼位偏斜的方向,逐渐增加度数至角膜反光点位于瞳孔中央,所需三棱镜度数即为眼位偏斜度。

3.三棱镜加遮盖试验 该法为比较精确的斜视角定量检查法。检查时,将三棱镜置于斜视眼前,棱镜的尖端指向斜视方向,逐渐增加三棱镜度数至斜视角被中和,眼球不再移动为止。此时所用三棱镜度数即为所检查距离和注视方向的斜视度。可以用单眼遮盖-去遮盖法检查,也可用交替遮盖法检查。

临床上需两眼分别注视时检查裸眼与戴镜、视近与视远的斜视角,这对诊断和治疗具有重要意义。

4.同视机法 用同时知觉画片检查斜视度,检查时一眼注视画片中心,检查者把对侧眼镜筒调整到被查眼反光点位于瞳孔中央处,在刻度盘上可以直接读取斜视度数。此检查结果为他觉斜视角(客观斜视角)。通过对各诊断眼位斜视角的定量检查,可以分析判断麻痹性斜视的受累肌肉,有助于诊断和手术设计。

四、眼球运动功能检查

1.单眼运动检查 检查时遮盖一眼,另一眼追踪向各注视方向移动的视标,如发现任何眼球运动的减弱,则提示向该方向运动的肌肉力量不足,或存在限制因素。单眼运动正常的标志为:内转时瞳孔内缘到达上下泪小点连线,外转时角膜外缘到达外眦角,上转时角膜下缘到达内外眦连线,下转时角膜上缘到达内外眦连线。

2.双眼运动检查

(1)双眼同向运动:单眼运动不能显示眼外肌运动功能不足时,用双眼同向运动检查。根据配偶肌定律,可以发现相对功能不足的肌肉和相对亢进的配偶肌。检查时,令双眼分别注视各诊断眼位的视标,根据斜视角的变化判断受累肌。如一内斜视患者单眼运动检查未发现异常,双眼同向运动检查发现向左注视时斜视角明显增大,与这个方向运动相关的肌肉为左眼外直肌和右眼内直肌,外直肌功能不足造成内斜度数加大,则提示该患者左眼外直肌麻痹。

(2)双眼异向运动:双眼异向运动包括集合和分开运动,临床上多检查集合功能。①集合(辐辏):集合是很强的自主性运动,同时含有非自主性成分,在眼外肌功能检查中具有重要意义。集合近点检查(near point of convergence,NPC):被检查者注视正前方一个可以引起调节的视标,视标逐渐向鼻根部移近,至患者出现复视或一眼偏离集合位,此集合崩溃点称为集合近点,正常值为 7 cm。随年龄增长,集合近点逐渐后退;②AC/A 比率(accommodative convergence/accommodation ratio,AC/A ratio):视近物时,一定量的调节会产生相应的调节性集合,AC/A 比率是定量检查调节与调节性集合关系的方法。正常时 1 屈光度(1D)调节可以产生 4~6PD 集合,即 AC/A 为 4~6。比率大于 6 考虑 AC/A 过高,小于 4 考虑 AC/A 过低。AC/A 比率检查对临床诊断和治疗均有意义。

3.娃娃头试验　为鉴别外转运动限制真伪的方法。将患儿的头突然转向外转"受限"的对侧,观察外转能否到达正常位置。如外转到位则说明外转"受限"不存在;如外转不能到位,则提示存在运动限制。

4.牵拉试验　主要用于鉴别眼球运动障碍系源于神经肌肉麻痹还是来自机械性限制。分为主动牵拉试验和被动牵拉试验。检查前详细告诉患者可能的不适和检查过程中应该如何配合,特别是局麻的患者。主动牵拉试验只能在局麻清醒状态下完成。两眼表面麻醉充分后,放置开睑器,用镊子夹住相应部位角膜缘,分别检验被测同名肌肉收缩力改变。根据是否存在收缩力量的差别,定性分析是否存在神经肌肉麻痹。被动牵拉试验可以在局麻下完成,但全麻后试验效果更可靠。麻醉满意后,镊子分别夹住 3 点、9 点角膜缘球结膜,向各方向转动眼球,并着重向受限方向牵拉,如无阻力,则可排除机械性限制;如牵拉眼球有阻力,则说明存在机械性限制。该检查如在局麻下完成,牵拉转动眼球时,一定令受检者向牵拉的相同方向注视,否则可能产生假阳性结果。

5.Parks 三步法　用于在垂直斜视中鉴别原发麻痹肌为上斜肌还是另一眼的上直肌。三个步骤是递进的排除法。第 1 步,先确定上斜视是右眼还是左眼。如果右眼上斜视,则提示右眼的下转肌(上斜肌或下直肌)不全麻痹,或左眼上转肌(上直肌或下斜肌)不全麻痹。第 2 步,分析是向右侧注视时垂直偏斜大,还是向左侧注视时垂直偏斜大。如果是向左侧注视时垂直偏斜大,则提示麻痹肌可能为右眼上斜肌或左眼上直肌。第 3 步,做歪头试验,令头转向高位眼侧(右侧),垂直偏斜增大,即歪头试验阳性,则原发麻痹肌为右眼上斜肌。如果歪头试验为阴性,则原发麻痹肌为左眼上直肌。

五、知觉功能检查

1.抑制检查　患者有明显斜视而无复视主诉,是判断单眼抑制的最简便方法,其他检查方法包括 Worth 四点灯检查和 Bagolini 线状镜检查等。

2.融合储备力检查　主要方法为红色滤光片加三棱镜法,即在斜视患者的单眼前加红色滤光片,双眼同时注视点光源,患者可看到 1 个红灯和 1 个白灯,在单眼上加三棱镜,至红灯和白灯融合,出现单一的粉红色影像,说明有潜在的融合储备力。继续增加三棱镜度数,受检者仍能看成 1 个粉红色物像,至又出现 1 个红灯和 1 个白灯,由两个物像重合至再次出现两个物像所用的三棱镜度数即为受检者的融合储备力。

3.立体视检查　立体视的检查包括随机点立体图和非随机点立体图两类。水平视差是产生立体视的基础。患者戴偏振光眼镜或红蓝眼镜,观察特殊印制的图片,对立体视进行定量检查。正常值为 40~100 秒弧。非随机点立体图存在单眼线索,假阳性率较高。常用的检查图有 Titmus 立体图和 TNO 立体图。

4.复视像检查　患者的头保持正位,不得转动。在其一眼前放一红色镜片,注视 1 m 远处的灯光,若有复视,则见一红色灯光和一白色灯光;若见粉红色单一灯光,则表示无复视。然后分别检查各诊断眼位,距离中心约 20°。

复视像的分析步骤:①首先确定复视像性质,是水平的还是垂直的、是交叉的还是同侧的;②寻找复视像偏离最大的方向;③周边物像属于麻痹眼。水平复视周边物像在水平方向确定,垂直复视周边物像在第三眼位垂直方向确定。

第四节　斜视治疗的基本原则

一、治疗时机

斜视治疗的主要目标是恢复双眼视觉功能。儿童斜视一经确诊即应开始治疗,应首先尝试消除斜视造成的知觉缺陷,包括脱抑制、治疗弱视;双眼视力接近平衡后,再运用非手术的或手术的方法矫正斜视。如果斜视影响到儿童的心理和社会交往,建议早期手术。成人后天性斜视,先保守治疗,并积极检查相关病因。病因清楚,病情稳定 6 个月后可行手术治疗。

二、非手术治疗

斜视的非手术治疗包括:矫正同时存在的屈光不正,治疗可能存在的弱视,斜视的光学矫正,药物治疗和视能矫正训练。

1.弱视的治疗　精确配镜和对单眼弱视的优势眼的遮盖是弱视治疗的两个基本手段。双眼高度屈光不正引起的双眼弱视不能使用遮盖法治疗。

2.光学治疗

(1)框架眼镜:轻微的屈光不正不需要矫正,如果内斜视患者有明显的远视,内斜视的部分或全部原因与远视相关,应给予全矫处方矫正。对高 AC/A 患者,佩戴双光镜可以放松调节的,也可配镜矫正。

(2)三棱镜:对有复视的斜视患者,佩戴三棱镜使两眼视轴平行,可以在主要视野,即第一眼位和阅读眼位,消除复视。

3.药物治疗

(1)散瞳剂和缩瞳剂:用阿托品散瞳可以矫正或部分矫正屈光性调节性内斜视。点缩瞳剂可以形成药物性近视,减弱中枢性调节,对矫正高 AC/A 型调节性内斜视有效。

（2）A 型肉毒素：在肌电图监视下将其注射于麻痹肌的拮抗肌内，由于药物的神经毒性作用，使肌肉暂时性麻痹，重建了麻痹肌和拮抗肌之间的平衡，能够达到减小或消除斜视的效果。主要应用于中小度数内外斜视（<40$^\triangle$）、术后残余斜视、急性麻痹性斜视（特别是第Ⅵ脑神经麻痹）、周期性内斜视、活动期甲状腺相关性眼病等。

4.视能矫正训练　视能矫正训练是指视能矫正师指导患者进行的弱视和双眼视功能训练，可以补充和巩固手术效果。

三、手术治疗

1.手术治疗的方法

（1）肌肉减弱术：包括直肌后徙术（图 13-3）、直肌悬吊术、直肌后固定术、下斜肌后徙术、下斜肌切断术、下斜肌部分切除术、上斜肌断腱术、上斜肌肌腱延长术等。

（2）肌肉加强术：包括直肌缩短术（图 13-4）、直肌肌腱前徙术、下斜肌转位术、直肌肌腱连结术、上下直肌移位术、上斜肌折叠术等。

（3）水平肌肉垂直移位术：用于矫正无明显斜肌异常的 A 型或 V 型水平斜视。

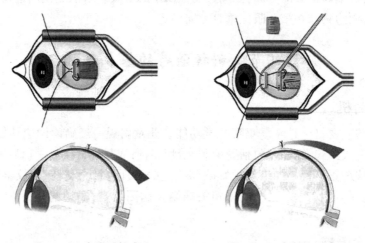

图 13-3　直肌后徙术　　　　图 13-4　直肌缩短术

2.手术肌肉的选择　多种因素决定手术肌肉的选择。首先是第一眼位的斜视度，同时应参考视远和视近时斜视度的差别。内直肌对视近斜视角的矫正作用更大，外直肌对视远斜视角的矫正作用更大。对视近内斜视较大的患者，应行双眼内直肌减弱术。外斜视视远明显时，应行双眼外直肌减弱术。对视近视远斜视角相同的斜视，双侧直肌减弱与单眼后徙加缩短手术效果相同。需要提醒的是，单眼同次手术不能超过两条直肌，否则可能发生眼前节缺血。

手术仅能起到机械性矫正眼位的作用，其他多种因素如肌肉的性质、与周围组织的关系、不同的神经冲动等，决定了相同的肌肉相同的手术量可能产生不同的矫正结果。因此获得满意的手术效果，可能需要不止一次手术。

3.调整缝线　调整缝线是为提高斜视手术成功率而设计的方法，既可用于直肌的后徙术，也可用于直肌的缩短术及上斜肌手术。术前要准确评估患者能否耐受调整缝线，并告知患者可能的不适。少年儿童和婴幼儿斜视手术不适宜调整缝线。

第五节 不同类型斜视的诊治

目前临床尚无完善的斜视分类方法。通常有以下几类:根据融合功能分为隐斜视、间歇性斜视和恒定性斜视;根据眼球运动及斜视角有无变化分为共同性斜视和非共同性斜视;根据注视情况分为交替性斜视和单眼性斜视;根据发病年龄分为先天性斜视和获得性斜视;根据偏斜方向分为水平斜视、垂直斜视、旋转斜视和混合型斜视。水平斜视包括内斜视(esotropia,ET)和外斜视(exotropia,XT)。

共同性斜视的主要特征是眼球运动没有限制,斜视角不因注视方向的改变而变化,两眼分别注视时的斜视角相等(第一斜视角等于第二斜视角)。非共同性斜视根据眼球运动限制的原因分为两种:一种是由于神经肌肉麻痹引起的麻痹性斜视;另一种是由于粘连、嵌顿等机械性限制引起的限制性斜视。根据病史和牵拉试验可以鉴别。麻痹性斜视的主要特征为眼球运动在某个方向或某些方向有障碍,斜视角随注视方向的变化而改变,第二斜视角大于第一斜视角。

一、内斜视

1.先天性内斜视(婴儿型内斜视基本型)

(1)诊断要点:出生后 6 个月内发病,无明显屈光异常。交替性斜视者无弱视,单眼性斜视常合并弱视。斜视度数较大。有假性外展限制,用娃娃头试验可以排除。有时合并下斜肌亢进、垂直分离性斜视(dissociated vertical deviation,DVD)和眼球震颤等。

(2)治疗:如有单眼弱视需先行治疗,待双眼视力接近平衡后(可交替注视),手术矫正斜视,手术时机为 18~24 个月以内。合并下斜肌亢进和 DVD 者,手术设计时应给予相应考虑,下斜肌转位术矫正下斜肌亢进及同时合并的 DVD。手术后应保留小于 10^ 的微小内斜视,以利建立周边融合和粗立体视。

2.调节性内斜视 调节性内斜视有两种作用机制单独或共同参与:中高度远视需要较多的调节以得到清晰的物像而导致屈光性调节性内斜视;高 AC/A 使一定量的调节引起更多的集合形成高 AC/A 型调节性内斜视。

(1)屈光性调节性内斜视

1)诊断要点:发病平均年龄为 2 岁半。有中度或高度远视性屈光不正。散瞳后或戴镜可以矫正眼位。单眼内斜视可合并弱视,眼球运动无明显受限。

2)治疗:佩戴全屈光处方眼镜矫正,有弱视者治疗弱视。此类斜视不适于手术矫正。一般每年重新验光一次,根据屈光变化决定是否调换眼镜,需要时也可以提前验光。调换眼镜时应满足视力和眼位正常。如戴镜后有轻度外斜,则应减小球镜,以戴镜后正位或内隐斜为好。

(2)部分调节性内斜视

1)诊断要点:为屈光性调节性内斜视的一种类型。散瞳或戴镜后斜视度数可以减少,但不能完全矫正。

2)治疗:首先佩戴全屈光处方眼镜矫正,有弱视者治疗弱视。戴镜 3~6 个月后眼位不能完全矫正者,应手术矫正非调节部分斜视。斜视调节部分继续戴镜矫正。每半年至1年重新验光一次,并根据屈光变化决定是否调换眼镜。调换眼镜原则同屈光调节性内斜视,即应满足视力和眼位正常。

（3）高 AC/A 型调节性内斜视

1）诊断要点:斜视度视近大于视远(≥15$^\triangle$)。视远时甚至可以为正位。常伴有远视性屈光不正。此类斜视 10 岁后有自愈趋势。

2）治疗:保守治疗方法包括:戴双光镜即全屈光矫正下加+1.50～+3.00D 球镜矫正斜视或点缩瞳剂减少中枢性调节矫正视近过多的内斜。手术治疗:一般行双眼内直肌后固定术以减少对视远时眼位的影响。

（4）混合型调节性内斜视

1）诊断要点:此类内斜视两种调节因素同时发挥作用。有远视性屈光不正,戴镜后斜视度减少,说明有屈光性调节因素。但是戴镜后视远斜视度明显减少甚至接近正位,视近仍有较大度数内斜视,视近大于视远(≥15$^\triangle$),说明还有高 AC/A 因素。

2）治疗:戴镜矫正屈光性调节性内斜视,剩余的高 AC/A 型调节性内斜视用内直肌后固定术矫正或用双光眼镜矫正。

3.非调节性内斜视

（1）基本型内斜视

1）诊断要点:斜视常在半岁以后出现,无明显调节因素。单眼斜视可合并弱视。无明显远视性屈光不正,视远视近斜视度相同。

2）治疗:有弱视者先尝试治疗弱视,双眼视力接近平衡后及时手术矫正眼位。虽然绝大多数儿童全身无明显症状,但也需要考虑中枢神经系统检查。

（2）急性共同性内斜视

1）诊断要点:发病急,突然出现复视。多发生在 5 岁以后,眼球运动无明显受限。

2）治疗:由于是突然出现复视,所以首先要进行神经科检查以除外颅内疾患。如内斜视度数小,可用三棱镜消除复视;如斜视度数大,病情稳定后,可以手术矫正。眼位矫正后可以恢复双眼视觉功能。

（3）周期性内斜视

1）诊断要点:3～4 岁发病。内斜视呈周期性出现,一般为隔日斜视,周期为 48 小时。在不出现之日可能仅有轻度斜视或隐斜视。日久可转变为恒定性斜视。周期性内斜视患者中偶见弱视,V 型斜视常见。在内斜视不存在时,患者可有正常的双眼单视和较好的立体视。

2）治疗:首先矫正屈光不正。有些患者矫正远视后,周期性内斜视消失。不能矫正者,可以手术矫正,手术量参照眼位偏斜日的斜视度。

（4）知觉性内斜视

1）诊断要点:儿童期的各种眼病如白内障、角膜白斑、视网膜病变、视神经萎缩、眼外伤等造成单眼视力明显下降甚至丧失后出现此类内斜视。

2）治疗:首先是针对病因治疗,矫正屈光不正,治疗屈光间质混浊引起的弱视,尽量保持双眼同时获得正常的、对称的神经冲动在婴幼儿期非常重要。病因排除后,尚有残余内斜的,手术矫正眼位。

以上均为共同性内斜视。

4.非共同性内斜视

（1）展神经麻痹

1）诊断要点：展神经麻痹多数为获得性，可由颅内疾患、外伤或外周病毒感染导致，也可以没有任何明确原因，但存在高血压、糖尿病等微血管高危因素。大度数内斜视，外转明显受限，严重时外转不能超过中线，可有代偿头位，面转向受累肌方向。

2）治疗：尽力检查病灶，以确定病因。针对神经麻痹可使用神经营养药物。大多数3个月左右恢复。对病因清楚、病情稳定6个月以上仍有斜视者，可手术矫正内斜视。外直肌不全麻痹时可行内直肌后徙加外直肌缩短手术；外直肌全麻痹者可行内直肌减弱联合上下直肌与外直肌连结术或联合上下直肌移位术。内直肌注射A型肉毒素可以避免或缓解肌肉挛缩，又不影响睫状血管供血，可以替代内直肌后徙术，且可反复注射。

（2）其他类型非共同性内斜视

1）内直肌运动受限：甲状腺相关性眼病，眶内壁骨折内直肌或其周围软组织嵌顿，内直肌手术中大量截除，均可造成内直肌运动限制，见特殊类型斜视。

2）眼球震颤阻滞综合征：出生后6个月内出现的内斜视，斜视度不稳定，伴有水平冲动性眼球震颤，用外转眼注视时眼球震颤加剧，有代偿头位，喜欢用内收眼注视。

3）眼球后退综合征：见特殊类型斜视。

4）Mobius综合征：少见，由先天性脑神经发育缺陷引起的先天性限制性内斜视。特点是第Ⅵ、第Ⅶ脑神经麻痹，导致面具脸；同时合并注视麻痹，肢体、胸、舌的异常。

二、外斜视

婴幼儿期外斜视较内斜视少见，但随年龄增加患病率逐渐升高。患者可由外隐斜发展为间歇性外斜视，再进展为恒定性外斜视，也可以发病即为间歇性外斜视或恒定性外斜视。

1.间歇性外斜视

（1）分类：根据视远、视近斜视度的不同临床可分为4种类型。

基本型：视远与视近的斜视度基本相等。

分开过强型：视远斜视度明显大于视近（$\geq 15^{\triangle}$）。

集合不足型：视近斜视度明显大于视远（$\geq 15^{\triangle}$）。

假性分开过强型：视远斜视度明显大于视近，但遮盖单眼1小时或双眼戴+3D球镜后，视远、视近时的斜视度基本相等。

（2）临床表现：发病较早，但发现较晚，一般到5岁左右才逐渐表现明显。对于无视觉抑制的大龄儿童和成人会感觉复视，当利用调节性集合控制眼位时，有视疲劳、阅读困难、视物模糊、头痛等。许多间歇性外斜视患者畏光，即在强光下喜闭一眼。斜视出现频率随年龄增大逐渐增加。由于受融合控制，所以斜视度变化较大，疾病、疲劳及融合遭到破坏时斜视易于暴露。控制正位时有一定的双眼视功能。眼位偏斜时，偏斜眼抑制。始终保持正常视网膜对应，没有或很少有弱视。无明显屈光不正，且眼位偏斜的原因与屈光不正无特殊联系。

（3）治疗：以手术治疗为主，手术时机应掌握在双眼视功能受损之前，在密切随访立体视觉正常情况下可延迟手术。发现双眼视功能损害时提倡早期手术。但要看患儿是否合作，所查斜视度是否可靠，检查结果不可靠时不可贸然手术。集合训练可能有暂时效应，但不能矫正眼位。不要因集合训练而延误手术时机。手术前尤其不应进行集合训练，否则容易出现手术后过矫。手术肌肉的选择见"斜视治疗的基本原则"。

2.恒定性外斜视

(1)先天性外斜视

1)诊断要点:出生后6个月以内发病,大角度的外斜视。常合并神经系统异常和颅面畸形。立体视和双眼注视功能较差

2)治疗:以手术治疗为主。

(2)知觉性外斜视

1)诊断要点:由原发性知觉缺陷包括屈光参差以及白内障、无晶状体、视网膜病变或其他器质性原因所致的单眼视觉障碍所致的外斜视。受累眼呈恒定性的外斜视。

2)治疗:以手术为主。

(3)继发性外斜视

1)诊断要点:内斜视手术矫正眼位后继发的外斜视。

2)治疗:以手术为主。手术需要从多方面因素来考虑,包括视远视近斜视度、第1次手术量、眼球运动是否受限以及每只眼的视力情况等。多数情况下第2次手术为探查和复位前次手术后徙的肌肉。

(4)动眼神经麻痹

1)病因:儿童动眼神经麻痹的原因包括先天(40%~50%)、外伤或炎症,很少因肿瘤所致。成人动眼神经麻痹多由于颅内动脉瘤、糖尿病、神经炎、外伤、感染所致,肿瘤也很少见。

2)临床表现:患者常存在大度数的外斜视,同时伴麻痹眼的下斜视。受累眼上睑下垂,内转明显受限,内上、外上、外下运动均有不同程度的限制。眼内肌受累时瞳孔扩大,对光反应消失或迟钝。儿童动眼神经麻痹患者弱视很常见,必须积极治疗。在先天性或者外伤性的动眼神经麻痹的病例中,因为受损伤眼神经的迷行再生,临床表现和治疗就变得非常复杂。表现为异常的眼睑抬举、瞳孔收缩,或者眼球企图内转时下转。

3)治疗:获得性动眼神经麻痹患者首先要检查病灶,以确定病因。不要漏掉重要疾病的诊断。针对神经麻痹可使用神经营养药物,因有自愈的可能,先观察6~12个月,仍有眼位偏斜的可考虑手术治疗。因为多条眼外肌包括上睑提肌受累,手术的目的是在第一眼位矫正斜视,而不能追求恢复眼球运动功能。为矫正大度数外斜视,常需要外直肌超常后徙联合内直肌大量缩短术。由于动眼神经累及眼外肌多,手术效果差。当 Bell 现象阴性,上转运动严重限制时,上睑下垂矫正手术应慎重。

三、垂直斜视

垂直斜视一般根据高位眼诊断。垂直性斜视病因很多,先天性的可以是解剖异常(眼外肌的附着点异常、肌肉缺如等)或神经肌肉麻痹,获得性的可以是闭合性颅脑外伤、眶壁骨折和眶肿瘤、脑干病变以及全身性病变等。垂直斜视几乎都是非共同性斜视,其检查、诊断、处理都比水平斜视复杂。

1.上斜肌麻痹　上斜肌麻痹为最常见的垂直旋转性眼外肌麻痹。病因可以是先天性解剖异常,神经核缺陷或者第Ⅳ脑神经运动部分的缺陷;也可以是获得性的,大多数是颅脑损伤引起,也有因中枢神经系统血管异常、糖尿病引起者。

（1）先天性上斜肌麻痹（congenital superior oblique muscle palsy，CSOP）

1）诊断要点：受累眼上斜视，如果双眼发病则呈交替性上斜视即右眼注视时左眼上斜视，左眼注视时右眼上斜视。歪头试验阳性，即将头向高位眼倾斜时，受累眼上翻或上斜视度数明显增加。双眼运动表现为受累眼内下转时落后（上斜肌功能不足），可伴有内上转时亢进（下斜肌功能亢进），单眼运动可以正常。单侧先天性上斜肌不全麻痹伴有典型的代偿头位，面部发育常不对称。很少合并弱视。

2）治疗：先天性上斜肌不全麻痹以手术治疗为主，度数较小或手术后有残余小度数者可用三棱镜矫正。客观检查结果可靠者应尽早手术。早期手术不仅能及时恢复双眼视觉功能，还可以减少面部和骨骼的发育畸形。手术设计主要为减弱功能亢进的拮抗肌或配偶肌。

（2）获得性上斜肌麻痹（acquired superior oblique muscle palsy，ASOP）

1）诊断要点：突然出现复视。有时虽为成人发病，但是很可能是先天的病例失代偿后出现复视。所以既往照片调查对鉴别先天性或获得性上斜肌麻痹具有重要意义。各诊断眼位斜视度检查、复视像检查以及 Parks 三步法检查可以确定受累眼和肌肉。眼球运动的检查，特别是双眼运动的检查可见受累眼向鼻下运动有不同程度限制。有代偿头位，但不如先天性者典型。

2）治疗：获得性上斜肌不全麻痹应以病因检查和对因治疗为主，经多次详细检查未查出确切病因者，先行对症治疗。病因清楚、病情稳定 6 个月后仍有斜视者，行手术治疗。手术以矫正正前方及前下方眼位并恢复双眼视功能为主。三棱镜矫正对小度数垂直斜视（一般小于 $10^\triangle$）有较好矫正效果，但对旋转斜视无帮助。

2.双上转肌功能不足　双上转肌功能不足即同眼的下斜肌和上直肌麻痹。

（1）诊断要点：眼球运动鼻颞侧上转均受限，受累眼下斜视。向上注视时，受累眼眼位更低。斜视眼可能弱视。有下颌上抬的代偿头位。患眼上睑下垂，50%的患者上睑下垂是假性的，1/3 患者会表现 Marcus Gunn 下颌瞬目综合征。

（2）治疗：如果存在下直肌限制因素，则后徙下直肌；如果没有限制因素，可将内外直肌转位到上直肌附着点处（Knapp 转位术）。

3.下斜肌麻痹　下斜肌麻痹（inferior oblique muscle palsy，IOP）罕见，可能为第Ⅲ脑神经下支特别是营养下斜肌的分支受损伤。确切病因不清，不伴其他神经异常。内转时上转受限，牵拉试验是与上斜肌肌鞘综合征（Brown syndrome）相鉴别的主要方法，无限制因素者为下斜肌麻痹。常存在 A 征及上斜肌亢进。手术行同侧上斜肌减弱或者对侧上直肌后徙。

四、A、V 型斜视

A、V 型斜视（A、V Patterns）为水平斜视的一种亚型，在水平方向其斜视角无明显变化，但是在垂直方向注视不同位置时斜视角有明显变化。可以理解为在垂直方向注视时有非共同性的水平斜视很像字母 A 或 V，故称 A、V 型斜视。两个字母的开口方向表示两眼分开强或集合弱，字母的尖端方向表示集合强或分开弱。15%～25%的斜视合并 A、V 征。V 型外斜视，上方斜视角大于下方；A 型外斜视，下方斜视角大于上方；V 型内斜视，上方斜视角小于下方；A 型内斜视，下方斜视角小于上方。

1.诊断要点　向上 25°和向下 25°分别注视，测量视远时的斜视角。V 型斜视，上下分别注视时的斜视角相差≥$15^\triangle$。A 型斜视，上下分别注视时的斜视角相差≥$10^\triangle$。眼球运动检查要努力发现是否存在斜肌运动异常。A 型斜视常伴有上斜肌功能亢进,V 型斜视常伴有下斜肌功能亢进。

2.治疗　①V 型斜视,有下斜肌功能亢进者,无论其程度如何均先行下斜肌减弱术,再矫正水平斜视。无下斜肌功能亢进者,在矫正水平斜视时行水平直肌垂直移位术;②A 型斜视,有立体视者,禁忌行上斜肌减弱手术,A 征由水平直肌垂直移位矫正。无立体视者,若有明显的上斜肌功能亢进,一般要行上斜肌减弱术后再行水平斜视矫正术;若上斜肌功能亢进较轻或无明显上斜肌功能亢进者则行水平直肌垂直移位术;③用水平肌肉移位术矫正 A、V 型斜视时,内直肌向字母 A、V 尖端方向移位,外直肌向字母开口方向移位。

五、特殊类型斜视

有些斜视病因不详且临床分类困难,临床表现也比较复杂,这类斜视统称特殊类型斜视。

1.DVD　发病机制不明,其主要特点为两眼交替上斜视,眼球运动不遵循配偶肌定律,两眼运动呈分离状态。

(1)诊断要点:交替遮盖时被遮眼上漂且合并外旋转,去遮盖后眼球缓慢回到注视位且合并内旋转。视远时更容易暴露。头位侧转后交替遮盖时仍有交替上漂现象是与单纯双眼下斜肌亢进鉴别的要点。用不同密度的滤光片组成的串镜做 Bielschowsky 试验,被遮眼随滤光片密度增高眼位上漂,当滤光片密度减低时上斜眼回落甚至超过注视位呈低位,则为 Bielschowsky 试验阳性。可合并先天性内斜视、眼球震颤、弱视和下斜肌亢进。DVD 常为双眼发病,可以为对称性但更多情况表现为非对称性。

(2)治疗:平时无明显交替上斜视,只在检查时才暴露者可保守治疗。如患者合并屈光不正,在佩戴眼镜时可以用光学手段转换注视眼,避免暴露上漂现象。对不合并下斜肌亢进者以减弱上直肌为主,对上漂现象明显者上直肌后徙大于 7 mm,也可以行上直肌后徙联合后固定缝线术(Faden 术)。合并下斜肌亢进者行下斜肌转位术,即将下斜肌断端固定在下直肌附着点颞侧。

2.先天性脑神经发育异常综合征　先天性脑神经发育异常综合征(congenital cranial dysinnervation disorders,CCDDs)为一组特殊类型的斜视综合征,是由于先天一条或多条脑神经发育异常或缺失,从而导致的原发或继发的其他脑神经对肌肉的异常神经支配。

(1)Duane 眼球后退综合征(Duane retraction syndrome,DRS):研究发现此类患者支配外直肌的展神经核缺如或受损,外直肌受到动眼神经的矛盾性支配。临床以眼球运动限制、眼球后退和异常头位为主要特征。

1)分类:眼球后退综合征临床分 3 型。Ⅰ型,受累眼外转受限,内转无明显限制,可以合并内斜视;Ⅱ型,受累眼内转受限,外转无明显限制,可以合并外斜视;Ⅲ型,受累眼内外转均受限,可以无斜视或合并内斜视或外斜视。

2)诊断要点:多数患者均有外转限制,外转时睑裂开大。内转时眼球后退,睑裂变小,常合并眼球上射或(和)下射现象。常伴有代偿头位。多数患者保持较好的双眼单视功能,很少发生弱视。被动牵拉试验显示有限制因素。可以双眼发病,多数为单眼,临床发现左眼为好发眼。

3)治疗:第一眼位无明显斜视和代偿头位者无特殊治疗。对有明显代偿头位和第一眼位有斜视者可手术治疗。手术仅限于改善眼位和代偿头位使主要视野获得双眼单视,一般对恢复眼球运动无帮助。手术以减弱术为主,一般不建议行加强手术,否则术后会加剧眼球后退。

(2)先天性眼外肌纤维化综合征(congenital fibrosis of extraocular muscles,CFEOM)

1)诊断要点:可分为 1 型、2 型和 3 型三种类型,CFEOM1 型是最常见的经典的 CFEOM 表现型。对此类患者的 MRI 研究发现上睑提肌和上直肌发育不良,提示动眼神经上支先天缺如。自脑干发出的动眼神经细小,第Ⅳ和Ⅵ脑神经也存在不同程度的异常。临床表现为双侧上睑下垂、双眼下斜视、被动牵拉试验阳性、双眼上转受限伴不同程度的水平注视受限。

CFEOM2 型是少见的 CFEOM 表型。遗传学也证实是由原发性第Ⅲ、Ⅳ脑神经核的异常发育引起。患者双侧上睑下垂,并有大角度的外斜视,水平和垂直眼球运动均严重受限。

CFEOM3 型是非经典 CFEOM 表型。推测可能为动眼神经不同程度的发育缺陷造成。在 CFEOM 1 家系中,凡不符合 CFEOM1 诊断标准的患者即为 CFEOM3 型。患者可以双侧或单侧发病,眼球运动可以是完全受限或轻度受限。牵拉试验阳性。

2)治疗:手术目的是矫正或改善第一眼位的斜视和代偿头位,对眼球运动无明显改善。手术原则为受累肌肉大量后徙,不做缩短术。因为多数患者 Bell 现象消失或明显障碍,所以上睑下垂的矫正术要慎重。

3.上斜肌肌鞘综合征

(1)病因:先天性者为上斜肌肌腱和滑车纤维粘连导致机械性限制眼球内上转,后天性者为上斜肌肌腱或滑车部的肌腱炎症、外伤或继发于上斜肌折叠术后。

(2)诊断要点:第一眼位表现为正位或下斜视。受累眼内上转明显限制,外上转接近正常,患眼内转时下斜视逐渐增加。同侧上斜肌正常或轻度亢进。可有下颌上抬的异常头位。需与下斜肌麻痹鉴别。被动牵拉试验的结果是鉴别诊断的依据。

(3)治疗:①非手术治疗。后天的上斜肌肌鞘综合征不急于手术,有自行恢复的可能。第一眼位正位可不手术,垂直斜度小于 $10^\triangle$ 可配三棱镜矫正;②手术治疗。第一眼位垂直斜度大于 $10^\triangle$,正常视网膜对应且患者眼位有明显内旋,可行上斜肌断腱术或上斜肌肌腱延长术。

4.甲状腺相关眼病 本节从斜视角度介绍甲状腺相关眼病所致斜视的治疗方案及原则。

对静止期甲状腺相关眼病患者,可以手术矫正斜视,消除复视。以矫正第一眼位和前下方斜视并消除复视为目标,其他方向因眼外肌变性的缘故很难完全消除斜视和复视,以解除因眼外肌变性造成的眼球运动受限为主要选择。例如:多数患者以下直肌受累为主,受累眼上转明显限制是由于下直肌炎症后纤维化引起的,所以此类患者应行下直肌后徙或悬吊术。双眼受累者,手术设计要考虑在双眼完成以达到消除第一眼位复视的目标。处理上下直肌时,要在直视下充分分离与眼睑的联系,以避免或尽量减少对眼睑位置的影响。

5.眼眶壁爆裂性骨折所致限制性斜视 为外界暴力引起的间接性眶壁骨折。外力导致眶内压突然升高,使眼眶最薄弱处的内壁、下壁发生骨折,眶内软组织、肌肉嵌顿于骨折处或疝入上颌窦,导致眼位以及眼球运动异常。

(1)诊断要点:发病初期可见眼睑、眼眶内组织肿胀淤血。受累眼下斜视或第一眼位没有斜视,某些注视野存在复视。限制性眼球运动障碍,受累眼发生眼球内陷。眼眶 CT 检查可见相应部位骨折,典型的眶下壁骨折软组织疝入上颌窦时可见油滴样影像。牵拉试验阳性,眼球运动障碍源于机械性限制。

(2)治疗:先行眶壁骨折修复术。眼眶修复术后仍有斜视者可考虑手术矫正,手术以解除眼球运动限制为主,小角度的斜视可用三棱镜矫正复视。

第十四章　近视

第一节　近视的屈光原理

　　眼球屈光状态主要由三个屈光参数(眼轴长度、角膜屈光力和晶状体屈光力)未明确。这三个屈光参数同样也是决定一个眼球是否为近视眼及其屈光度数的要素。

　　眼球前后径(眼轴)过长,角膜屈光力过强或晶状体屈光力过强都可造成近视眼,均可使来自远处的平行光线,在视网膜前聚焦。因此,视网膜上的物像形成一模糊不清的弥散斑(图14-1)。近视眼的屈光系统发射出来的光线是聚合光线,焦点位于眼球与无限远之间,该点即为近视眼的远点(图14-2)。外界物体如离眼较近,位于近视眼的远点上,则可在视网膜上形成清晰的影像。眼前加负球镜片(图14-3),使远处的平行光线通过镜片发散后进入眼内,聚焦于视网膜上,从而看清远方目标。

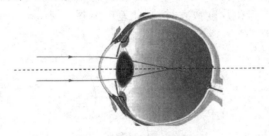

图14-1　近视眼屈光现象

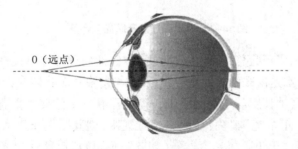

图14-2　近视眼远点

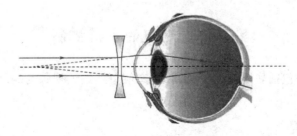

图14-3　近视眼的光学矫正

近视屈光度往往需要通过验光来加以确认。临床上常用的验光方法有主觉验光、检影验光和睫状肌麻痹电脑验光。主觉验光指通过雾视使眼在放松调节状态下获得远用屈光度的检查。是国际上针对大龄儿童和成人公认最准确的一种临床方法。检影验光是检查者对检影镜照射人眼眼底的反射光采用一定屈光度实现影动中和的过程,其结果相对客观,尤其适合婴幼儿或聋哑人等无法进行主观配合者。睫状肌麻痹电脑验光是使用各种睫状肌麻痹剂(如阿托品、乙酰环戊苯、托吡卡胺等)之后采用自动电脑验光仪进行眼屈光状态检查,其结果也比较准确,往往较常应用于大样本的流行病学研究。对于成人,通常使用常规验光获得的结果就能比较准确地反映其实际屈光度,但对于小部分调节无法放松的患者,尤其是年龄较小患者,通常需要使用睫状肌麻痹剂来获得较准确的屈光度,最后给予处方时需要结合两种屈光度检查来获得更加准确的判断。

矫正近视通常采用凹透镜。平行光经凹透镜被分散入眼,焦点后移到视网膜上。此时,负镜片的像方焦点应该与近视眼的远点相一致,这样远处物体成像于视网膜上,此时与正视眼一样,近视眼的视网膜与无穷远处互为共轭关系。

矫正近视通常所用凹透镜片的焦距等于该眼远点距离减去镜片至眼主点的距离。由于镜片的焦距小于眼的远点距离,镜片所测出的度数,要比该近视眼的实际度数大。镜片度数小时,此差量可以不计,但若镜片度数大时,则此差量不容忽视(图 14-4)。

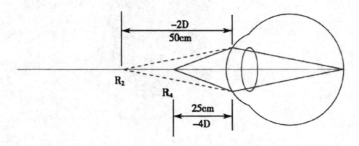

图 14-4　近视眼远点及屈光度计算

根据近年研究和临床经验总结,原发性近视眼,包括病理性和单纯性近视眼,不论其屈光度数的高低,基本上都是由眼轴长度主导决定的,与角膜和晶状体屈光度的改变没有明显关系。由于近视眼的眼轴长度与正视眼眼轴长度范围有一定的交叉重叠,因此有些低度近视眼的眼轴长度仍在"正常范围"内;而中高度近视眼,则其眼轴长度大多已超出"正常范围"。继发性近视则指由于角膜屈光力过强(如圆锥角膜)或晶状体屈光力过强(如小球状晶状体)等原因导致的近视。

第二节　近视的发病机制

近视的发病机制包括病因与发生机制,下文就单纯性近视眼与病理性近视眼分别进行讨论。

一、单纯性近视

1.病因　单纯性近视的病因假说很多,主要可归纳为遗传和环境两大类。

(1)遗传假说:单纯性近视有明显家族聚集现象。双亲均为近视者,子代近视眼发生率明显高于双亲仅一人为近视者;后者又远高于双亲均无近视者。说明遗传是近视发生的重要原因之一。数据显示,不同种族的近视发生率有很大差异,黄种人发生率最高,白种人次之,棕种人较白种人稍低,黑种人最低。即使在同一环境条件下,不同种族的近视发生率仍有明显差异,表明遗传因素是种族差异的主要原因。

单纯性近视眼属于多因子遗传性状的学说近年已得到公认。现正在研究找寻与近视相关联的基因。全基因组关联分析法研究已找出一些可能的易感位点,分别位于染色体 15q14 与 15q25 等部位。

(2)环境假说:认为单纯性近视是环境因素决定的,主要是基于近距工作和户外活动对近视发生率的影响。论据是流行病学调查与动物实验。

早期流行病学调查发现单纯性近视发生率与近距离工作量有关。胡诞宁等调查中小学生,每天课余读写时间为 1~2 小时,3 小时,4 小时者,近视眼发生率分别为 27.8%、39.2% 与 55.2%。前瞻性调查也显示近距离工作量由低到高的正视眼学生在 2 年随访后,近视眼发生率分别为 8%、17% 与 26%。说明较多量的近距离工作更容易导致近视眼的发生。国外研究者通过对大学生的三年随访研究也得出相同结论,大量近距离工作会导致近视的发生和发展。

近距离工作影响近视发生发展的机制中,比较认可的解释是"为对焦而生长"的理论。人眼的实际调节反应通常小于调节刺激,具有一定量的调节滞后,使得像聚焦在视网膜后,造成远视性离焦,从而在视网膜上成一个模糊斑。视网膜为了减少模糊斑的大小,会朝着像聚焦的位置生长,于是眼轴逐渐延长,形成了轴性近视(多数近视在儿童期和年轻成人期发生,主要是玻璃体腔延长而导致眼轴延长),这一理论通过一些动物实验得到了证实。

也有研究发现连续近距离工作一段时间后会发生短暂的低度近视(平均-0.5D,持续 1~2 分钟),这种现象是由于调节张力所致,称为近距离工作诱导的暂时性近视(Near work-induced transient myopia,NITM)。对眼轴长度精密测量发现调节时睫状体、前端脉络膜及巩膜向内牵拉,巩膜后段被迫延伸,能引起暂时性眼轴延长(50~100 μm),且看近时双眼会聚,内直肌的收缩压力也可能导致眼球后壁扩张,后极部巩膜伸展日久后可能损害巩膜弹性,造成永久性眼轴延长。

近年流行病学调查则发现户外活动与单纯性近视眼发生率的关系非常密切,较少的户外活动是近视发生的原因之一,并且一些研究结果显示户外活动时间与近视发生率显著相关,而近距离工作时间却与其并无显著相关。增加户外活动时间为什么能够降低近视发生率? 是否因为光照导致维生素 D 和视网膜多巴胺含量增加呢? 有研究发现维生素 D 的水平虽然与户外时间正相关,但与近视发生率并无关联。而多巴胺作为视网膜上光调节释放的神经递质,有可能对近视进展起到一定的延缓作用,具体机制尚未完全明确。

此外,营养、照明等其他因素是否与近视发生有关,还有待更多的研究证据来支持。

如上所述,单纯性近视眼的发生与遗传和环境均有关系,两者的比重,可用双生子研究量化。胡诞宁等调查了 82 对有单纯性近视眼的双生子,发现近视眼一致率在同卵双生子为 82%,异卵为 68%,差别显著。同卵与异卵的差别说明近视眼与遗传密切相关;但一致率低于 1.0,又说明环境因素也起一定作用。据此算出近视眼的遗传指数为 61%,并认为用多因子遗传解释单纯性近视眼的发生比较合理。即遗传为内因,环境为外因。两者相加超过一定的阈值即会发病。因此,每个个体发生近视眼与否,都是遗传和环境因素共同作用的结果,遗传易感性是由多对基因决定的,每对基因只起到较小的作用。

2.发生机制　这里是指引起近视眼发生的生化、病理、光学、细胞生物学和分子生物学改变。决定眼屈光力的主要因素为角膜曲率半径、晶状体屈光力与眼轴长度。三项中如有一项异常即可造成近视眼;三者均在正常范围内,如果组合不当,也可造成近视眼。

在近视眼形成过程中,视网膜首先接受外界导致近视的视觉信息,如离焦、形觉剥夺、模糊等,产生异常的视觉信息处理,通过信号级联以及传递可调节巩膜生长从而调控眼球发育。但具体是哪些信号参与,如何产生信号级联和传递机制尚未明确。目前发现与近视形成相关的信号主要有多巴胺(dopamine,DA)、毒蕈碱乙酰胆碱、胰高血糖素、维A酸、一氧化氮(NO)、转化生长因子β以及成纤维细胞生长因子等。

DA为儿茶酚胺类物质,主要在视网膜水平细胞、无长突细胞和网状层间细胞中合成和代谢。DA的合成和代谢具有光依赖性,受周围环境亮度、时间和空间的影响。研究发现视网膜DA的含量有昼夜节律性,即日间DA浓度较高,夜间降低。DA作为视网膜上光调节释放的神经递质,可提高日间视网膜功能,提示高浓度DA可能是户外活动对近视保护作用的机制之一。大量的实验证明户外活动能预防儿童的近视,同时提高光的亮度能延缓近视进展。

然而,按照国内的教育形势增加户外时间直接导致学生读书时间减少,因此很难进行大面积的推广和应用。多巴胺可能是户外活动对近视起延缓作用的因素之一。因此,多巴胺及其信号通路成为近视机制研究的热点。DA在形觉剥夺性近视和透镜诱导性近视形成过程中起重要作用,表现为视网膜DA含量、酪氨酸羟化酶(TH)的活性以及玻璃体腔内二羟苯乙酸(DOPAC)的含量均明显下降。应用非选择性DA受体激动剂——阿扑吗啡可在一定程度上抑制形觉剥夺性近视(FDM)和镜片诱导性近视(LIM)的发生,且呈剂量依赖性,说明DA介导眼球发育及生长的调控。

大量的实验证明毒蕈碱乙酰胆碱受体参与眼球屈光发展。毒蕈碱非选择性拮抗剂(如阿托品)和部分选择性拮抗剂(如哌仑西平)已经被证明能抑制鸡和哺乳动物实验性近视。并经临床验证应用于临床,阿托品和哌仑西平能有效减缓青少年的近视进展。然而阿托品的瞳孔扩大、畏光、调节力降低等不良反应一定程度上限制其临床推广和应用。

另一个可能信号通路是腺苷,哺乳动物的视网膜、脉络膜和巩膜都有表达腺苷受体,并被证明在哺乳动物和人眼球的发育起重要作用。有人发现A2AR敲除的小鼠与野生型小鼠相比屈光向近视方向发展,眼轴相对延长。有人报道豚鼠经过FDM后,视网膜上腺苷A2A受体的表达明显升高,给予形觉剥夺的豚鼠和兔子每天腹腔注射7-甲基黄嘌呤(7-MX)连续3周后发现,7-MX能明显抑制形觉剥夺性近视。研究表明MX腺苷非选择性拮抗剂7-MX在临床上延缓近视进展。

一氧化氮是近年来发现的视网膜神经递质。一氧化氮合酶(NOS)是合成一氧化氮的关键酶,在视网膜分布广泛。一氧化氮参与了视觉信息的形成、整合和传导,具有重要的生理功能。目前的研究表明,形觉剥夺能使新生鸡视网膜NOS的mRNA及iNOS蛋白质表达水平下降;玻璃体腔注射NOS抑制剂N-硝基-L-精氨酸甲酯(L-NAME)能抑制FDM的形成,而球结膜下注射L-NAME则无效,说明视网膜产生的内源性NO参与了FDM的形成过程,作用机制尚不清楚。可能与一氧化氮抑制细胞增生、调节巩膜基质中金属蛋白酶的活性、影响视网膜中其他生物活性物质的合成和释放密切相关。

脉络膜作为血管层,位于巩膜和视网膜之间,已有研究证明脉络膜参与眼球的调节以及生长发育的调控。研究者发现当鸡处于近视性离焦,脉络膜会迅速增加厚度使视网膜处于焦平面;相反,如果处于远视性离焦时,脉络膜会迅速变薄,使视网膜拉回焦平面。在其他动物模型中,脉络膜也有类似的反应,包括豚鼠、俄猴、猕猴,尽管变化不如鸡的明显。这种脉络膜厚度的改变可能是由于脉络膜的血流和血管通透性的改变等所导致。同时,也有研究表明脉络膜厚度在形觉剥夺性近视形成时减少,而在恢复时增加,表明脉络膜在调控眼球的生长过程中起着重要的作用。此外,脉络膜可能参与巩膜的生长和重塑。脉络膜表达和参与合成大量与巩膜重塑和眼球发育相关的生长因子和酶,包括 bFGF、TGF-β、tissue plasminogen activator(t-PA)、RA and MMPs。

临床和实验研究的大量证据表明,巩膜的生化和生物力学特性决定了眼球的形状和大小,因此在影响眼球的屈光状态上发挥了重要作用。人类近视眼时,眼轴延长的发生机制,与巩膜,尤其是后极部巩膜的薄弱有关。巩膜结构主要包括细胞(成纤维细胞)和细胞外基质(胶原纤维、弹性纤维、蛋白聚糖、糖蛋白等),两者的削弱都可引起眼轴延长。哺乳类动物实验中证实近视眼有巩膜薄弱,胶原纤维和蛋白聚糖的减少以及基质金属蛋白酶的增加。人类近视的病理学与超微结构研究也显示有巩膜胶原纤维束变细和正常的胶质减少。鸡的巩膜结构不同,除纤维层外还有软骨层。由于鸡经近视诱导时软骨层增厚,造成巩膜的增厚加强,因此眼轴延长伴随巩膜组织增多、伸长的结果,正与哺乳类动物相反,因此鸡的研究结果不能随意搬用于人类。做近视眼实验时,哺乳类动物的研究结果,可能与人类更接近。

在哺乳动物中,胶原蛋白占巩膜细胞外基质大约90%的重量,主要分为Ⅰ、Ⅲ、Ⅳ、Ⅴ型,其中Ⅰ型胶原蛋白分布在眼球赤道和后极部之间,占巩膜总胶原的绝大部分。在近视形成过程中,各种胶原蛋白的亚型变化并不是一致的。大量的实验证明Ⅰ型胶原合成和降解的失衡是近视形成的关键。调控Ⅰ型胶原的基因主要是 COLla1 基因,通过单核苷酸的多态性分析(single nucleotide polymorphisms,SNP)发现日本人群中 COLla1 基因是近视的易感基因。同时,大量的动物实验证明近视眼的巩膜Ⅰ型胶原 mRNA 水平明显减低,而在近视恢复后Ⅰ型胶原 mRNA 水平明显升高。另外在近视眼的巩膜中发现基质金属蛋白酶-2(matrix metalloprotease-2,MMP-2)胶原和蛋白聚糖分解的相关酶表达上调,基质金属蛋白酶抑制物-1(tissue inhibitors of MMP-1,TIMP-1)表达下调,TGF-β 调节Ⅰ型胶原表达最主要的细胞因子在近视的过程中持续减少,导致胶原、蛋白聚糖等细胞外基质交接加速,从而导致巩膜变薄。但巩膜细胞外基质合成和降解的调控机制还有待研究。

除眼轴延长外,调节在人类单纯性近视眼的发生中也起一定的作用。常态下,人类睫状肌经常维持于低度收缩状态,即维持一定的调节张力,使屈光状态趋于近视。使用调节麻痹药能消除调节张力,使屈光状态向非近视眼方向转化。调节张力与年龄和近视眼的病程有关。年龄小,病程短和近视度数低的,调节张力较大,一般青少年近视的调节张力为 0.25~1D。

上文中曾经提到关于近视的诊断中是否采用睫状肌麻痹剂对检查结果的影响。对于一些早期低度近视者,调节张力较大,有可能使用调节麻痹药后呈现为正视状态。而绝大多数病程较长的近视眼,调节张力很小,使用睫状肌麻痹剂后,屈光度改变不明显,提示调节因素作用很小或无。

调节引起近视眼的机制主要有以下两方面:一是调节紧张学说,长期使用调节可造成调节紧张,视远时调节仍不能充分放松。在 20 世纪 60 年代,国内学者观察到青少年近视眼在较长时间视近后会出现暂时性近视,并认为有可能根据调节负荷试验找出前期近视眼患者。20 世纪末期,国际上对此现象做了较多研究,证实了调节负荷会引起 NITM。例如,青少年近视眼在使用 5.00D 调节 5 分钟后,近视眼会增加 -0.52D,可维持至 3 分钟以上。有研究指出,此现象在近视眼中较正视眼明显;在近视眼中,进行性近视眼又比稳定性近视眼明显。二是调节的作用可能有机械性与生化性两种机制。视近调节时可引起暂时性眼轴延长(0.05~0.09 mm)。研究认为调节时睫状肌的收缩将脉络膜向前向内牵拉,导致巩膜周径缩短,引起巩膜前后向的延伸及眼轴延长,日久后会损害巩膜的弹性,使巩膜在延伸后不易恢复,造成永久性的眼轴延长并发生近视眼。此外,调节时可能会产生某些生化物质,例如调节时副交感神经兴奋,有关的神经传导介质会引起 cAMP 升高。动物实验中 cAMP 可抑制巩膜胶原合成,引起眼轴延长与近视眼。

在视觉发育的敏感期内,眼球的屈光状态及生长发育过程受视觉环境的调控,色觉作为视觉信息的重要输入内容之一,其对眼球屈光发育的作用近年来得到重视,并得到动物实验的支持。在人眼实验研究中,很早就发现了色差和调节反射之间的重要关系,研究认为,亮度通道(L+M)和色觉通道(L/M 和 L+M/S)共同引起调节反应并与屈光不正相关。在最近一项大规模的流行病学调查中,对 16539 名国内高中生的屈光状态和色觉情况进行研究发现,色觉异常患者的近视发生率(45.6%)要显著低于色觉正常人群(65.8%),红色盲组人群的眼轴长度也较对照组短。这一研究结果再次验证了色觉通道在眼球屈光发育中的作用。

目前认为色觉主要通过以下几方面来影响眼球的正视化过程。①纵向色差:不同波长光聚焦于视网膜前后不同平面引起的离焦信号,使得眼球的正视化过程向近视或远视方向发展;②调节反应:视网膜上的 S 视锥细胞对近视离焦信号更为敏感,而 L 或 M 视锥细胞对远视离焦信号更敏感。因此,在短波长光中,眼球发生过度调节,而在长波长光中调节不足,这一调节的变化可以进一步增加 LCA 引起的离焦,调控眼球屈光发育;③色觉拮抗通路:单色光照或异常色觉可引起 L/M 或(L+M)/S 色觉拮抗通路的改变,以此影响眼球的正视化过程;④负反馈调节:和广谱白光相比,不同单色光环境中,由于负反馈调节机制受到影响,眼球的生长发育"失控",引起屈光发育异常。

总之,大量研究已经证实色觉可以引起眼球调节反应发生改变,从而导致眼球屈光状态以及眼轴的变化。色觉领域的相关研究为今后屈光不正的防治提供了新的思考。近年来有作者建议用吸收长波长光的纸张,来减少近距离工作对近视眼的影响,但是目前大多数实验尚停留在动物实验以及机制研究上,尚需更多后续研究加以证实。

二、病理性近视

病理性近视的发生通常与遗传有关,其遗传方式也比较复杂。

1.遗传方式　病理性近视的遗传方式主要为单基因遗传,具有遗传异质性,有常染色体隐性遗传,常染色体显性遗传,性连锁隐性遗传等各种遗传方式。

(1)常染色体隐性遗传:根据我国较大规模的家系调查和流行病学研究,病理性近视眼最常见的遗传方式为常染色体隐性遗传。根据为:

1)家系分析:根据我国七大组病理性近视眼共 507 个家系的调查分析,双亲均为病理性近视眼者,子代接近全部发病(93%);病理性近视眼患者的双亲均未发病(即均为杂合子),

其同代矫正发病率为 22.3%(Lentz 矫正法);如双亲之一发病(另一方应为杂合子),同代发病率为 45.6%,基本符合常染色体隐性遗传规律。

　　2)流行病学调查:李镜海等对山东某地区作了病理性近视眼的流行病学调查,发现各种表型通婚时子代发病率与常染色体隐性遗传假设的预期值相符。

　　3)聚集分析研究:褚仁远等对 62 个病理性近视眼家系作了聚集分析研究,指出病理性近视眼属于单基因遗传,符合常染色体隐性遗传规律,基因频率为 14.7%。有少数散发,也不能排除常染色体显性遗传的存在。

　　(2)常染色体显性遗传:病理性近视眼中有些家系有多代连续的垂直传代,每代多个个体的子代发病率均接近半数,为常染色体显性遗传的可能性较大。由于常染色体隐性遗传型的病理性近视眼基因频率较高(10%~15%),人群中杂合子频率 18%~24%,意味着患者与表型正常者通婚时,每 4~5 次婚姻中即有一次会遇上杂合子,造成子代发病(假显性现象)。因此不能见到垂直传代即认为是常染色体显性遗传。

　　(3)性连锁隐性遗传:有极少数病理性近视眼家系仅男性发病,且有女性携带者传代等现象,较可能为性连锁隐性遗传。

　　2.基因定位　病理性近视眼已做出基因定位在常染色体显性遗传病例中的有 9 个,常染色体隐性遗传病例只有 1 个 MYP18,14q22.1-q24.2。性连锁隐性遗传的有 2 个:MYP1,Xq28 和 MYP13 Xq23-q25。由此可见病理性近视眼具有遗传异质性,目前已定位的可能只代表少数的个别病例。显性遗传做出定位的相对较多是因为此类家系更容易收集与分析定位,而为数较多的常染色体隐性遗传病例,由于家系较难收集与定位,定位率明显偏低。目前已作定位的,除 MYP21 外,只是将突变基因的位置定位到某一染色体的特定片段,每个片段内常有数十至数百个基因,要确切地找出突变基因,还需继续努力。

三、用于近视发病机制研究的动物模型

　　目前近视发生发展的机制尚不明了,尚无法从根本上阻止近视及其并发症的发生发展,因此进行近视的基础研究对于探索近视的预防和治疗方案具有重大的意义。目前国内外已对近视的成因做了大量的研究,其中近视动物模型的建立可以说是 20 世纪近视基础研究的一大突破。

　　如今已经成功建立了鸡、树鼩、猴子、豚鼠、小鼠等多种近视动物模型,并发挥了它们各自的优势,对近视发生发展过程中多个相关部位如脑、视网膜、脉络膜以及巩膜等进行了细致广泛的研究,同时结合了各种各样的实验方法,从器官及其物理性指标,如屈光度和眼轴长度等,逐步向组织、细胞、亚细胞和分子水平等层次纵深发展。

　　1.近视动物模型常用方法　目前最常用的两种近视诱导方法为形觉剥夺和镜片诱导。形觉剥夺性近视(form deprivation myopia,FDM)指用缝合眼睑、戴弥散镜片或头套法来破坏动物的单眼形觉引起的近视;镜片诱导性近视(lens involved myopia,LIM)指强迫动物佩戴负球镜片使物体的像聚焦于视网膜后方,从而引起眼轴延长所造成的近视。

　　影响形觉剥夺性近视形成的因素有:①形觉剥夺性近视形成的量与视网膜图像模糊的程度有关。模糊的程度越大,形成的近视越深;②形觉剥夺性近视的形成还与接受形觉剥夺的时间有关,只有长期持续性的形觉剥夺才能形成近视;③虽然形觉剥夺性近视能在一系列年龄中发生,但年龄越小,形觉剥夺性近视发生越容易,近视形成效果随着年龄呈指数下降。

影响镜片诱导性近视的主要因素有:①镜片诱导性近视形成的量与佩戴的镜片的度数有关,度数过大和过小都不容易诱导出近视,不同物种适宜的度数也有所不同;②和形觉剥夺性近视一样,镜片诱导性近视也需要一定的时间,但是所需的时间通常要短于形觉剥夺性近视;③镜片诱导性近视也有敏感的发展阶段。

形觉剥夺性近视和镜片诱导性近视均是可逆的,在去除动物模型的近视诱导因素(形觉剥夺和镜片诱导)后,近视度数逐渐逆转,同时形态学上也逐渐恢复正常,该过程被称为实验性近视的恢复。实验性近视的恢复和诱导一样,均具有敏感期,但是敏感期并不完全重合。

早期的镜片离焦主要通过使视网膜黄斑中心凹的像呈远视性离焦从而诱导出近视。而周边视网膜神经细胞数量明显大于中央黄斑区,周边视网膜的细胞的信息总和远远大于中心视网膜的信息总和,因此,周边视网膜可能足够调控正视化甚至起主导作用。这个假设在动物实验研究中得到了证实。Smith等用经典的猴子实验证明,周边视网膜会影响小猴子的屈光状态发展,周边视网膜在哺乳动物屈光发展中起主要作用,而黄斑中心在正视化过程中并未扮演必要的角色。

虽然形觉剥夺和镜片诱导性近视在形态学上的改变非常相似,但是目前的研究已经明确了FDM与LIM在机制上具有很大的差别。形觉剥夺性近视和视网膜的局部变化关系更大,在切断视网膜和视皮层的联系后,形觉剥夺性近视仍然能够形成,但是由于切断视神经后,所形成的近视变异增大,因此不能完全排除视皮层在其中所起的作用。而镜片诱导性近视则可以被视神经切断所抑制,而且两者对药物以及光照的反应也有很大的不同。比如形觉剥夺可以被持续光照和多巴胺类药物所抑制,而镜片诱导不能为持续光照所抑制,而多巴胺类药物对其的作用在不同的物种中有所不同。此外,在镜片诱导的过程中,动物可以正确识别离焦像的焦点是在视网膜前还是后,并不是单纯根据像的模糊程度来判断眼球生长的方向。此外两种近视动物模型在时程上也有很大的不同。LIM发生明显较快。破坏昼夜节律能抑制LIM的发生,却不影响FDM;促进昼夜节律的措施则产生相反的结果。因此要进一步了解近视的机制,就需要对两种近视进行更为基础深入的研究。这两类实验性近视眼的发病机制不同,形觉剥夺性近视在正常生活状态下的人类中较为罕见,仅有极少数幼年高度上睑下垂或严重屈光介质混浊者发生类似近视。将形觉剥夺性近视的动物实验结果应用于人类近视眼时应谨慎小心,以免误导。

2.近视模型常用动物　目前常用的近视动物包括:鸡、树鼠、猕猴、短尾猴、豚鼠、小鼠等动物。

(1)鸡近视动物模型:鸡是最常用的近视动物模型,属于鸟纲,生长周期短,易于饲养而且出生即开眼,对近视干预反应迅速,实验周期短,因此在近视动物实验的研究中应用较多。早在20世纪70年代的时候,就有学者将鸡用于近视研究。鸡出生时屈光度多偏向远视,在6~7周时完成正视化过程,玻璃体腔的发育在整个正视化过程中起主要作用。但鸡的眼球结构和哺乳类动物相比存在着很大的差别。在解剖上最主要的差别主要体现在巩膜结构上,鸡的巩膜有两层,除纤维层外尚有软骨层,在鸡近视动物模型中,发现在近视的发生过程中,软骨层蛋白多糖的合成增加,巩膜软骨层组织增多,眼轴延长;而哺乳类动物近视的形成和进展过程中巩膜则是变薄,两者在巩膜上的改变完全相反。此外鸡的调节机制和神经支配与哺乳类也有所差异,其参与调节的肌肉不是平滑肌而是横纹肌,不存在毒蕈碱受体(M受体),却有烟碱受体(N受体)。由于鸡在解剖和调节机制上和人类相差甚远,因此不能将鸡的研究结果机械搬用于人类。

（2）树鼠（鼩）近视动物模型：树鼠属于哺乳类、攀缘目动物。树鼠在种系上较鸟类、啮齿类动物与人类更为接近，而且具有与人相似的脑神经和视觉神经，视觉系统和色觉发育良好。1977年以来，树鼠逐渐成为重要的近视模式动物。

由于巩膜结构与人类较接近，树鼠常用于研究近视的巩膜机制。通过对树鼠近视模型的研究，发现在近视的过程中，出现了巩膜厚度变薄，纤维直径变细，巩膜干重变小，巩膜弹性和蠕变性增大。巩膜的这种形态和性质上的改变被称为巩膜的重塑。

（3）猴子近视动物模型：灵长类动物在亲缘关系上和人类最接近，因此在眼球发育，眼部解剖乃至神经控制方面都与人类视觉系统相似。目前最常用于近视研究的灵长类动物包括猕猴、短尾猴和俄猴。

猴子和大部分近视动物模型一样，具有一个正视化过程，在出生时屈光度表现为轻度远视，随后逐渐向正视方向偏移。猴子对形觉剥夺以及镜片诱导等近视诱导方法的反应较为缓慢，常需要数月乃至一年以上时间以诱导出具有统计学差异的近视。

猴子虽然具有众多优点，而且在研究人类近视中有着不可替代的作用，但是由于价格昂贵，饲养困难，饲养成本高，操作困难等原因，使用也受到限制。

（4）小鼠近视动物模型：小鼠属于脊椎动物门，哺乳纲，啮齿目。小鼠用于近视研究的历史并不长，最早始于1985年。小鼠用于近视研究最大的优点在于遗传背景统一，染色体序列已破译，遗传操作方法完备，大量的基因敲除和转基因小鼠已齐备，非常有利于机制的研究。因此以小鼠作为动物模型来研究近视发生发展中的遗传因素及分子机制的优势是无与伦比的。但是小鼠在优点突出的同时，缺点也非常突出。首先，小鼠的视网膜是视杆细胞占优势的，且没有黄斑，视力较差；其次，小鼠的睫状肌缺失，故晶状体调节功能几乎没有，再者小鼠的眼球非常小，对于活体检测眼部屈光参数以及提取眼内组织进行分子和遗传学研究都非常困难。

由于小鼠眼球小，检测困难等客观因素，小鼠形觉剥夺性近视动物模型直到2003年才首次建立，而镜片诱导性近视动物模型目前尚未见任何报道。小鼠眼球的检测则直到2004年，Schaeffel等初次采用了自行搭建的红外偏心验光仪检查屈光；2008年，周翔天等发明了步进电机式相干光测量仪，不仅可精确测量小鼠眼轴总长，还可测量前房、晶状体厚度、玻璃体腔长度等。同时研究了小鼠屈光以及相关结构的发育，发现和其他动物比较，小鼠的屈光发育可能和玻璃体腔长度以及晶状体厚度等相关，完善了其作为近视眼动物模型的基础数据。

各种基因敲除小鼠有助于研究不同基因对眼球发育的作用。比如lumican和纤维调节素双基因敲除的小鼠发生眼轴延长，巩膜变薄，视网膜脱离等高度近视特征性的病理改变，提示这两个基因可能在病理性近视的发生发展中起了一定的作用。此外，ZENK基因敲除的小鼠也发现出现了轴性近视改变，结合鸡近视动物模型中该基因的改变，提示该基因在近视的发生发展以及决定眼球的发育方向中起了重要的作用。2008年，周翔天等发现4~8周龄A2AR基因敲除小鼠与野生型小鼠相比，发生了明显的相对近视，并呈现出眼轴延长、玻璃体腔延长、巩膜胶原直径变细等近视的特征性改变，和人类的近视比较接近。

豚鼠近视动物模型：豚鼠作为一种哺乳动物，是一种新型的近视动物模型。温州医学院周翔天等及澳大利亚的McFadden发现三色豚鼠眼球发育与人类接近，出生即开眼，屈光度开始多为远视,之后进入视觉发育敏感期,开始正视化过程。豚鼠对形觉剥夺和镜片诱导均很敏感,2~4周即可诱导出具有统计学意义的近视。最近发现了白化豚鼠出现明显的自发高度近视,并对形觉剥夺更加敏感。

其他实验动物:其他应用相对较少的近视动物模型还包括:兔、猫、隼、松鼠、鱼等。

3.近视模型应用中的主要问题 由于大多数近视动物模型眼球都比较小,眼球壁特别是角膜比较薄而软,因此进行近视诱导以及检测相关参数时要特别注意不要压迫眼球。比如在进行形觉剥夺时,采用眼罩法要优于眼睑缝合,因为眼睑缝合不仅容易压迫眼球,同时也很容易引起炎症,影响屈光参数的检测。在检测眼球参数时,采用OCT等非侵犯性的方法要胜过A超等需要接触眼球的方法,因为除了不易影响动物眼表条件,有利于反复检测以外,数据可重复性也会更高。

此外在检测时,还需要考虑外部光照条件以及环境对检测的影响。比如光照不同会改变瞳孔的大小,对屈光度检测就会造成影响,因此在检测时需要保持外部光照一致。此外还需要考虑调节的变化,因此在传统的带状光检影时需要进行睫状肌麻痹,而在进行红外线视网膜照相法时,由于周围环境很暗,不容易引起调节,可以不需进行睫状肌麻痹。

在进行A超检测眼轴及各屈光组件的长度时,由于超声的分辨率和超声的频率成正比,因此频率越高所得数据越精确,但同时频率越高则超声的穿透能力越弱,因此需要根据动物眼球的大小选择不同的超声频率。

实验动物的饲养环境并无特殊,只要满足其生活照度即可。但是对于不同的实验设计,要求会有所不同。例如,对于近视模型,其环境照度需要在500lx左右。笼具的大小会限制实验动物的视野,可能会产生一定的近视诱导作用。需要注意,在近视模型建立的过程中,需要采用统一的笼具,利用实验设计的对照方法使得其所产生的作用基本上没有统计学差异。

4.近视模型研究的意义及局限性 利用近视动物模型研究近视的机制并从中探讨近视预防以及治疗的方案已经成为近视研究的主流方式。但是考虑到物种的差异,在将近视动物实验结果应用于人类和临床时,必须进行全面而谨慎的分析。只有充分考虑到动物和人类之间的差异,才能对动物实验的成果进行客观全面的分析,从而推动临床防治工作的发展。动物实验结果与人类的差异主要表现在:

(1)物种的差异带来的眼球发育以及结构上的一系列不同。如前所说,最常见的近视动物模型,鸡的眼球解剖生理和哺乳类就有根本的区别,鸡的视网膜血供主要来自脉络膜,而不像人类具有视网膜血管网,因此鸡的脉络膜厚而且随着血流灌注的不同很容易发生大幅度的变化。鸡对形觉剥夺和镜片诱导等试验方法反应非常迅速,数个小时即可发生显著性的改变,其中一个原因就在于鸡脉络膜厚度的变化对于其屈光度的改变作用很大,脉络膜厚度的变化对于玻璃体腔长度的改变也起了很大的作用,在这一点上,可以说鸡和哺乳类动物是截然不同的。此外鸡的巩膜结构和调节机制也和人类相差甚大。鸡的巩膜同时具有软骨层和纤维层,而哺乳类动物与人类则只具有纤维层。在近视的发生发展过程中,哺乳类和人类只出现了纤维层的变薄,但是鸡同时出现了软骨层的增生。在调节机制上,鸡的睫状肌是横纹肌,而哺乳类与人类是平滑肌,且鸡在调节的过程中,除了晶状体出现改变外,同时还伴有角膜的变化。而其他哺乳类动物,虽然与鸡相比和人类在解剖等方面更为接近,但我们必须注意到,它们仍然和人类有极大的不同,比如大部分动物并不具备色觉,啮齿类动物多为夜视动物,大部分动物的立体视觉和人类相比都非常弱等等。

(2)我们还应当注意到,除了物种的差异,近视动物模型和人类在近视的诱因上也存在着很大的不同。人类近视是在遗传和环境的共同参与下形成的,而目前的常用的近视动物模型多是从环境方面入手。但就环境因素而言,人类所能看到的视觉因素无疑要比大多数动物更为丰富而且精细,因此单纯的动物模型也只能模拟一部分视觉因素对屈光发育的影响。而且就形觉剥夺和镜片诱导两种近视动物模型来说,两者从诱发因素、诱导所需的时间、眼内特别是视网膜和巩膜的生化改变,乃至其对药物、光照、视神经切断的反应均有极大的不同。对于人类而言,由于白内障、上睑下垂、角膜瘢痕等病因引起的近视更接近于形觉剥夺性近视,而对于由于过度视近引起的近视可能更接近于镜片诱导性近视,因此从两种不同的近视动物模型上得出的结论也必须考虑其中的不同,特别是在开发近视治疗药物时,必须注意到两者的不同,以免出现事与愿违的不良后果。

(3)在近视动物模型的建立中,为了能诱导出更大度数的近视,通常采用幼年的动物进行诱导。但是对于人类来说,由于社会因素,近视的发生常常发生于学龄期,和动物模型的诱导时间有所不同。而研究的发育阶段不同,从解剖乃至生化都有明显的差别,对近视的恢复能力也有很大的不同,因此在分析近视动物实验的结果时,必须考虑年龄因素带来的差异。

综上所述,近视动物模型虽然是研究近视机制的重要手段,但是我们必须意识到动物实验的局限性,取其长,去其短,才能真正地从中提炼出可以在临床实验中加以借鉴的精华。如果对动物实验的结果进行毫无保留的照搬全用,只能带来迷失和混乱。

第三节　近视的分类

关于近视的分类法很多,这里就其中主要者分述如下。

一、单纯性近视与病理性近视

根据近视病因分类,可分为原发性(指近视并非由已知的眼病或全身性疾病所致)与继发性(指近视继发于已知的眼病或全身性疾病)两大类。原发性近视眼通常又可分为病理性与单纯性两大类。

1.单纯性近视　多起自儿童及青少年期,进行至一定程度后会保持相对稳定,最终近视屈光在-6.00D 以下,矫正视力正常,眼底一般正常,至多有窄弧形斑及豹纹眼底,眼轴延长。发病原因与遗传及环境因素(长时间近距离用眼及缺少户外活动等)均有关,属于多因子遗传。

2.病理性近视　多起自儿童期,持续地进行性加深,发展快,至成年后稳定或继续进展;最终近视屈光度多在-6.00D 以上;眼轴明显延长;有后巩膜葡萄肿和明显眼底变性,包括环形及大弧形斑、漆裂纹、黄斑区视网膜劈裂、黄斑出血、Fuchs 斑及脉络膜视网膜变性;可发生视网膜脱离、青光眼、白内障等并发症。视功能明显受损,矫正视力可低于正常。视野、对比敏感度等功能多出现异常。病因主要与遗传有关,如前文所述,已发现有常染色体显性、隐性与性连锁隐性等多种单基因遗传方式。

以往在白种人为主的国家,通常用-6.00D作为病理性近视眼的分类标准,发生率一般为总人口1%左右。但近年黄种人为主体的国家(中国、日本、新加坡)近视眼与高度近视眼的发生率急剧上升,-6.00D以上的高度近视眼发生率估计可达总人口的5%～10%,其中很多人并不属于病理性近视,其高度近视发生主要与过度近距离工作有关。出现这么多的高度近视眼,很难仅用遗传因素来解释,其中一部分可能为遗传与环境共同决定的多因子遗传(通常为-6.00～9.00D)。此类患者日后是否会发生眼底病理变化,而成为病理性近视眼,还有待长期的随访研究。故病理性近视眼的病因应改为:"病理性近视眼可有两类,即基本由遗传决定的单基因遗传者,与由遗传和环境因素共同决定的近视眼中屈光度最高的一部分患者"。至于-9.00D以上的超高度近视,则可能仍以单基因遗传为主。国外的流行病学研究结果显示,从低度近视到-9.00D以上高度近视,研究对象的眼底病变患病率从1%增加至50%以上。早期研究结果也显示即使是低度近视眼,其发生视网膜脱离的相对频度(0.83)也明显较正视眼(0.22)高。可见近视性眼底病变并不只局限于高度近视患者,当然高度近视眼出现眼底病变的概率远高于中、低度近视者。

二、近视的屈光度

根据近视眼的屈光度分类法,将近视眼分为低度近视眼(-0.25～-3.00D)、中度近视眼(-3.25～-6.00D)与高度近视眼(-6.00D以上),也有将-9.00D以上的另分一类,称为超高度近视眼。一般而言,近视眼终止于低中度者多为单纯性近视眼,超高度近视眼多为病理性近视眼,而-6.00D以上,-9.00D以下的高度近视眼在我国可能包括了较轻度的病理性近视眼与较重的由遗传及环境因素共同决定的单纯性近视眼。根据屈光度的分类法,界线清晰,易于掌握,因此应用更为广泛。

三、轴性近视与屈光性近视

根据屈光要素改变分类:眼的屈光要素包括眼轴长度、角膜曲率、晶状体曲率及各屈光介质的折射率,各个要素的改变均可引起近视。

1.轴性近视　由于眼轴延长所致,主要见于原发性近视眼及部分继发性近视眼。

2.曲率性近视　指由于角膜或晶状体的曲率半径缩短导致屈光力增加所致。主要见于角膜疾病(先天性小角膜、圆锥角膜等)和晶状体疾病(小球状晶状体、圆锥状晶状体等)。

3.屈光指数性近视　指由于眼屈光介质的折射率增加导致的近视眼,最常见的是年老后晶状体核硬化及发展至核性白内障引起晶状体屈光力增加所造成的近视眼。

四、其他类型近视

人眼在多种内外因素作用下,常可引起远视力下降、近视力正常及屈光为近视的现象。或为一时性,或为永久性,多数近视屈光不正度数不高。

1.外伤性近视　眼外伤(主要是钝伤)可诱发近视,一般历时1～2周,多在一个月内恢复,个别持续1～2年,甚有永久性者。屈光度多小于-6.00D。可能由于睫状体水肿、调节痉挛、晶状体悬韧带断裂、前脱位或角膜曲率增加等所致。

2.中毒性近视　有毒物质,如有机磷农药等急慢性中毒,可引起一种近视化反应,称为中毒性近视。

3.药物性近视　多种药物,如磺胺类、利尿剂、四环素、ACTH及避孕药等可诱发近视。

局部用药如毛果芸香碱等引起调节痉挛,也可表现近视。

4.夜间近视 人眼在光线减弱时,处于暗适应情况下,由于调节刺激缺乏或降低,所出现的一种近视状态,这是一种向暗焦点靠拢的调节现象,可能与像差、晶状体位移及瞳孔散大等有关。

第四节 近视的临床表现和诊断

一、近视眼的症状与体征

1.单纯性近视 轻度近视者因视近清晰,平时生活、学习及工作多能适应,并不感到有所限制。仅当有视远需要,或当与正常视力者比较,或当体格检查时,方被察觉。一般主诉视力模糊或直接诉说"近视",如看不清黑板,分不明路标等。除视远不清外,基本无其他症状,仅在较高度者偶有飞蚊症。如有散光或屈光参差,可能易有眼疲劳症状。为了减少弥散光圈所形成的朦胧像,不少近视者通过缩小睑裂,增加景深来提高视力,故可表现为习惯性眯眼。检查时主要表现为远视力低于正常,降低程度与屈光度相关,即屈光度越高,视力越差。近视力正常或下降。通过合适的光学矫正,可获得良好的矫正远视力。眼底正常,也可能呈豹纹状眼底。无弧形斑或仅有较窄的颞侧弧形斑,一般不会超过1/2视盘直径。眼轴延长较轻。

2.病理性近视 除明显的视远不清外,还常有飞蚊症,这是由于玻璃体液化、混浊所形成的细微漂浮物投影在视网膜上,而引起眼前黑影飘动现象。飞蚊症通常不影响视力,但有些患者对此十分敏感,常为此而烦恼不安。如黑影突然增多,或固定于一处,并有闪光感等其他异常感觉,伴视力明显下降,视野缺损,则应立即做进一步检查。

(1)视力:除远视力明显低于正常外,近视力与矫正视力也可低于正常。

(2)其他视功能:病理性近视眼往往有脉络膜萎缩、后巩膜葡萄肿、漆裂纹等眼底病变。根据眼底改变的有无与轻重,视野表现可有周边视野缩小、环形暗点、中心暗点或旁中心暗点。近视眼光觉敏感性多见降低,暗适应功能也可能异常,甚至表现不同程度的夜盲。可有不同程度的蓝色觉及黄色觉异常。当有黄斑变性时,红色觉也可障碍。视网膜电图(ERG)可有b波降低及潜时延长,眼底变化严重者b波可降低至消失。ERG变化显示锥细胞损害发生较早,然后累及杆细胞。多焦视网膜电流图呈现视网膜锥体细胞功能下降。

(3)眼轴:通过A超或IOL-master等仪器可确定眼轴长度。病理性近视眼有明显的眼轴延长,与屈光度密切相关,眼轴每延长1 mm,相应增加约3D的近视。

(4)眼底征象:病理性近视眼最多见的临床表现是眼底改变。

1)玻璃体病变:近视眼有特征性的玻璃体变化。由于眼轴延长,玻璃体腔增大,促使玻璃体发生液化、混浊及后脱离等。胶状玻璃体液化,使正常网架结构破坏,原有薄纱样的纤维支架组织已不完整,时有条块状或膜状混浊漂浮物。眼球运动时,漂浮物飘动更为明显,因而导致眼前似有蚊蝇飞动的感觉。随着眼轴不断伸长,玻璃体与视网膜之间可出现空隙。空隙为液体填充,从而形成玻璃体后脱离。病理性近视眼在液化腔后常留下很薄的后皮质层,可称为玻璃体劈裂,后皮质层与后部视网膜仍有粘连。玻璃体脱离与劈裂,加上变性和收缩的玻璃体对视网膜的牵引,易引发视网膜脱离。

2)豹纹状眼底:豹纹状眼底是近视眼的一大特征。由于眼球向后伸长,色素上皮层变薄,色素减淡,暴露出下面的脉络膜,橘红色的血管与深色背景构成豹纹状眼底。

3)视盘:病理性近视眼的视神经轴多斜向视盘颞侧,偏斜进入球内。近视眼的视盘较大,呈椭圆形,色泽较淡。视盘的鼻侧,由于巩膜延伸的牵扯,使视网膜组织向后极处移动。视盘鼻侧的视网膜被扯到视盘上,掩盖鼻侧的视盘时称为鼻侧牵引。病理性近视眼筛状板的位置较偏前,因此发生青光眼时视盘杯状凹陷不明显,这是病理性近视者青光眼漏诊的原因之一。

4)弧形斑:是近视眼特征性表现之一。由于眼球向后伸长,视盘周围的脉络膜受到牵引,从视盘旁脱开,暴露出相应处巩膜,而形成特有的白色弧形斑。如脉络膜尚未脱开,仅有色素上皮层脱开,则呈现豹纹状弧形斑。弧形斑随屈光度的加深而增大,多位于颞侧(约占80%)。若眼轴继续向后延长,则可扩展到视盘四周,成为环形弧形斑。大小不一,大者可超过一个视盘径,延及黄斑区,并与后极部萎缩区连成一片(图14-5)。

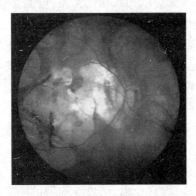

图14-5　病理性近视眼底弧形斑

5)后巩膜葡萄肿:病理性近视眼眼球自赤道部向后过度延伸,后极部巩膜明显变薄,在眼内压的作用下,发生巩膜局限性膨出,而形成大小不等的后巩膜葡萄肿。其发生与屈光度、眼轴和患者年龄明显相关。葡萄肿的范围通常包括视盘、黄斑及其邻近区,少数仅累及视盘周围。眼底检查可见后极部出现异常的后凹,经过葡萄肿边缘的视网膜血管呈屈膝状走行。葡萄肿区内视网膜脉络膜变薄、萎缩,透光性强,色素游离。B超检查可以清晰地显示后葡萄肿的形态与位置。

6)漆裂纹样病变:是Bruch膜的破裂纹。表现为眼底不规则的黄白色条纹,如同旧漆器上的裂纹。主要见于眼球后极部及黄斑区,数量(2~10条)不等,平均长约为视盘直径的80%。漆裂纹样病变细小、不规则,有时呈断续的浅黄色线条或粒点状,有时呈分支状,位于视网膜最深部。其底部常有中等或大的脉络膜血管横跨而过。血管造影早期可透见荧光,晚期可见漆裂纹处组织着色,并有较强荧光,但无渗漏。漆裂纹样病变很少直接损害视功能,但可造成下面脉络膜毛细管破裂与视网膜出血,这种出血通常较少,吸收后视力能恢复。

7)Fuchs斑:也为病理近视眼特征性表现,是由于黄斑区出血后视网膜色素上皮细胞局部增生所造成,检查可见黄斑区轻微隆起的圆形棕黑色斑。位于中心凹或其附近,1/3~3/4视盘大小。可引起视物变形、视力下降及中心暗点。

8)黄斑部视网膜劈裂:在病理性近视眼可见黄斑部特征性的视网膜劈裂,主要由两个方向相反的力作用于视网膜所致。一个力是视网膜前膜及玻璃体与黄斑粘连收缩造成的向内牵拉的力;另一个是巩膜延伸造成的向外牵拉的力。两个力作用于视网膜,将视网膜层间劈裂为内外两层,造成视网膜劈裂。症状为近期内明显视力下降,视物变形,或视近物困难。眼底检查:后极部轻度视网膜脱离及黄斑区呈水肿状。OCT 检查可见黄斑区视网膜外丛状层裂开,分劈为内外两层,伴黄斑中心凹不同程度脱离,进一步发展可引起黄斑全层裂孔和后极部视网膜脱离。

9)黄斑出血:病理性近视眼常见黄斑出血,好发年龄为 20~30 岁及 60 岁以上。屈光度多>-8.0D。出血日久或反复出血者,可引起增生性变化及色素病变,预后较差,严重影响视功能。黄斑出血可分为两种:①单纯性黄斑出血。多见,约占出血患者的 62%,发病年龄较轻。出血范围可达 0.25~1 个视盘大小。多居色素上皮层下,出血多时可达视网膜深层,为眼球向后极伸长,对脉络膜毛细血管过度牵引所致。通常吸收需时 2~3 个月,不留痕迹。少数因色素上皮萎缩而留下点、线状缺损;②血管新生型黄斑出血。由脉络膜新生血管引起,约占出血患者的 32%。据统计,病理性近视眼者中 5%~10%有脉络膜新生血管,多见于中年的极高度近视眼,女性多见。脉络膜新生血管可通过 Bruch 膜破裂处侵入视网膜下,多集中在黄斑中心凹及周围,形成视网膜下新生血管网,并可发生浅而局限的视网膜脱离,导致中心视力下降与视物变形。新生血管很容易破裂,导致黄斑出血及萎缩变性。出血范围为 1/2~2/3 视盘大小,伴有黄白色渗出斑及灰白色结构。出血通常在 1~15 个月后吸收(平均 7.6 个月)。文献报道有脉络膜新生血管者在 5 年后 90%的视力已低于 0.1,10 年 96%低于 0.1。因此脉络膜新生血管是造成病理性近视眼视力严重减退的重要原因。

10)黄斑变性:病理近视眼并发黄斑变性多见于 60 岁以后。由于营养黄斑的脉络膜毛细血管层消失,或因黄斑区发生脉络膜血管闭塞,引起黄斑区神经上皮细胞的萎缩而终致变性,或是脉络膜新生血管及出血的后果。表现为白色的萎缩病灶与簇状色素堆积。有明显视力下降与中心盲点。

11)周边视网膜脉络膜病变:病理性近视眼除黄斑区外,眼底病变的另一好发部位为周边部,发生率高,一般报道为>50%,甚至高达 70%,也可见于中、低度近视眼;病变范围多数较大,至少累及 1~2 个象限,可同时存在多种病变。由于早期不直接影响中心视力,不易被发现,周边视网膜脉络膜病变也有很大危害性,可明显影响周边视野,变性还常导致视网膜裂孔和脱离。

二、近视的诊断

近视眼的主要症状为远视力降低而近视力仍正常,可以通过以下检查来明确是否近视以及近视的严重程度。

1.远、近视力检查　远视力降低是近视眼主要的,有事甚至是唯一的症状。远视力是一个连续的数量性状,一般以 5.0/1.0(对数/小数视力)为正常标准。但实际上有些人眼的正常远视力高于 1.0,达到 1.5~2.0 的也不在少数。这些眼即使有-0.25D 或-0.50D 的近视,也仍有 1.0 及以上的视力。由于近视眼的远点就在眼前一定距离,并可使用调节进行代偿,因此可能表现出近视力正常或优于远视力。远视、散光等情况也会影响视力。因此仅以视力检查诊断近视,并不全面。验光才是诊断近视的重要方法。

2.验光诊断　近视眼的验光包括测定未用睫状肌麻痹药的屈光状态与使用睫状肌麻痹药后屈光状态。

青少年儿童即使主观上不使用调节,但可能存在调节张力,使用睫状肌麻痹剂可迫使调节放松。因此完整的屈光检查常包括两者。

小瞳验光在临床上是指不用睫状肌麻痹药时验光的结果。在青少年或儿童,应让受检者放松调节,并将负球镜值降至能维持最佳远视力时的最低值。

睫状肌麻痹验光在临床上常被称为扩瞳验光,但实际上瞳孔扩大只是睫状肌麻痹剂的一个不良反应,因此扩瞳验光的名称,不如睫状肌麻痹验光正确。睫状肌麻痹剂的种类、浓度和时间,都会影响其效果。目前常用方法为:①硫酸环戊通眼药液(1%)滴3次(每次间隔5分钟),半小时后验光;②阿托品眼膏(0.5%～1%),一天两次,连续三日,其作用比硫酸环戊通更强。

验光方法包括主观验光、客观验光(检影法,电脑验光仪)等。

3.其他检查　包括角膜曲率,眼轴长度测定等。更完整的检查还包括调节功能、集合功能、隐斜等测定。

病理性近视眼易有多种严重并发症,如合并青光眼、视网膜脱离等。应提高警惕,全面仔细检查,并应用各种有针对性的特殊检查方法,以求确诊。

三、近视的并发症

近视的危害主要在于并发症。近视眼的并发症表现多种多样,主要见于病理性近视眼,通常随屈光度的加深及年龄增长而逐渐加重,从而导致视觉功能的进行性损害,严重的且可致盲,成为我国低视力与盲的重要原因之一。

1.黄斑裂孔及其引起的视网膜脱离　本类并发症在我国较西方常见。据统计,占原发性视网膜脱离的11%。黄斑区的视网膜变性、玻璃体后皮质牵引及视网膜劈裂加重均可引起裂孔,并由此引发局部视网膜脱离,甚至形成全脱离。女性及老年人较多,一般近视>-10.0D,多见于已有后巩膜葡萄肿者。症状为视力明显下降,视物变形及相应视野缺损。眼底检查可见裂孔,圆形或椭圆形;玻璃体后皮质牵引造成的撕裂孔为裂隙形或新月形;伴有视网膜脱离。B超与OCT检查对确定裂孔,玻璃体牵引与脱离范围很有帮助。少数病例可伴有脉络膜脱离,有眼痛及炎症表现,眼压极度降低,预后较差。

2.周边裂孔及其引起的视网膜脱离　视网膜脱离是近视眼常见并发症,其发生率8～10倍于非近视人群。原发性或孔源性视网膜脱离者中,近视眼所占比例可高达70%以上。多见于中、高度近视者。已知引起视网膜脱离的病理基础是视网膜周边裂孔的形成。由于变性的玻璃体与格子样变性的视网膜粘连,在玻璃体长期不断牵引下,包括外力作用下,一些部位的变性视网膜被拉出裂孔或撕裂。液化的玻璃体可从此裂口处流到视网膜下,从而使视网膜隆起而脱离。患者早期症状为闪光感(玻璃体对视网膜牵引所引起的刺激征象),继之出现大片黑影,视力下降及大面积视野缺损。裂孔多见于赤道部及周边部,尤以颞上象限为多。裂孔以马蹄形(其上可有玻璃体盖)为主,也有呈圆形或椭圆形。

3.青光眼　在近视患者中,开角型青光眼患病率为正常人的6～8倍。在开角型青光眼患者中,近视眼占46.9%;在青年人青光眼中高度近视眼者比例更高。开角型青光眼患病率随着近视眼眼轴的增长而增加。患者可较早出现盲点,生理盲点也较正常眼为大。眼压多为轻度升高,平均 5.02 kPa(37.74 mmHg)。房水流畅系数(C 值)较低,压畅比(Po/C)较高,角膜曲率较大,巩膜硬度系数(E 值)偏低,前房较深。视盘边界模糊,色泽对比不明显,凹陷多不典型,但杯盘比多高于正常人。皮质类固醇诱发试验的阳性率较高。由于病程缓慢,青光眼早期的异常又多被近视眼的表现所混淆或掩盖(如把青光眼视盘凹陷看成近视眼的表现;病理性近视眼视盘色泽较苍白,使青光眼性视神经萎缩不易觉察),故病理性近视眼伴发的青光眼常被漏诊。对于度数较高的近视眼,若出现难以解释的视力下降及屈光度短期内迅速加深情况,即应注意青光眼的可能。青光眼可使近视眼的病理过程加快加重,从而引发更多的器质性与功能性损害。而眼压升高,促使眼轴延长;而由于眼轴延长,脉络膜视网膜更趋变薄,微循环及血供均进一步受到影响,从而视功能更易受到高眼压的损害。眼压作用应理解为既包括升高的眼压作用,也包括眼压虽属正常,但承受眼压的组织薄弱、抗力低下,同样能引发病理改变,故也可以看作为眼压的作用。

4.白内障　病理性近视眼者常有白内障,主要为核性白内障(58%),也可为后囊下白内障(23%),或两型并存(19%)。核性白内障的晶状体核呈棕黄色,因晶状体屈光力增加,可使近视程度加深。白内障病程进展较慢。晶状体手术术中及术后并发症,近视眼较非近视眼者为多。

5.弱视　由于近视眼的近视力一般正常,故发生弱视者较少。可能发生弱视的因素主要有近视性屈光参差量较大、明显斜视及幼年开始的高度近视眼。

6.斜视　近视眼由于调节与集合功能异常及相互关系失调,常伴有外隐斜或显性外斜,可见于各种程度的近视眼。外隐斜进行性发展后可变为外显斜。外显斜多数经过间歇性阶段,即注视远处物体时眼位正,视近时眼位明显外斜。好发于面型宽、眶距大及双眼屈光不等者。集合功能受到影响,常可引发视疲劳,特别是近距离工作者。而当斜角过大时,可诱发失用性弱视及立体视觉功能丧失。有些近视眼由于眼肌平衡功能失调等原因,也有可能发生内斜视。早产儿高度近视者,时有伴随内斜视。此外,在近视性内斜视中,有一种特殊类型:近视程度较深(-15.0～-20.0D),多逐渐发展,不断加重。被动牵引试验各方向均见受限,最终可出现固定性内斜视。

四、高度近视的眼球病理

近视典型的病理改变主要见于高度近视眼,故发生者称之为病理性近视。但低度近视眼偶尔可见有类似病理改变。病理性近视眼的大体形态,前段与正常眼相差无几,但后段明显延长。因此眼球形态从正常的球形变为椭圆形。同时有后段巩膜变薄,严重时可有局限性向后膨隆,形成巩膜后葡萄肿。

1.眼前段　变化较轻,角膜可略扁平及变薄,因此做激光手术时需注意,以免引起膨隆。前房往往较正常深。睫状肌可有萎缩。

2.巩膜　主要为巩膜变薄及削弱,尤其是后极部更为明显,其厚度可由正常的 0.7～1.1 mm 变薄至 0.2 mm。变薄是巩膜病理改变的后果,而不是单纯延伸造成的后果。巩膜的病理组织学改变主要为胶原纤维变细,排列疏松,纤维间出现间隙。环形和子午线胶原纤维的纤维束都变细,重者环形纤维消失,仅留下子午线纤维,形成类似角膜的板层状结构。更重者子午线纤维也消失不见,巩膜呈均质组织。电镜检查可见胶原纤丝明显变细,交织结构的胶原束消失,胶原纤丝表面不规则及裂开,呈星状。

3.玻璃体 病理性近视眼时可发生玻璃体液化、混浊及玻璃体后脱离。玻璃体内可有膜形成,前端附着于视网膜周边部,后端附着于后部视网膜的内界膜。部分病例的玻璃体与视网膜有粘连,收缩时可引起视网膜劈裂、视网膜裂孔及视网膜脱离等病变。

4.脉络膜 病理性近视眼时脉络膜常有明显的病理变化。脉络膜血管闭塞,始于毛细管层,此后累及小血管层,最后为大血管层。脉络膜变薄萎缩,后极部与赤道脉络膜的厚度可减少至正视眼的10%。血管间的结缔组织和黑色素细胞也减少。最后视网膜色素上皮细胞与Bruch膜消失,脉络膜与视网膜的外层合成一片,形成检眼镜下白色的脉络膜视网膜萎缩病灶。脉络膜另一重要变化为上文中所述漆裂纹与新生血管。

5.视网膜 主要表现为退行性变化,包括萎缩及变性。最先累及视网膜色素上皮细胞,变得稀疏,细胞变大而扁平,色素减少或释出至细胞外,也可能有些区域发生增生。视网膜外层有明显改变,表现为感光细胞变性与减少。视网膜内层一般不发生明显病变,黄斑区可出现视网膜劈裂、出血。视网膜周边部变化有囊样变性,铺路石状变性和格状变性,破裂后可形成裂孔,发生孔源性视网膜脱离。

第五节 近视的矫治和预防

一、近视的光学矫正

长期以来,人们进行了大量的近视矫治探索,但对一些方法的有效性,一直存在很多争议。一般认为佩戴眼镜的光学矫正是较基本的矫正方法。近30年来,各种矫正近视眼的屈光手术已在临床上广泛使用。确切有效的药物治疗方法也正在积极探索中。

1.框架眼镜和接触镜矫正 框架眼镜和接触镜的光学矫正是目前最主流的近视矫正方法。矫正近视时镜片度数的选择原则是,以获得最佳矫正视力时最低的近视屈光度作为该眼的矫正度数。必要时应通过睫状肌麻痹剂验光来确定最小的屈光不正量,指导配镜处方。

低度近视者是否需要戴镜是儿童和家长比较纠结的问题。医师往往需要综合屈光度、裸眼视力、日常需求以及眼位状况等给出建议,如果未发现眼位异常、不影响日常学习和生活,短期内不戴眼镜也不至于造成不良影响。但如果发现儿童有通过移近距离和眯眼、歪头等来补偿视力的不足,或发现有较明显的外隐斜,即使近视度数不是很高,也应建议患儿配镜。

配镜时足矫与否也是一个有争议的问题。Chung和Adler等人曾先后对近视欠矫是否会影响近视屈光度进展进行了随访观察,均发现与全矫相比,欠矫并不能减缓近视的发展,甚至还可能加速近视的进展。而Phillips等人的研究却表明单眼不同程度的近视欠矫对该眼的近视进展有延缓作用。但这种单眼视的矫正方式一定程度上牺牲了双眼视功能,也可能造成主观不适,似乎并不是一个适合推广的矫正方式。到目前为止,多数眼科医师和眼视光医师还是认同最小负度数达到最好矫正视力的验光标准以及以此为基准的配镜原则。框架眼镜矫正对近视进展的影响仍有待大样本长期的纵向研究来加以探讨。

使用适当度数的负球镜片矫正近视,除提高视力外,还可恢复调节与集合的平衡,缓解视疲劳,预防或矫正斜视或弱视,减低屈光参差,有利于建立与发展双眼同时视功能,因此,一般情况下建议配镜,要求准确合适,不可马虎选购。凡有屈光参差、弱视、明显散光及视疲劳症状者,最好经常戴镜。

(1)框架眼镜:由于安全价廉,使用及保存方便,加上近年在镜片设计,材料研制和镀膜工艺上的进展,因此仍是矫正近视最常用的工具。但框架眼镜对外观有一定影响,镜片不能随眼球转动,视野受到一定限制,不适于某些职业。镜片与眼球表面有一定距离,因此矫正的光学质量略差。尤其是屈光度较高的镜片可造成视物变小及变形,高度近视眼的矫正视力较差,屈光参差较重者不易接受。

通常所称的框架眼镜如果不作特殊说明,即指单光眼镜。双焦点眼镜是框架眼镜的一种特殊类型。视远时的镜片为一般的凹透镜,视近的镜片则较视远的减少2~3D。有人认为用双焦点镜可减轻视近时调节负荷,因此能防止近视进展。Oakley 和 Young 报告一组使用双焦点镜的对照观察,发现用该镜者每年近视增加度数(0.02D)远低于用一般眼镜者(0.52D)。但也有学者认为双焦点眼镜对于近距内隐斜或正位的受试者近视控制效果并不优于单光框架眼镜。近期 Cheng 等人报道的一个为期三年的纵向研究结果显示双焦点眼镜和底朝内(base in,BI)棱镜附加的双焦点眼镜控制近视进展的效果明显优于单光眼镜,对于调节滞后量低的儿童,BI 棱镜附加的双焦点眼镜比双焦点眼镜效果更佳。

也有不少研究者尝试用渐进多焦点眼镜来防止或减慢近视进展。经临床观察,稍能减慢近视眼的进展,但差别较小,在内隐斜或明显调节滞后者中效果相对较好,虽有统计学意义然而临床价值不大。也有其他纵向研究结果表明渐变多焦点眼镜并无近视控制效果。为什么渐进多焦点镜片的近视控制效果不如双焦点镜片那么明显呢?有学者分析镜片佩戴的前倾角对其近视控制效果会产生显著影响,即不少受试者没有通过近用区视近已达到矫正效果。

(2)接触镜:目前接触镜已普遍用于近视眼的屈光矫正。接触镜的优点为镜片贴于角膜表面,可随眼球转动,免除了视物变形和棱镜效应,视物变小程度较轻,较适用于高度近视眼及较大的屈光参差。缺点是佩戴程序较框架眼镜烦琐,取戴、消毒和保存都需一定练习,戴用者需有一定文化水平与卫生习惯。接触镜的质量监控和护理规范颇为重要,如不注意可发生角膜损伤,角膜溃疡,巨乳头性结膜炎等并发症。

接触镜除可矫正屈光不正外,文献上曾有报告戴透气性硬镜(RGP)的青少年近视眼者,近视进展可以减慢,但也有两项随机临床研究报道其并无控制近视进展的效果。尚有待新的研究来印证其效果及其作用机制。

近年来另一种特殊设计的透气性硬镜在临床的应用越来越广泛。佩戴者在晚间戴用反几何设计的硬性接触镜,可暂时性使中央角膜变平坦,使得白天不戴镜时能有较好远视力,因此这种镜片被称为角膜塑形镜,能降低近视屈光度 0.50~5.00D,甚至更高,80%以上的屈光降低量发生于开始后的 2 周之内。中、低度近视眼常能恢复白天裸眼视力,但停用后其效果很快消失,因此是可逆的。其夜戴型特点和特殊设计使得并发症和不良反应相对一般的日戴型硬镜要高,其中最常见的并发症是角膜染色,如果镜片配适不良及护理不当,可能会引发角膜感染等严重并发症。因此对镜片生产和验配工作者应有严格的质量监督和管理,对佩戴者应加强随访观察。由于产品、验配和随访的不规范,该产品曾在 2001 年左右造成严重并发症而落入低谷,近几年又因其比较明确的延缓近视进展的作用而在临床上应用越来越广泛。尽管研究表明只要规范应用该镜片,其安全性是可控的,由于其佩戴的主体人群是儿童和青少年,镜片固有的安全隐患仍然存在。近期毛欣杰和吕帆就角膜塑形镜的安全问题提出了警示,以防患于未然。

2.手术治疗　近视眼的手术治疗近年来已在国内外较普遍应用,近视屈光手术种类主要可分为以下两种。

(1)角膜手术:此类手术一般用于18岁以上,近视已停止进展者。手术通过改变角膜曲率,矫正近视性屈光不正,但对病理性近视眼的眼底变化及各种并发症并无作用。包括放射性角膜切开术、准分子激光原位角膜磨镶术(LASIK)、准分子激光角膜切削术(PRK)、乙醇法准分子激光上皮瓣下角膜磨镶术(LASEK)、微型角膜刀法准分子激光上皮下角膜磨镶术(Epi-LASIK)、飞秒激光及个体化切削法等手术,以及较少用的自动板层成形术、角膜环放置术、表面角膜移植术、角膜镜片术等。

(2)晶状体及人工晶状体手术:对高度近视眼作透明晶状体摘除术以矫正屈光不正已有较久历史,近年应用飞秒激光联合超声乳化术,并结合一些特殊设计的人工晶状体植入术,效果较以前大为改善。对于希望保留自身透明晶状体的高度近视眼者,可在晶状体前放置前房型、虹膜挟持型或后房型的人工晶状体以矫正屈光不正,其中,后房型人工晶状体的并发症相对更小。该方法矫正屈光不正的能力较强,对于12D以上的高度近视,角膜较薄,对采用角膜屈光手术不易矫正者更为适用。此类手术可能造成角膜内皮细胞损害等并发症,对其确切效果和评价还有待长期观察,对适应证也应严格掌握。

二、近视的用药与控制

1.药物与近视控制

(1)阿托品:曾用于近视眼的药物种类繁多,阿托品滴眼液是目前报道的用于近视控制效果最好的药物之一,由于它是非选择性胆碱能受体阻滞剂,也会引起较多的不良反应。我国过去用阿托品治疗近视眼多为短期治疗,作用为解除调节痉挛,消除或减低由此引起的近视,但停药后疗效不易巩固。国外的方法与此有两点不同,一是长期滴眼治疗(每晚滴眼一次),二是主要目的为防止近视进展。本法为美国 Bedrossian 最早报道,对近视眼患者单眼滴用阿托品,可使治疗眼的近视进展停止或减缓。此后屡有较大样本量长期治疗,并有对照观察,如国内胡诞宁等单眼治疗536例,观察1年;施永丰等双眼治疗137例,观察20个月;Kennedy 等双眼治疗214例,治疗3.5年,随访12年等。他们的治疗对象均为青少年的单纯性近视眼,所得疗效相似。治疗眼多数停止进展,或进展缓慢,对照眼则有明显加重,每年平均增加 0.36~1.06D。治疗中未发现眼压改变或青光眼。缺点是不良反应较大,如扩瞳及畏光,调节力降低及过敏性结膜炎等,因此不易推广。据报告,停止治疗后可恢复调节功能,但近视又会继续进展。阿托品疗效与药物浓度有关,浓度高的(0.5%~1%)控制效果最好,但不良反应也最大。近期研究显示低浓度阿托品的控制疗效与高浓度相比并没有临床显著差异,而不良反应却明显更少,而且停止用药后不容易反弹。最近 Walline 回顾了各种抑制近视进展的疗法(包括各种眼镜、接触镜与药物),认为到目前为止,胆碱能受体阻滞剂尤其是阿托品是减缓近视进展的最好方法。Huang 等人的 Meta 分析也得到相同的结论。综上所述,临床上应用低浓度阿托品来控制青少年近视进展似乎是一种值得考虑的选择。

(2)哌仑西平:阿托品是非特异性毒蕈碱受体(M 受体)拮抗剂,而哌仑西平是选择性M1 受体拮抗剂。眼内的毒蕈碱受体已知的有5种(M1、M2、M3、M4、M5),其中仅 M3 受体的抑制有扩瞳及睫状肌麻痹作用。如有选择性毒蕈碱受体拮抗剂能防止近视眼进展无明显不良反应,则可能较易推广。动物试验中哌仑西平,对近视眼有一定疗效。近年该药已在临床试验,用2%滴眼液长期滴眼的确能减慢近视眼的进展,但仍有扩瞳及调节抑制作用,效果与低浓度阿托品相似,因此疗效可能仍是对M3受体的抑制。

除阿托品和哌仑西平外,曾用于治疗近视眼的药物种类繁多,如去氧肾上腺素、夏天无、新斯的明、托吡卡胺等,这些药物各家报告的疗效不一,也缺少严格对照的长期观察研究,因此很难确定其效果。

2.光学矫正与近视控制　上文中已经提到,无论是框架眼镜还是角膜接触镜,均有一些特殊设计的镜片用于控制近视进展。比如框架眼镜中的渐变多焦点眼镜,双光镜和周边离焦镜片,如角膜接触镜中的逆几何设计硬镜(角膜塑形镜)、周边离焦软镜等。

3.其他控制方法　其他凡无害于眼而有一定理论依据的治疗方法,如雾视法(戴用+2~+3D球镜片视远半小时)、远眺法、睫状肌锻炼法等均可试用。

多年来曾有各种中医中药疗法,包括针刺、气功、推拿等用于近视眼防治,或基于中医理论设计的"眼保仪"等。但迄今尚未有确凿的科学依据证明其有效性。这些方法有待严格的对照研究和纵向研究结果证实。

由于社会上对近视眼治疗的迫切需求,形形色色的近视眼治疗方法层出不穷,除了上述的药物与手术治疗外,种种物理疗法,如电流、磁场、红外线等也都曾有人用于近视眼的治疗,但此类疗法常无严格的疗效观察,或根本无学术报告,或仅以裸眼远视力的改变作为疗效指标,因此对其疗效很难做出评价。今后对近视眼的治疗方法评价,应严肃认真,实事求是,采用各种主客观指标,设立对照组,并用合适的统计学方法处理数据,方能做出正确的评价。

三、近视的预防

从近视病因学与流行病学观点看,单纯性近视与病理性近视,两者发病机制不同,预防方法也因此而异。

1.预防单纯性近视　单纯性近视的发生决定于遗传因素和环境因素。遗传因素目前还较难控制。导致单纯性近视发生的环境因素已知的主要是过度近距离工作和缺少户外活动。因此,近视的预防应针对上述因素进行干预。

(1)减少近距离工作:近距离工作时人眼会产生调节,近距离工作后如果调节不能完全放松,就表现为屈光度向近视方向漂移。

减少近距离工作可以预防近视的发生,不仅有坚强的理论基础,也已有可靠的实践证据。日本在第二次世界大战时学生读写时间减少,视力不良率也明显降低。动乱结束后,近视患病率又逐步升高。视近工作量减少似乎能够减少近视的发生。但减少近距离工作是一个无法付诸实施的措施,尤其现代化的生活中阅读、书写以及电子计算机的应用都需要看近距视标,减少近距工作量就必然要影响学习、工作和生活。但近期的流行病学研究却显示近距离工作与近视并无显著关联,户外活动时间与近视发生率显著相关。

无论如何,纠正不良用眼卫生习惯还是对预防近视有一定益处,可采取以下措施:①减少连续用眼时间(看书、写字半小时到一小时要休息片刻);②移远工作距离(读写姿势端正,眼睛离开书本一市尺,即33 cm);③避免物像在视网膜上形成模糊影像(不在行进的车中看书,不要在暗弱光下看书、写字)。此外,还有做眼保健操、远眺、保证睡眠时间等传统措施。

(2)增加户外活动:近几年,国内外的多项流行病学研究显示,有较多户外活动的学生近视发生率较低,与在户外从事什么体育锻炼或游玩项目似乎并无太大关系,待在户外的时间本身与近视发生率高度相关。近期一项 3 年的随机临床研究表明额外增加户外活动时间能够降低低年级学龄儿童的近视发生率。因此对于幼龄儿童和学龄期儿童如果能保证充分的户外活动时间,不仅可有效预防近视,也可在一定程度上延缓近视进展,还是保证学生德智体全面发展的一个重要措施。户外活动预防近视发生的机制尚未完全明确,目前多数研究者认为与光依赖性的 DA 含量有关,在户外强光照射下,视网膜 DA 浓度增加,可能起到视网膜保护作用,预防近视发生和发展。

(3)改善照明:近期有研究报道增加教室的光照亮度可降低近视的发病率以及延缓眼轴的延长。此外,在照明不良环境中阅读书写,必须凑得更近才能看清,从而增加了近距工作负担。因此改善照明的举措不仅可为学生提供明亮舒适的学习环境,从预防近视的角度看也是积极有益的。

上述预防近视眼发生的措施,在一定程度上也有助于延缓近视眼的发展。

2.病理性近视眼及其并发症防治　病理性近视眼一般为单基因遗传病,可作遗传咨询,通过家系分析,判断遗传方式,推算出子女的发病概率。属于常染色体显性遗传的家系,父母一方患病,子女至少有 50%机会发病。常染色体隐性遗传者,如父母均为病理性近视,子女接近 100%发病。如父母之一为病理性近视者,已有一个子女发病,则指示另一方为携带者,以后子女 50%发病。如父母表面上均为正常,已有一个子女发病,则指示双方均为携带者,以后子女 25%发病。性连锁隐性遗传者,患者多为男性,其子女一般不发病,但其女儿均为携带者,因此外孙有 50%发病。

从理论上说,对做出了基因定位的严重遗传性疾病,可在怀孕期或出生后进行基因诊断,并在分娩前或后作基因治疗。但病理性近视眼虽已有部分病例做出了基因定位,但绝大部分病例的突变基因还未找到,也不可能进行基因诊断,因此应用基因工程进行预防为时尚早。

病理性近视有较多的并发症可严重损害视功能,视网膜病变及青光眼等均需重点预防。患者应避免剧烈运动以减少视网膜脱离的危险。平时应重视眼部出现的异常现象,如闪光感、视野缺损、夜间视力减退、视力进行性或突发性下降等现象。发现时及早就诊,以便及时进行治疗。一眼已有并发症者,应特别观察另一眼情况,随时检查,及早发现。病理性近视眼发生开角性青光眼概率较高,其眼底及视野变化可掩盖青光眼病损,由于眼壁硬度较低,用 Schiötz 眼压计测出眼压偏低,可能延误青光眼的诊断,因此对病理性近视眼测量眼压时应使用压平式眼压计。

曾有报告后巩膜加固术可预防病理性近视进展与加重。后巩膜加固术是对进行性的病理性近视眼用阔筋膜、异体巩膜条带、硬脑膜或硅胶海绵等绕过眼球后极作巩膜后部加固,以防止眼轴延长及减少眼底并发症的发生,苏联和东欧做得比较多,近期发表在中、英文杂志的国内研究报道较多。此类加固术的安全性及确切效果仍有待更多单位作长期对照的观察研究。由于手术会扰动眼球后部组织,因此开展时需谨慎从事,严格掌握适应证,手术者应有良好手术技巧及处理并发症的能力。

　　病理性近视的并发症各有相应的治疗方法,如青光眼的药物及手术治疗,白内障的手术治疗,视网膜脱离的手术治疗,视网膜下新生血管膜及黄斑出血的激光治疗,光动力学治疗和抗 VEGF 药物治疗,严重黄斑病损的中心凹移位手术等,可见相应眼病章节。

第十五章　角膜屈光性手术

第一节　准分子激光切削角膜矫正屈光的原理

一、原理

用快速电子放电来激发一种惰性气体和卤素气体的混合物,这样就形成了一种特殊的双分子,如氟化氩(ArF),即称为准分子。

角膜组织对治疗激光的反应称为激光切削。利用准分子激光发射的波长为 193 nm 的高能量光子,可准确地将角膜中央 3.0~6.5 mm 直径表层组织蛋白的碳−碳链打断、游离、汽化,使凸的角膜适度变平,从而达到治疗近视的目的,此即为准分子激光屈光性角膜切削术。准分子激光是一种远紫外光,当它被组织吸收后产生光致化学作用,使生物化学键断裂,这种"冷刀"施行的光切削术,其切削精度可达微米级,其刀口损伤范围达纳米级,所以无可见的伤痕。

二、特点

1.安全性　切削组织的厚度仅为角膜的 5%~10%,准分子激光无穿透力,是一种冷光源。故对眼深层和角膜周围无影响。

2.可预测性　将患者眼部屈光参数输入准分子激光机中,通过电脑换算成脉冲数,例如 Summit Omni Med/Exci Med 准分子激光系统标定,1D 相当于 35 次脉冲,然后乘以切削率即知道须切除的角膜厚度。Summit Omni Med 机标定切削率为 0.25 微米/脉冲。因此可对近视进行准确矫正。

3.疗效可靠,效果稳定　经大量病例观察显示,治疗后第 10 天视力可恢复 60%~80%,1个月时视力基本恢复。

第二节　屈光手术术前检查

一、常规视力、眼压、眼前节、眼后段检查

1.视力　是指人眼分辨二维物体形状大小的能力,是形觉的主要标志。视力主要分为中心视力和周边视力,周边视力即视野,中心视力包括远视力及近视力。

(1)视力检查的意义:大致了解患者的屈光状态,同时裸眼视力及矫正视力作为手术效果的主要评判指标之一。

(2)远视力及近视力检查:检查步骤及注意事项详细描述见特检章节。

2.眼压　眼压即眼内压(intraocular pressure, IOP),是眼内容物作用于眼球壁的压力。正常人眼压值为 10~21 mmHg。眼压测量方法主要有指测法和眼压计测量法。高度近视是青光眼的危险因素,眼压的测量对筛查青光眼和高眼压症有一定的帮助,因此眼压的测量在

屈光手术术前检查中具有重要意义。

（1）眼压的测量：详细描述见特检章节。

（2）角膜屈光手术后眼压的评估：角膜屈光手术后，角膜的正常结构、表面形态和角膜强度发生改变，无论 Goldmann 压平式眼压计，还是非接触式压平眼压计，所测出的眼压值都明显低于术前，尤以非接触式更为明显，一般前者降低 2~4 mmHg，后者为 6~7 mmHg。眼压测量值的降低与角膜变平、变薄的程度相关，而实际眼压并没有降低。因此角膜屈光手术后测量值应予以校正，否则可能不能及时发现术后因滴用激素而导致的眼压增高，从而造成术后激素性青光眼的漏诊。

真实的眼压可以通过以下公式校正获得：

LASIK 术后真实眼压（mmHg）= 术后 NCT 值（mmHg）+ 1.57×切削等效球镜度（D）- 5.43。

PRK 术后眼压下降值 = 1.6-（0.4×平均切削球镜度）。

3.眼前段检查　眼前节的检查分为手电筒下的检查（望、触诊）及裂隙灯显微镜下的检查。

（1）手电筒下检查主要内容如下。①眼位、Kappa 角及眼球运动检查：通过对眼位的检查，可以发现斜视与 Kappa 角等，用于筛选患者或对后者在术中调整激光切削中心；如患者有眼动异常，如轻微眼震等，术前可有所准备，在术中使用辅助器械或低压吸引固定眼球完成手术而不至于造成偏中心或不规则散光；②眼眶：高眉弓、深眼窝和高鼻梁者影响操作，注意选择合适的手术方式，术中也应注意操作技巧；③眼睑：检查有无上睑下垂或闭合不全、眼睑有无内翻或外翻、有无炎症或结节。睑裂大小直接影响手术的难易度，小睑裂者手术难度大。观察睑缘有无倒睫，如有倒睫应观察是否触及角膜，睑缘有无炎症等；④泪道：观察上、下泪小点是否狭窄或闭塞，压迫泪囊处观察有无分泌物自上下泪点溢出。为确定泪道是否通畅，术前需冲洗泪道，年长者注意排除慢性泪囊炎。

（2）裂隙灯显微镜下主要检查内容如下。①结膜：检查球结膜有无充血、水肿、新生物。检查睑结膜有无乳头、滤泡及结石增生，有无分泌物；②巩膜：检查有无巩膜黄染、充血、水肿、结节或葡萄肿；③角膜：角膜是角膜屈光手术的手术区域，详细检查的重要性是不言而喻的，这里只是先大体上检查角膜有无混浊、瘢痕及新生血管，有无上皮剥脱、溃疡，角膜厚薄是否均匀一致，是否有异常突出，如圆锥状等。后面将详述角膜形态、角膜厚度、角膜直径及角膜内皮等；④虹膜：检查双眼虹膜色泽与纹理是否一致，有无虹膜萎缩、结节，有无新生血管，有无虹膜残留。虹膜有无前、后粘连；⑤前房：前房浅，提示有闭角型青光眼的可能；前房深且伴有虹膜震颤可能为晶体脱位或无晶体眼。观察房水清浊，有无渗出物等；⑥晶状体：裂隙灯检查晶状体有无混浊及混浊的位置和形态，有无某些方位上的悬韧带断裂。

4.眼后节检查　近视常伴眼底改变，尤其在高度近视，视网膜变性、裂孔及脱离的风险显著增加。因此，所有进行屈光手术的患者都应该散瞳检查眼底。在屈光手术之前进行详细的眼后节检查，全面了解患者的眼底情况，可使医师和患者两方面均做充分的准备，最大限度地保护患者的视功能。

（1）近视眼眼底改变：①视盘倾斜，视盘周围萎缩弧或萎缩环；②豹纹状眼底，视网膜色素上皮及脉络膜的广泛萎缩；③后巩膜葡萄肿；④黄斑区脉络膜新生血管膜、Fuchs 斑；⑤周边视网膜变性、裂孔；⑥玻璃体液化、后脱离和混浊。

其中黄斑区病变直接影响中心视力,视网膜变性和裂孔往往是一种潜在的危险,眼底检查时要重点检查并画图记录。

(2)术前眼底检查的意义:①视盘 C/D,若偏大应做青光眼排查;②排除不适合屈光手术的病例:有些眼底病在早期尚未直接影响中心视力,此时患者可能无明显自觉症状,在术前全面的眼底检查中可以发现这些疾病,并指导其及时进行治疗;③了解眼底情况,向患者解释术后可能出现的问题,便于患者理解近视本身的改变对视功能的影响。如对已出现明显黄斑区萎缩者,要说明有出现新生血管膜及发生黄斑出血的可能性;④发现潜在危险,指导预防性治疗:由于在 LASIK 或 Epi-LASIK 术中,眼压短暂性急剧升高随后降低,理论上可能牵扯玻璃体基底部而影响视网膜,准分子激光的声震波可能对于玻璃体后脱离的发生起一定作用。对于视网膜周边裂孔及有较大危险发生裂孔的视网膜变性区要进行激光光凝,2 周后才能进行屈光手术,并且选择对眼底影响小的手术方式,以减少术后视网膜脱离的可能性。但不管是否手术,都要嘱咐患者随后定期做散瞳眼底检查。

(3)眼底检查:详细描述见特检及眼底章节。

二、角膜地形图

角膜形态包括角膜前后表面的地形(高度)、角膜屈光力等。全面了解角膜形态,对角膜屈光手术尤为重要,在眼内屈光手术中也有重要意义。

角膜形态评估方法从 Placido 盘(1880)、角膜镜(keratoscope,如 Klein)、裂隙灯显微镜、角膜曲率计(keratometer)到各种计算机辅助的角膜地形图(corneal topography)等都是角膜形态评估的有效工具。目前各大屈光中心最常应用的是 Pentacam 三维眼前节分析系统。

正常角膜地形图的表现:正常角膜地形图的常见类型及其表现从角膜地形图上可以直观地看出,即角膜中央一般均较陡峭,向周边逐渐变扁平,多数角膜大致变平约 4D。一般可将正常角膜的角膜地形图分为以下五种

1.圆形　占 22.6%,角膜屈光力分布均匀,从中央到周边逐渐递减,近似球形,见图 15-1A。

2.椭圆形　占 20.8%,角膜中央屈光力分布较均匀,但周边部存在对称性不均匀屈光力分布,近似椭圆形,表明有周边部散光,见图 15-1B。

3.对称领结形　占 17.5%,角膜屈光力分布呈对称领结形,提示存在对称性角膜散光,领结所在子午线上的角膜屈光力最强,见图 15-1C。

4.非对称领结形　占 32.1%,角膜屈光力分布呈非对称领结形,提示存在非对称性角膜散光,见图 15-1D。

5.不规则形　占 7.1%,角膜屈光力分布不规则,提示角膜表面形状欠佳,为不规则几何图形。此类图形有一部分是由于泪膜异常或摄像时聚焦不准确、摄像时患者偏中心注视等现象造成,应加以纠正,见图 15-1E。

角膜地形图在角膜屈光手术中的作用:①术前筛选早期圆锥角膜等异常角膜地形图,同时用于手术方案的设计;②角膜屈光性手术后,角膜形态发生了改变,角膜地形图对于手术效果的评价和角膜愈合的动态观察均具有重要的临床意义。

筛选异常的角膜地形图:圆锥角膜是一种先天性角膜发育异常,表现为角膜中央或旁中央部非炎症性进行性变薄并向前呈圆锥状突出。有报道其发生率为 54.5/10 万人,具有家族

史者为 6%,为常染色体隐性遗传性疾病。多在青春期发病,缓慢发展。多为双侧性,可先后发生,或双眼程度不一。早期仅表现为近视及散光,随着病情发展,角膜锥状膨隆逐渐加重而导致近视及散光程度逐渐加深,且角膜不规则散光成分逐渐增加,矫正视力随之下降。以往对圆锥角膜的诊断主要依靠裂隙灯等常规检查,临床上典型的裂隙灯表现为 Vogt 线、Fleischer 环和角膜瘢痕等。如果出现以上这些典型的临床症状及体征,诊断较为容易,但是对于较早期的圆锥角膜(亚临床期:无症状、矫正视力较好、临床检查阴性),诊断非常困难。

角膜地形图的出现为早期圆锥角膜的诊断提供了较客观的数据,因此对角膜屈光手术这一特定人群利用角膜地形图进行圆锥角膜的严格筛选是十分必要的。

目前一般认为,对圆锥角膜患者禁忌施行放射状角膜切开术(RK)、散光角膜切开术(AK)及准分子激光角膜切削术(PRK、LASIK)等;如行手术,可能导致病情加速发展,且手术效果明显欠佳。

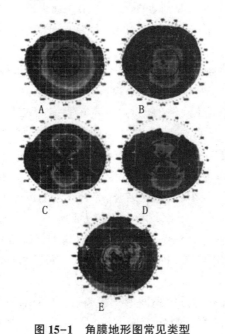

图 15-1　角膜地形图常见类型

A.圆形;B.椭圆形;C.对称领结形;D.不对称领结形;E.不规则形

圆锥角膜的角膜地形图表现:①局部区域变陡峭,形成一局限性的圆锥;②圆锥的顶点多偏离视轴中心,且其陡峭的区域以下方或颞下较为多见(图 15-2);③主要分为圆锥向角膜缘方向变陡峭的周边型和角膜中央变陡峭的中央型;④从圆锥的形状表现,划分为圆形、椭圆形和领结形等。

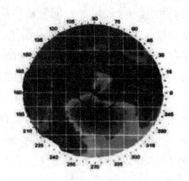

图 15-2　圆锥角膜的地形图表现

角膜屈光手术术前筛选和评估(排除圆锥角膜)推荐使用 Pentacam 屈光四幅图,即前表面高度、后表面高度、角膜厚度以及前表面屈光力图。前表面高度图显示的是角膜前表面等高线与最佳拟合面(best-fit sphere,BFS)之间的差异。通常角膜中央部前表面的高度值变异只要超过+12 μm 就会被提示有圆锥角膜,变异小于+8 μm 时则认为是正常的。如果测量值在+8~+12 μm,则考虑为可疑圆锥角膜病例,就需要做进一步检查。后表面高度图与前表面高度图意义相似,主要在于鉴别后圆锥角膜。在+11 μm 以下为正常,+11~+17 μm 为可疑,>+17 μm 提示后圆锥角膜。此外,应重点观察角膜最薄点附近对应的前后表面高度数值是否异常,从而进一步确认真实圆锥角(RED on RED 效应)。在角膜厚度图上除了观察角膜中央厚度来预计可治疗的屈光度,同时还要观察角膜厚度的分布,如果厚度分布偏离中心则要高度怀疑圆锥角膜的可能。这时比较双眼的对称性也很重要,常常一眼不正常,另一眼也有类似的表现。通过分析四幅图,相互结合,综合判断有助于发现亚临床型圆锥角膜和正常的但曲率较陡的角膜之间的差异,掌握手术适应证。

Pentacam 系统可使用 Belin/Amo 软件筛查早期圆锥。Belin/Amo 早期圆锥角膜诊断不含曲率信息,将高度数据和厚度数据结合,以"红绿灯"来显示早期圆锥角膜筛查结果,能更好突显早期圆锥。

术前手术方案的设计:术前行角膜地形图检查,对于手术方案的设计与确定,手术结果的预测及手术的成功均具有重要的参考价值,也是手术前最为关键的手术参考资料之一。这一检查可以帮助手术医师了解以下内容:①角膜散光及其轴位的确定。角膜地形图对整个角膜表面的屈光状态及角膜的散光量和其轴位等提供准确具体的信息,并反映角膜散光的规则与否,可作为散光矫治参考及结果预测;②了解角膜屈光力,有助于手术区域及手术量的确定;角膜屈光力的大小还决定了术中角膜板层刀负压吸引环的大小选择;③对特殊情况的角膜表面形态,需进行个性化切削,可在术前设计好切削的中心位置(偏心切削)、切削量等,有条件时进行角膜地形图引导的个体化激光切削。

角膜地形图在角膜屈光性手术后的意义:角膜屈光性手术后角膜地形图对于手术效果的评价和角膜愈合的动态观察均具有重要的临床意义。

1.评价手术效果　评价切削中心的位置、确切区域的大小以及切削量。

(1)切削中心的位置:理论上最佳的切削位置应为切削中心与视觉中心相吻合。但临床上吻合是相对的,常会出现切削中心与视觉中心偏离的现象,称为偏心切削。

(2)切削区域的大小:中央切削区直径的大小(S),指在角膜地形图上从中央最平坦的屈光力值至变陡的 1.50D 范围内区域的直径大小(单位:mm)。在瞳孔正常时,如 S>5 mm,一般无眩光主诉;S<3 mm 则可能出现明显的眩光现象。

(3)切削量:可将术前与术后角膜地形图相减的图形获得,一般从差异地形图(differential map)可以直接观察。

2.术后动态观察　主要用于对 PRK 和 LASIK 等术后屈光回退现象的动态观察。在 PRK 术后可定期对角膜地形图进行跟踪随访(即用最近一次检查结果与上一次结果作比较),如有回退现象,主要与 PRK 术后的创面愈合反应有关。

三、角膜水平直径

角膜水平直径即白到白距离,测量从 3 点钟位角巩膜缘到 9 点钟角巩膜缘的角膜水平直径。此值是 LASIK 术中选择吸引环所需的参数。也是选择房角支撑型有晶状体眼人工晶状体和后房型有晶状体眼人工晶状体的直径大小的重要参数之一。通常角膜水平直径越大,选择的吸引环直径或有晶状体眼人工晶状体型号也越大。

常用测量方法:

1.裂隙灯　利用以毫米为最小刻度的标尺,例如游标卡尺、规尺等,但不精确。

2.自动角膜测量仪器　较精确,例如,OCT、IOL-Master、Orbscan、Pentacam 等。WTW 测量结果 Orbscan<Pentacam<IOL-Master<OCT。

角膜直径也与手术设计有关,如角膜直径较大,可设计较大的角膜瓣,有利于设计大的激光切削区,对大瞳孔者术后避免眩光更有利;进行远视激光切削时,也需要较大的角膜瓣。但也要避免大角膜瓣伤及角膜缘血管致术中出血,尤其在长期佩戴隐形眼镜致角膜缘新生血管较多的患者。如角膜直径较小,应适当缩小角膜瓣,以免过多伤及角膜缘血管。过大或过小的角膜应排除是否为先天异常。

另一方面,角膜偏大者常伴角膜平坦,角膜偏小者常伴角膜较陡,也直接影响到术中不同吸引环的选择,如选择不当,可造成游离瓣或伤及角膜缘的宽蒂大角膜瓣。

四、角膜厚度

准分子激光屈光性角膜手术是通过对角膜进行切削而改变其屈光力的,同时角膜厚度会相应变薄。因此,角膜厚度对于手术的选择及切削量大小的设计等均有决定性的作用。角膜厚度的准确测量将使手术获得更精确的预测结果。

目前,角膜厚度的测量方法有多种。通常使用超声测厚仪。现在有一些能够测量角膜厚度的角膜地形图系统如 Orbscan、Pentacam,也通过光学的方法测量角膜厚度,其测量准确性比以前的光学测量有明显提高,测量范围大大增加,并以图形表示全角膜的厚度,有相当的临床价值,但与超声测厚相比仍有测量数值的差异。近来还出现了激光干涉测厚仪,以激光为测量光源,精确性进一步提高,能够测量角膜上皮厚度。

五、角膜内皮细胞

眼内屈光手术有干扰角膜内皮细胞的可能,尤其在前房型人工晶状体植入后,部分人工晶体边缘离内皮较近,或支撑部分接触内皮,造成慢性损伤,可能导致内皮细胞数下降,因此术前检查及术后监测均必须行角膜内皮细胞检查。

现在临床常用的角膜内皮显微镜检查,有非接触型和接触型两种。通过所拍摄的照片可以观察到角膜内皮细胞的大小、形状、细胞密度和细胞的转变过程。正常的角膜内皮细胞呈六角形,镶嵌连接成蜂窝状。角膜内皮细胞密度随年龄增大而逐渐降低。正常人在 30 岁以前,平均细胞密度为 3000~4000 个/mm^2,31~40 岁大于 3000 个/mm^2,41~50 岁大于 2800 个/mm^2,51~60 岁大于 2600 个/mm^2,61~80 岁为 2160~2400 个/mm^2。

六、前房深度

前房深度是指从角膜顶点的内皮面到晶状体前顶点之间的距离。有时前房深度的测量是在通过角膜顶端的轴线上从角膜上皮到晶状体前表面的距离,因此需要减去中央角膜厚度,才是真正的前房深度值。

前房深度与有晶状体眼人工晶状体光学部到角膜内皮细胞之间的最短距离有关,通常前房深度越深,上述距离越大,越安全。此外,在某些计算公式中,前房深度也与白内障患者选择的人工晶状体屈光力有关,通常前房深度越深,所需人工晶状体屈光力越大。

常用测量方法:

1.基于超声波的测量方法,例如 A 型超声波测量,超声生物显微镜(UBM)测量。

2.基于光学的测量方法,例如采用 Scheimpflug 原理的眼前节分析仪,采用裂隙光带扫描的检查仪器以及采用光学相干断层扫描技术的检查仪器等。

七、全景 UBM

全景超声生物显微镜(ultrasound biomicroscope,UBM)是利用超高频超声技术,观察眼前节断面图像的一种新的影像学检查装置,可以直接测量沟到沟的距离(sulcus to sulcus,STS)。UBM 是目前所有睫状沟到睫状沟距离测量方法中最精确的一种,可以进行更准确的眼内测量,而不是眼外测量后再进行估算。但 UBM 为接触式测量,存在损伤角膜上皮、感染等风险。

UBM 检查在有晶状体眼人工晶体植入术中的意义:

1.测量沟到沟距离,从目前测量 STS 的精确度看,尚不能替代白到白(white to white,WTW)作为依据来选择晶体型号,但可以提供更多睫状沟直径的信息,如某些患者 WTW 并不大,但 STS 却非常大,手术时需要特别注意。

2.了解房角情况,一般情况下 ICL 植入术后房角会减少 20°,因此术前建议房角大于 40°。

3.了解是否存在睫状体囊肿以及囊肥大小。据报道,睫状沟囊肿的测出率为 7%~30%,但多数为小于 1 mm 的小囊肿,对人工晶体的植入影响不大。如囊肿多发或者比较大(>2 mm),则有可能对 ICL 人工晶体的定位产生影响,如造成 ICL/TICL 偏位、拱高过大等,需在术前对位置进行判断,尽可能避开囊肿。

4.了解有无晶状体悬韧带缺失、松弛甚至晶状体半脱位,这类患者在 ICL/TICL 植入后,可能发生人工晶体位置偏移,拱高过小(即使选择最大号 ICL 也仍会偏小)。

5.术后可测量拱高,并可用于判断 ICL 襻是否折叠卷曲,以及分析 ICL 襻的位置(襻在睫状沟内、睫状沟下还是插入或位于睫状突),为处理并发症提供更多信息。

八、瞳孔直径

瞳孔直径受到越来越多的关注,是因为它与角膜激光切削的光学区有关,而光学区大小又与眩光、角膜安全厚度等有关;眼内晶状体的光学区也与瞳孔直径有关;瞳孔的偏移和形态异常与一类以瞳孔缘为红外线定位的激光治疗机的全自动跟踪有关等。

正常瞳孔位于虹膜中央偏鼻下方,直径2~4 mm,双侧等大,边缘整齐。光线刺激和视近时都有瞳孔缩小反应。检查瞳孔时应注意瞳孔的大小、形状和位置,有无永存瞳孔膜,瞳孔的直接光反射及间接光反射。

瞳孔大小应该在明亮和暗室两个状态下进行测量。暗视觉瞳孔大小直接与夜间眩光有关,其眩光也可能与大瞳孔下高阶像差,如球差的影响有关。异常大瞳孔术后夜间眩光的发生率成倍增高,尤其瞳孔大(超过7.5 mm)伴有角膜薄、近视度数高者,手术应该慎重。夜间眩光是许多高度近视患者术后一种较常见且不可避免的症状,常由暗环境下瞳孔直径超过有效光学区直径所致的球差引起的。高度近视术后残余屈光不正,特别是残余近视,可加重夜间眩光症状。一般光学区少于5 mm时易出现眩光,正常(明亮)光线下瞳孔直径大于5 mm者术后易出现眩光。一般而言,光学区直径应该>室内瞳孔直径。

瞳孔直径的常用的测量方法有:带有瞳孔大小比例的视近卡片(测量时患者注视远方)、光线放大瞳孔计(如Colvard瞳孔计)、波阵面像差仪所附带的瞳孔直径值、有测距功能的电脑验光仪或红外瞳孔计。在暗室内测量时,进入眼内光线的实际强度应接近正常夜间活动,如夜间开车环境,而不必全黑。

瞳孔形态异常,如较大偏移或瞳孔缘黑痣可引起激光跟踪偏位,在全自动的主动跟踪状态下导致偏心切削。

九、屈光力

屈光状态检查是屈光手术前最重要的检查项目,是决定屈光手术最终视觉效果的关键环节之一。通过一系列规范的检查程序,精确确定最佳矫正视力下的屈光力,是决定手术量的重要依据,也是屈光手术成功的前提。

1.验光是一个动态的、多程序的临床诊断过程。从光学的角度来看,验光就是让无穷远的物体通过矫正镜片刚好在视网膜上产生共轭的像。规范、完整的验光过程包括一系列检查方法,综合使用各种方法是屈光医师或检影师必须熟练掌握的临床技能。按验光的方法来分类,有主觉验光和客观验光,客观验光又包括电脑验光和检影验光等。按照发达国家通行的验光理念,高水平的验光技术是快速的电脑验光(或不用)、简单的检影验光(约5分钟)、重点进行规范的主觉验光,而后者就是在综合验光仪上进行的,因此建议屈光手术中心使用综合验光仪。

(1)主觉验光:主觉验光指检查者遵照系统的标准验光程序,通过被检者对不同光学镜片的视力反应,对初步验光结果进一步细化和精确确定的验光过程。使用综合验光仪及规范程序是最重要的验光步骤,是获得最佳结果的必然过程,它通过精细调整球性成分、散光轴、散光度数和双眼平衡,达到视力最佳、注视持久而舒适的境界。

(2)检影验光(检影镜检查法,检影法):是用检影镜照亮被检眼,观察被照亮的眼底视网膜反射光,该反射光通过眼的各种屈光间质时受折射率的影响,其聚散度发生改变,从而判定被检眼的屈光状况。临床上最常用的检影法为静态检影法,使被检眼的调节处于完全松弛状态下进行。其原理是利用反转点的影光现象寻找被检眼的人工远点,从而达到客观检查屈光不正的目的。

(3)电脑验光仪:操作简单、快捷,可迅速测定屈光力,其散光轴向有较大的参考价值。

检查时应注意让受检者保持头位、眼位平稳。操作时每眼连续测量三次。要熟练掌握操作技术,力求操作迅速,尽量缩短测试时间,以免受检者感到疲劳、合作程度下降而影响测量的准确性。

电脑验光仪测量结果的准确性除上述因素以外,还有人眼对近距离物体引起的器械性调节,对近轴光线可出现的近轴调节;仪器内暗光引起的黑暗性调节以及头位歪斜所致散光轴向的偏差;环境变化导致仪器量性能的不稳定、仪器本身的精确度问题等。

2.注意事项

(1)实际工作中常会遇到特殊情况,如刚刚结束考试的青年学生,个别人往往存在调节痉挛,应予以散瞳验光。散瞳验光一般应用快速散瞳剂,每 10 分钟点眼 1 次,连续 3 次,半小时后检影验光,第 2 天复查,以最好矫正视力的最小度数为手术治疗的依据。

(2)有些患者散瞳验光的屈光度数与其实际戴镜度数不符,即眼镜度数大于实际散瞳验光的度数,可能与平时戴镜过矫有关。应停戴原眼镜一段时间,或用1%阿托品眼膏点眼,使其睫状肌放松,恢复原始屈光状态,再决定最终需矫正的实际度数。但有部分患者即使通过这种方法,仍无法缓解睫状肌的痉挛,此时可向患者讲明情况,按其要求的实际眼镜度数,给予全部矫正。

(3)散光问题是屈光检查时应该注意的一个重要问题,也是比较复杂的问题。眼散光(总散光)的来源是角膜和眼内两大部分,角膜散光是眼散光的最大部分,包括角膜的前面和后面的散光;眼内散光则包括晶状体、视网膜等部位及视轴偏心、瞳孔偏心可能导致的散光,总散光即角膜散光和眼内散光的总和。其中晶状体散光常将角膜散光补偿了,使总散光看起来并不大。但是当单纯矫正角膜散光或更换了晶状体后,显露出晶状体散光或角膜散光,这是经常需要避免的。

十、对比敏感度

我们常用的视力表测量的是视敏度,它所反映的是在最大或 100% 对比(白底黑字)情况下测定识别最小细节(高空间频率)的能力,只能反映黄斑对高对比度(即图形的反差很明显)小目标的分辨能力。而在日常生活中,人们还经常需要分辨粗大的及低对比度的目标。测定对于各种不同空间频率图形人眼所能分辨的对比度,可得出对比敏感度函数(contrast sensitivity function,CSF),CSF 衡量的是视觉系统辨认不同大小(空间频率)的物体时所需的物体表面最低黑白反差的物理量,以其物理光学的特性能够较全面地评价视功能,它已成为评价屈光手术的重要指标之一。对比敏感度检查可采用对比敏感度表(F.A.C.™)或对比敏感度表等。

对比敏感度由黑色条栅与白色间隔的亮度来决定。如以空间频率为横轴,对比敏感度函数为纵轴,便可绘制出一条对比敏感度函数曲线,也称为调制传递函数(modulation transfer function,MTF)曲线。在正常人,此曲线呈带通形,形似一倒"U",也有称之为山形或钟形,即呈现中频区高,两头(低频、高频)低的形态特征。低频区主要是反映视觉对比度情况,高频区主要反映视敏度情况,而中频区较为集中地反映了视觉对比度和中心视力综合情况。随着年龄的增加,CSF 值下降;特别是在高频区,年长者比年轻者敏感性差,曲线的峰值由高频向低频方向"移动"。

CSF 在屈光手术中的临床意义:近年来,国内已广泛采用准分子激光角膜屈光手术治疗近视,仅用视力和屈光度数评价疗效具有局限性,不能解释部分患者术后虽裸眼视力>1.0 却主诉视物模糊的现象,尤以阴天、夜晚及照明不良等情况下更明显。CSF 检查通过同时改变空间频率和对比度两个参数评价视功能,更符合人眼视觉的实际环境,可全面、客观、敏感地反映患者的视功能状态,利于临床对视觉问题进行及时、有效的诊断。

准分子激光角膜屈光手术后短期内 CSF 呈下降趋势,主要是中、高频区,高度近视者下降率大于低度近视者,但多数于术后 1 个月至 1 年恢复正常。CSF 的下降与术后早期发生 haze、角膜水肿、角膜层间界面光折射、角膜表面不规则、角膜中央扁平切削、偏心切削及瞳孔的大小与切削区不匹配等因素有关,这些改变都会引起进入眼内光线的散射,从而使视网膜影像的对比度下降,导致视功能降低。

十一、波前像差

像差的定义:光的传播是以波的形式震荡向前的,一个点光源发出的光波是以球面波的形式向周围扩散的,假设该点发出的光波在某一时刻停滞不前,所有光点形成的一个波面就像战场阵地上士兵组成的阵,因此称之为波阵面,直译为波前。当该球面波向周围扩散传播时没有遇到任何不均匀的阻力时,其波面即为理想波面,是以理想像点为中心的一个球面;而实际上该球面波向周围扩散传播时将遇到介质中不均匀的阻力,其波面应为实际波面,是以非理想像点为中心的一个波面,理想波面与实际波面之间的光程差(optical path difference,OPD)即称为波阵面像差,直译为波前像差。

常用的 Zernike 多项式为 7 阶 36 项,其中,1-2 阶为低阶像差,与传统的几何像差相对应,可以用框架眼镜、隐形眼镜或传统的屈光手术矫正;3 阶以上为高阶像差,对应于一些非经典的像差,必须进行像差引导或地形图引导的个性化切削才能矫正。对于人眼,6 阶以上的高阶像差对视觉影响很小,尤其在日间,可以忽略不计。临床上,进行像差引导的个性化切削考虑最多的是 3、4 和 5 阶像差,且常常就是彗差和球差。像差又有轴上与轴外像差之分,离焦、球差属于轴上像差,散光、彗差属于轴外像差。

波前像差仪:目前的波前像差仪有很多种,可分为客观法和主观法两大类。客观法的优点是快速、可重复性及可靠性好,但需使用较亮的照明光线和散瞳;主观法不需要散瞳,可在人眼调节的状态下检查眼的像差,但需患者进行训练、检查较慢、重复性较客观型差。

无论是主观法或客观法像差仪,其基本原理相同,即选择性地监测通过瞳孔的一定的光线,将其与无像差的理想光线进行比较,通过数学函数将像差以量化形式表达出来。

屈光手术后出现的种种视觉质量的问题使人们对早已存在的波前像差理论有了重新的认识并使其发展为眼科所用。屈光手术出现之前,像差在眼屈光系统中所占比例很小,即使很大的瞳孔直径,20/20 以下的视力中,眼像差并不影响成像质量。随着屈光手术如 RK、PRK、LASIK 的应用,细微的角膜形状改变达到了很好的屈光矫正效果,但是同时也增加了术后眼屈光系统的球差、彗差以及其他高阶像差,甚至导致极少患者出现术后暗视力下降、眩光、重影等种种视觉主诉,虽然此时明视下的视力可能已经达到 20/20。

因此,波前像差引导的角膜个性化切削成了人们改善角膜屈光手术视觉质量的重要方法。所谓波前像差引导的角膜个性化切削是指根据不同个体的独特的光学特性和解剖特性,通过各种球镜、柱镜、非球镜以及非对称的切削矫正个体的球镜和柱镜并消除高阶像差,从而提高视网膜的成像质量。这种方式理论上可以使患者得到比正常人更好的"超常视力"。个性化的切削同时适用于由于角膜瘢痕、穿透性角膜移植、中央岛以及晶状体异常引起的非典型的像差的矫正。

十二、调节和辐转功能检查

调节的问题常常在年龄较大的或一些特殊的患者中出现,屈光手术医师和患者在术前往往更注重远视力的矫正,当术后在获得清晰远视力的兴奋之余,发现了近距离阅读困难时才注意到这个问题的严重性。对这一类患者,如果术前有足够的重视,进行必要的检查,做好解释工作,或者适当调整手术量,就有可能避免问题的发生,使患者在获得满意远视力的同时也获得满意的近视力。

正常人的调节:正常人的调节状态随年龄而改变,调节力下降的幅度因人而异,调节幅度与年龄的关系可按照以下经验公式进行推算。

Hofstetter 经验公式:

最小调节幅度(D) = 15-0.25×年龄(临床最常用)

平均调节幅度(D) = 18.5-0.30×年龄

最大调节幅度(D) = 25-1.40×年龄

正常人一般在 40 岁以上时,调节力就下降到了影响近距离阅读的程度,开始出现近距离阅读"吃力"、阅读易疲劳、光线不足时更明显等症状。所以应该对 40 岁以上要求进行屈光手术的患者检查调节状态,进行必要调整。

调节障碍:调节力下降并不只在年龄大时才出现,临床上经常可在儿童和青少年中遇到调节障碍的患者。通常在戴框架眼镜时,其所需调节付出要比正视眼减少,患者长期佩戴眼镜下已适应了这种调节状态,因此当 LASIK 去除眼镜后,患者不能像隐形眼镜佩戴者术后或正视眼那样付出需要增加的调节,容易产生调节疲劳症状。而在老视前期(接近 40 岁)的患者,可能症状就比较明显,甚至难以恢复。

调节的测定:

1.调节幅度(单/双)(kamplitude of accommodation,AMP) 所谓"调节幅度"是指眼所能产生的最大调节力,单眼和双眼的调节幅度有所不同,因此要分别测定。

2.融合性交叉柱镜(fxisional crossed cylinder,FCC) 试验性阅读近附加度数通过在综合验光仪上使用融合性交叉柱镜的方法测定,结合 NRA/PRA 可以精确确定患者的阅读近附加度数。

3.调节灵活度 是调节的一种动态指标,表本术眼调节的灵活程度,反映了单位时间内调节放松与调节紧张连续交替变化的能力。

4.负相对调节(negative relative accommodation,NRA)/正相对调节(positive relative accommodation,PRA) 是指在同一集合平面,调节能够放松与增加的最大幅度,反映了在固定工作距离上的调节储备量。两者都是在屈光完全矫正的基础上双眼同时视状态下进行的,一般都在阅读距离(40 cm)下测量,前者在眼前逐步加正镜片,后者在眼前逐步加负镜片,通过对两者的测定,结合 FCC 可以精确确定患者的阅读近附加度数。

考虑调节因素对手术量的调整:长期戴镜的近视眼术后近阅读所需调节比术前额外增加,因此对老视和老视前期近视患者,术前应充分考虑其近距离阅读的需求,特别在一些近距离工作的职业者,给予适当的近视度数预留。对于这一设计,术前应与患者充分沟通,取得患者的理解和配合。

与近视相反,远视术后近距离阅读所需调节比术前减少,术前设计手术量时也应加以考虑。

对于术前习惯佩戴框架眼镜的患者,术后去除眼镜不仅改变了其原有的调节状态,也改变了集合需求,所以也有可能出现与集合相关的双眼视问题,同样需要在术前就引起重视,并进行相应的检查,避免术后出现与之相关的视疲劳等症状。

十三、眼轴测量

目前,临床上最常用的眼轴测量方法为 A 型超声波(A-scan,或简称为 A 超测量法)。A型超声波测量眼轴的机制为:根据眼部的声速乘以测量距离所需的时间即可计算出眼轴的长度。

眼轴测量在屈光手术中的意义:①判断屈光不正的性质与程度;②在一些回归公式中用于屈光状态及屈光力的计算;③将手术前后眼轴进行比较,以区分术后出现的近视是发展性近视还是术后屈光回退。

十四、泪膜

泪液对眼球起润滑和保护作用。角膜和结膜借助泪液经常处于润湿状态、靠眼睑的瞬目作用不断清洗眼球表面。泪液中存在许多抗微生物物质。因此,泪液对维护角膜和结膜健康,防御外部感染,起到十分重要的作用,同时,泪液也参与眼部的光学效应。

屈光手术对泪膜的影响,泪膜对角膜修复的影响都已得到证实,因此泪膜的检查对屈光手术也是很重要的。

泪膜检查方法:详细描述见特殊检查章节。

十五、确定优势眼

优势眼又称主导眼,是在长期生活和工作中形成的一种用眼习惯,在双眼中有一眼用眼更多,其形成的机制较为复杂,与双眼视网膜像在大脑图像处理系统中如何传输、分析、筛选和重组的复杂过程有关。

有许多方法可以迅速确定优势眼,如以双眼通过眼前一手臂长之处的一个小孔注视远处的一个目标,然后左右眼分别注视同一目标,即可以判定是哪一眼在注视着这个目标,该眼即为优势眼。

认识和确定优势眼在屈光手术中有其特殊的意义。临床上已发现,双眼视力不错而仍有主诉的患者可能是优势眼的问题:优势眼的视力得不到很好的矫正;优势眼欠矫而另一眼过矫;凡此种种,可能打破了患者原有的用眼习惯和平衡,从而引起一系列的临床表现。因此,要特别注意优势眼的充分矫正或精确矫正(不欠矫也不过矫),因为对那些因优势眼而有主诉的患者,有时 0.25D 的矫正就可以解决问题。特别提醒,优势眼并不一定是视力较好的眼;人为改变优势眼的努力可能会遇到很大的困难。另外,优势眼的检查对于老视治疗时手术的设计非常重要。

第三节 屈光手术的原则

一、屈光手术的一般原则

1.安全性 屈光手术是选择性手术,安全的原则应被看作是最高优先级。与白内障、青光眼或视网膜手术等不同的是,屈光手术是在相对健康的组织上手术,属于一类"锦上添花"的手术,首先要在安全的前提下选择手术,否则就建议暂不考虑手术。

安全的含义是很少有并发症、不发生严重并发症,有并发症也很容易妥善处理,最终不降低患者的视功能。一般以患者术后最佳矫正视力(best corrected visual acuity, BCVA)或最佳框架眼镜矫正视力(best spectacle corrected visual acuity, BSCVA)与术前最佳矫正视力比较有无下降来评估手术安全性。还可根据情况选择其他评估指标,如对比敏感度、眩光和像差等。

2.有效性 屈光手术是以矫正屈光不正为目的,应保证矫正的有效性。一般以术后裸眼视力(uncorrectedvisualacuity, UCVA)达到 0.5 或更好的例数的百分比来评估。如美国 FDA 批准 LASIK"有效"的标准所列,一般以术后 3 个月为准。

3.准确性 屈光矫正的准确性直接影响矫正的效果,因此也是屈光手术的重要原则。一般通过比较等效球镜(sphericalequivalentrefraction, SE)的术前期望矫正与术后获得值来衡量预测性准确与否,常用的两个评判值是±1.00D 和±0.50D,分别统计在这两个范围之内的例数的百分比来表示预测性的高低。更高要求的预测性可采用±0.25D。

4.稳定性 有各种因素影响到屈光手术的稳定性,术后屈光状态稳定与否也是评判效果优劣的指标之一。以术后 3~6 个月时的屈光状态或视力为指标,因为一般准分子激光角膜屈光手术通常在术后 3~6 个月趋于稳定。不同的术式、不同的设备其稳定性有差,当然术者不当的操作或切削设计,患者个体差异也会导致术后视力的不稳定,甚至持续地下降。因此,追求稳定也是屈光手术的目标之一。

5.最小损害 屈光手术大部分是在相对正常的眼球组织上进行的,对眼球正常组织的损伤降至最小,尽量避免以严重损伤一种组织为代价去获取屈光状态的矫正,也是屈光手术的另一个追求目标,包括无痛的原则、避免患者受精神刺激等。

二、屈光手术的视光学原则

屈光手术是 20 世纪眼科领域的重大进展之一,由于涉及屈光不正的矫正,使得这一类手术从一开始就必然与视光学紧密地结合在一起,许多原先只在验配框架眼镜或角膜接触镜中使用的原则,根据屈光手术的特点加以调整,逐渐被用于屈光手术,反过来也因此而更加充实和补充了传统、经典的视光学。

1.最佳矫正的原则 从视光学角度设计屈光矫正的预期值,应该遵从最佳矫正的原则。因为对于近视、远视或散光等的屈光不正来讲,能够通过最佳矫正获得清晰的视力,既帮助患者达到了手术的目的,也符合视光学的原理,最大限度地发挥了眼球的视觉功能。一些研究表明清晰的像能够阻止近视的进展;对大部分年轻的近视患者,采用这一原则在临床上获得高满意度;在另一些患者,特别是 35 岁以上的近视患者,由于调节或年龄所致的调节问题并不应怀疑这一原则,而是要同时考虑到以下原则,进行综合分析设计,得到最佳的屈光矫正方案。

2.合理欠矫的原则 由于个体差异,或主要是在年龄上的差异,需要考虑对年龄大的近视患者采用合理欠矫的原则。主要是由于长期戴近视眼镜者的储备调节力比正常人低,如不考虑欠矫的设计,部分35岁以上的患者可能会在术后出现远视力良好而近距离用眼困难的情况。这一原则也适用于采用单眼视方法的患者,让其一眼轻度欠矫,以便近用。对一些患者采用合理欠矫的原则,同时也需要跟患者术前充分地沟通及做好试戴欠矫感受的评估,能够使他们满意。

3.双眼平衡的原则 在规范的验光配镜过程中,双眼平衡的步骤常常是不能省略的。人类有一双眼睛,双眼之间需要协调合作获得双眼视觉及立体视觉。两只单眼的最佳视力并不一定意味着最佳双眼视觉,这里包含许多如隐斜、集合、优势眼和视轴等造成的双眼视觉问题,若对这些方面不加考虑,可能不能为患者贯彻舒适持久地用眼。当然,不能持久用眼的,自然也就不舒适,甚至不清晰。

因此,从视光学角度来看,患者能达到清晰、舒适、持久的视光学原则和要求,才是成功的屈光手术。

屈光手术是在相对正常的眼球上施行的手术,且大多数屈光不正患者可以通过框架眼镜或角膜接触镜等非手术的方法得到良好的视力矫正,人们自然要对此类手术有更高的要求,而且有越来越高的趋势。由于屈光手术具有这些特点,使眼科医师面临着越来越大的考验,也让眼科医师不断地完善和推进屈光手术的发展。

屈光手术有以下特点:①患者期望值高;②安全性、有效性和准确性高;③手术器械精良;④需要系统专业培训;⑤严格掌握适应证;⑥尽量避免并发症;⑦患者需要充分了解手术效果及危险性,理解手术的局限性。

因此,人们希望获得理想的屈光手术能达到以下的效果:①安全有效、视觉质量无下降;②准确、预测性好;③效果稳定;④保持眼球结构完整;⑤手术无痛苦,微创,术后反应轻,恢复快;⑥可调整,可增效手术;⑦满足个体的远、中、近距离需求,适用于各种亮度、对比度环境。

面对这类对手术近乎苛刻的高要求,除生产厂商应该提供性能更佳的设备、医师应该精益求精地提高技术水平之外,医患双方也应该充分理解作为生物器官的人眼的个体差异的变异性和医学科学的局限性,在努力提高视觉质量的同时合理降低患者期望值。医师根据每一个患者个性化的条件和要求,选择最合适的屈光手术方式,进行最合理的设计并精心实施,才有可能达到医患双方都满意的理想结果。

第四节 准分子激光角膜板层手术

一、准分子激光原位角膜磨镶术概述

准分子激光原位角膜磨镶术(Laser in situ keratomileusis,LASIK),即 LASIK 手术,是角膜基质层面的准分子激光角膜磨镶术。由于手术不破坏角膜上皮及前弹力层,可以避免或减少 PRK 术后的一些并发症,如 haze 及其伴随的屈光回退等。手术后无明显的眼部不适、

视力恢复快。因此目前为角膜屈光手术的主流术式,已经成为角膜屈光矫治手术中开展广泛的一种手术。

(一)手术机制

LASIK 与 PRK 的主要区别是在角膜瓣(包含完整的角膜上皮层、前弹力层及部分角膜基质层)下进行准分子激光切削。如图 15-3 所示。

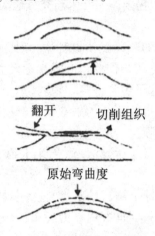

图 15-3　准分子激光原位角膜磨镶术

与 PRK 相比,LASIK 保留了角膜上皮及前弹力层的完整性,因此更加符合角膜的解剖生理。由于保留了角膜上皮及前弹力层的屏障功能,只要注意术中勿将感染源直接带入角膜瓣下,术后发生角膜感染的机会极少,而且无疼痛,视力恢复快。尤为重要的是 LASIK 术后屈光状态较 PRK 具有更高的可预测性,结合飞秒激光制瓣技术的应用,可在降低角膜瓣的并发症同时减少光学像差,因此是今后角膜屈光手术的一个发展方向。

(二)适应证和禁忌证

1.适应证

(1)本人有摘镜需求,对手术疗效有充分的认识和合理的期望值。

(2)年龄在 18 周岁以上(除特殊情况,如就业要求、高度屈光参差等)。术前在充分理解的基础上,患者本人和家属须共同签署知情同意书。

(3)屈光状态基本稳定(每年屈光度数增长不超过 0.50D,时间≥2 年)。

(4)中央角膜厚度大于 450 μm(术前超声角膜测厚)。

(5)屈光度数:近视≤-12.00D,散光≤6.00D,远视≤+6.00D。

(6)特殊情况下的屈光矫治:如穿透性角膜移植术后、白内障摘除人工晶状体植入术后的屈光不正、双眼屈光参差等。

2.禁忌证

(1)绝对禁忌证:①眼部有活动性炎症反应和感染;②已确诊的圆锥角膜、疑似圆锥角膜或其他类型角膜扩张;③角膜厚度无法满足设定的切削深度:中央角膜厚度<450 μm、预期切削后角膜瓣下剩余角膜中央基质厚度<250 μm(建议 280 μm)、预期术后剩余角膜中央厚度小于术前角膜厚度 50%;④重度干眼症;⑤严重的眼附属器病变:如眼睑缺损、变形等;

⑥尚未控制的青光眼;⑦影响视力的白内障;⑧未控制的全身结缔组织疾病及自身免疫性疾病,如系统性红斑狼疮、类风湿关节炎、多发性硬化;⑨焦虑、抑郁等精神症状。

(2)相对禁忌证:①对侧眼为法定盲眼;②超高度近视眼合并显著后巩膜葡萄肿、矫正视力<0.3;③轻度睑裂闭合不全;④眼眶、眼睑或眼球解剖结构异常致微型角膜刀或飞秒激光无法正常工作;⑤角膜过度陡峭(角膜曲率>47D)或过度平坦(角膜曲率<38D);⑥屈光状态不稳定,每2年屈光度变化1.00D以内;⑦角膜上皮黏附性差,如上皮基底营养不良、复发性角膜上皮糜烂等;⑧角膜基质或内皮营养不良;⑨中度干眼;⑩在暗照明情况下瞳孔直径大于计划的角膜切削直径;⑪有单纯疱疹病毒性角膜炎病史;⑫有视网膜脱离及黄斑出血病史;⑬糖尿病;⑭青光眼(眼压控制良好);⑮有结缔组织病史、自身免疫性病史;⑯怀孕及哺乳期妇女;⑰发生角膜创伤高风险者;⑱正在服用某些全身用药,如糖皮质激素、雌激素、孕激素、免疫抑制剂、抗抑郁药物(异维A酸、胺碘酮、左炔诺孕酮植片、秋水仙碱等)等;⑲年龄<18周岁;⑳对手术期望值过高。

(三)术前检查及评估

重点参考第二节屈光手术术前检查。

(四)术前注意事项

1.术前3天用广谱抗生素滴眼液,如氧氟沙星眼药水、妥布霉素眼药水点眼,每天4次。对于术前检查有轻度干眼症的,可联合使用不含防腐剂的人工泪液点眼。

2.手术前一晚做好个人卫生,洗头、洗澡。手术当天用洗面奶或香皂洗脸,去除面部油脂。不能化妆、不能用香水。

3.手术当天可以正常进食,但不可大量饮水。选择穿着宽松、舒适的服装。

4.术前做注视训练:用左手遮盖左眼,右手示指放在右眼前30 cm的正前方(不能歪头),右眼注视右手示指不动。在练习的开始阶段,一次注视10~20秒钟,适应后可延长注视时间;同样的方法做另外一只眼的注视训练,双眼交替进行。

5.环境准备:手术室要求恒定的温度和湿度,室内温度(18~24℃)、湿度(30%~40%),手术室内严格消毒,有条件可安装空气净化及滤过装置,消除室内漂浮物以及挥发性物质,如酒精、香水和油漆等,使激光的输出能量保持恒定。

二、角膜板层刀制瓣的 LASIK 手术

(一)LASIK 优势和缺点

1.LASIK 手术的优势　由于 PRK、EK 等表层手术需刮除角膜上皮,破坏前弹力层,术后可能产生一定并发症,如角膜雾状混浊(Haze),术后患者疼痛明显,术后需长时间使用皮质类固醇眼液导致眼压升高及其他不良反应。准分子激光原位角膜磨镶术(LASIK)正是在 PRK 的基础上研发,由于手术不破坏角膜上皮及前弹力层,角膜的组织结构保留完整,更加符合角膜的解剖生理,可以避免表层手术后的一些并发症,术后屈光度具有更高的可预测性及稳定性,有些作者甚至提出 LASIK 术后不必使用皮质类固醇眼液。

2.存在的问题

(1)与 PRK 相比,LASIK 除了准分子激光仪外,还需操作用于制作角膜瓣的微型角膜板层切开刀。手术技巧较 PRK 复杂,其手术效果更加依赖于术者的操作技术,术者有一个较

长的学习过程。如操作不当,可使 LASIK 术中或术后发生一些较为严重的影响视力预后的并发症。

(2)一般认为,LASIK 术后所保留的角膜瓣下基质床厚度应该达 250 μm 以上,否则有发生术后角膜膨隆及继发性圆锥角膜的可能。以术前中央角膜厚度 500 μm 为例,假如角膜瓣厚度为 150 μm,则所允许的最大激光切削深度为 100 μm(500 - 150 - 250 = 100),因此,LAS1K 的近视屈光度矫正范围,一般应该在 -12.00D 以下。除了角膜厚度因素以外,过高的屈光度矫正势必要求过多的激光切削深度或过小的激光切削直径,这样就有可能导致术后不规则散光或出现严重的眩光、光晕或视物重影等症状。另据统计,对于中度及低度近视,LASIK 的疗效与 PRK 基本一致,因此,对于中度及低度近视,不一定强求做 LASIK 手术,而应根据术者的经验及患者的要求进行选择。

(二)常用微型角膜板层刀的类型

现在常用的微型角膜板层刀按刀头运行的轨迹可分为水平往复式及旋转式。理想的角膜刀应具备以下特点:①操作及维护简单;②安全性、可重复性及可预测性好;③切削面光滑平整。LASIK 手术的关键步骤是角膜瓣的制作,无论选择哪一种微型角膜板层刀,初学者都必须经过系统的理论培训和动物眼的反复操练后,才能在有经验的医师指导下进行正式的临床操作。

旋转式微型角膜板层刀可将角膜瓣蒂部置于任何象限,常规会选择上方;水平往复式微型角膜刀制作角膜瓣时,一般将角膜瓣蒂置于鼻侧。与蒂位于鼻侧的角膜瓣相比,角膜瓣蒂位于上方的角膜瓣具有以下优势:①与眼睑活动方向一致,贴合更牢固,角膜瓣不易移位或皱褶;②在矫正循规性近视散光时,激光切削长径与角膜瓣蒂平行,避免了激光损伤角膜瓣的蒂部;③角膜瓣蒂所致的彗差(coma)与蒂的方向一致,蒂位于鼻侧所致的水平彗差比蒂位于上方所致的垂直彗差更容易产生视觉质量下降。角膜瓣蒂位于上方的缺点:由于切断了双侧角膜感觉神经,术后干眼症状比蒂位于鼻侧明显。

微型角膜板层刀的主要结构有:刀头、马达手柄、带齿的负压吸引环、电源及负压吸引泵。手术前应仔细检查角膜刀系统,包括:①术前根据角膜厚度及拟矫正屈光度选择相应规格的刀头,在手术显微镜下仔细检查刀片,特别注意刀刃是否锋利,观察有无缺口或异物;②根据角膜曲率及直径通常选择可制作角膜瓣直径为 8.5~10.0 mm 规格的负压吸引环,停止器位于 7.5~9.0 mm 处,两者要相互匹配;③在装配完毕后卡在负压吸引环上试运行,注意齿轮转动及刀头前进是否良好、马达运转的声音是否异常,待确认无误后置于无菌操作台上备用。

(三)手术的常规操作

1.手术设计

(1)激光矫治参数的设计:屈光力矫治参数的选择直接影响激光矫治的精确性。欲矫治相同的屈光力,在不同地区(海拔、温度、湿度)及手术室环境、不同的激光机、不同的激光切削直径,在屈光力矫治参数上都有各自不同的设定与修正,需要术者根据一定的实践积累,参照前期手术结果,最终摸索出一套符合本地、本人、本激光机的参数。此外,不同的患者,由于年龄、职业的差异,对术后裸眼视力及屈光力有不同的需求,术者应根据患者的不同情况对参数作相应的调整,即个性化设计。

(2)角膜瓣厚度的设计：一般为 110~150 μm，对于角膜中央厚度较薄(<530 μm)，而近视度数较高的患者(>-10.00D)，术前应精心设计角膜瓣的厚度。尽量制作较薄的角膜瓣，使术后瓣下角膜基质保留厚度至少达 250 μm，以降低术后角膜扩张及继发性圆锥角膜的发生率。

(3)角膜瓣直径的设计：角膜瓣直径应大于激光切削直径，可根据角膜曲率大小选择不同规格的负压吸引环。角膜越陡则角膜瓣越大，此时应选择环高度较高的负压吸引环；反之角膜越平，则角膜瓣越小，应选择环高度较低的负压吸引环。

(4)角膜瓣蒂位置的设计：使用水平往复式角膜板层刀制作角膜瓣时，一般将角膜瓣蒂置于鼻侧，而使用旋转式角膜板层刀，可将角膜瓣蒂置于任一象限，一般可选择上方和斜上方位。因此，可以根据术者个人的操作习惯和患者的具体情况选择不同类型的角膜板层刀，使角膜瓣蒂位于鼻侧或位于上方。

(5)光学区直径的设计：根据拟矫正屈光力、中央角膜厚度以及暗光下瞳孔直径综合设计光学区直径。在光学区直径超过暗室内瞳孔直径的前提下，使用小光区切削、多光区切削或非球面切削模式可以减少激光切削深度。在矫治同等屈光力时，较小的激光切削直径及光学区(如<6 mm)虽可以减少切削深度、节省角膜，但有可能导致术后出现严重的眩光、光晕或视物重影等症状，也更容易出现屈光力回退。

目前，多数术者倾向于双眼同时做 LASIK 手术，即完成一眼手术后紧接着做另一眼。其优点是：①方便患者，更少影响工作及学习；②保持双眼的手术环境及治疗参数一致，有利于双眼获得一致的手术效果。

2.手术步骤

(1)按内眼手术要求消毒眼睑及头面部皮肤，用 0.9%生理盐水或平衡盐液冲洗结膜囊，0.5%碘附或 75%酒精消毒眼睑及眶周皮肤。切勿让消毒液进入结膜囊或接触角膜表面。

(2)一般使用表面麻醉。常用表麻剂可选择 0.4%奥布卡因、0.5%丁卡因、0.5%丙氧苯卡因或 4%利多卡因。可在患者消毒皮肤后点一次，患者平躺于手术床上后再点一次，共 2 次。过于紧张的患者术前 0.5~1 小时口服 10 mg 安定。过多使用表面麻醉剂的危害：①可损伤角膜上皮；②可使角膜过度干燥(表面麻醉后瞬目次数减少)。从而可能造成角膜瓣制作过程中角膜上皮破损或脱落，且可影响术中激光束对角膜组织切削作用的精确性。

(3)按要求做好准分子激光仪及角膜刀的调试及准备工作。仪器设备的准备：①检查负压泵的电力连接；②检查负压吸引环和轨道、齿轮，是否清洁无杂质；③显微镜下检查刀片是否完好、清洁；④组装角膜刀刀头，放置于负压吸引环，试运行无误。

(4)患者取平卧位，注意调整头位，下巴与前额在同一高度，一条假想连线通过下巴、前额、鼻子和双脚之间，使角膜位于睑裂中央、角膜平面保持水平，与激光束垂直。无菌布单及双孔巾铺盖，分别暴露双眼。

(5)根据医师习惯，可选择手术贴膜或不贴膜。分别粘贴上、下眼睑，分别向上、下两侧牵拉固定睫毛，保持术区洁净，开睑器撑开眼睑。选择张力适度的开睑器撑开眼睑，尽可能充分暴露眼球，以利于放置负压吸引环，且刀头推进时无任何阻碍。应特别注意，良好的眼球暴露是安全制作角膜瓣的关键。对于极个别睑裂过小者，可考虑先做外眦切开(或者选择其他手术方式)。令患者两眼同时睁开，注视指示灯光，全身放松自然，紧盯正上方闪烁的注视指示灯，术中不能闭眼。

（6）标记针头，或者用角膜记号笔、专用的 LASIK 标记环，在角膜周边表面角膜瓣做标记，标记应该清晰、有效，便于术后角膜瓣准确复位。特别是在发生游离瓣时，良好的标记能使复位变得更加容易和准确。

（7）放置负压吸引环，以瞳孔或角膜顶点为中心，使负压环中心与瞳孔中心尽量重合，负压环周与眼球紧密接触，不留缝隙。确定负压吸引：①眼压值在 65 mmHg 以上；②可观察到术眼瞳孔扩大，出现一过性黑矇。滴数滴平衡液湿润角膜和负压环的轨道，将刀头卡入负压吸引环，再次检查负压吸引环是否对准角膜和瞳孔中心，踩下前进脚踏开关，齿轮带动刀头作水平或旋转运行，过程中尽量避免向角膜刀施加压力，让其自行运行，抵住停止器后再踩下后退脚踏开关，刀头自动回退，等完全退出后，停止负压吸引，移除负压吸引环和角膜板层刀。

（8）用钝性分离器插入角膜瓣下（在靠近蒂部的基质内），滑动分离角膜瓣，鼻侧蒂由内向外，上方蒂是由上往下，分离阻力大时，可滴数滴平衡液湿润，减少和基质的黏滞性，掀开角膜瓣，在蒂部折叠成"卷饼"状。

（9）激光治疗开始前，再次调整患者的头位、眼位，使其回到正确定位位置，眼睛置于固视目标下方。暴露角膜基质床面，吸除表面的过多水分或血液，指导患者注视固定指示光源，激光聚焦在瞳孔中心的角膜基质后开始做激光切削。术中注意观察患者眼球的移动并及时调整。对于配合度差的患者，长时间的操作基质床会因暴露过久，出现基质的脱水，可能产生术后过矫。

（10）切削完成后，用钝性的冲洗针头冲洗角膜基质床面及角膜瓣内面的杂质、血液、上皮细胞等，并顺势复位角膜瓣，按之前所作标记对位，顺着蒂部用海绵轻扫复位并吸除角膜瓣切口边缘的液体，可在瓣上向周边做放射状轻柔按压，促进角膜瓣贴附在下方的基质床并消除皱折。

（11）小心移除开睑器，注意避免触及角膜造成角膜瓣皱褶、移位，去掉手术贴膜，在裂隙灯下检查伤口的情况和角膜瓣是否在位，结膜囊内点一滴广谱抗生素眼液和皮质类固醇眼液，盖上透明眼罩。对于术中有明显的角膜上皮破损者，术毕可戴绷带型角膜接触镜，术后复查时取出。

（四）术后复查

1.术后第一天，去除透明眼罩，清洁眼部，检查裸眼视力，随后在裂隙灯显微镜下仔细观察角膜瓣的位置是否有错位、皱褶，是否有水肿，同时，要观察瓣下有无浸润或异物，如发现问题及时处理。正常情况下，术后第一天，角膜瓣即应清亮，无水肿；瓣边缘上皮细胞已愈合。

2.术后第一天开始点广谱抗生素、皮质类固醇（如 0.1%fluorometholone）眼液、人工泪液。每天 4 次，共持续 1 周。以后，可根据屈光度检查结果，决定是否继续使用皮质类固醇眼液，使用时间一般不超过 1 个月。

3.术后第一周测眼压和检查角膜伤口情况，并进行相应处理。

4.以后应于 1 个月、3 个月、6 个月、1 年复查患者，主要检查患者的视力、伤口情况、屈光状态、眼压、角膜地形图、角膜厚度等，并与术前及上次检查作比较。如裸眼视力低于 0.5、欠矫超过 1D，在残留角膜基质厚度足够的情况下，可考虑在手术 6 个月后，重新掀开角膜瓣，作补充激光切削。

(五)手术并发症及其预防和处理

1.术中并发症及处理 成功地制作角膜瓣是微型角膜板层刀手术的基础和关键,术中、术后的相关并发症多与角膜瓣的制作有关。大量医师操作经验的积累以及角膜板层刀的不断改进,术中并发症尤其是严重并发症已变得越来越罕见。

(1)不完全角膜瓣

1)原因:①患者在角膜刀行进过程中头部或眼球突然转动、负压丢失,可出现制瓣不全或角膜瓣撕脱;②角膜刀行进过程中遇到阻力,角膜板层刀行进过程中遇到障碍物(开睑器、齿轮和轨道上的颗粒异物等)意外停刀,也可能因电力或机械性的设备故障导致角膜瓣制作不完全;③小睑裂、眼球深陷等特殊解剖形态。

2)预防和处理:①负压吸引形成后,眼压值可达 65 mmHg 以上,患者会眼胀、黑矇等不适应及时告知和安抚,鼓励患者良好的配合;②负压吸引前,应仔细检查眼表和结膜囊内有无睫毛、组织碎屑等异物,确保负压吸引足够,刀头运行过程中注意轨道或齿轮的缝隙处卷入眼睑皮肤或睫毛等异物,角膜刀在轨道上行进没有阻碍;③出现了不完全瓣,手术医师应该根据具体情况,做出判断。如果角膜瓣的制作居中性好,且所暴露的角膜基质床已超过光学治疗区,则可按常规完成手术,或略缩小光学治疗区继续完成手术;如果切削偏中心而且所暴露的角膜基质床未超过光学治疗区,比如瓣的蒂部位于光学治疗区,则应复位角膜瓣,等 3 个月以上再次手术;④对小睑裂及眼球凹陷者,术中将负压环轻轻提起并高出开睑器平面,充分暴露眼球,对于极个别睑裂过小者,可考虑先做外眦切开,如遇卡刀,可试将刀头后退一点,然后再前进,多可完成手术。

(2)形成游离角膜瓣

1)原因:①未安装止刀器或者止刀器安装错误;②角膜前表面较平,角膜 K 值偏小(中央角膜曲率小于 38D)或小角膜;③选择了错误的负压吸引环。

2)预防:①对角膜曲率小者,术前可选用较薄的负压吸引环;②角膜大、行进过程中见蒂已形成应及时停刀;③术前做标记线,以利于游离瓣复位。

3)处理:①如果角膜瓣直径、厚度符合要求,超过激光切削区直径,手术可继续进行,将角膜瓣湿润保存于刀头原位或湿房内,激光切削后,按术前所做的标记线,仔细将角膜瓣对位复位,注意区分上皮面与基质面,复位后要等待几分钟,待角膜瓣贴复牢固后,戴上绷带镜避免角膜瓣移位;②如角膜瓣直径小于切削区,则不进行激光治疗,直接将角膜瓣复位,待伤口愈合后再次手术。

(3)角膜瓣偏中心

1)原因:①眼表形态不规则;②术中眼球转动,眼肌力量不均衡;③负压吸引环放置偏中心。

2)预防:确定负压吸引牢固后才开始运行角膜刀,运行过程中发现眼球转动,偏离中心应及时调整或中止手术。

3)处理:如偏离中心不明显,则不影响手术效果,或适当缩小切削区直径;如偏中心明显,影响到手术切削区,应终止手术,将角膜瓣复位,待伤口愈合后再手术。

（4）角膜瓣过薄或瓣穿孔

1）原因：①主要原因是切削过程中负压脱失或负压吸引不足；②角膜曲率大、严重不规则散光、角膜过度干燥、上皮水肿等；③角膜板层刀功能差或刀片的质量问题，可造成角膜瓣厚薄不均，切削面不平整。

2）预防：当负压形成时，一定要观察到有瞳孔明显扩大征象、患者感觉指示灯光变暗或消失，或用眼压计测量确认眼压升高达 65 mmHg 以上，才可以运行角膜刀。术中如怀疑有眼球转动或听到有嘶嘶响声，应停止手术重新安置吸引环；术前医师对手术设备和患眼的状况进行完整、准确的术前核查；严格一人一片新刀片或一次性刀头，安装刀片时注意其方向正确，小心不能损伤刀刃。

3）处理：①如角膜瓣直径、厚度符合要求，达到或超过了激光切削的光学区直径，手术可继续进行；②如角膜瓣不完全切削，不能满足激光切削的光学区直径或角膜瓣已经穿孔，应立即复位角膜瓣，戴绷带型角膜接触镜。可等 3~6 个月后再行手术。此时如勉强进行激光切削，可造成术后不规则散光并且角膜局部形成瘢痕。

（5）角膜切穿：这是手术中发生的最为严重的并发症，非常罕见，此时眼内压>65 mmHg，可导致眼内容脱出。现在专为 LASIK 设计的显微角膜板层刀通常为固定式刀头，基本上避免了人为误差所可能产生的这种严重后果。

处理：终止手术，缝合角膜，如伴有其他损伤，则进行必要的相应处理。

（6）"洗衣板"现象：部分可导致层间上皮内生，甚至发生瓣溶解及晚期瘢痕形成。

1）原因：①如仅有上皮层，多伴有负压不足；②角膜刀运行速度不均匀，遇到轻微的不均匀阻力，出现间歇、卡顿现象；③刀片重复使用，刀刃不锐利。

2）预防：尽量使角膜刀运行顺畅，匀速。

3）处理：①如瓣厚正常，可继续手术，细心复位；②如瓣过薄，终止手术，待伤口愈合后再手术。

（7）角膜上皮脱落：LASIK 术中角膜上皮损伤脱落可导致术后眼部不适症状加重，视力恢复慢。还可增加术后弥漫性层间角膜炎（diffuse lamellar keratitis，DLK）以及角膜层间上皮植入的发生率。

1）原因：①术前角膜上皮病变；②点用过多的表麻剂，上皮水肿；③机械性划伤。

2）预防：避免过多使用表麻剂，术前准备和眼部消毒时注意保护角膜上皮。

3）处理：如遇上皮脱落，层间应充分冲洗，避免层间上皮植入，术后局部给予抗生素及营养剂，术毕戴绷带型角膜接触镜，上皮长好后取。

（8）角膜缘出血

1）原因：戴隐形眼镜时间长，角膜缘形成新生血管；角膜瓣蒂部在鼻侧或角膜瓣直径过大；角膜直径小。

2）预防：可适当缩小角膜瓣直径。

3）处理：出血较少未进入激光切削区，不影响手术；出血较多进入激光切削区，在出血部位放置吸血海绵，防止血液进入激光切削区。激光切削完成后彻底冲洗干净角膜瓣下的出血，对位复瓣，出血较多时也可使用收缩血管的滴眼液。

（9）结膜下出血

1）原因：负压吸引导致结膜下血管破裂。

2)预防:术中避免受术者过于紧张,避免反复多次负压吸引。

3)处理:无须处理,可自行吸收。

(10)角膜瓣层间异物残留

1)原因:来自睫毛,结膜囊内的分泌物,手术单上的棉丝、棉签或空气中的纤维,手套上的滑石粉,显微角膜刀的刀片和刀头上的金属碎屑,血液等滞留于层间,术中未被发现或冲洗不彻底所致。

2)预防:手术室安装空气净化设施,手术器械清洗干净,术前充分冲洗结膜囊,术中使用无粉的手套,手术台上使用一次性不含棉丝的手术单和敷料,上刀后用湿棉签轻拭刀刃,角膜瓣下彻底冲洗。

3)处理:术后立即在裂隙灯下进行伤口检查,如有细小异物且位于周边,可不处理;如异物较大且接近或位于瞳孔区,以及异物部分位于瓣缘,应及时冲洗及取出。

2.术后并发症及处理

(1)角膜瓣皱褶:轻微的角膜瓣皱褶可无自觉症状,位于视轴区且较显著者其裸眼视力及最佳矫正视力下降;裂隙灯显微镜检查特别是后照法下可见角膜瓣上条形纹理,角膜瓣蒂位于鼻侧者多呈水平走向,而角膜瓣蒂位于上方者多呈垂直走向。

1)原因:①角膜瓣蒂部过窄,角膜瓣对位不良,复位时瓣扭转所致;角膜瓣偏薄或水肿,角膜瓣在水肿消退后遗留皱褶,多呈"篮球缝样"或"龟背样";②术中角膜瓣下液体未完全排除,致角膜瓣贴合不良;③术中过度按压角膜瓣或海绵擦除水液时方向不正确;④高度近视矫正术后由于中央角膜显著变平,角膜瓣与基质床贴合不良更容易产生角膜瓣皱褶;⑤撤除开睑器时接触角膜瓣;⑥术后早期患者用力揉眼。

2)处理:①轻度皱褶,仅是在裂隙灯后照法检查发现有轻微的角膜瓣皱褶,并没有影响视力,则可不作任何处理;②明显皱褶,并且位于光学区产生不规则散光,使最佳矫正视力下降,一旦发现应及早处理。

3)方法:重新打开角膜瓣,其基质面用低渗盐液(4 mL BSS+1 mL 蒸馏水)浸泡30~60秒,使角膜瓣因水肿而展平;重新复位,瓣下冲洗;海绵吸干角膜瓣边缘,空气中干燥5分钟。

(2)感染:角膜感染非常少见,感染性角膜炎为最严重的术后并发症之一,发生率为0.1%~1.6%。可表现为视力下降、异物感、畏光、流泪、眼部疼痛、分泌物增多;结膜睫状充血或混合充血、角膜瓣下或者角膜瓣缘出现单个或多个灰白色浸润,边界模糊,可蔓延至角膜瓣和角膜床深部、角膜瓣融解、前房反应与积脓。

1)原因:①医源性。手术室环境和手术器械消毒不合格、无菌操作不严格;②患者自身因素。角膜正常的解剖屏障破坏,致病菌直接侵入到角膜层间。a.结膜囊带菌、疱疹性角膜炎、流行性角结膜炎。b.邻近器官炎性病灶,如睑缘炎、泪囊炎。c.睑内翻倒睫。d.长期佩戴角膜接触镜,干眼症伴持续性角膜上皮缺损。e.HIV 抵抗力及免疫力低下易致感染;③外界环境。术后接触污染的环境,如游泳、公共浴池等。

2)预防:①手术室及器械的合格消毒、严格的无菌操作技术;②术前如发现有明显的睑缘炎、结膜炎、泪囊炎应给予适当的治疗;③手术中避免过度冲洗而使穹窿部杂质进入层间,增加感染的机会,术中应彻底冲洗层间异物;④术后提醒患者注意做好个人卫生,眼内避免进入脏物、异物,不要接触可能造成感染的环境;⑤手术前、后常规使用广谱抗生素眼药水。

3)处理:①感染一旦发生,需积极抢救,局部应用广谱抗生素、抗病毒及抗真菌类药等。

由于 LASIK 术后感染病灶位于角膜瓣下,使用常规抗生素滴眼液治疗往往难以奏效,因此,一旦怀疑为术后感染,在尚未明确病原体前应及时使用 1~2 种广谱并且是加强浓度的抗生素频繁点眼(1 次/0.5~1 小时),24 小时不间断;②必要时将角膜瓣掀开,刮除病灶,涂片染色,细菌培养+药敏试验;加有广谱抗生素的 BSS 如阿米卡星(10 mg/mL)角膜瓣下冲洗彻底;眼部及全身应用敏感抗生素;避免或慎重使用糖皮质激素;明确病原体后根据药敏试验结果及时调整抗生素,真菌感染或阿米巴原虫感染按同类型的角膜炎治疗;如感染难以控制则去除角膜瓣。

(3)角膜瓣丢失或移位

1)原因:多发生游离角膜瓣,角膜瓣下水液未完全排除致角膜瓣贴合不良;蒂位于鼻侧的角膜瓣较蒂位于上方的多见;术后早期尤其在 24 小时内患者用力揉眼,眼部受外伤,都可造成角膜瓣移位甚至脱落丢失。

2)预防:如发生游离瓣需认真复位,待黏附牢固后再让患者离开,避免术后发生眼外伤。

3)处理:①角膜瓣移位导致视力和最佳矫正视力下降,应及早重新复位;②如能找到脱失瓣,经清洁冲洗后,用抗生素眼液浸泡后复位,须用 10-0 尼龙线间断缝合固定,4~6 周后拆线;③如瓣已脱落丢失,对于近视矫正患者可让暴露的角膜基质床面自然形成上皮面,如果没有明显的雾状混浊形成,也同样可获得满意的视力结果,如果有明显的 haze 形成,则应等稳定后作准分子激光治疗性角膜切削术;④如瓣丢失后存在明显不规则散光,剩余角膜厚度不足者,可考虑角膜板层移植术一年后,在角膜地形图引导下进行再次激光切削。

(4)角膜瓣下异物残留

1)原因:睑板腺分泌物、角膜切开刀具上的金属碎屑、手术布单上的棉丝、海绵碎渣以及睫毛等在术中被带入角膜瓣下,冲洗不彻底。

2)处理:虽然个别位于周边的异物残留不会影响手术的效果,不需要任何处理,但有些也可引起角膜组织的炎症反应,局部浸润混浊和角膜瓣皱缩。少数情况下,如用药物不能控制炎症反应,则需打开角膜瓣,冲洗清除异物。

3)预防:预防角膜瓣下异物残留的关键在于避免一切异物进入角膜瓣下:保持手术环境的洁净,不戴有滑石粉的手套,不用带棉丝的手术布单,避免将手术器械置于棉质布单上,所有器械在术前彻底冲洗干净。复位角膜瓣后,在瓣下作充分冲洗。

(5)角膜瓣下上皮细胞内生或植入:是指角膜上皮细胞从角膜瓣边缘在瓣下向中央生长或角膜瓣下种植的角膜上皮细胞在原位生长。多在手术后几周内发生,绝大多数仅局限于角膜瓣边缘,不需要任何治疗,少见生长迅速,侵及视区影响视力,并产生散光。

1)原因:术前或术中角膜上皮损伤;手术器械将上皮细胞带入层间;术后角膜瓣下炎症反应;角膜瓣错位扭曲;角膜瓣中央破裂;角膜瓣过薄;术后反应重,角膜瓣水肿;瓣下冲洗不彻底。

2)临床表现:裂隙灯显微镜下检查,角膜瓣下可见乳白色颗粒状或线状沉积,有时还可伴有角膜瓣边缘局部浸润,但多为自限性,范围小于 2 mm,不会造成任何视力丢失。术中有角膜上皮损伤,角膜瓣过薄、破碎或角膜瓣贴合不良移位者,术后容易形成较为严重的角膜瓣下上皮细胞植入,呈乳白色"树枝状"或"地图状",影响视力,也可产生明显的不规则散光,甚至角膜瓣自融。

3)预防:术前避免过多使用表面麻醉剂或过度冲洗结膜囊,以免角膜上皮水肿甚至脱落,避免术中手术器械损伤角膜上皮、避免用可能带有角膜上皮细胞的器械接触角膜瓣内侧面或角膜基质床面、避免角膜瓣贴合不良及移位。假如术中有角膜上皮破损,可在术后戴绷带型角膜接触镜,直至上皮愈合。

4)处理:局限无进展的角膜瓣边缘上皮细胞植入可不用处理;瓣下植入的上皮超过2 mm、呈进行性,造成不规则散光及视力下降者,应尽快处理,将瓣掀开,清理角膜瓣侧及基质床面的上皮细胞,然后仔细复位。

(6)角膜混浊:角膜瓣边缘或浅基质层可见很轻的 haze 反应。

1)原因:角膜瓣过薄仍行激光切削,不明原因的中央区层间混浊水肿。

2)预防:应避免形成薄角膜瓣及避免过多的手术操作。

3)处理:点用高浓度激素抑制水肿反应,严重者可行 ALTK。

(7)弥漫性层间角膜炎(diffuse lamellar keratitis,DLK)又称为非特异性弥漫性层间角膜炎或撒哈拉综合征。

DLK 在 1998 年由 Smith RJ 首次报道,属于 LASIK 手术后非感染性、弥漫性层间炎症,可能与过敏性或毒性炎症性反应有关。其发生率报道不一,可达 1/(30~400)眼。多为散发病例,也可在同一批手术患者中集中出现。出现在术后早期,通常在 LASIK 术后 1~6 天发生,个别迟发性者多与角膜上皮损伤、眼外伤、头面部及眼部炎症或感染等有关。表现为层间出现灰白色细小点状渗出物,多位于瓣周边部,严重者为瓣下广泛受累,可以无自觉症状或仅有轻微或中度眼部疼痛、异物感、畏光流泪,无明显的结膜充血或睫状充血。这种炎症反应可于术后一天发生,至术后第五天达到高峰,以后逐渐消退,多不影响视力及手术效果,局部点皮质类固醇眼液可控制其进展。

1)原因:有人认为是一种典型的多形核白细胞炎性反应,是手术过程中抗原或毒素进入层间所引起的急性反应。DLK 的可能诱因为角膜层间异物残留,包括手套上的滑石粉、刀具上的金属碎屑、润滑油、细菌内毒素、激光切削后产生的物质、睑板腺分泌物及消毒液等。当角膜层间有残留物如黏液、白细胞、上皮细胞、金属颗粒、滑石粉或角膜瓣过薄、破损时,角膜细胞被激活的持续时间延长,愈合反应加重。在 LASIK 术后伤口愈合过程中,角膜组织内产生一些炎症介质,如蛋白溶解酶、前列腺素、过氧化氧自由基及细胞因子等可能导致角膜层间炎症反应甚至角膜组织自融。

2)DLK 的分级

第一级:局灶性灰色或白色颗粒,局限于角膜层间周边部,瞳孔区未受累,无眼部充血或前房炎症反应,视力正常。处理:1%醋酸泼尼松龙滴眼液,1 次/(1~2)小时,好转后减量,共1周。预后良好。

第二级:弥漫性角膜层间灰色或白色颗粒浸润,无眼部充血或前房炎症反应,视力正常。处理:1%醋酸泼尼松龙滴眼液,1 次/(1~2)小时,好转后减量,共 7~10 天。口服泼尼松 60~80 mg/d,共 5 天。预后良好。

第三级:弥漫性角膜层间灰色或白色颗粒浸润伴颗粒聚集,轻度结膜睫状充血,无前房炎症反应,视力轻度下降。处理:掀开角膜瓣,刮除聚集颗粒,做细菌培养试验,瓣下 BSS 冲洗,4~6 小时后点 1%醋酸泼尼松龙滴眼液,1 次/(1~2)小时,好转后减量,共 2~4 周。预后良。

第四级:弥漫性致密的角膜层间颗粒浸润,局部角膜水肿、角膜瓣皱褶或自融伴视力明显下降、眼睑水肿、轻度结膜睫状充血和前房炎症反应。如 1~2 天后无好转,可再次掀开角膜瓣,用抗生素及糖皮质激素混合液作瓣下冲洗。预后可有局部角膜变薄、混浊及远视性改变。

3)鉴别诊断:角膜瓣下感染;角膜瓣下异物如睑板腺分泌物、纤维物等周围的浸润反应;角膜瓣下上皮植入。其中以与角膜瓣下感染进行鉴别最为重要。

4)预防:术前眼表面冲洗,充分冲洗结膜囊;使用手术贴膜粘贴睫毛;术中戴无滑石粉手套;刀具、器械的清洗、消毒要及时,避免使用润滑油;掀开角膜瓣前擦干结膜囊;瓣下仔细冲洗;术后 12~24 小时开始使用糖皮质激素滴眼液,每天 4 次,持续 5~7 天。

(8)欠矫:实际激光校正结果与目标值相比偏低,术后早期即有近视残留,表现为远视力欠佳、眩光、重影,但近视力正常。

1)原因:多见于>10D 的高度近视;术中配合欠佳;对激光欠敏感或基质含水量高(如水肿);激光能量衰减、屈光度参数输入错误等。

2)预防和处理:①嘱患者术中积极配合;②术中随时吸干基质表面过多的水分;③早期可适当增加局部激素的用药量;④3~6 个月后视情况补充治疗,对于 LASIK,假如有明确原因造成欠矫者,如在确保角膜厚度足够的前提下,可早期(1 个月内)掀开原角膜瓣做补充激光切削;而由于其他原因所造成的屈光度回退,则应当在屈光状态稳定至少 3~6 个月后,再考虑做再次手术。

(9)过矫

1)原因:①术前验光存在调节过度的因素,致使近视屈光度治疗参数比实际偏大;②在开始激光治疗之前,发生实质性的角膜基质脱水,比如基质床暴露于空气中的时间过长、手术室内湿度过低、有气流等,由于每一脉冲激光将会切削更多的角膜基质组织而导致过矫;③年龄较大者,伤口的愈合反应较轻,组织对激光过于敏感。而且,原有高度近视且年龄较大者,因调节力下降,对于过矫的反应比年轻人更为强烈;④手术时间过长,角膜基质干燥。

2)预防:对超高度近视,可考虑分两次手术,首次手术应留有一定度数的近视,以免过矫,宁欠毋过;尽量缩短手术时间,避免角膜基质干燥;对年龄人者及从事近距离工作的职业,应考虑保留部分近视度数。

3)处理:①手术 1 周后(伤口反应基本稳定),停用局部激素;②对于术后早期验光确定存在少量过矫,且调节难以克服者,可试用非糖皮质激素类抗炎眼药水,联合绷带式软性角膜接触镜持续数月,或许可减轻少量过矫;③手术后 6 个月后待屈光度稳定,可行远视性 LASIK。

(10)屈光回退:术后随着时间的推移(数月甚至数年后),屈光力逐渐向术前同种屈光力转变,术后早期的裸眼视力及屈光力往往正常。比 PRK 发生得快,且局部应用激素反应不明显。

1)原因:①回退幅度的大小与预矫治度数呈正相关,度数越高,回退率也越高,可能与较高屈光力激光切削矫治后,角膜瓣下残留角膜基质较薄,容易扩张有关;②与切削过深,引起角膜后表面轻度膨隆有关;③与受者个人体质有关,如与术后角膜上皮过度增生、胶原沉积,角膜基质重塑有关;④年龄 40 岁以上的近视患者,出现远期近视屈光力回退时,应考虑是否发生晶状体密度改变或白内障。

2)预防和处理:①在设计 LASIK 手术激光切削参数时,应考虑屈光回退因素,在预矫屈光度相同的情况下,选择较大直径的切削区或使用带修边功能的切削,其术后的屈光回退率低于选择较小直径的切削区;②术后留有安全的角膜厚度;③对于近视性屈光回退者,早期可尝试使用降眼压滴眼液(如 0.5%噻吗洛尔)和术后糖皮质激素类滴眼液;④在角膜厚度足够及屈光度稳定后,且确保无角膜膨隆的情况下进行补充激光治疗。

(11)偏心切削和中央岛:偏心切削即光学切削区中心与瞳孔中心或角膜中心未重合,尤其是偏差在 1 mm 以上者,虽然光学切削区中心与瞳孔中心重合,也可导致术后不规则散光、眩光、单眼复视及重影,其视觉损伤的程度与偏心的程度及矫正屈光的深度成正比。

患者未注视指示灯光源、视轴偏离瞳孔中心过远即 kappa 角大、术中瞳孔缩小偏移等导致向下偏移、术前应用缩瞳剂导致向鼻侧偏移;瓣切开不完全导致向颞侧偏移以及医师对位不良等是导致偏心切削的常见原因。

中央岛是准分子激光术后角膜地形图中央区出现>1 mm 范围之角膜屈光度高于邻近组织 1D 以上之岛屿状区域。激光对角膜的不规则切削常因激光束能量不均匀、角膜含水量不均匀、切削过程中产生的组织碎屑和“烟雾”等造成,产生“中央岛”,影响术后视觉质量,为 LASIK 较常见的术后角膜地形图异常,而且不易消失。

术中组织汽化,形成中央气流,激光束中央能量衰减;激光波震荡,冲击角膜液体向中心流动;角膜中央浅层组织水化程度高于周边。以上是中央岛产生的常见原因。

1)预防:①为使眼球固定指示光源更加清晰,便于患者注视,可适当减弱照明灯亮度;②受术者过于紧张时,可服用少量镇静剂,以缓解焦虑;③因不同激光机系统的注视装置不同,医师应告知受术者术中应注视什么;④切削前要检查一下患者的头及眼的位置;术中应在手术显微镜下严密监视术眼的眼位,如有偏移,需及时调整;⑤放置负压吸引环时,要注意环中心与瞳孔中心或角膜中心重合,刚产生负压时,不要让负压吸引环移位;⑥在术前应检测激光能量分布;掀开角膜瓣前擦干边缘液体,掀开角膜瓣后擦干基质床表面的液体;切削过程中使用激光器附设的抽气或吹气装置;激光切削过程中,可以有停顿,避免连续切削;⑦改进激光的软件设计及工作模式。

2)处理:如欠矫,可再次手术,对于严重的光学切削区偏心或中央岛,造成最佳矫正视力下降 2 行以上者,可行的补救措施是重新掀开角膜瓣,在角膜地形图或波阵面像差引导下进行准分子激光个体化切削;如不欠矫,可于偏离的反向子午线且距离相等处为中心,做同等量的切削;相反子午线周边部角膜弧形切开。

(12)激素性高眼压:发生率远远低于 PRK,约为 1%。

1)原因:长期局部应用激素,部分患者可导致眼压升高。

2)预防:手术前详细询问青光眼家族史;尽量减少激素的用量及时间并定期测量眼压。

3)处理:停用激素;按青光眼处理。

(13)继发角膜膨隆:术后角膜厚度不足 400 μm 或角膜瓣下厚度不足 250 μm。其临床表现多为裸眼视力尤其是最佳矫正视力呈进行性下降,裂隙灯下可见角膜中央局部变薄隆起,呈圆锥状外观,角膜地形图检查可见不规则散光或角膜中央异常隆起。

1)原因:①受术者角膜薄且屈光度深者;②具有圆锥角膜体质者。

2)预防:①安全切削量。保留角膜厚度不应少于 400 μm,切削深度+瓣厚<1/2 原角膜厚度,角膜床厚最好应>250 μm;②术前严格筛选圆锥角膜。

3)处理:①暂先观察,或者做角膜胶原交联等对症处理;②严重者可按圆锥角膜进行处理。

（14）干眼症：干眼症是目前 LASIK 术后最常遇到的问题。从目前技术角度看，LASIK 术后早期出现干眼症或干眼症状加重不可避免，如果加以重视，可以在一定程度上缩短病程或缓解症状。

1）原因：①LASIK 制作角膜瓣时可切断角膜感觉神经，导致术后角膜感觉迟钝，反射性泪液分泌减少。研究表明，LASIK 术后，角膜基质内神经纤维束减少约 90%，至术后 12 个月，仍只有术前的 50%；②负压吸引环损伤结膜杯状细胞，显微角膜刀损伤角膜上皮的微绒毛，导致术后泪膜黏附力下降；③术后角膜曲率改变，瞬目时睑结膜与角膜的贴附性减弱，影响泪膜的分布；④伤口愈合过程及炎性反应导致生化环境的变化；⑤表面麻醉剂或长期使用抗生素滴眼液或含防腐剂滴眼液等的不良反应。

2）临床表现：通常 LASIK 术后 1~12 个月内出现干眼症或原有干眼症状加重，眼部可有异物感或烧灼感，由于泪膜不稳定，视力出现波动，点人工泪液后可以改善视力或干眼症状。蒂位于上方的角膜瓣术后干眼症状比蒂位于鼻侧的角膜瓣明显而且持续时间较长。

3）术前注意事项：主要在于排除一些较严重的干眼症或有干眼症潜在可能的患者。详细询问全身疾病史，如类风湿关节炎等；用药史，如是否正在服用抗组胺类药或抗焦虑药；平时有无眼干症状：眼睛异物感、经常充血，不能耐受角膜接触镜；在一天之间视力是否经常有波动。

术前与干眼症相关的一般检查包括睑缘检查，注意有无睑缘炎；睑板腺功能，注意睑板是否肥厚、睑板腺开口是否堵塞；泪膜破裂时间、泪液分泌试验。特殊检查包括角膜地形图，观察角膜规则指数是否异常。对于较严重的干眼症患者：有自觉症状、泪膜破裂时间少于 5 秒、Schirmmerl 试验（不用表面麻醉剂）5 分钟少于 5 mm，伴角膜点状染色，不能做 LASIK。一般而言，凡是出现一个象限范围以上的角膜异常荧光素染色点患者，暂时均不适合做 LASIK。可先用人工泪液、泪点栓塞、并积极治疗睑缘炎及保持睑板腺开口通畅，等干眼症状及体征改善后再考虑做 LASIK。

4）术中注意事项：①角膜瓣大小。根据激光治疗范围适当选择角膜瓣大小，一般在 8~9 mm；②角膜瓣蒂位置，蒂位于上方的角膜瓣由于同时切断角膜两侧的感觉神经，术后干眼症状比蒂位于鼻侧的角膜瓣眼干明显而且持续时间较长；③启动显微角膜刀前用 BSS 或人工泪液湿润眼球表面；④尽量减少表面麻醉剂使用次数，缩短作用时间。

5）术后处理：①术后早期使用不含防腐剂且较黏稠的人工泪液，术前 4 小时尽量闭眼休息，2 天内尽量不用电脑；②人工泪液点眼，每天点 4~10 次，持续 3~6 个月。在术后第 1 周，尽量使用不含防腐剂的人工泪液；③泪小点栓塞；④尽量避免长期使用糖皮质激素及抗生素眼药水（一般在术后一周内停药）；⑤术后早期，特别是 3 个月内因干眼症可造成视力波动及屈光度不稳定，不急于再次行 LASIK 术。

此外，术后日常生活中应注意将电脑显示屏置于视线下，保持垂眼看屏幕；避免通风口气流直吹眼睛；在干燥的环境下，尤其是冬季，注意室内增湿。

（15）LASIK 所致的神经营养性上皮病变：发生率为 1%~2%，术前存在干眼症的患者，术后发生神经营养性角膜上皮病变的可能性更大。它是由于角膜感觉神经切断后出现的暂时性角膜上皮缺损，多位于角膜中、下方呈粗大的点状荧光素染色，应与病毒性角膜炎进行鉴别。治疗方法同干眼症，一般在术后 3~6 个月自愈，个别病程迁延可达 12 个月以上。

(六)激光原位角膜磨镶术后的再次手术

是指 LASIK 术后,重新掀开原角膜瓣或用显微角膜板层刀再次制作角膜瓣后,用准分子激光在暴露的角膜基质床面切削以修正欠矫、过矫及不规则散光。

适应证:LASIK 术后 6 个月以上,屈光状态稳定(随访期间每月屈光度变化幅度在 0.5D 以内)、角膜地形图检查结果已稳定,欠矫、过矫或散光达 1.00D 以上,裸眼视力 0.5 以下及患者本人要求提高视力及视觉质量者。手术前必须经本人同意,在再次手术同意书上签字。

禁忌证:屈光力或角膜地形图检查结果不稳定,或屈光回退是由于角膜扩张、晶状体密度增高所致者。

术前检查与评估检查项目与第一次手术相同,应特别注意测量中央区角膜厚度,如根据第一次手术角膜瓣厚度及激光切削深度,按照当前预矫屈光度估算再次术后角膜瓣下保留角膜基质厚度将不足 250 μm,则不应再次手术,以免发生角膜膨隆及继发性圆锥角膜。

注意事项:LASIK 术后,使用光学测量方法如裂隙光扫描眼前节检查系统测量角膜厚度会与实际值存在较大偏差,应该使用超声角膜测厚仪进行测量。具有测量角膜后表面高度功能的裂隙光扫描眼前节检查系统对于 LASIK 术后再次手术前的评估具有重要意义,特别是在随访过程中可动态比较角膜后表面高度变化,假如后表面高度不稳定,有逐渐增加的趋势,则提示有角膜扩张的可能,此时则不应该再次手术。否则,不仅不能矫治残留屈光度,反而有可能发生继发性圆锥角膜。

此外,对于原手术记录资料不全者,可利用眼前节 OCT 扫描,分析原角膜瓣的厚度与形态,对于再次手术的方式具有指导意义。

激光治疗参数的设计:对于因近视 LASIK 矫治后出现欠矫或回退者,近视激光治疗参数与第一次手术相同。对于年龄在 40 岁以上者,为避免术后阅读困难,可考虑主视眼完全矫正而对侧眼稍欠矫的方法,即所谓单眼视。当然对于患者是否接受单眼视方法,可在术前先用角膜接触镜模拟试戴;而对于因近视 LASIK 矫治后出现过矫者,远视治疗参数应比常规远视矫治参数减少 20%~30%。对于伴有明显视觉症状如眩光、光晕、单眼多视者,应参考角膜地形图或像差仪检查结果,做角膜地形图或像差引导下的个体化切削。

手术步骤:术前准备及麻醉方法与第一次手术相同。假如掀开角膜瓣确实有困难或第一次手术中角膜瓣制作不良(如瓣过薄或过小等),则可采用与第一次手术相同的方法即用显微角膜板层刀再次制作角膜瓣,但应注意再次制作的角膜瓣厚度稍大于原角膜瓣,以避免与原角膜瓣交错而形成不规则的角膜床面。多数情况下,可再次掀开原角膜瓣(甚至在术后若干年仍能掀开原角膜瓣),其方法是在裂隙灯显微镜下仔细辨认原角膜瓣边缘,用手术记号笔在颞侧(蒂位于鼻侧者)或下方(蒂位于上方者)分别作沿角膜瓣边缘的弧形标记及横跨边缘的放射状标记。用扁平纤细的虹膜恢复器沿弧形标记轻轻刮除小片角膜上皮后,头部插入角膜瓣下。将虹膜恢复器左右拨动前行,沿原角膜瓣边缘分离角膜瓣,掀起角膜瓣,用超声角膜测厚仪测量角膜瓣下基质床厚度,根据实际厚度修正激光切削量,准分子激光切削、后续操作步骤及术后处理与第一次手术相同。

术后处理:术毕用广谱抗生素及糖皮质激素滴眼液,一般每天 4 次,持续 1~2 周。对于角膜瓣边缘有角膜上皮破损者,可戴绷带型角膜接触镜一天。与第一次 LASIK 相比,再次 LASIK 手术后的并发症如角膜瓣下上皮植入、感染等的发生率显著增加,因此对于双眼均需要再次行 LASIK 者,不主张像第一次手术那样双眼同时手术,而应该间隔一周以上,以确信无手术并发症后再行对侧眼手术。

三、前弹力层下激光角膜磨镶术

角膜扩张及继发性圆锥角膜是 LASIK 术后最严重的并发症之一,可严重影响矫正视力及患者的满意度,其发生原因,目前认为与角膜生物力学衰竭,不足以抵御眼内压的作用有关。LASIK 术后,角膜瓣对于维持角膜生物力学的贡献非常少,角膜形态的维持主要依赖角膜瓣下基质床的厚度及其纤维强度。因此,LASIK 术中制作尽量薄的角膜瓣,以最大限度地保留术后角膜瓣下基质床的厚度,是减少术后角膜扩张及继发性圆锥角膜发生率的关键因素之一。常规 LASIK 术中,角膜瓣的厚度为 110~150 μm。前弹力层下激光角膜磨镶术(sub Bowmans keratomileusis,SBK),即薄瓣 LASIK 技术,最早由 Durrie 于 2007 年在美国白内障屈光手术年会上提出,是利用飞秒激光或机械式显微角膜板层切开刀,制作厚度介于 90~100 μm、直径约为 8.5 mm 的角膜瓣,角膜瓣各径向的厚度均匀呈"平板"形、每次切割间的误差小于 10 μm。与准分子激光表层角膜切削术相比,薄瓣 LASIK 具备常规 LASIK 术后反应轻、视力恢复快的优势。同时,在术后角膜生物力学上,薄瓣 LASIK 与准分子激光表层角膜切削术后相似,其结构比常规 LASIK 更稳定、干眼症的发生率更低。

1.适应证和禁忌证　与常规 LASIK 的适应证与禁忌证基本相同,尤其适合角膜偏薄又倾向于做 LASIK 的患者。

2.手术方法　与常规 LASIK 相同,但相对于"厚瓣"而言,薄瓣 LASIK 对于制作角膜瓣的设备有更高的要求,除改良的显微角膜板层刀外,目前越来越倾向于使用飞秒激光制作薄角膜瓣。在角膜瓣下冲洗过程中不要太用力,不要反复冲洗,复位后在空气中充分自然干燥;此外,角膜瓣的复位要轻柔、自然。薄瓣 LASIK 术后更加容易形成角膜瓣皱褶,裂隙灯显微镜下可观察到较多的水平细纹。尽管在多数情况下并不影响患者的视力,但有可能影响其视觉质量,因此应尽可能避免。如角膜瓣有水肿或上皮破损、松脱迹象,术后可以考虑戴绷带型角膜接触镜 1~2 天。

3.手术并发症及预防和处理　与常规 LASIK 相比,SBK 的激光参数需要略加调整。假如沿用原来"厚瓣"LASIK 的激光参数进行切削,术后有可能发生欠矫与回退。这跟角膜基质组织的密度分布有关:做薄瓣后,由于表层角膜组织更加致密,对于每个脉冲的激光能量接受相对减少,导致每一脉冲激光的切削效率降低。而且,根据术后伤口愈合的特点,越接近角膜上皮及前弹力层的基质,术后的组织增生现象及反应越显著,甚至可出现类似于表层切削手术后的 haze 反应。因此,除适当调整准分子激光的治疗参数外,术后可适当延长使用糖皮质激素滴眼液的时间。

4.术后随访、影响因素和转归　术毕戴绷带型角膜接触镜者,术后第一天复查时,如裂隙灯显微镜下检查角膜上皮已修复,即可取除接触镜,按 LASIK 术后常规进行随访及用药。根据术后角膜反应情况,可适当延长糖皮质激素滴眼液的使用时间,比如每天 4 次,按 4、3、2、1 逐周递减,共使用一个月。

总之,SBK 结合了 LASIK 术后反应轻、视力恢复快与表层手术保持角膜生物力学完整性的优点,进一步提高了 LASIK 手术的安全性,是今后 LASIK 手术的一个发展方向。

四、飞秒激光制瓣的 LASIK 手术

飞秒激光(fem to second laser,FS)是一种以超短脉冲形式运转的近红外激光,飞秒为时间单位,1 飞秒等于千万分子一秒(1×10^{15}秒)。目前临床上用于角膜屈光手术的波长为1043~1053 nm,可以精确地聚焦在组织而不被周围组织吸收,所以对周围组织无明显不良反应。飞秒激光为角膜屈光手术领域带来了新的技术。1998—1999 年,匈牙利率先对飞秒激光制作角膜瓣进行了研究,2000 年美国食品与药物管理局(FDA)批准飞秒激光用于角膜板层手术,2001 年出现第一台商用飞秒激光机。飞秒激光手术是角膜屈光手术的一个重要发展方向。

飞秒激光机的主机部分包括飞秒激光产生发射系统(振荡器、展宽器、放大器和压缩器);手术显微镜、计算机控制系统;附件部分包括锥镜、负压管道系统(负压环及连接负压管道系统)、脚踏开关控制激光发射或同时控制负压控制系统。

飞秒激光的作用基于光爆破原理,此过程中产生的等离子复合物以超声速膨胀,并形成含有 CO_2 和水分子的空泡,扩展的空泡可使组织分离,空泡增多、融合,之间的组织连接减少,最终组织分离。随后空泡向内爆破,水和二氧化碳通过周围组织及内皮细胞泵功能被吸收。

飞秒激光可以在预定的深度上对角膜组织进行不同形态的切削,具有更高的精度、更短的脉冲、更立体的切削性,制作的角膜瓣更精确、更均匀,有更好的预测性。手术中会在眼表放置一个负压吸引环来固定眼球,相对低而稳定的负压吸引,角膜锥镜与激光器相连,角膜锥镜末端有平面或凹面镜,锥镜置于角膜表面,压平角膜。

飞秒激光所制角膜瓣的厚度、直径、大小、蒂的宽度和位置都可以根据实际需要或术者的设计要求选定,在角膜瓣周边可以任意角度侧切,比如垂直90°制作侧切,有助于角膜瓣的嵌入式复位,减少角膜瓣术后移位和上皮植入的可能。

飞秒激光制瓣即飞秒激光制作角膜瓣联合基质面行准分子激光切削(femto-LASIK),是飞秒激光角膜屈光手术几种主要的模式之一,其他术式还包括飞秒激光制作隧道的角膜基质环植入术(femto-second intracorneal ring segments,femto-ICRS)、飞秒激光角膜基质透镜切除术(全飞秒激光角膜屈光手术)和飞秒激光老视手术。

飞秒激光制作角膜瓣与传统机械式角膜板层刀制作角膜瓣相比,具有以下优势。①可预测性和精确性更好,角膜瓣更薄,更均匀(机械刀制作的角膜瓣中央偏薄,周边较厚,飞秒激光制作的角膜瓣中央部厚度和周边部的厚度一致性好);②可选择角膜瓣厚度和直径,而且飞秒激光制作的角膜瓣更薄,薄的角膜瓣使得角膜浅基质损伤减小,角膜的生物力学受到更好的保护,稳定性更好;③可选择角膜瓣蒂部位置和角膜瓣边切的角度;④术中的负压吸引力比角膜板层刀要低,减少了由于眼内压变化导致的相关并发症,减轻了患者术中和术后的不适感;⑤全程无刀,降低了感染的可能性;⑥对于角膜表层的神经丛破坏更小,术后干眼症的发生减少;⑦飞秒激光扫描过程基本不受角膜曲率、硬度、大小及厚度的影响,即角膜的个体差异不会对飞秒激光角膜瓣质量带来影响,个体化定制角膜瓣将有助于获得更佳临床效果。

1.适应证和禁忌证

(1)适用范围与常规 LASIK 相似:①飞秒 LASIK 最佳适应证是中高度近视、远视、散光

和老视;②青年因参军、招工等原因要求激光手术但不适合表层手术、常规机械刀、角膜瓣LASIK 条件受限和(或)高风险者;③角膜直径、厚度和曲率偏离平均值,不适合做角膜刀的;④角膜透明无明显斑翳、白斑。

(2)禁忌证:①飞秒 LASIK 不适合作为超高度近视的首选,即使是飞秒薄瓣 LASIK;②角膜病变和眼部疾病等与 LASIK 手术的禁忌证相同;③RK 术后和前弹力层缺失者慎用飞秒制瓣。

2.术前准备

(1)术前宣教、固视训练和术前用药同前面章节的角膜板层刀制瓣的 LASIK 手术。

(2)设备器械及手术室环境:①设备一般要求控制手术室温度在 18~22℃,湿度为30%~50%,不同厂家的设备会有一些差别;②一般要求术前 1 小时常规激光机开机与检测,注意隔离可能有干扰的其他电子设备;③准备好需要使用的负压吸引环、连接管,压平锥镜等一次性耗材;④器械准备:开睑器、显微虹膜复位器、专用显微镊、钝性冲洗针头等;⑤设置好制作角膜瓣的相关参数:角膜瓣的直径、厚度、边切的角度,蒂的位置和宽度,脉冲的能量等,选择角膜直径和切削区域相称的瓣大小(7.9~8.8 mm)、角膜瓣厚度(90~140 μm)、边角设置如 90°,瓣蒂位置以 12 点位置为宜(也可在鼻侧或颞侧)。

3.手术步骤

(1)常规按内眼手术的标准冲洗结膜囊和消毒眼睑皮肤铺无菌孔巾,点 2 次左右的表麻药,开睑器撑开固定眼睑,调整头位和眼位,对中心,使角膜处于居中的位置。

(2)调整显微镜焦距清晰后,放置负压吸引环,负压吸引环的中心对应瞳孔或角膜顶点的中心。可以根据角膜瓣蒂部的位置稍作调整。如蒂部在上方则稍向上方偏移,如蒂部在鼻侧则稍向鼻侧偏移。

(3)确定负压吸引稳定后,放置压平锥镜,再次确定中心无误后,启动飞秒激光扫描,嘱患者保持注视,扫描完毕松解负压,移出锥镜。

(4)患者转移于准分子激光机下,常规无菌操作。可用显微虹膜复位器或显微铲掀开角膜瓣,用分离器沿瓣缘稍垂直探入,先分角膜瓣的边沿,再伸入分离层间,自蒂部向对侧滑行分离;轻柔地分离掀开角膜瓣,如遇到阻力,不可暴力分离,以免造成角膜瓣的撕裂和破损,然后行准分子激光角膜基质消融。

(5)准分子激光切削后的冲洗、瓣复位等与传统 LASIK 一致。

4.手术中的并发症及预防和处理　飞秒激光与常规机械刀 LASIK 相比,飞秒激光制瓣更精确,安全性更好,术中角膜瓣异常很少见。通常不会发生脱环等并发症所致的手术改期,因飞秒激光可在数分钟内再次扫描,而不需要像机械刀一样等待 3 个月以上。

(1)负压丢失:患者可能因紧张眼球转动、睑裂狭小、眼窝凹深、结膜囊松弛、结膜囊泪液过多、结膜组织进入吸引环、鼻部过高使角膜吸引环的边缘或配件抵到患者鼻部等因素导致吸环松脱,此时应立即停止激光发射。

1)飞秒激光扫描层间,未完成而负压松脱。

处理:与患者沟通,如患者能继续配合手术,可即时重扫。①使用原锥镜和负压吸引环,清洁锥镜镜面;②激光参数不变;③厚度不变,瓣直径不变或稍减小(0.1~0.2 mm);④反复的负压吸引会导致结膜水肿和出血,超过 3 次负压脱失,建议暂停手术,分析原因、重新制订手术方案。

2)飞秒激光扫描层间顺利,侧切未完成而负压松脱。

处理:可重新负压吸引,只进行侧切扫描。①可使用原锥镜和负压吸引环,必要时也可更换负压环;②激光参数不变;③角膜瓣所有参数不变,也可调小直径 0.1~0.2 mm。

注意事项:①再次扫描应尽量对准原扫描中心,可利用首次制瓣时层间的气泡层作为识别的标记;②尽快即时重扫,等待的时间过长可能出现角膜水肿,影响扫描的精确性或增加出现制瓣夹层的风险;③角膜瓣缘如未对齐,再次扫描可能会产生瓣缘组织不完全切削或游离,分离瓣缘时尽量轻柔仔细,不完全的部分可以用角膜剪顺弧形剪开,冲洗时避免游离组织的丢失,尽量对齐复位,必要时可戴角膜接触型绷带镜保护;④极少数情况可能出现基质面的不平整、不规则,或组织夹层、游离,建议放弃手术,复位角膜瓣,择期再手术。

(2)角膜瓣掀开困难:主要与飞秒激光参数设置,角膜基质状况,手术室温、湿度有关。飞秒激光以点阵式扫描爆破的方式分开角膜组织,角膜内爆破点之间存在组织桥梁结构,当激光能量设置不合适或点、行间距过大时,爆破间距过大,或气泡妨碍了后续的激光爆破,使桥梁过宽,瓣膜组织与下方组织藕断丝连,层间分离不彻底,导致角膜瓣分离掀开困难。再就是角膜瘢痕、变性、营养不良等角膜基质的问题,也可能导致掀开困难。

处理:①合理的搭配,设置飞秒激光能量、点距和行距等参数;②注意监测和控制手术室的温度和湿度;③术前仔细检查和记录角膜基质的状况;④用钝性分离器细心分离,一般先分离局部困难的部分,可多方位分离,基本都能分离开;⑤如仅仅是部分侧切不完全,可用角膜剪剪开或锐器划开。

(3)角膜内不透明气泡层(opaque bubble layer,OBL):OBL 是飞秒激光聚焦在角膜基质层间进行光裂解过程中产生的气泡聚集。激光能量设置过高或者过低,角膜瓣制作过薄,角膜瘢痕,角膜表面不平整等原因可能产生 OBL。

处理:①一般等待一段时间可消失,掀开角膜瓣以后也可自动释放;②气泡聚集在基质床形成致密的混浊区域,称为不透明气泡层。OBL 如果未影响准分子激光对眼球的跟踪,可继续掀瓣激光切削;如果 OBL 遮挡了瞳孔区,影响跟踪,可等待其消退后再进行准分子激光切削,或用显微虹膜复位器轻柔按压刮擦不透明气泡层区域的角膜基质床,驱逐 OBL 和加快其消失。

(4)前房气泡:角膜锥镜压平角膜时,受到高压的作用,产生于角膜基质内微小气泡汇聚成较大气泡,经房角 Schlemm 管进入前房。前房气泡隧道引流不通畅,角膜瓣直径过大(>9.0 mm)和小角膜(直径<11.2 mm)有关。

处理:①术中前房气泡大多数可在 15~30 分钟消失,不影响角膜内皮,少量的气泡不影响瞳孔的跟踪,可继续手术;②发生前房气泡后,可快速多次转动眼球和轻压角膜来降低气泡表面张力,形成微小的气泡,尽量减少其影响瞳孔区的追踪和定位;③如前房气泡大量聚集在瞳孔区,影响准分子激光的跟踪与定位,待吸收后再开始准分子激光切削。

(5)气泡突破角膜上皮:是指角膜层间的气泡,在压力的作用下穿过角膜浅基质层、前弹力层和上皮层,到达角膜表层和压平锥镜之间,该气泡形成的速度非常快,影响飞秒激光对相对应区域的扫描,造成该区域未完成扫描,分离角膜瓣时不能掀开或穿破角膜瓣而形成纽扣瓣。气泡突破角膜上皮很少见,与角膜瓣较薄(<100 μm)、前弹力层存在局部的缺陷有关。掀开角膜瓣时应避免上皮破损。

处理:①飞秒激光扫描过程中观察到面积较大的且位于瞳孔区的垂直穿透气泡,应立即。

停止激光扫描,至少要在边切之前停止,可重新激光制瓣,瓣的厚度可增加 20～40 μm,角膜瓣的蒂部位置也可以作调整;②如果范围较小且位于周边,可继续掀瓣行准分子激光切削治疗,掀瓣如出现瓣局部破损,术毕应戴绷带式角膜接触镜,预防术后上皮内生。

(6)角膜瓣不全及瓣穿孔:角膜压平锥镜放置不良,制瓣区域未完全压平,角膜瘢痕或患者术中眼球突然移动都可能导致角膜瓣不全或局部瓣穿孔。

处理:建议复位角膜瓣,3～6 个月后再选择合适的方案手术,处理原则与常规 LASIK 一致。

(7)角膜瓣偏中心:患者的头位和眼位不正,负压吸引环放置偏中心,负压形成时眼球自旋都可能造成角膜瓣偏中心。

处理:如偏离中心不明显,则不影响手术效果,或适当缩小切削区直径;如偏中心明显,影响到手术切削区,应终止手术,将角膜瓣复位,待伤口愈合后再手术。

(8)结膜下出血、瓣缘及侧切口出血:球结膜下血管破裂所致出血与负压波动、吸引时间有关,也与部分患者的结膜血管脆性有关。侧切口出血见于角膜缘新生血管,如角膜接触镜长期佩戴者易发生。

(9)瓣皱褶:与瓣、基质床间角膜组织的损失有关,瓣和基质床大小不相符,角膜瓣可能在基质床上移动并发生角膜瓣皱褶。瓣皱褶可致光学并发症如眩光、光晕。选择合适深度角膜瓣,切削量不宜过大,术毕予以角膜接触镜,术后避免强力挤眼、揉眼或机械外力,是防止瓣皱褶的措施。角膜瓣基质内条纹与飞秒激光的非线性不良反应相关。裂隙灯下可观察到细小皱纹,可水平或垂直。通常对手术效果不会产生影响。

(10)瓣缘混浊:飞秒激光瓣缘痕与角膜刀瓣一样,隐约可见线状痕或无痕,但若掀瓣困难,在相应区域可能出现角膜瓣缘混浊,包含边界周围继发纤维化反应。在学习曲线早期的发生率高于后期,关键在于预防,早期发现可局部用糖皮质激素眼药水,处理与表层切削手术一致。

(11)短暂光敏感综合征(transient light sensitivity syndrome,TLSS),较少见,为飞秒激光的特有并发症。多在术后 2～6 周出现,也可发生在术后 6～12 周。

原因:尚不明确。有可能与早期使用的飞秒激光系统低频率、高脉冲能量有关,也有可能与飞秒激光术中所产生气泡、坏死的细胞碎屑等诱导产生炎症反应有关,可持续 1～3 个月。术后视力正常,但对光极度敏感,而细致检查未发现角膜等异常。

处理:①降低飞秒激光的能量;②糖皮质激素滴眼液治疗有效,症状多在 1～2 周后消失。

(12)弥漫性层间角膜炎(diffuse lamellar keratitis,DLK)发生率较低,处理原则与常规 LASIK 一致。

(13)干眼:飞秒激光 LASIK 在角膜瓣的制作过程中不可避免损伤角膜神经,导致角膜知觉下降和干眼。飞秒激光术后的术源性干眼是分泌减少(神经反射弧因素)、蒸发过强(瞬目减少)、动力学异常(角膜规则性与曲率变化)、围术期药物影响等所致,属混合性干眼。

临床表现:术后 1～12 个月出现干眼症状或原有干眼症状加重,眼部可出现异物感或烧灼感,角膜上皮点状糜烂等。由于角膜神经纤维可以在一定时间内再生,大多数在 6 个月左右干眼症状能够缓解。

处理:同常规 LASIK 手术后干眼症的处理。

(14)感染:飞秒 LASIK 手术后感染的发生非常罕见,飞秒 LASIK 手术在制作角膜瓣的过程中使用的都是一次性耗材,有效地避免了交叉感染的发生。

5.术后用药

(1)术后应用广谱抗生素眼水和糖皮质激素眼药水进行眼部护理。

(2)术后常规糖皮质激素眼药水,根据术后恢复反应,一般建议一周后停药。

(3)人工泪液每日 4 次,可应用 1~3 个月。

6.随访期与检查项目

(1)推荐术后第 1 天、7 天、1 个月、3 个月、6 个月、1 年随访检查,此后可每 6 个月检查一次。

(2)随访检查项目包括:①常规眼科检查。裸眼远、近视力、最佳矫正视力、眼压、角膜荧光素染色、裂隙灯显微镜检查角膜情况。术后 6 个月应散瞳三面镜检查眼底;②屈光检查。综合验光、像差检查;③角膜地形图检查。评估角膜前、后表面形态,监测角膜有无扩张;④术后 3~6 个月以上检查角膜厚度;对比敏感度及眩光对比敏感度检查;⑤40 岁以上检测老视进展及晶状体密度变化情况。

五、全飞秒激光角膜屈光手术

全飞秒激光角膜屈光手术是仅需通过一台飞秒激光设备即可完成的角膜屈光手术,主要包含飞秒激光角膜基质透镜取出术(fem to second lenticule extraction,FLEx)、飞秒激光小切口角膜基质透镜取出术(fem to second small incision lenticule extraction,SMILE)。它们都被简称全飞秒手术。对于 FLEx 术,吸引环固定眼球,按照患者眼部情况设计,飞秒激光在角膜基质层内进行水下两次扫描,两次扫描分别按照预设矫正的屈光度数进行,相当于切除了一个透镜式的角膜组织,掀角膜瓣,分离并取出该片状角膜组织,将角膜瓣复位即完成手术。由于 FLEx 边切口较大,术后仍然存在一个角膜瓣的结构,因而其较 LASIK 手术优势不太显著。而对于小切口的 SMILE 术而言其具有更多优点:①没有角膜瓣,角膜相对更完整,生物力学结构较 LASIK 更好;②透镜切除对的组织损伤更小,术后角膜知觉与神经修复更快,干眼更少;③术后具有更稳定的屈光状态,屈光回退的风险更低;④所切除的透镜厚薄、均匀相对受影响干扰的因素较准分子激光更少,可能有更佳的视觉质量和。因而 SMILE 为屈光手术带来了革命性的变化,是今后激光角膜屈光手术发展的方向之一,也是本章主要介绍的内容。

1.术前评估 见第二节屈光手术术前检查。

2.手术适应证

(1)患者本人有通过 SMILE 手术改善屈光状态的愿望,心理健康,对手术疗效具有合理的期望。

(2)年龄在 18 周岁以上的近视、散光患者;术前在充分理解的基础上,患者本人及家属须共同签署知情同意书。

(3)屈光度数:相对稳定。矫治范围为球镜度数-1.00~-10.00D,散光度数≤-5.00D,近视和散光度数和≤-10.00D。

(4)角膜:透明,无明显云翳或斑翳;角膜地形图检查形态正常,无圆锥角膜倾向。

（5）无其他眼部疾患和（或）影响手术恢复的全身器质性病变。

（6）经术前检查排除手术禁忌证者。

（7）其余参考准分子激光角膜切削术、准分子激光角膜上皮瓣下磨镶术及 LASIK 等准分子激光角膜屈光手术。

3.手术禁忌证

（1）绝对禁忌证：存在下列情况中任何一项者,不能接受手术:①圆锥角膜或可疑圆锥角膜;②其他角膜扩张性疾病及变性;③近期反复发作病毒性角膜炎等角膜疾病;④重度干眼症、干燥综合征;⑤角膜过薄;⑥存在活动性眼部病变或感染;⑦严重的眼附属器病变,如眼睑缺损和变形、严重眼睑闭合不全;⑧未控制的青光眼;⑨严重影响视力的白内障;⑩严重的角膜疾病,如明显的角膜瘢翳、角膜混浊、边缘性角膜变性、角膜基质或内皮营养不良或其他角膜疾病;眼外伤、角膜移植术后、放射状角膜切开术后;⑪存在全身结缔组织疾病或自身免疫性疾病,如系统性红斑狼疮、类风湿关节炎,多发性硬化等;⑫已知存在焦虑、抑郁等严重心理、精神疾病;⑬严重甲亢或甲亢性突眼;⑭其他同 LASIK 和 LASEK。

（2）相对禁忌证：①年龄未满 18 周岁;②屈光度数不稳定（每 2 年屈光度数变化在 1.00D 或以上）;③角膜中央光学区存在云翳、较明显的角膜血管翳;④角膜上皮及上皮基膜病变,如上皮基膜营养不良、复发性角膜上皮糜烂等;⑤在术前视功能检查中发现的眼动参数明显异常,包括调节、集合等影响手术效果等参数;⑥独眼;⑦晶状体密度增加;⑧视网膜脱离手术史、黄斑出血史;⑨怀孕期和哺乳期;⑩眼压偏高但已排除青光眼、已控制的青光眼;⑪轻度睑裂闭合不全、面瘫;⑫轻、中度干眼症;⑬糖尿病;正在服用全身药物,如糖皮质激素、雌激素、孕激素、免疫抑制剂等;⑭其他基本同准分子激光角膜屈光手术。

4.术前准备

（1）患者准备：嘱咐患者术前禁忌化妆品涂眼及附近脸部组织。

（2）术前（术前 1~3 天）应用广谱抗生素眼液滴眼,轻度干眼者术前用无防腐剂人工泪液滴眼 1~3 天。

（3）手术须在无菌条件下进行。

（4）所有手术器械均不可采用擦拭或浸泡消毒。

（5）术前应检查激光机并校准其他相关设备。

（6）核对患者信息并确认手术参数。

（7）术前宣教并嘱患者术前进行注视训练,同时告知患者手术过程中的注意事项及与手术医师的配合方法。

5.手术步骤

（1）手术前 5 分钟进行眼表局部麻醉,结膜囊内滴入眼用表面麻醉剂,每次 1~2 滴。

（2）按常规消毒铺手术巾。

（3）复核患者资料及各治疗参数。

（4）在对话窗引导下连接负压环锥,根据治疗屏幕的治疗程序,开始治疗步骤。

（5）开睑器开睑,去除手术区多余水分,摆正头位,让患者注视上方绿色注视光,术者借助手术显微镜和操纵杆进行准确对位。开始时以治疗照明影像、镜下的固视光及瞳孔中心为相对参照物。

（6）通过调整,使参照物恰好位于负压环上接触镜的中央,确认两者的对位和吸引是否正确,不合适时可以重新对位和吸引,水印达 80% 左右时启动负压固定眼球。

(7)开始激光扫描。扫描中的注意事项如下。①在激光扫描开始时,密切观察患者是否注视目标灯光、负压环边缘水分是否过多、结膜是否嵌入负压环等异常情况;②激光扫描过程中如发现角膜基质透镜成形异常且影响预期治疗时,应立即暂停手术;③在未确定异常情况发生的原因并加以解决之前,建议推迟手术。

(8)在手术显微镜下确认切口和透镜完成后,用合适的手术器械分离并取出角膜基质透镜。①分离透镜:分离角膜切口,随后分离透镜边缘的下部及上部,之后分离透镜的上表面(角膜帽的下方),再分离透镜的下表面;②透镜取出后确认角膜基质透镜的完整性。

(9)适当冲洗,拭干并仔细对合角膜切口。

6.术后处理

(1)术毕广谱抗生素滴眼液和糖皮质激素滴眼液点眼。

(2)手术结束后可用裂隙灯显微镜检查术眼,确认无异常即可离开。

(3)术后继续点广谱抗生素眼液和激素眼液,每日 4 次,人工眼药水每日 4 次,可应用 1~3 个月。同时可根据患者主客观检查适当调整用药频次及时间。

(4)手术后定期复查,建议随访时间节点:术后 1 天、7 天、1 个月、3 个月、半年、1 年。以后不适随诊。

(5)告知患者术后 2 周内防止脏水溅入眼睛,1 个月后方可进行游泳活动;如遇术眼异常情况应及时就诊。

7.手术并发症

(1)术中并发症

1)角膜帽缘撕裂或切口处角膜上皮破损:可因角膜帽厚度过薄、角膜切口过小、患者眼球突然转动或器械操作不细致等原因造成。

处理:①轻度的切口边缘撕裂。将其平整对合,不需要特殊处理,较明显者需将裂开处严密闭合,避免术后角膜上皮植入。必要时术毕佩戴绷带式角膜接触镜;②若发生角膜上皮破损,术毕将上皮平复,佩戴绷带式角膜接触镜,避免角膜上皮植入。

2)角膜基质透镜分离困难:可能由于激光能量异常、出现黑区或严重 OBL,造成透镜表面分离困难。

处理方法:①调整分离方向,从不同角度、不同方位小心分离;②若预计分离困难,可能造成明显损伤时,建议暂时放弃手术。

3)负压脱失:由于角膜表面液体过多、患者固视不良或眼睛突然转动、结膜嵌入负压锥镜与角膜间隙等原因,造成在飞秒激光扫描过程中负压脱失,使激光扫描自行终止。

处理方法:①激光进行微透镜底部切割进程<10%时负压丢失,可以重新开始扫描,原始治疗方案不做任何修改;②若激光微透镜底部切割进程>10%且接近中轴区时负压丢失,建议终止 SMILE,改为 FS-LASIK;③若已完成透镜底部切割进程,在侧切透镜时负压丢失,可以从侧切重新开始继续激光扫描(注意对位)或可将透镜侧切直径适度缩小;④若已完成透镜底部切割进程且侧切完成,在角膜帽扫描时负压脱失,可不改变原始治疗参数,重新制作帽,但此时一定要注意中心对位;⑤当扫描周切口时负压丢失,可机械切开。

4)角膜基质透镜撕裂或组织残留:由于激光能量异常、透镜过薄或手术操作不规范等原因,导致透镜撕裂或透镜组织取出不全。

处理方法:若出现组织残留,原则上应全部取出,尤其在光学矫正区域。但若仅是在边缘部位残留极小条带状组织,且在光学区外,对屈光状态无明显影响,可以观察。

5)角膜基质透镜偏中心:当患者存在较大的 kappa 角、患者注视不良或对位不良时可发生角膜基质透镜偏中心。

处理方法:①若出现偏心对位,在激光扫描开始前,应重新对位;②若激光进行微透镜底部切割进程<10%,可暂停激光扫描,重新对位。重新对位扫描容易出现周边扫描错层而导致透镜分离和取出不完整和破损,应引起注意;③若已完成大部分切割,但发现偏心明显,应立即终止手术,不宜分离透镜,根据情况进行下一步处理;④已形成的较明显偏心通过手术进行修正,如角膜地形图引导的手术或波前像差引导的手术;⑤对于 kappa 角较大的患者,需慎重。手术的中心对位建议参考角膜顶点。

6)角膜帽下异物:结膜囊冲洗不干净、冲洗时将异物带入或由于过多的器械操作,导致颗粒状金属异物残留。

处理方法:应用乳酸钠林格液从切口处进入囊袋内冲洗,冲洗完毕后注意切口的复位。

7)寻找角膜基质透镜困难:可由于角膜透镜过薄、手术操作不熟练和不规范或异常分离等原因造成。

处理方法:①利用相对尖端的 SMILE 分离钩仔细寻找微透镜的边缘;②放大手术显微镜倍数或打开附置的裂隙灯,确认透镜的位置;③应用前节 OCT 测量角膜的厚度并观察手术扫描痕迹,确认微透镜的位置;④若仍无法找到透镜,可暂闭合切口,将已分离的组织平整复位,数月后行表层手术或 FS-LASIK 等其他方式手术。

8)角膜帽穿孔或划开:在分离透镜(尤其在分离透镜上表面)时,由于患者的眼球突然转动、操作不慎或力度过大,也可因角膜帽过薄和透镜分离困难等因素,导致器械刺透角膜帽。

处理方法:尽量使破损部位角膜严密对位,佩戴绷带式角膜接触镜,避免角膜上皮植入。

9)不透明气泡产生:不透明气泡通常产生于角膜层间,其产生与飞秒激光的光致破裂机制相关,水蒸气和 CO_2 聚集于板层间隙,也可深达后部角膜基质层。发生于 SMILE 中的不透明气泡形态多为弥散状,密度很小,程度较轻,经分离透镜前表面后基本消失,一般不影响手术的正常进行。但是,出现在微透镜侧切部位的不透明气泡有时会使透镜组织分离过程稍显困难,需仔细轻柔操作。处理方法:在分离透镜时应谨慎小心;不要使用过于锐利的器械,也不应过力分离,避免造成错层分离;减少操作,以免过多骚扰组织影响术后恢复;透镜边缘出现不透明气泡时,应小心操作,避免组织残留。

10)角膜基质内扫描区出现黑区:在激光扫描时,角膜基质可出现与扫描区域颜色不同的暗区,形同黑斑,也称为黑区,为激光无法扫描到的区域。常见原因为眼睑睑板腺分泌物或结膜囊内异物附着于角膜或接触镜表面,或激光输出异常等。

处理方法:①一旦发现较大面积黑区出现,建议将负压停止,中断激光扫描,寻找可能的原因并予以排除;②扫描区黑区的出现会使透镜的分离难度增加,因此分离透镜一定要仔细、小心,过力的分离可能会使器械尖端穿透角膜表面,使角膜表面不规则愈合,甚至形成瘢痕或瘢翳,也可造成透镜撕裂;③若已形成较大面积黑区,建议暂停手术,寻找原因后择期手术。鉴于 SMILE 术中并发症较术后并发症对手术矫正效果的影响更直接,因此须重视充分的术前病患教育、规范的手术操作及遇见特殊情况冷静、正确地处理,以便减少术中并发症的发生,有效提高手术的安全性。

(2)术后并发症

1)弥漫性板层角膜炎:SMILE 术后发生的弥漫性板层角膜炎,临床多表现为非炎症反应性非感染性弥漫性角膜帽下炎症细胞浸润,发生时间为手术后 24 小时,表现为细小的白色颗粒样混浊。可能与早期的飞秒激光仪器设备能量较高、手术操作及个体因素等有关。

处理方法:①糖皮质激素滴眼液局部点眼;②若无消退迹象,必要时可从切口处使用低浓度糖皮质激素平衡液进行冲洗;③密切追踪随访,根据病情变化及时更改治疗方案;④注意与点状角膜病变或感染性角膜炎等疾病鉴别。

2)薄纱或薄雾状视物不清、眩光等视觉不良现象。在术后早期,少数患者可能会出现薄纱或薄雾状视物不清,其与角膜早期反应、水肿有关,随着时间推移可逐渐消失。发生眩光的患者,主诉多为在暗的背景下,点光源周围出现光圈或光晕等。术后早期角膜轻度水肿和高阶像差增加可能是其主要原因,随着时间推移、角膜伤口修复及主观适应与补偿增强等,多可减轻或消退。个别患者与瞳孔直径较大、个体敏感性强等因素有关。

3)角膜基质层间雾状混浊:由于 SMILE 角膜帽的位置多设定在角膜深度 $110 \sim 120 \ \mu m$,接近前弹力层下角膜前基质层,故术后愈合时角膜基质层间可能会出现雾状混浊。此类混浊不同于表层切削术后的角膜上皮下混浊,多程度较轻,且较快消失。

处理方法:①局部适当点用较低浓度的糖皮质激素滴眼液;②注意随访观察,随着时间的推移,角膜基质层间雾状混浊会逐渐消退。

4)感染:SMILE 仅在角膜边缘做 1 个小切口,由于不掀开角膜瓣,较少暴露角膜内部组织,因此细菌等致病微生物感染的机会相对较少。但是当微透镜取出后在角膜基质中产生囊袋,若发生手术相关的感染,会因其部位相对闭合,可能会使得感染很难控制,因此围术期局部预防性使用抗生素滴眼液仍有必要。同时,术中手术器械的严格消毒和无菌操作等,也应比传统角膜板层手术要求更加严格。

5)屈光度数回退、欠矫或过矫:SMILE 术后较少出现屈光度数欠矫或回退现象,但仍然有少数屈光度数较高的患者、术前屈光状态不稳定的患者、特殊个体及设备固有的局限性可能导致术后出现屈光度数回退、欠矫或过矫。

处理方法:①密切随访屈光度数的变化,在其完全稳定的情况下,可以考虑进行加强手术;②可选择表层手术;③应用飞秒激光在原角膜帽平面(从周切口进入将角膜基质囊袋分离),制作角膜瓣并将其掀开,在此基础上进行准分子激光的加强手术。

6)视力恢复延迟:由于患者个体差异、手术操作或激光性能稳定性等原因,诱发术后早期角膜水肿等愈合反应,引起术后早期视力恢复延迟。

处理方法:①SMILE 因手术的特点,在术后早期可能会出现视力恢复延迟,但多随时间延长和组织水肿逐渐消退,视力得到逐步恢复。可嘱患者耐心等待,一般在术后 1 周至 1 个多月恢复至最佳矫正视力;②根据病因对症处理,如出现角膜水肿等,必要时可适当辅以糖皮质激素滴眼液或非甾体抗炎滴眼液等。

7)小切口处上皮岛或上皮植入:可能由于切口边缘的上皮细胞活化、增生所致。处理方法:随诊观察,必要时给予药物或手术干预。

8)角膜板层层间微皱褶:部分患者在角膜透镜取出后,在前弹力层下浅层基质处出现微皱褶,多见于中、高度近视眼患者。OCT 检查可见前弹力层高反光带呈起伏波状。

处理方法:①若皱褶未对角膜的光学特性产生明显影响,且无视觉症状者,可不予干预;②若造成泪膜和角膜前部光学面破裂时,可使用人工泪液,必要时可适当延长局部糖皮质激素滴眼液的使用时间或给予手术干预。

9)干眼症:较 LASIK 手术发生少,但仍然可能由于局部用药、睑板腺体功能异常、既往存在干眼症及手术损伤等引起。处理方法:可采取睑板腺热敷、按摩及局部滴用无防腐剂的人工泪液等方法。

10)其他:因各种原因可能出现的已知的(如术后激素性高眼压)或未知的角膜或眼部其他不良表现。

第五节　准分子激光表层切削术

准分子激光表层切削术是指去除角膜上皮后,暴露前弹力层,然后再进行准分子屈光切削的手术方式。其原理是通过切削角膜的前弹力层和基质层,改变角膜曲率半径而达到矫正屈光不正。

我们可以依据术中是否保留角膜上皮,将其分为两大类。①保留角膜上皮的表层切削术:准分子激光上皮下角膜原位磨镶术(laser subepithelial keratomileusis,LASEK),机械法准分子激光上皮下角膜原位磨镶术(epipolis laser in situ keratomileusis,Epi-LASIK);②去除角膜上皮的表层切削术:准分子激光角膜表面切削术(photorefractive kerateceomy,PRK),经上皮准分子激光角膜切削术(trans-epithelial tPRK;Trans PRK)。

一、准分子激光角膜表面切削术

(一)概述

准分子激光角膜表面切削术(photorefractive kerateceomy,PRK)是最早治疗近视的激光方式。后来的 LASIK、LASEK 手术方式均借鉴了其原理。往往在其他角膜表层手术术中,我们所预期保留的上皮瓣,由于患者个体差异、术者操作、上皮瓣质量等因素,最终选择去除上皮瓣,从而转变为 PRK 手术。所以 PRK 手术是角膜表层手术最基础、最重要的手术方式。正是因为其包容性,手术效果的可预测性,才会近 30 年一直占有屈光手术一席之地。

(二)手术原理

通过化学或者机械方法,去除角膜上皮,暴露足够的前弹力层区域,实施激光消融。角膜厚度的改变,实则是角膜前表面曲率半径的改变,最终达到角膜屈光力改变的目的。

(三)适应证与禁忌证

1.适应证　①患者本人有摘镜愿望,对手术有合理期望;②年龄≥18 周岁;③屈光状态基本稳定(每年近视屈光度数增长不超过 0.50D),时间≥2 年;④屈光度数:近视≤-8.00D,散光≤5.00D,远视≤+6.00D;⑤特殊职业需求,如运动员、军人武警等;⑥角膜偏薄、睑裂小、眼窝深等特殊解剖条件不宜行板层手术;⑦增效手术;⑧患者强烈要求且眼部客观检查合格者;⑨角膜浅层疾病同时伴有屈光不正。

2.禁忌证

(1)绝对禁忌证:①疑似圆锥角膜、已确诊的圆锥角膜或其他类型的角膜扩张;②眼部活动性炎症反应和感染;③角膜厚度薄:中央角膜厚度<450 μm,预期切削后角膜中央剩下厚度<250 μm(建议 280 μm)、预期术后剩余角膜中央基质厚度小于术前厚度50%;④严重干眼;⑤严重眼附属器病变:眼睑缺损变形等;⑥未控制的全身结缔组织疾病及自身免疫性疾病,如红斑狼疮、类风湿关节炎、多发性硬化、严重瘢痕体质等;⑦焦虑、抑郁等精神症状。

(2)相对禁忌证:①对侧眼为法定盲眼;②高度近视眼合并显著后巩膜葡萄肿,矫正视力<0.3;③轻度睑裂闭合不全;④角膜基质或内皮营养不良;⑤轻中度干眼;⑥瞳孔过大(大于计划切削直径);⑦有单纯疱疹病毒性角膜炎病史,近 2 年未发病;⑧年龄小于 18 岁;⑨糖尿病血糖已控制;⑩眼压控制良好的青光眼;⑪正在服用某些全身药物,如糖皮质激素、雌激素、免疫抑制剂等。

适应证和禁忌证有些是相对的,临床上我们应该酌情应对。屈光手术本来是锦上添花的事情,适应证和禁忌证作为术前最重要的屏障,一定要认真把握,以免出现不良后果。

(四)术前检查及评估

1.视力　单眼裸眼视力,近视力和习惯矫正视力(戴镜视力)。

2.眼位　有无斜视,是否中央注视,有无眼球震颤。

3.验光　根据最高正度数镜片之最佳视力原则确定小瞳状态下屈光状态,必要时给予框架或角膜接触镜试戴,有调节过强或潜伏性远视眼患者可行睫状肌麻痹下验光。对于两次验光有明显差异者,最好择日再次复光。

4.确定优势眼。

5.检查角膜地形图。角膜地形图异常者,应仔细分析,注意甄别真假阳性。

6.散瞳前裂隙灯检查眼前节。

7.眼压检查,排除高眼压症及青光眼。

8.瞳孔直径测量。明视和暗视状态下均要测量瞳孔直径。

9.角膜厚度测量。注意 A 超测量和地形图测量结果有无较大差异。常规采纳 A 超数据。

10.泪液测试,包括泪膜破裂时间(BUT)、泪液分泌实验(Schirmmer)。

11.扩瞳眼底检查。筛查评估能否手术及手术方式建议。

重点参考第二节屈光手术术前检查。

(五)术前准备

1.术前 3 天常规点眼药水(抗生素、非甾体、人工泪液),每日 3~4 次,每种药之间间隔 5 分钟。

2.术前做好注视训练。

(六)手术器械

准分子激光机、开睑器、显微镊、角膜上皮刮除刀、膨胀海绵、平衡盐液、丝裂霉素 C、酒精等。

(七)手术方法

1.0.4%盐酸奥布卡因眼水表面麻醉,每 5 分钟 1 次,共 2 次。

2.输入并核查手术参数(拟消融屈光度数、角膜曲率、角膜厚度、激光光区大小等)。

3.去除角膜上皮层

(1)机械法去除，可用上皮刮除刀、虹膜恢复器、旋转角膜刷去除上皮。术中操作迅速且连续，角膜前弹力层暴露的时间不宜太长，以免角膜干燥从而术后过矫。

(2)化学方法去除，通常用稀释的无水酒精（20%浓度）或4%可卡因棉片覆盖角膜表面用来松解上皮，然后再刮除。棉片大小要合适，大于激光消融区域。

(3)激光方法(PTK)。激光切削角膜中央7 mm范围内之角膜上皮，它是一种比机械刮除上皮更有效的术式，能够光分解上皮-基质间致凋亡介质，从而降低细胞凋亡水平，减少术后基质细胞的激活、增生及胶原纤维的异常排列，从而有利于减少术后角膜上皮下雾状混浊的形成。

4.激光消融　嘱患者看准激光注视点，医师调整床位对焦，让激光治疗焦点刚好聚合于瞳孔中心。Kappa角过大者，应对机器默认的激光定位点进行修正。激光消融前，保持前弹力层面的光滑和相对湿度。对于屈光度较高的手术而言，消融结束后在消融区放置0.02%丝裂霉素C的棉片30秒至2分钟，然后用平衡盐水冲洗干净。

5.佩戴软性角膜接触镜　用镊子将接触镜轻轻放在角膜上，取掉开睑器，嘱患者眼球自由活动，以便观察接触镜是否放置妥当。建议选用透氧性高的接触镜。

（八）术后处理

1.术后用药　术后当天点普罗纳克和典必舒6~8次。术后早期（1~3日）不用激素类药物，3日后视角膜上皮恢复情况，开始点激素类眼药。一般疗程：第1个月每日4次，以后逐月递减1次。激素给药方法是因人而定的，必须依据患者屈光度、眼压、视力、伤口愈合反应情况等酌情加减。尤其对于高度近视、有高眼压家族史、眼压升高患者，应在密切监视眼压变化的同时，调整激素药物的用法用量。

2.术后检查　术后第一日必须到院复查，主要观察绷带片是否在位，角膜有无感染以及术后反应是否严重，并酌情处理。术后3~5日复查，根据上皮愈合状况决定能否取掉绷带片。特别要注意的是，在佩戴绷带片期间，如发现绷带片下有较多沉聚物，应趁早冲洗重新佩戴。如发现上皮延迟愈合，一定要对症处理，加用角膜营养药物或者刮除愈合不良上皮，减少术后haze发生概率。

（九）术中并发症及其处理

1.角膜基质吸收水分过多或组织部分脱水

(1)临床表现：角膜上皮刮除后，基质因吸收水分过多，表面凸凹不平、肿胀，或表面干燥、粗糙、透明度下降。手术后屈光力表现为欠矫或过矫。

(2)原因：角膜上皮富于脂性，正常可保护基质，免于过多水分进入或脱水。①基质吸收水分过多：PRK手术刮除上皮后，分布在胶原纤维之间的糖胺聚糖因易于吸收水分而膨胀，角膜基质厚度增加，激光对基质组织的有效切削相对减少，手术后表现为欠矫；②基质脱水：角膜暴露时间过久，水分蒸发可造成组织脱水，其结果可导致切削组织相对加深，表现为过矫。

(3)选择理想的去除上皮的方法，迅速准确地去除上皮后即刻进行激光切削。

2.角膜上皮去除不完全

(1)临床表现：角膜上皮刮除后，残留未能刮除的上皮组织，前弹力层面不光滑。

（2）原因：①个体差异或者角膜瘢翳,角膜上皮黏附异常紧密;②手术操作欠熟练。

（3）术中注意操作,激光消融前一定要观察是否有上皮残留。

3.偏中心切削　偏中心切削是指切削中心偏离视觉中心 0.5 mm 以上。

（1）临床表现:术后最佳矫正视力下降、眩光、单眼复视暗视力下降。角膜地形图表现为切削中心偏离视觉中心、角膜不规则散光等。

（2）原因:①准分子激光机中心定位误差,激光光束的偏离;②患者过度紧张配合差,眼球注视不佳;Kappa 角大且未能修正中心定位;术中瞳孔缩小偏移。

（3）预防:①确认准分子激光器自动眼球运动跟踪系统工作状态正常;②手术开始前校准激光与注视光的中心定位;③术前做好注视训练,要求患者精神放松。术中如发现患者眼位偏离或眼球过多移动,应及时中断激光切削。

（4）处理:①微小的偏中心（小于 0.5 mm）患者没有明显的主观感觉时,可暂不处理;②当偏中心引起患者明显不适或眩光时,可以通过手术修复;③再次手术时间应距离首次手术 6~12 个月以上,待患者的视力、屈光力及角膜伤口愈合基本稳定;④如有条件应用角膜地形图或波前像差引导的准分子激光手术。

（十）术后并发症及其处理

1.不适感及疼痛

（1）临床表现:PRK 术后早期患者会有不同程度的异物感、流泪及疼痛,随角膜上的修复,自觉症状可逐渐减轻,一般 3 天左右自行消失。

（2）原因:因角膜上皮缺损,感觉神经外露,泪液中炎性介质刺激所致。

（3）处理:①涂抗生素眼膏;②口服止痛药、镇静剂辅助治疗;③早期预防,局部点用非激素类抗炎药。

2.角膜上皮愈合延迟　指 PRK 术后 3~5 天后上皮仍然局部缺损,未能完全愈合。上皮的延迟愈合在早期会增加感染的风险,在晚期会造成较严重的 haze 与屈光力回退。

（1）临床表现:持续的眼部刺激症状、视物模糊。角膜上皮缺损,基质因水肿可表现为皱褶。

（2）原因:①角膜局部营养不良;②严重干眼症,常见原因是干燥性角结膜炎;③过大范围地清除角膜上皮;④局部应用抗炎类药物(例如糖皮质激素或非激素类抗炎药)。⑤角膜接触镜的非正常戴用;⑥年龄较大或代谢性疾病、消耗性疾病的患者。

（3）处理:①除抗生素外,局部停用任何刺激性或可能影响角膜上皮愈合的药物;②调整促进上皮恢复的眼药水;③愈合不佳伴局部区域混浊水肿,必要时冲洗处理后重新带绷带片。

3.角膜上皮下雾状混浊　角膜上皮下雾状混浊是指准分子激光屈光性角膜手术后切削区出现的上皮和基质交界面下的混浊。在术后 10 天即可见到,通常 3~6 个月达到高峰,以后逐渐减轻。高度近视、瘢痕体质、用药不足及因眼压升高而停用激素者多见。积极有效地治疗可以减轻或消失。

临床上 haze 的分级有多种,常用的 Fantes 的分级标准(1990 年)将 haze 分为 6 级。①0 级:角膜透明;②0.5 级:斜照法可见轻度混浊;③1 级:裂隙灯显微镜下容易发现角膜混浊,不影响观察虹膜纹理;④2 级:角膜混浊,轻度影响观察虹膜纹理;⑤3 级:角膜明显混浊,中度影响观察虹膜纹理和晶状体;⑥4级:角膜重度混浊,不能窥见虹膜纹理。

角膜混浊程度的差异决定了临床表现的不同。低于2级的haze不影响视力,较严重的haze可出现视物模糊、眩光、雾视等,并伴有屈光力的回退和光学质量的下降。

(1)原因:主要由于术后基膜不规则,角膜上皮细胞增生活跃,在角膜创伤修复过程中,胶原纤维紊乱排列所致。

(2)造成原因分析:①个体差异;②屈光度数高,切削深,则创面愈合反应明显,混浊严重,即角膜混浊程度与欲矫正屈光度和切削的深度有关;③切削时间长,激光脉冲所致的角膜表面温度升高加重角膜反应,混浊明显;④角膜上皮刮除不均匀、表面不光滑,造成角膜修复反应明显;⑤未应用或不规则滴用糖皮质激素。

(3)预防:①避免应用PRK治疗高度近视;②术中避免角膜表面过度湿润或过度干燥;③设置较大的光学切削直径;④设置过渡切削区域;⑤避免对患有胶原、免疫性等疾病者进行手术;⑥规范应用糖皮质激素;⑦抗代谢药物(丝裂霉素)的预防性应用:使用浓度约0.02%的丝裂霉素。

(4)处理:①局部使用糖皮质激素药物预防及治疗haze;②再次手术切削。

4.屈光异常　屈光异常包括欠矫、过矫、散光度数增加,裸眼视力低于术前评估。

(1)屈光力欠矫是指术后屈光矫正度低于预期矫正值1.00D。

1)临床表现:术后视力不能达到预期值,有近视屈光力残留,近视矫正者远视力欠佳、近视力正常,可出现"重影"等。

2)原因:①检查因素。测定屈光力不准确,例如调节不稳定的患者如果没有放松睫状肌,由于有调节因素的参与,验光结果会产生误差;②激光器能量的不稳定;③术中角膜表面过度湿润,基质的水化;④角膜伤口愈合不佳;⑤患者调节不稳定;⑥组织对激光不敏感。

3)预防:①术前准确测量患者的屈光力;②手术中局部麻醉充分,避免过多地刺激泪液分泌,激光消融及时吸附角膜基质表面的水分;③避免高度近视行PRK手术;④对激光器要多次测试,确定其处于最佳输出状态。

4)处理:①适当加糖皮质激素用量;②待屈光力稳定后,再次行准分子激光矫正术。

(1)屈光力过矫是指术后较预期矫正值超过1.00D。

1)临床表现:一般20岁左右的人可接受+0.50D的过矫,如有超过+1.00D的过矫,近距离工作时调节需求、集合需求就要相应增加,如患者的调节储备相对不足,则易于出现视疲劳、复视等症状。

2)原因:①检查因素。在测定屈光力时,如果没有放松睫状肌,由于有调节因素的参与,验光结果度数偏高;②手术原因:术中去除角膜上皮后暴露时间过长角膜干燥;③个体差异:角膜伤口愈合反应过弱、患者调节能力过弱、组织对激光过于敏感。

3)预防:①术前详细检查。调节不稳定者建议行睫状肌麻痹后的散瞳验光;②必要时调节检查;③对年龄偏大或调节能力过弱者宁欠毋过;④术中避免角膜表面的过度干燥。

4)处理:①停用糖皮质激素,可在术后早期(一般2~4周)有效;②机械刮除角膜上皮,使其再生,刺激伤口愈合反应发生,一般在术后9~12个月;③阅读训练,增加眼的调节能力;④戴用角膜接触镜;⑤手术矫正。

(3)术后散光是指手术后散光大于0.50D并伴有视力异常。

1)临床表现:视物不清,单眼复视。角膜地形图显示角膜散光轴向与手术前不同经线,或出现不同程度的散光。分规则散光及不规则散光。

2)原因:①激光光束的不均匀;②眼球的旋转,患者头位与激光发射方向存在倾斜角;③手术过程清除角膜上皮不均匀或碎屑抽吸系统气流分布不均匀;④偏心切削;⑤术中水分在角膜上皮去除后不均匀地分布。

3)预防:①手术技巧的准确掌握;②保证激光束的均匀一致;③掌握中心定位技术。

4)处理:①规则散光可通过再次 PRK 手术矫正;②不规则散光可佩戴硬性透气性隐形眼镜;③不规则散光如需再行 PRK,用 PTK 技术;④如果条件具备,可行角膜地形图引导和波前像差引导的准分子激光手术。

5.角膜感染。　角膜感染是 PRK 手术最严重的并发症之一。不仅可造成视力下降,严重者可引起眼内炎。

(1)临床表现:可发生在术后早期。因致病菌种类的不同,可产生不同的临床表现。

(2)原因:①PRK 手术去除了角膜上皮和前弹力层,局部抵抗力减弱;②部分患者术后戴用角膜接触镜者,增加感染机会;③眼局部有感染灶,例如睑板腺炎、泪囊炎等。

(3)预防:①术前严格检查,特别注意有无感染灶;②术前彻底消毒,术中严格无菌操作,术后保持局部清洁;③术前、术中和术后应用抗生素预防感染;④24 小时直至术后 3 天内均应密切注意角膜表现,一旦怀疑角膜感染,一方面根据经验及形态学表现局部应用抗生素,同时做细菌培养及药物敏感试验。

(4)处理:①早期及时做实验室检查,例如致病菌培养和药物敏感试验;②立即应用广谱抗生素,随后根据细菌培养结果予以敏感抗生素治疗;③如炎症已控制,还应注意应用减少瘢痕反应形成类药物。

6.屈光力回退

(1)临床表现:手术后数月后(一般 6 个月以上)再次出现屈光力的下降,常伴有 haze。

(2)原因:①角膜伤口愈合反应过强,出现 haze;②手术设计不合理,例如较小的光学区,无过度切削区域;③术前屈光力偏高;④术后糖皮质激素用药中断或不合理应用;⑤患者对激光的异常反应;⑥紫外线过度照射;⑦妊娠或全身重大疾病之后。

(3)预防:①严格掌握手术适应证;②屈光力有波动者待其稳定后方可手术;③在角膜厚度允许的情况下,避免采用过小的光学区,设计过渡切削区域;④术后合理应用糖皮质激素等药物,避免突然中断或不规则滴药;⑤术后避免暴露于强烈紫外线照射下;⑥女性妊娠期、哺乳期或口服激素类药物期间避免手术。

(4)处理:①在严密监测眼压的情况下,适当增加局部糖皮质激素的用量;②回退明显,屈光力稳定,距上次手术时间超过 1 年者可考虑再次手术;③再次 PRK 手术应慎重,伴有严重 haze 者,待 haze 基本消退、屈光力稳定后再行增效手术,再次手术时扩大光学区切削直径。

7.皮质类固醇性高眼压　是指术后长期应用糖皮质激素后,患者眼压升高(>22 mmHg,压平眼压计)。严重者,可形成激素性青光眼、视野缺损及视神经损害。

(1)临床表现:应用糖皮质激素后,患者诉视物不清,矫正后视力不能完全提高,眼压测定经校准后仍高于术前或大于 22 mmHg,早期可伴有视野及视神经损害,减少或停用激素后,眼压多数可恢复正常。

(2)原因:近视眼患者与青光眼在发生、发展中存在密切关系。同时,近视眼患者对高眼压的敏感性较高,眼压相同的情况下,近视眼比正视眼更容易发生青光眼性视神经损伤。此外,部分人近视眼视盘形态与青光眼的视盘形态接近,故易误诊及漏诊。常见的原因有:①不合理应用渗透性较强激素,如泼尼松龙和地塞米松等;②应用较高浓度的糖皮质激素,目前推荐应用 0.1% 氟米龙;③用药时间过长,次数过多;④有家族史或潜在青光眼素质。

(3)预防:①术前严格筛选患者,有青光眼家族史或术前眼压偏高者慎行手术;②对可疑患者,做视野及青光眼排除试验,术后 3 周可开始测量眼压;③由于 PRK 术后前弹力层被切除,角膜厚度变薄,角膜表面形态学和角膜强度改变,眼压测量值较实际眼内压低,建议用压平眼压计测量;④避免长时间大剂量使用激素;⑤正确选择激素种类。

(4)处理:①激素减量或停用;②当眼压升高>23 mmHg,应考虑局部应用降压药物;③密切随访,观察眼压变化;④如眼压不能控制,加用其他抗青光眼制剂和全身辅助性用药,例如碳酸酐酶抑制剂、高渗剂等。必要时行抗青光眼类手术治疗。

8.眩光　眩光指光线经过混浊或不规则的屈光介质时被反射和散射,降低了视网膜成像的对比度,并干扰了成像的清晰度。

(1)临床表现:轻度患者仅在夜晚看灯时,出现光的散射仅表现为"不适眩光",严重者可伴有夜间视力障碍和干扰正常夜间活动,产生"失能眩光",一般术后早期明显,以后逐渐减轻,大部分患者随时间的推移逐渐消失。严重者可出现夜间视力障碍。

(2)原因:①不规则散光;②偏心切削;③切削区边缘陡峭;④切削光学区直径过小(小于 5 mm);⑤患者瞳孔直径过大。

(3)预防:①控制不规则散光的形成;②避免偏心切削;③增加过渡切削的范围;④增大光学区直径;⑤瞳孔直径过大者慎行手术。

(4)处理:①佩戴光学质量较好的滤光眼镜;②如眩光由不规则散光引起,佩戴硬性透气性角膜接触镜;③针对引起眩光的原因,可考虑再次手术或个体化切削技术进行矫正;④个别严重者可用缩瞳剂缓解症状。

9.对比敏感度下降

(1)临床表现:患者诉视物颜色变淡、夜间视物障碍、对比敏感度表检查出现异常。

(2)原因:①手术后角膜表面轮廓改变。正常角膜呈球面,中央曲率半径较大,周边较小,术后使角膜表面的像差增加;②角膜上皮下混浊。

(3)预防:①非球面切削;②扩大切削区域;③术前测量患者暗光下瞳孔大小、过大者避免手术;④严格掌握手术适应证,避免 haze 的产生。

(4)处理:①进行非球面切削;②如为 haze 所致,见 haze 处理。

10.无菌性浸润角膜的非感染性反应

(1)临床表现:患者眼痛、流泪,不伴有明显分泌物,角膜中央或周边局限性浸润,可为多发。

(2)原因:①免疫反应或其他;②可有使用非甾体抗炎药的历史。此类药物影响白三烯的生成,引起角膜中央或周边多形核白细胞的浸润。

(3)预防:①不用或慎用各种可能引起反应的药物;②术后密切注意观察和随访。

(4)处理:①如果白色浸润较小,可局部点用糖皮质激素。如浸润较大,应考虑并发细菌感染,配合使用强力抗生素;②如果无炎性分泌物,并表现为多发性浸润,可试用糖皮质激素,以对抗可能的免疫反应。

11.中央岛　是指在激光角膜屈光手术约 1 个月以后,角膜地形图显示中央区变陡,出现直径范围大于 1 mm,角膜屈光力大于邻近组织 1D 以上的岛屿状区域。

(1)临床表现:单眼复视、鬼影,视觉质量下降,并与角膜地形图相对应。

(2)原因:可能是多因素作用的结果。理论上可能的因素有:①激光束的切削类型,例如大光斑式切削方式。切削时水分易集中于中央,使对角膜组织的切削率下降;②激光切削时产生的组织碎屑形成涡流,妨碍正常激光脉冲;③光学系统衰减,造成中央切削减少;④角膜上皮过度增生、变厚;⑤声学的振荡波,脉冲可产生基质的水化,角膜中央较周边薄,水化作用中央部高于周边部。易产生的因素:大光学区、中高度近视、术中过分湿润角膜。

(3)预防:①在切削过程中,中央区适当增加激光切削量。目前一些激光机设置相应的附加脉冲可防止其发生;②如有水分积聚现象,可用海绵擦拭角膜中央区;③及时校准和调整准分子激光器,使其处于正常的工作状态。

(4)处理:①术后应进行观察,术后 6 个月后仍然存在并严重影响视力者可考虑手术矫正;②通过角膜地形图确定中央岛的位置、范围和程度;③手术矫正方法包括激光去除 3 ~ 4 mm 区域的角膜上皮,根据所测的结果,对中央岛作激光切削,注意切削应与原切削区域同轴,或进行角膜地形图引导,或波前像差引导的准分子激光手术。

(十一)影响因素和转归

1.手术参数

(1)切削直径理论上是光学直径越大,术后回退及眩光的可能性越小。然而,切削直径影响切削深度,过深切削引发组织反应并生成 haze 的危险性增大。理想的光学区应根据患者的屈光力、角膜中央厚度、瞳孔大小等因素综合确定。

(2)如果切削区与非切削区没有明显的过渡区域,十分陡峭的切削边缘会引发明显的组织反应,造成屈光力的回退,边缘过渡切削区域的大小会直接影响到 PRK 的精确度。

2.手术技巧

(1)刮除角膜上皮的时间越短,手术的可预测性越高。

(2)注意角膜上皮刮除后的干燥程度,过分干燥或过分湿润地切削表面会造成术后过矫或欠矫。

(3)定中心,包括患者的正确固视、手术显微镜与激光束的同轴、自动跟踪系统的应用。手术切削如偏离中心可造成术后最佳矫正视力下降和屈光力的异常。

3.激光器　准分子激光器可直接影响手术结果,激光器设计的科学性和合理性,激光光束的均匀性、激光光斑的有效控制和能量密度,能量输出的稳定性,激光光束与注视点的同轴,光学镜片的清洁和光路是否衰减,是否使用碎屑抽吸装置,机械的振动等均会产生影响。此外机械和电路的故障可使手术中断。而术前测试也会直接或间接地影响手术的结果,故术前精确测试也十分重要。

4.手术室环境　手术室的湿度和温度的适当控制,一方面可使准分子激光设备正常运转,各项技术指标保持相对稳定,同时,可使角膜上皮刮除后,暴露的组织表面能保持正常的湿润度,确保手术结果的准确。环境区域和季节气候的特殊性、空气的清洁度均可对激光设备和手术结果产生影响。大分子挥发性物质,例如香水、酒精、油漆等可能会对设备的正常使用产生影响。

二、乙醇法准分子激光上皮瓣下角膜磨镶术

乙醇法准分子激光上皮瓣下角膜（thelial keratotectomy, laser epithelial keratoplasty, LASEK）LASEK 具有表层切削的本质属性，且从 PRK 发展而来，因此对于低中度近视、散光、远视和老视具有安全、有效、简洁稳定的特点，对于薄角膜的安全性大于 LASIK，但是对于高度近视的矫正，仍存在表层切削共同的风险，比如 Haze、术后糖皮质激素眼药水应用时间较长等局限性。

LASEK 是用稀释至 20% 浓度的乙醇浸润、松解角膜上皮与前弹力层间的连接，再用上皮铲制作上皮瓣，最后对角膜行准分子激光切削后再把上皮瓣复位并置角膜接触镜保护。该术式本质上是表层切削，但是又有 LASIK 存在角膜瓣的特点，不同之处是 LASIK 的角膜瓣厚度≥90 μm，其中包含角膜上皮层、前弹力层和浅基质层，而 LASEK 则只有角膜上皮层。

1.手术原理　LASEK 与 PRK 相比而言，除了激光切削机制相同，最大的不同在于 EK 手术保留了角膜上皮瓣。自身的高活力上皮瓣和完整的基膜是天然的生理屏障。相对于 PRK 手术，疼痛显著减轻，视力恢复迅速，屈光回退减少，HAZE 发生率降低，术后感染减少。一个完整、活力高的上皮瓣的术后恢复状况可以媲美 LASIK 手术。

LASEK 与 LASIK 相比有着其自身优势：①避免了常规 LASIK 基质瓣源性像差增加的问题，无板层刀制瓣所带来的术源性散光；②角膜刀的瓣风险顾虑为零，避免 LASIK 瓣制作时的风险及术后瓣分离、移位等并发症；③具有更快的角膜神经与知觉修复速度，更少的术后干眼现象。

2.适应证和禁忌证　详情参考 PRK 章节。

3.术前检查及评估　详情参考 PRK 章节。

4.手术器械　准分子激光机、开睑器、显微镊、角膜上皮铲（高尔夫铲）、上皮环钻、膨胀海绵平衡盐液、丝裂霉素 C、酒精等。

5.手术步骤

（1）常规消毒铺巾，冲洗结膜囊。

（2）0.4% 盐酸奥布卡因眼药水表面麻醉，每 5 分钟 1 次，共 2 次。

（3）置上皮环钻，直径可根据激光切削范围选择 8 mm、8.5 mm、9 mm、9.5 mm 等。

（4）20% 乙醇浸润于环钻内，浸润时间 12~20 秒后，棉签吸干，平衡液冲洗结膜囊。

（5）上皮铲沿环形痕迹轻轻分离上皮，角膜上皮可留基底蒂部于最适合术者操作的位置，上皮瓣可上皮分离至蒂部时，将上皮瓣翻转如 LASIK 瓣一样。

（6）棉签轻拭基质面，再行准分子激光切削。

（7）如有 haze 高危因素，应用 0.02% 丝裂霉素 C 浸润。

（8）BSS 冲洗基质面，"水复位"上皮瓣，干棉签修整上皮瓣边缘至沟缘清晰，力求使上皮瓣匀称覆盖于基质面上。

（9）角膜接触镜覆盖于上皮瓣。

6.手术并发症及预防和处理

（1）上皮瓣上皮细胞活力是保证 LASEK 优势的关键：①乙醇浸润时绝不能渗漏到结膜囊，如有渗漏立即冲洗干净；②乙醇浸润时间宜短不宜长，否则即使分离上皮容易，术后也会同 PRK 反应重；③不要用更高浓度的乙醇，原理同前；④分离上皮瓣动作要轻捷。如术中上

皮瓣活力不佳,或上皮瓣不完整,则应去除上皮,按照 PRK 继续操作。

（2）LASEK 由于保存了有活性的上皮瓣,疼痛等刺激症状明显比 PRK 的不适要轻,愈合时间也缩短。但上皮瓣有部分细胞在制作或复位过程中受创,疼痛不适比 LASIK 明显,时间介于 LASIK 与 PRK 之间,通常为 2~8 小时。

（3）术后戴接触镜期间如角膜刺激症状持续或角膜上皮有新的水肿,需要更换镜片。

（4）细菌感染或真菌感染为严重并发症,与手术中的无菌操作不当有关,也与角膜接触镜及护理不当有关。及时做细菌、真菌涂片和培养,按抗感染原则进行治疗。

（5）角膜上皮下雾状混浊、术后屈光异常、屈光力回退等并发症的处理参照 PRK 术后并发症。

三、机械法准分子激光上皮瓣下角膜磨镶术

机械法准分子激光上皮瓣下角膜磨镶术(epipolis laser in situ keratomileusis,Epi-LASIK)是应用微型角膜上皮分离器钝性分离角膜上皮层与前弹力层之间的连接,制作带蒂的上皮瓣,在准分子激光切削后将上皮瓣复位,并置角膜接触镜保护。这一术式的特点是机械方法制取上皮瓣,有别于 LASEK 的乙醇浸润分离方法。

Epi-LASIK 具有负压吸引和放置刀具的步骤,对睑裂要求较大(利于放置负压吸引环),以下情况不宜作为首选:①小睑裂、视网膜或视神经病变等,或术前检查发现视网膜裂孔并行眼底激光封闭裂孔者;②PRK 或 LASEK 的补矫;③角膜外伤、手术、炎症后前表面的不规则散光,如角膜移植术后散光的矫正;④人工晶状体植入术后的残余屈光不正;⑤玻璃体手术、视网膜手术后的屈光不正。

1.手术机制　Epi-LASIK 同样是以上皮瓣的活性为核心的表层切削,形式上更具有 LASIK 机械角膜刀制瓣的特点,所不同的是制作更薄的上皮瓣而不是带角膜前基质的基质瓣;与 LASEK 相比,基膜更完整,透明层和致密层的连续完整性的节段更长。在术后,因角膜上皮并没有受到乙醇等化学性损害,愈合可较 LASEK 更快,基膜的完整性使得其在高度近视矫正中的 haze 也减少。

2.适应证和禁忌证　详情参考 PRK 章节。

3.术前检查及评估　详情参考 PRK 章节。

4.术前准备

（1）术前 3 天起应用广谱抗生素滴眼液滴眼,每日 4 次。

（2）术前可应用人工泪液滴眼,每日 4 次。

（3）术前进行单眼注视训练。

（4）手术当日禁忌使用眼部化妆品。

5.手术器械

（1）准分子激光仪的准备,常规准分子激光仪术前维护与检测。

（2）与 LASEK 基本相同,但 Epi-LASK 需要准备微型角膜上皮分离器,并进行维护、检测与调试。与 LASIK 一样,需要检测刀刃并走刀。

6.手术步骤

（1）常规消毒铺巾,冲洗结膜囊。

（2）0.4%盐酸奥布卡因眼水角膜表面麻醉,每 5 分钟 1 次,共 2 次。

（3）在 Epi-LASIK 刀架上安装好合适的上皮刀后,进行试机运刀 1~2 次。

（4）置负压吸引环。

（5）负压吸引到位或听到提示音。

（6）运刀前可在角膜表面滴 BSS。刀走到位后可先停负压,后退刀。

（7）上皮恢复器调整上皮瓣,充分暴露基质面。

（8）准分子激光扫描。

（9）复位上皮瓣 BSS 冲洗基质面,"水复位"上皮瓣。干棉签修整上皮瓣边缘至缘沟清晰,瓣匀称覆盖于基质面上。

（10）置角膜接触镜,勿存留气泡。

（11）裂隙灯显微镜下复查上皮瓣和接触镜情况。

Epi-LASIK 上皮刀系统有不同种类,需要配置专用刀片。旋转型微型角膜上皮刀可先启动负压吸引,然后置上皮刀头于吸引环轨上,确保负压吸引稳定到位,踩脚踏进刀;也可先将上皮刀装于吸引环轨上,再启动负压吸引及运刀。水平型直线上皮刀,也可先以上皮刀入轨,置吸引环,启动负压,负压确认到位后进刀,留蒂于鼻侧。

7.手术并发症及预防和处理

（1）上皮刀相关并发症

1）角膜缘出血渗入上皮瓣下:长期佩戴角膜接触镜,角膜缘新生血管多者或上皮瓣偏大者。

2）上皮瓣游离:选环错误或进、退刀时对上皮瓣的牵拉等均可能发生上皮瓣游离,这样的上皮瓣直径通常偏小或蒂过小。

3）浅切或深切:浅切会使上皮瓣不完整,发生上皮纽扣或边缘锯齿状,以 PRK 方法刮除上皮即可继续激光扫描。但若深切到角膜基质,重要的原则是复位瓣,3~6 个月后行 PTK+PRK。不规则地深切或者瓣的碎裂,术后将无法避免术源性散光。

4）角膜切穿:非常罕见的严重并发症,需要按角膜穿孔伤的处理原则处理。

（2）表层切削的共同并发症:详见 PRK 章节。

四、经上皮准分子角膜切削术

经上皮准分子激光角膜切削术（trans-epithelial,tPRK;TransPRK）,可以把其看作是改良的 PRK 手术。它是用准分子激光切削上皮（PTK）技术,代替化学或机械法去除角膜上皮的技术。此方式开始于 1999 年,手术操作一般分为两个部分:①准分子激光机设置为 PTK 模式,然后激光去除上皮;②准分子激光机治疗屈光不正模式,进行屈光度数切削。不难看出,tPRK 其实就是 PTK+PRK 的联合手术方式。

2009 年,德国 SCHWIND 公司推出 AMARIS 准分子激光器,其 TransPRK 模式弥补了 tPRK 的不足之处。相较于 tPRK 及其他传统表层手术有如下优点。①无酒精等化学刺激,避免了酒精等化学物质对于角膜组织的不良反应;②无器械接触眼球,降低了感染风险;③PRK 角膜上皮去除的直径>屈光切削的直径,而 TransPRK 角膜上皮的切削直径与屈光切削的直径相同,因此术后角膜伤口愈合更快;④角膜上皮的切削并非以往 PTK 模式中均匀一致的,因为正常人眼角膜上皮组织中央最薄,厚 50~60 μm,周边上皮逐渐增厚,70~80 μm。该激光仪的 ORK-CAM 软件充分考虑到角膜中央区域和周边区域的厚度差异,采用了经高频超声测量的人群角膜上皮组织模式,实现实际切削过程中角膜中央和周边切削厚度的差异性;⑤考虑到角膜上皮和角膜基质含水量的差异,单一脉冲在角膜上皮层的切削量>其在角膜基层的切削量,软件对在角膜上皮切削与屈光度切削的速率做了不同设计;⑥TransPRK只需要一步就可以完成所有治疗,术中采用准分子激光去除角膜上皮,对角膜上皮和屈光不正的切削是连续进行的,缩短了手术操作时间,减少了术中角膜基质脱水的概率,提高了手术的精准性。

正是因为TransPRK手术诸多优点,所以该手术方式成为经上皮准分子切削方式的主流,甚至是表层切削手术的主流。因此以下我们所讲的经上皮准分子激光切削,均为TransPRK手术。

1.手术原理　所有表层切削手术、屈光切削均在角膜上皮下。无论保留或去除角膜上皮,以前的术式从操作来说,均存在去除角膜上皮这一操作步骤,而后再实施屈光激光消融,或多或少增大了手术不可预测性。TransPRK改变了这种模式,设置好手术参数后置开睑器,然后激光一步到位。

近视性TransPRK通过切削角膜中心,中心变扁平,角膜前表面曲率半径增加,导致角膜屈光力削弱,外界物体的光线通过减弱的曲折力使物像向后移,恰好落于视网膜上。

矫治远视时,中央区基质层几乎无组织地切削,仅对旁周边组织进行切削。

矫治散光是通过椭圆形或圆枕状切削陡峭子午线角膜表面达到矫治结果。

2.适应证和禁忌证　详情参考PRK章节。

3.术前检查及评估　详情参考PRK章节。

4.知情同意

(1)手术医师有责任获得患者的知情同意。

(2)应该在术前告知患者潜在风险,以及不同屈光手术之间的差异。

(3)向患者告知术后预期的屈光状态、残留屈光度数可能、屈光回退可能、视功能改变的可能、角膜感染的可能、继发性角膜扩张的可能等。

(4)应告知患者术后可能出现短期干眼或干眼症状会有进展的可能。

(5)与达到发生老视年龄的患者讨论单眼视优缺点,并给予建议。

(6)告知术后出现HAZE,高眼压,术后早期刺激症状,视力恢复时间相对长;应按时复查调整治疗方案。

(7)手术同意书签写不要出现纰漏。

5.术前准备

(1)广谱抗生素滴眼液滴眼3天,每天4次。或者术前一天频点10次以上。

(2)若有干眼症状,可酌情使用人工泪液。

(3)酌情使用非甾体抗炎药。

(4)告知术前注意事项,做好注视训练。

6.手术器械　阿玛仕准分子激光机、开睑器、显微镊、膨胀海绵、平衡盐液、丝裂霉素C。

7.手术方法

(1)0.4%盐酸奥布卡因眼水表面麻醉,每5分钟1次,共2次。

(2)输入并核查手术参数(拟消融屈光度数,角膜曲率,角膜厚度,激光光区大小等)。

(3)激光消融:嘱患者看准激光注视点,医师调整床位对焦,让激光治疗焦点刚好聚合于瞳孔中心。激光消融期间,保持切削面的光滑和相对湿度。对于屈光度较高的手术而言,消融结束后,消融区放置0.02%丝裂霉素C的棉片30秒至2分钟,然后用平衡盐水冲洗干净。

(4)佩戴软性角膜接触镜。用镊子将接触镜轻轻放在角膜上,取掉开睑器,嘱患者眼球自由活动,以便观察接触镜是否放置妥当。建议选用透氧性高的接触镜。

8.并发症及其处理　TransPRK相较于PRK手术,患者术中体验更好,术后角膜反应更轻,但仍存在表层手术的共同并发症。处治见PRK章节。

9.术后随访

(1)术后随访时间:一般要求术后1天、3天、7天、1个月、3个月、6个月和1年随访检查。特殊情况适当延长随访时间。

(2)随访检查项目:①角膜激光切削区伤口愈合反应情况、角膜愈合及haze的程度分级;②裸眼视力(UCVA)、最佳矫正视力(BCVA)、屈光力;③眼压:应用压平眼压计,术后开始测量时间为手术后3周左右;④角膜地形图:观察切削位置、K值、角膜前后变化情况等;⑤特殊检查:对比敏感度、眩光视力、角膜知觉、角膜内皮细胞等。

第十六章　晶体屈光手术

有晶体眼前房型人工晶体有房角支撑型和虹膜夹持型两种类型,由于其引发的对角膜内皮产生的损伤等相关不良问题,因而逐渐被弃用。而有晶体眼后房型人工晶体因其良好的矫治效果及较少的临床不良反应,尤其是以睫状沟固定型的 ICL 为代表的人工晶体,已开始成为高度近视尤其是超高度近视人群最主要的治疗手段之一。此类后房型人工晶体是经中国食药监总局批准上市的第三类医疗器械,目前应用于临床的主要分为两类,一类是睫状沟固定型,一类为悬浮型。

第一节　ICL 晶体植入手术

一、概述

ICL(implantable col-lamer lens)手术属于后房型有晶状体眼人工晶体植入手术,在长期临床试验中显示了可靠的安全性和稳定的屈光矫正效果,已成为新的屈光手术研究方向之一。中国从 2006 年开始引入 ICL 手术的研究和临床试验工作,以爱尔眼科医院为例,目前已成功完成 5 万多例 ICL 晶体的手术植入。

二、ICL 晶体简介

1.ICL 介绍　目前,临床上使用最广泛的后房型有晶体眼人工晶体(ICL)是一种放置在眼球虹膜后面,晶状体之前的屈光性晶状体,固定在睫状体沟内,向前方拱起有一定的高度,从而避免接触到自然晶状体前囊。

ICL 材料为具有高度生物相容性的亲水胶原蛋白(<0.1%),羟乙基甲基丙烯酸羟乙酯(HEMA)简称为胶原聚合物,该材料的最大特点是能在 ICL 表面自然沉积一层纤维蛋白,而纤维蛋白又能抑制蛋白水溶液的整合。ICL 光学部直径 4.9~5.8 mm,晶体超薄,最薄处仅 50 μm,光学特性接近自然晶状体,可吸收紫外线,可折叠,可取出。

2.ICL 规格　ICL 晶体的发展经历过 V1、V2、V3、V4 和 V4c 的更新换代。目前临床上在用的 ICL 产品为 ICL-V4c。ICL-V4c 有 4 种晶体直径,分别为 12.1 mm、12.6 mm、13.2 mm、13.7 mm。与 ICL-V4 相比,新型 ICL-V4c 的矫正范围是从 50°近视开始,散光的矫正范围是 50°~600°,还可以矫正混合散光,ICL-V4c 在设计上较 ICL-V4 新增了 3 个小孔,可以让房水自由流通,术前不需要行术前虹膜激光周切这个步骤,并且不会显著影响手术后的光学质量和眼内散射。

ICL-V4c 晶体自带孔,其中央孔的作用:①可以有效地使房水持续从后房流入前房,有效地防止由于虹膜周切孔阻塞或太小引起术后高眼压;②中央孔的存在可能由于提供晶状体更多的自然房水流通而保护晶状体,从而减少白内障的发生。

3.ICL 拱高　决定 ICL 手术成败的一个关键因素是拱高。ICL 和晶状体的距离通常用拱高(ICL 后表面和晶状体前囊的距离)来表示。拱高是由 ICL 自然弧度、ICL 长度和睫状沟的长度决定。临床上一般通过测量角膜横径(3点到9点方位的WTW距离),并根据患者的前房深度增加0.5~1.0 mm来预估ICL的长度。

在临床上,拱高可以主观估计或客观量化,理想的拱高范围是0.5~1.5倍的角膜厚度(角膜的平均厚度是550 μm),一般推荐250~750 μm作为理想的拱高。拱高太大可能会引起前房变浅、角膜内皮损伤、瞳孔阻滞或色素播散青光眼,拱高太小又有可能接触到自然晶状体前囊导致白内障。影响ICL术后拱高的因素包括:①前房深度(ACD),正相关性;②角膜直径(WTW),正相关性;③屈光度越高,拱高越大;④植入位置不平衡则易导致拱高不均;⑤年龄大的患者拱高偏小;⑥TICL拱高偏大,ICL较小;⑦UBM检查显示有襻位置的虹膜睫状体囊肿。

4.ICL选择 选择合适的ICL,需要准确测量屈光度和晶体长度。

(1)屈光度:屈光度的测量包括球镜、柱镜、轴向。准确和稳定的屈光状态很关键,在屈光状态检查前,软性角膜接触镜应停戴1周以上,硬性角膜接触镜应停戴3周以上,行电脑验光和主觉验光。ICL屈光度是根据Staar公司推荐的,是由Feingold和Olsen设计完善的"Feingold公式"来计算,纳入公式的数据有屈光度、顶球距(vertex)、角膜曲率、角膜厚度、前房深度等。

一般来说,对于4.0~6.0D,准分子的效果很好。因此,临床上>300°才考虑选择ICL手术,常见的屈光手术范围是西方国家>800°,韩国>600°,中国>1000°,但随着对ICL手术临床研究的深入,现在低度数植入ICL也日益常见。

(2)晶体长度:影响ICL长度的重要生物测量指标是角膜直径和前房深度。如果ICL长度偏大,则周边前房变浅,易导致房角关闭、眼压升高、色素播散综合征等术后并发症;如果ICL长度偏小,则ICL与自然晶状体之间的距离过近甚至接触,易导致晶状体前囊混浊、白内障等术后并发症。

ICL植入到后房(虹膜、瞳孔与自然晶状体之间的狭窄区域),实际位置处于虹膜后面和自然晶状体前囊之间的空隙,微接触固定于睫状沟,尽可能避免ICL与自然晶状体的接触。对睫状沟直径的准确测量可以保证ICL既有效固定又不对睫状沟及周围组织有过大的顶压。

在实际临床经验中,一般通过白到白的距离(WTW)和前房深度(ACD)来选择合适的ICL长度。有文献研究发现,拱高与白到白的距离和前房深度相关,而与睫状体沟到沟的距离无关,表明用白到白距离来选择ICL长度是可行的。WTW测量过长,术后ICL拱高太高和虹膜向前膨隆,前房变浅致前房角关闭,引发眼压升高甚至青光眼的风险。WTW测量过短,术后ICL拱高太低使ICL与自然晶状体距离过近,ICL边缘和自然晶状体发生机械性接触,影响房水循环、晶状体前囊上皮细胞功能,触发白内障风险。

三、ICL手术操作

后房型ICL植入术的手术原理是在后房中央植入一片有屈光力的人工晶体,两侧支撑在睫状沟固定,以矫正屈光不正。

1.手术适应证 ①年龄在21周岁以上,45周岁以下;②近视-0.50~-20D、散光≤5D;远视+2~+10D;③常规检查角膜无异常、房角结构无异常、眼压正常,眼底无异常;④前房深度≥2.8 mm;⑤角膜直径(WTW)≥10.8 mm;⑥角膜内皮细胞计数>2500/mm²;⑦各类激光手术参与的高度屈光不正的补矫;⑧无精神疾病者,具备合理的摘镜愿望和合适的术后期待心态。

2.手术禁忌证 ①眼及眼附属器活动性炎症、肿瘤;②角膜变性或角膜内皮细胞计数<2000/mm²;③角膜直径(WTW)<10.5 mm;④前方深度<2.8 mm;⑤已明显影响视力的晶体混浊。有明确诊断的青光眼;严重的眼底病变;⑥襻位置的巨大虹膜睫状体囊肿;⑦暗光下瞳孔直径>6.0 mm或瞳孔偏位;⑧未经心理或者精神科医师允许手术的心理异常者、女性孕期或哺乳期、全身胶原敏感症或自身免疫性疾病、有胰岛素依赖性糖尿病。

3.术前准备

(1)术前左氧氟沙星滴眼液:4次/日,持续3天;或术前一天,8次/日。

(2)对于定制ICL/TICL,在等待手术期内需与患者保持必要的沟通联系。

(3)手术前一日,到医院行必要的数据复核,行导航系统检查。

(4)术前集中宣教,理解术前、术中及术后相关注意事项,签手术同意书、回答患者疑问等事项。

4.手术当日准备

(1)ICL/TICL术前,再次核对手术患者资料,包括确认ICL屈光度、眼别、旋转与否。

(2)TICL术前,还应在角膜缘标记轴位,便于术中将TICL调整至正确位置。术前在裂隙灯,患者取坐位,标记3点及9点方位。但注意不宜在平躺位标记,因为眼位常常有旋转。

(3)术前半小时滴托吡卡胺滴眼液充分扩瞳(>8 mm以上),10%聚维酮碘溶液100 mL冲洗结膜囊。

(4)常规消毒、铺巾,同白内障术前准备。

5.手术方法

(1)阅读晶体包装,核对病历,确认晶体度数。

(2)根据TICL轴向旋转图,用角膜刻度定位环确定晶体的正确轴向并用手术标记笔在角巩缘做标记。

(3)装载ICL/TICL:①打开晶体容器;②将海绵头浸入ICL/TICL容器或装有BSS的杯内充分润湿(至少2分钟)(装载过程中海绵头一直保持水化,勿干燥);③在推注夹头内注满BSS;④在推注夹头内注入少量体积的羟丙基甲基纤维素(HPMC,如Alcon的赛乐福、博士伦Occuocat),使之润滑;⑤用海绵头将ICL/TICL取出,在显微镜下用海绵头将晶体两侧缘置入推注夹头的尾部舱(拱面向上);⑥用前部装置镊夹住ICL/TICL,反方向移动推注夹头,使晶体滑入注射夹头的注射筒内;⑦将海绵头装入推注器;⑧将推注夹头装入推注器;⑨将推注器头朝下放入BSS杯内待用(避免晶体干燥)。

(4)充分暴露术眼。

(5)做透明角膜缘12点或6点处手术辅助穿刺口。

(6)注射HPMC类黏弹剂。

(7)用角膜刀在颞侧做3 mm左右大小切口(必要时再次注入黏弹剂)。

(8)将晶体推注入前房,慢慢展开。

(9)注射黏弹剂在ICL/TICL上方。

(10)用调位器将ICL/TICL四个脚襻依次滑入虹膜后(先操作远端的襻)。

(11)根据TICL轴向标记,调整晶体位置于正确轴向。

（12）ICL 定位,良好居中——注意要在瞳孔足够大的状况下操作。

（13）用 BSS 清除黏弹剂。

（14）必要时注射缩瞳剂收缩瞳孔(由手术医师决定),清除缩瞳剂。

（15）检查切口是否具有良好的水密性。

（16）戴眼罩。

6.术后用药　术后百利特滴眼液或普拉洛芬滴眼液,3~4 次/日,持续 1 周;阿法舒滴眼液或左氧氟沙星滴眼液,3~4 次/日,持续 2~3 周。

7.手术并发症及处理　ICL 术后并发症多源于不合适的 ICL 长度。预防 ICL 术后并发症,要术前良好的医患沟通、手术适应证的合理把控、合适的晶体选择、娴熟的手术操作、术后的定期复查等。常见的并发症如下。

（1）高眼压:ICL 植入手术虽然对眼睛的组织没有损伤,但在眼睛的后房内植入晶体后,会影响眼内房水的流通。术后出现高眼压常见的原因主要为黏弹剂残留在房水中引起暂时性高眼压;其次为瞳孔阻滞。一般来说,术后眼压>30 mmHg,则需要立刻干预治疗;眼压>25 mmHg,则需要加强关注。如果眼压升高是因为术中黏弹剂残留,则随着黏弹剂的逐渐吸收,眼压会逐渐下降至正常,通常不需要特殊干预。如果眼压升高时因为瞳孔阻滞,可先静脉使用甘露醇、口服降眼压药物、局部点抗青光眼滴眼液;如果常规降眼压药物治疗无效,还可经角膜隧道切口适量放出部分房水,并视情况用缩瞳或扩瞳药物。

（2）白内障:白内障是 ICL 术后常见并发症之一,植入 ICL 引起的晶状体混浊一般以前囊下混浊多见。目前认为,白内障的发生与术源性损伤、慢性炎症、人工晶状体拱高、晶状体间隙、年龄等因素有关。因此,选择大小合适的 ICL,可以有效降低术后白内障的发生率。ICL 长度过小则稳定性差,术中向后可与晶状体前囊膜接触而导致白内障的发生。手术医师的临床经验也是保证手术成功的关键,手术医师需有非常熟练的手术经验,尽量减少器械进出眼内的操作,术中一定不要接触自然晶体。

（3）青光眼:ICL 长度过长会导致术后拱高过高,与虹膜后表面接触后,易造成瞳孔阻滞,使前房变浅,房角变窄甚至关闭,形成闭角型青光眼。因此术前应尽可能准确测量前房深度(ACD)和角膜直径(WTW),并严格掌握手术适应证。除此之外,术后拱高过高,与虹膜后表面的接触面积增大,机械摩擦造成虹膜色素播散,还可能引起色素播散性青光眼。

8.术后随访　术后 1 天、1 周、1 个月、3 个月、6 个月、12 个月、24 个月进行随访,内容包括裸眼视力、最佳矫正视力、角膜地形图、屈光度数、裂隙灯显微镜、眼底检查、眼压、角膜内皮计数等。

（1）术后 3~4 小时需揭开纱布检查,查视力,测眼压,记录角膜、前房、瞳孔、ICL 位置、拱高以及自然晶体状况。术后医嘱:注意眼部卫生、禁忌揉眼、合理用眼、防止外伤、遵嘱用药、定期复查。

（2）术后第 1 天重点检查拱高,若偏低或偏高则需要复查 WTW,同时根据情况决定或者调整另一术眼的晶体型号及手术时间。

（3）术后 1 周,未达到最佳矫正视力者则需要做综合验光检查屈光状态。

（4）对于拱高过低或者过高者需动态监测记录眼压、房角开放度及拱高变化,加查 Pentacam、UBM 及前段 OCT 并分析其原因;必要时再谈及更换晶体。

四、ICL 手术与其他屈光手术的差异性对比

1.ICL 手术与准分子激光手术的对比　准分子激光角膜原位磨镶术(laser in situ kerato-mileusis,LASIK)作为传统的矫正近视的手术方案之一,具备良好的安全性和术后视力矫正效果,但无论是飞秒激光(fem to second LASIK,FS-LASIK)还是其他 LASIK 手术都需要切削角膜,手术对角膜厚度有一定要求,患者在暗光下可能出现明显的视觉障碍,手术不具备可逆性。

ICL 手术矫正度数范围广,避免了角膜切削,手术可逆性强,人工晶体可以随时取出,不存在角膜屈光手术后角膜组织损伤愈合反应、角膜组织张力改变,光学质量更好,术后的视力矫正效果优于 FS-LASIK。

2.ICL 手术与有晶状体前房人工晶体植入术的对比　ICL 手术属于有晶状体后房人工晶体植入术,与有晶状体前房人工晶体植入术相比,虽然前房型晶体植入手术操作相对简单,可以避免白内障的发生,但安全性方面不如后房型 ICL 手术。前房型人工晶体的并发症主要是角膜内皮损伤、虹膜萎缩等,临床处理有效性和安全性难以保证;ICL 术后并发症主要是白内障等,临床处理的有效性、安全性更可靠。两者的具体差异还包括以下方面。

(1)前房人工晶体植入术的手术切口为5~6 mm,但 ICL 手术切口仅为3 mm,手术创口更小,且 ICL 晶体可折叠,可以减少术源性散光,便于人工晶体取出和重新植入。

(2)前房型人工晶体(PIOL)完全暴露于虹膜前,从外观可见。PIOL 的镜面反射效应以及长期的虹膜组织与 PIOL 直接接触导致的虹膜色素脱失影响美观,降低患者的满意度,而后房人工晶体植入术后 ICL 不可见。

(3)后房型 ICL 远离角膜内皮,无论是在术中还是术后,对角膜内皮的损伤风险小于前房型 PIOL,尤其是无囊膜患者往往在 PIOL 植入之前可能已经因外伤等原因损伤了角膜内皮功能。

(4)前房人工晶体植入术,尤其是前房角固定型 PIOL 手术,易导致术后眩光、瞳孔变形等术后并发症。虹膜夹持型(固定型)PIOL 手术若人工晶体固定不好或在术后眼部、头部发生外伤,易导致人工晶体脱落。而后房型 ICL 手术,ICL 与自然晶状体均位于后房,位置相对更稳当,术后视觉质量更优越。

第二节　PRL 晶体植入手术

一、PRL 介绍

此种晶体经美国相关公司的研发与临床验证,辗转进入中国,最终由杭州爱晶伦科技有限公司获得最终的产品和专利所有权。该产品英文名为 Posterior Chamber-Phakic Refractive Lens,简称为 PC-PRL,注册商标为依镜,业界通常称为依镜 PRL 或 PRL。

其屈光矫正范围为-10.0~-30.0D,其中-18.0~-30.0D 填补了国际上超高度近视矫正技术的空白。

依镜 PRL 原材料是一种高度纯化的疏水性生物硅胶 SIEL146,折射率1.46,与房水比重约为1∶1。

二、PRL 手术适应证

1.本人有摘镜愿望,对手术效果有合理期待值。

2.年龄≥20 周岁。

3.屈光状态基本稳定(每年近视屈光度数增长不超过 0.5D),时间≥1 年。

4.屈光度数范围为−10.0～−30.0D。

5.前房深度(角膜内皮面到晶状体前表面)≥2.5 mm。

6.角膜内皮细胞计数≥2000 个/mm^2。

三、PRL 手术禁忌证

同 ICL。

四、术前评估

在进行 PRL 手术之前均应进行全面病史询问和眼部评估。术前检查同 ICL。

五、PRL 晶体选择

1.晶体型号选择主要依据

(1)角膜水平直径(W-T-W)距离≤11.0 mm,推荐选用 BK108 型号晶体。

(2)角膜水平直径(W-T-W)距离>11.0 mm,推荐选用 BK113 型号晶体。

(3)当角膜水平直径(W-T-W)距离为 11.0 mm 时,也可由手术医师根据术眼状态选择合适型号。

2.晶体度数计算主要依据

(1)散瞳验光的屈光度数(包括散光度数)。

(2)术后目标屈光状态/预留屈光度数。

(3)术眼综合检查结果。

晶体型号与度数的选择,由 PRL 计算软件或厂家授权代表进行确认。

六、PRL 手术药品与器械

所用药品与器械同 ICL 手术。

七、围术期处理

1.术前用药　同 ICL 手术。

2.术前虹膜周切　需在术前 1 天做手术眼虹膜周切孔,常规采用 YAG 激光手术方式,一般选择虹膜十点半和一点半两个位置,并靠近虹膜根部,孔径大小以 0.5～1.0 mm 为宜,注意周切孔需穿透。激光手术后酌情局部使用激素、抗生素滴眼液。视医师手术习惯可选在术前一周或者术中行虹膜周切术。

3.术前充分散瞳但需避免过大(7～8 mm 为宜),选用短效散瞳剂。

4.手术过程

(1)确认患者、手术眼、晶体型号、晶体度数。

(2)术前常规冲洗结膜囊。

(3)遮盖非手术眼,对手术眼进行麻醉,放置开睑器以尽量暴露角膜。

(4)打开晶体包装,取出晶体,按照晶体装载流程操作,准备植入。

（5）手术眼颞侧作 2.8～3.2 mm 角膜切口进入前房,必要时做辅助切口(与主切口呈 90°左右)。

（6）前房注入黏弹剂。

（7）用推注器将晶体植入前房,植入过程需控制推注速度,并在晶体脱出推注器管口 1/2～2/3 位置时,停顿观察晶体是否前后反转以及晶体位置是否合适,待确认正确后继续完成晶体植入。

（8）通过主切口及辅助切口,使用调位钩将晶体襻拨到虹膜后方,调整晶体位置并使光学中心居中。

（9）冲洗去除黏弹剂,必要时缩瞳,使瞳孔缩小到可以清晰地看到虹膜周切口并稳定。

（10）水密切口。

5.术后早期检查

（1）裂隙灯检查:检查晶体状态是否居中、炎症反应与 PRL 拱高等。

（2）眼内压检查:关注眼压变化情况。

6.术后常规检查　一般复查时间及内容同 ICL。

7.术后用药及处理　基本同 ICL

8.可能的并发症及处理　由于 PRL 晶体使用时间较短及手术数量较少,对其并发症的认识还非常有限,目前可能出现的并发症有以下方面。

（1）PRL 晶体的损坏。

如何避免:PRL 从固定盘中取出、装载、推注时都必须十分小心,动作轻柔。

发生后处理方法:手术室中需另备同型号、同度数的 PRL 晶体,发生后更换新晶体。

（2）自身晶状体损伤。

如何避免:穿刺刀从角膜缘缓慢进入前房时,避免突然插入;术中行虹膜周切术时确保前房黏弹剂充盈;PRL 植入时切勿直接推向自身晶状体;灌入、抽吸 BSS 时动作轻柔,避免过力。

发生后处理方法:如发生明显影响视力的情况,则行 IOL 植入术。

（3）角膜内皮损伤。

如何避免:PRL 植入前,前房注入足够的黏弹剂,使前房充盈,推注器推注时尽量避免与角膜内皮细胞接触。

发生后如何处理:若 PRL 植入后,角膜内皮细胞进行性丢失或失代偿,需取出 PRL,视情况进行角膜移植。

（4）眼压升高。

如何避免:YAG 激光周切口直径在 0.5～1 mm;术中尽量彻底冲洗黏弹剂。

发生后处理方法:判断是否因虹膜周切孔偏小或未完全穿透所致,如是则及时处理周切孔;服用尼目克司(醋甲唑胺)1 片,严重时甘露醇静脉滴注,前房穿刺等。

（5）术后阶段的虹膜睫状体炎。

发生后处理方法:类固醇+扩瞳药+非甾体抗炎药,必要时全身应用类固醇。常规在 2～3 天内恢复到正常。

（6）感染。

发生后处理方法:常规眼前节感染治疗方式。

（7）闭角型青光眼。

发生后处理方法：术后密切观察能检测到闭角型青光眼，一旦发生，取出 PRL，消除瞳孔阻塞的根源。

（8）其他未知并发症。

第十七章 青光眼手术

第一节 青光眼的激光治疗

一、YAG 激光虹膜周切

YAG 激光虹膜周切治疗适用于涉及瞳孔阻滞增加而引起的各种类型的闭角型青光眼，以及对前房角可能关闭的患者进行预防性治疗。

原发性闭角型青光眼（粘连性关闭<180°，单药可稳定眼压在 21 mmHg 以下的早期患者）；原发性房角关闭（粘连性关闭<180°，眼压≤30 mmHg，无视盘和视野损害）；原发性房角关闭可疑（无粘连性关闭，接触性关闭≥180°，眼压正常）；原发性急性或慢性闭角型青光眼尚无任何青光眼体征的对侧眼（眼压正常）；存在瞳孔阻滞因素的继发性青光眼和高眼压患者（1 种或 2 种降眼压药物可控制眼压≤30 mmHg）。

术前眼科基本检查包括视力、眼压、裂隙灯、眼底；术前进行视野、房角镜和 UBM 等检查。激光前 1 天和当天嘱患者停用阿司匹林等抗凝药物。术前 1 小时使用毛果芸香碱滴眼液点眼，5 分钟一次共 5 次，使瞳孔缩小，虹膜变薄；如果角膜水肿，可局部点高渗剂、口服醋甲唑胺片或甘露醇静脉滴注。激光位置选择在上方或下方眼睑能遮挡周切口的部位，尤其以虹膜较薄弱处为佳。在点表麻药物后，角膜表面放上加入耦合液的接触镜。如表 17-1 所示。镜头可以帮助撑开眼睑、固定眼球、提供附加放大率、使激光光束聚焦，并发挥散热器功能。YAG 激光瞄准束聚焦在已选好的部位，可连续多次激射，击穿后扩大激光孔，激光孔不小于 0.2 mm。术毕半小时，行裂隙灯和眼压检查。如眼压升高，但≤30 mmHg，给予局部降眼压药物治疗；如眼压>30 mmHg，给予局部降眼压药物治疗，同时口服醋甲唑胺片 50 mg；如眼压>40 mmHg，除以上用药外，继续留观并监测眼压，必要时 250 mL 甘露醇静脉滴注。

表 17-1 接触镜相关参数

能量	1~6 mJ
光斑大小	50~70 μm
每次激光发射包含的脉冲数量	1~3 个
推荐	将离焦设置为 0 将光束聚焦于虹膜基质而非虹膜表面 避开任何明显的虹膜血管 使用能发挥效力的最低能量 能量设置 2 mJ 以上时可能损伤晶状体囊膜 多数情况下仅需每脉冲 5 mJ 的能量

并发症：虹膜出血、眼压升高、虹膜睫状体炎、角膜损伤、激光孔闭塞，复视或眩光，晶状体、人工晶状体和视网膜损伤等。

二、SLT 选择性小梁成形

1.适应证 原发性开角型青光眼,高眼压症。

2.原理 通过激光作用于小梁网的色素细胞,通过机体对激光的反应造成小梁网结构的重塑,从而降低小梁网对房水流出的阻力。

3.选择性激光小梁成形术有以下 2 个特点 ①波长为 532 nm 的激光可被黑色素大量吸收;②激光脉冲时间仅为 3ns,小于靶组织的热释放时间。Latine 等最初认为,SLT 是通过光热解效应,通过选择性清除色素细胞,从而使小梁网变得疏松,房水流出的阻力减小,眼压下降。然而,这种降眼压机制的解释只是理论上的。研究发现,360°的 SLT 治疗降眼压幅度略大于 180°的 SLT 治疗,但是差异没有统计学意义。还有研究发现 360°的 SLT 治疗后房水流畅系数的增加略大于 180°的 SLT 治疗,但是它与眼压的下降无关。相反,同等激光能量的 360°的治疗后的不良反应明显大于 180°的 SLT 治疗。SLT 术后多数眼有前段短暂的炎症反应,是否要用非甾体抗炎剂滴眼是有争议的。王涛等提出,SLT 对色素细胞的损伤产生了白细胞介素-1 和肿瘤坏死因子等,它们可以促进小梁网中金属蛋白酶的表达,从而促进房水外流。另外,SLT 引起的炎症反应可以激活单核细胞转化为巨噬细胞,吞噬并清除小梁网中的碎屑。因此,我们认为 SLT 治疗后使用非甾体抗炎剂滴眼不利于降低眼压,而实际上只要激光能量适当,SLT 术后炎症反应不用任何药物可以在 2~3 天后自动消退的。

4.方法 术眼奥布卡因滴眼液表面麻醉 3 次,放置 SLT 房角镜。采用 Q 开关倍频 Nd:YAG 激光,波长 532 μm,脉冲时间 3ns,光斑直径 400 μm。参照 Latina 的方法,激光能量从 0.6 mJ 开始,观察激光照射时有无气泡产生。如果没有气泡,则将能量按每次 0.1 mJ 逐步提高,如有气泡产生,将能量调低直至恰好没有气泡产生,此时的能量为激光治疗所需能量。将瞄准光斑对准在小梁网上即可发射。光斑互不重叠。在激光治疗过程中随时调整激光能量,使之刚刚不产生气泡。如表 17-2。

表 17-2 光斑参数

光斑大小	400 μm
作用时间	3 ns
能量	根据是否达到理想的反应状态,在 0.4~1.2 mJ 间调整
最佳反应	调整能量至激光烧灼部位出现微小气泡,然后以 0.1 mJ 为梯度逐渐降低激光能量至不再出现气泡
光斑数量	50~100 个互不重叠的光斑分布于 180°~360°

5.术后用药、随访与再次治疗 激光治疗术后半小时测量眼压,术眼继续使用术前所使用的降眼压药物。术后 3 天、7 天、1 个月、3 个月、6 个月、9 个月、12 个月复查患者的视力、眼压,每 6 个月检查眼底、视盘、视野等。根据眼压的情况调整降眼压药物的用量。

三、激光虹膜成形术

1.适应证 在周边虹膜孔通畅状态下确诊的高褶虹膜综合征。

2.治疗目的 虹膜造孔术后扩大周边房角入口,降低发生进行性粘连性房角关闭的机会。

3.激光 可用于光凝的连续波激光有几种不同类型,最常用的包括氩激光、二极管激光

（810 nm）、倍频 Nd：YAG 激光（532 nm）。如表 17-3 所示。

4.术前准备　局部滴缩瞳剂,在点表麻药物后,角膜表面放上加入耦合液的接触镜。

5.禁忌证　前房消失、广泛周边虹膜前粘连。

表 17-3　激光参数

激光参数	收缩性烧灼
光斑大小	200~500 μm
作用时间	0.3~0.6 sec
能量	200~400 mW
部位	虹膜周边部位
最佳反应	周边虹膜收缩,使虹膜弧度变平(没有气泡形成或色素释放)
光斑数量	360°范围内 20~24 个光斑,避开放射状发布的血管,相邻光斑间距相当于 2 个光斑直径

6.并发症　轻度虹膜炎、角膜内皮灼伤、眼压一过性升高、术后瞳孔粘连、永久性瞳孔扩张、虹膜萎缩、瞳孔无法散大。

四、睫状体光凝术

1.适应证　各种难治性青光眼;无视力或无视力恢复可能;无手术机会/无手术价值;疼痛感剧烈;全身情况差,无法耐受手术者。

2.手术原理　光凝破坏睫状突,减少房水的产生;可能也增加葡萄膜、巩膜通路房水排出。经巩膜睫状体光凝术在治疗难治性青光眼是近几年来很常见的一种治疗方法,文献报道一次性成功率从 59.0%、63.0% 到 74.2% 不等。

3.可选择的激光类型　二极管激光（810 nm）、氩激光。激光治疗模式:经巩膜、内镜下和经瞳孔 G 探头二极管激光睫状体光凝与其他睫状体破坏性手术相比,并发症发生率低。如表 17-4 所示。

表 17-4　激光治疗模式

810 nm 睫状体光凝	
麻醉	奥布卡因滴眼液表麻 3 次,2% 利多卡因和 0.75% 丁哌卡因 50：50 混合,球后注射 3.5 mL
G 探头位置摆放	G 探头底板放于结膜表面靠近角膜缘,激光探头位于角膜缘后 1.0~2.0 mm 处
设置	持续时间 2 秒,激光能量开始时先设置为 1500~2000 mW,根据光凝中是否出现爆破声调整能量,以刚能听到爆破声时能量再下调 50 mW 为治疗能量
应用	根据不同的术前眼压水平选做 180°~270° 光凝,避开 3~9 点位

4.手术操作　术前奥布卡因滴眼液表麻 3 次,常规球后阻滞麻醉。开睑器张开固定,采用波长 810 nm 半导体激光探头技术进行治疗,激光光纤直径 0.6 mm,激光探头作用部位为角膜缘后 1.0~2.0 mm 处,探头直接放置球结膜上,激光能量开始时先设置为 1500 mW,根据

光凝中是否出现爆破声调整能量,以刚能听到爆破声时能量再下调 50 mW 为治疗能量,根据不同的术前眼压水平选做 180°~360°范围光凝,避开 3~9 点钟角缘,根据术前眼压情况判断相应激光点数,术毕,单眼包扎。

5.睫状体光凝优缺点　优点:操作简单,可反复操作,对结膜、巩膜组织影响小,术后并发症相对较少,与经巩膜睫状体冷凝术相比,造成眼压过低、眼球萎缩的机会明显降低。缺点:降眼压作用无法确切估计,眼压可能会反复增高。而且激光光凝治疗后前房积血、局部炎症反应重和剧烈疼痛十分常见。

6.睫状体光凝术术后早期眼压低的原因　除光凝有效外,可能与睫状体浅脱离有关。睫状体光凝术术后早期患者眼压仍很高的原因:①光凝无效,没有准确定位睫状突,光凝范围和击射点数不够;②剧烈的炎症反应,色素、炎症颗粒阻塞小梁网或者眼内炎症导致小梁网水肿,房水外排受阻。建议给予降低眼压的药物同时,加强局部和全身激素治疗,减轻炎症反应。

7.光凝发生眼球萎缩及视力下降的概率　临床工作中发现,采用基于目前共识的能量等参数(如时间选择 1 秒能量一般为 1.5~2.5W;光凝的部位为距离角膜缘 1~2 mm 处;首次光凝的范围一般选择 180°或 270°),发生眼球萎缩的概率其实很小。更有学者认为,只要激光的范围不超过 270°、激光点数不超过术前最高眼压值(例如,术前眼压是 55 mmHg,激光点数不超过 55),几乎不会发生眼球萎缩。

除非引起眼球萎缩或眼压持续高居不下,目前没有直接证据和文献报道睫状体光凝会引起视力下降。

8.睫状体光凝时一定要出现"爆破音"才能算是有效光凝吗?

一般认为爆破音的发出是由于组织气化爆破所致。因此有爆破音的光凝效果较好。但临床观察到,实际上也确实并不是每一次击射都能听到爆破音(即使加大能量和时间),也没有发现没有出现爆破音的光凝无效。有学者认为,激光对生物组织的长时间热作用也可以产生破坏作用。

第二节　小梁切除术

滤过性手术的原理是在角膜缘建立一条新的眼外引流途径(瘘),将房水从前房直接或间接引流到球结膜下间隙(滤过泡),随后房水经球结膜渗漏到泪膜或由周围组织引流吸收。

现代的复合式小梁切除术,目标是建立可控的成功的外引流路径。根据需要相应调整手术滤过量,以获得预期达到的目标眼压和理想的功能性滤过泡,可将术后并发症减到最少。

小梁切除术是最有代表的防护性滤过手术,它的手术适应证广泛且几乎适用于经药物或激光治疗未能获得合适眼压控制的各种类型青光眼。

随着新技术的不断出现,这些新的手术治疗方式为青光眼的临床手术治疗提供了更多选择。人们始终未放弃基于生理性房水通道的引流手术,如有关 Schlemm 管的各种手术方式。但目前因其降压效果并非完全理想,特别是对于晚期青光眼的患者,小梁切除术仍不过时,仍然是最经典最有效的术式。

分类:①标准的小梁切除术;②复合式小梁切除术。下面主要介绍复合式小梁切除术。

一、手术适应证

1.确诊的开角型青光眼,或用药达不到目标眼压,视野仍呈进行性损害。

2.原发性闭角型青光眼,房角粘连闭合≥180°。

3.部分先天性青光眼。

4.部分继发性青光眼如虹膜睫状体炎瞳孔闭锁,广泛虹膜周边前粘连,剥脱综合征,钝挫伤所致继发性青光眼,新生血管性青光眼。

5.高眼压症患者用药下眼压持续超过 35 mmHg,有视野损害风险者。

二、手术理念

1.制订眼压早期可控、后期可调的手术方案。通过相对牢固的巩膜瓣可调节缝线的缝合,迅速恢复和维持正常的前房深度,防止术后早期由于房水过度流出而引起的低眼压,浅前房,恶性青光眼及脉络膜脱离等并发症。

2.术后 2 周内,如需要改善或增强滤过量,则可通过控制巩膜瓣缝线的松解或拆除的时间和数目,使房水流出量合适。

3.小梁切除术与抗代谢药物联合应用能有效抑制滤过区域的瘢痕形成。

4.上述三种技术同时联合应用,将起着互相制约作用,有利于滤过泡形成和理想的眼压控制。

三、术前准备

1.评估青光眼类型及房角功能,青光眼的严重程度(眼压、视功能)。

2.可能并发症的预测和防范措施。

3.术前谈话和患者知情同意。

4.术前眼压的控制及术后目标眼压的设定。

5.药物的应用,包括抗青光眼药及抗炎药,预防感染药物及镇静药物。

6.清洁术眼。

四、麻醉方式

青光眼手术的麻醉与其他内眼手术的麻醉相同,成年患者可用局部麻醉,麻醉药物可选用2%利多卡因或 0.75%丁哌卡因。麻醉前应用适量的镇静药。

在青光眼手术的麻醉中,值得强调的是对晚期小视野青光眼手术的局部麻醉方法。常规的球后麻醉有引起术中一过性黑矇的危险,原因是球后麻醉时麻醉剂误入视神经鞘内或蛛网膜下,或者是注射到球后间隙的麻醉剂经硬脑膜扩散,导致视网膜中央动脉痉挛引起暂时性失明。尽管这种并发症经吸氧和给予血管扩张剂治疗后多能恢复视力,甚少造成永久性失明,但此种并发症一旦发生,直接威胁到手术的进行。因此对晚期青光眼患者的局部麻醉尽量不要选用球后麻醉,最好的局部麻醉方法是改用球周麻醉。对儿童的青光眼手术,可选用氯胺酮作全身基础麻醉联合局部麻醉,更安全的是气管内吸入麻醉。

球旁麻醉:较球后麻醉更安全。结膜下麻醉:适用于大多数患者,安全有效。表面麻醉:损伤最小,与患者承受度有关。

五、眼球固定

1.上直肌牵引固定缝线尽可能安置在肌腹处。此种固定方式易出血,肌肉和结膜损伤,结膜瓣高度受限,易发生眼心反射。

2.角膜缘牵引缝线应穿过角膜基质层 1/2~1/3 厚度,但有角膜上皮损伤、撕裂穿孔的风险。缝针缝线要求高。

3.无任何牵引、无损伤,对手术者要求高且要求患者配合。

六、结膜瓣的制作

1.以角膜缘为基底的结膜瓣制作

(1)开睑及固定眼球:固定眼球的上直肌牵引线的位置要约距角膜缘 10 mm。

(2)结膜瓣位置:通常选在正上方、鼻上或颞上方。

(3)结膜瓣制作:在上直肌牵引线前 1 mm 处(肌止缘后),用无齿镊提起该处的结膜组织,剪尖紧贴镊子,垂直剪开个水平小口,注意勿一次全层剪穿结膜下的眼球筋膜组织,以免损伤直肌止缘导致大出血。接着剪尖稍向前倾斜,在上直肌止缘前剪开眼球筋膜组织及暴露其下巩膜。从切口内沿巩膜表面,用剪刀向两侧作潜行钝性分离,再向两侧作弧形延长结膜切口 14~16 mm,此弧形结膜切口两端至少距角膜缘 5 mm。其后继续用剪刀或结膜分离器向前分离到角膜缘,当眼球筋膜与巩膜表层结缔组织牢固附着时,可在离角膜缘 3~4 mm 处剪开巩膜表层结缔组织,继续向前作钝性分离。

结膜瓣制作的另一方法是分 3 个步骤剪开:①于上直肌牵引线前 1 mm(在肌止缘后)剪开球结膜;②在球结膜切口前 2 mm 剪开眼球筋膜;③距角膜缘 3~4 mm 剪开巩眼表层结缔组织。术毕要分层缝合眼球筋膜及球结膜。此方法可以充分暴露术野,达到完整的原位缝合,防止切口渗漏。

以角膜缘为基底的结膜瓣优点是:①手术后滤过理想,渗漏发生率较低;②角结膜缘组织损伤少(干细胞、房水静脉);③术后应用抗代谢药对角膜影响小;④手术后患眼相对舒适。不足:手术操作相对麻烦,结膜瓣高度有要求,上直肌损伤的可能。

2.以穹隆部为基底的结膜瓣制作

(1)开睑及固定眼球:缝线或开睑器开睑后,可选择做上直肌牵引缝线。

(2)弧状球结膜剪开于角膜缘后 1 mm 处,用无齿镊提起球结膜的眼球筋膜组织,做长 6~7 cm 球结膜弧形切口,闭合剪刀尖并伸入切口内,当剪尖越过球结膜的止端后,张开剪刀作钝性分离并扩大筋膜切口,其后沿巩膜表面继续向前作潜行分离,向后分离时进入深度不宜超过 6 mm 以免撕裂上直肌止端。将分离的结膜瓣朝穹隆部方向推移,直到暴露约 6 mm×7 mm 巩膜术野。

以穹隆部为基底的结膜瓣优点是操作方便,省时间,组织损伤小。不足:术后滤过不理想,易发生渗漏。角结膜缘组织损伤,术中应用抗代谢药物易影响角膜,术后眼部不适(缝线刺激)。

七、球筋膜的处理

眼球筋膜的处理对是否要剪除球结膜下筋膜仍有争议。对眼球筋膜特别厚的年轻患者,估计术后需要采用激光松解缝线,则可剪除眼球筋膜。

1.术区全层的眼球筋膜剪除:剪刀在球结膜和眼球筋膜之间,向前行钝性或锐性分离,于角膜缘的眼球筋膜附着处后方剪开眼球筋膜。在眼球筋膜和巩膜表层结缔组织之间,向后分离,直到返回最先剪开的结膜-眼球筋膜切口处,其后完全剪除结膜缘下游离的眼球筋膜组织。

2.术区分层的眼球筋膜剪除:剪刀在眼球筋膜和巩膜表层结缔组织之间向前行钝性分离。于球结膜下轻轻撕脱一部分眼球筋膜组织,接着部分剪除此游离的眼球筋膜组织。

八、止血

原则上完全、充分,但应尽量减少损伤。水下电凝烧灼方式最优,止血区域较巩膜瓣大2 mm。最好在作巩膜瓣之前完成,以免巩膜瓣收缩。

九、巩膜瓣的制作

制作巩膜瓣应在 7~10 倍手术显微镜下操作。

在选定的手术区,通常在正上方(11:00~1:00 方位)或鼻上方,避开结膜瓣破损处、瘢痕处。

巩膜瓣大小约 4 mm×3 mm,其大小与小梁切除的大小有关。若巩膜瓣大小为(4×5) mm^2,则小梁切除范围为[(1~1.5)×(2.5~3)]mm^{2}大小。厚度为 1/2~2/3 巩膜,与目标眼压有关(越薄则眼压越低)。

先从巩膜瓣后缘开始,用隧道刀先作深达 1/2~2/3 厚度与角膜缘平行的巩膜切口。

随后刀尖伸向前端剖切,刀刃须与巩膜床剖切面平行,自始至终可见。剖切时要仔细观察巩膜瓣下外部的角膜缘解剖标志,直至剖切到白色巩膜带和灰蓝色小梁带交界处前2.0 mm,即相当于透明角膜内至少 1 mm 处。巩膜瓣一定要按周边标记的深度进行板层分离,沿着同一平面分离至角膜,大至超过 Schwalbe 环 1 mm。作巩膜瓣时,平面不能太深,过深可能会导致手术刀意外地进入前房而误伤睫状体,发生严重出血或损伤晶体悬韧带,伤及晶状体或玻璃体。过浅则有可能出现巩膜瓣撕裂而使其失去了保护和调节房水充分滤过作用,如撕裂伤口,距角巩膜缘很近,术后房水有可能由此处外渗,这可能是产生其他严重并发症的原因。巩膜瓣形状为梯形或长方形,切口边缘要垂直及整齐,巩膜瓣不要出现破口,其大小应与巩膜床边缘相吻合,因此如无特殊需要,应避免直接烧灼切口边缘。

巩膜床需平整、光滑,止血彻底,减少滤过道瘢痕。

十、抗代谢药物的应用

抗代谢药物放置于结膜瓣和巩膜表面之间,或在巩膜瓣下。

抗代谢药物因结构上与核酸相似,能竞争性干扰 DNA、RNA 蛋白合成或细胞分裂,非特异性抑制代谢活跃的成纤维细胞增生,因而能在伤口愈合过程中抑制成纤维细胞增生,减少瘢痕化和延缓瘢痕化进程。目前最常用的抗代谢药物有氟尿嘧啶和丝裂霉素 C。

1.氟尿嘧啶 ①术中应用:取修剪成一定大小的消毒手术海绵块或消毒棉花,将其浸泡于 25~50 mg/mL 的氟尿嘧啶药液。把上述棉片置于结膜瓣下方(结膜和巩膜瓣之间)或巩膜瓣下。2~5 分钟后掀起结膜瓣并去除棉片,用平衡盐溶液 150~200 mL 反复冲洗角膜、结膜面和滤过区的残留药液;②术后应用:术后 2 周内结膜下(对侧180°)共注射 5~7 次。总剂量 40~75 mg。

2.丝裂霉素 C　①优点:较优的术后降压效应和较高的成功率,较少角膜上皮及内皮细胞毒性,无须每日结膜下注射,使用方便;②方法:术中单次使用,浓度 0.2~0.3 mg/mL。棉片的大小,放置的时间、位置,应根据患者的个体情况包括年龄、疾病类型、结膜下筋膜囊组织的厚薄等情况综合评价后个性化使用。

十一、前房穿刺

在颞侧周边透明角膜处作与虹膜面平行,做角度朝向下方 6:00 位置的前房穿刺。切口略斜,不需要完全对准瞳孔中央,穿过角膜进入前房内的刀尖或针尖应在虹膜面上,切记不要跨过瞳孔区。

目的:缓解眼内高压,手术结束时判断切口的滤过量,重建正常前房深度。

十二、切除小梁组织

位置:切除小梁组织在 10~15 倍手术显微镜下,位于角巩膜缘透明与不透明交界处切除部分居中,两侧离巩膜瓣边缘 0.5~1 mm。前切口位于灰蓝色小梁带和透明角膜带交界处或透明角膜内。后切口位于白色巩膜带和灰蓝色小梁带交界处。

大小:理论上直径 0.3 mm 的通道足以代偿整个生理性房水引流,但要考虑组织愈合与生物阻力等因素。

形态:外口与内口一致,避免内口"活瓣"样改变。

方法:咬切或剪切。

方式:从后到前,操作方便。从前到后,可准确切除小梁。首先从前切口或两侧放射状切口开始用刀逐渐划开并进入前房,让房水缓慢渗出,让眼球略变软但前房不应消失。如前房消失,可从前房穿刺口注入消毒空气保持适当前房深度,扩大前切口或放射状切口的全层穿破口,直至切口能伸入小梁剪并完成前切口剪开;再向后沿每侧放射切口剪开直达小梁切除的后切口两端。反转此小梁组织瓣,于色素小梁网后方沿巩膜嵴切除该(2×2)mm² 小梁组织块。操作期间,若虹膜过早脱出,可在脱出虹膜的周边部作一小切口,以降低前后房的压力差,促使虹膜回纳入前房,其后继续完成上述组织切除操作。

十三、虹膜周边切除

目的:防止周边虹膜嵌入内滤口导致手术失败。

大小:周边虹膜切除的范围不宜过小,基底宽度至少应有 2 mm。大于小梁切除口(略微上提于巩膜床平面剪除,但如果上提过多则切除孔太大)。

方法:在 10 倍的手术显微镜下,先将虹膜恢复至正常位置后,提起周边虹膜组织后,先略移向术者左侧,虹膜剪在右侧剪开 1/2 虹膜,随后将虹膜移向术者右侧,并完成左侧 1/2 虹膜切除。

形态:圆弧形(剪刀平行于角巩膜缘)或三角形(剪刀垂直于角巩膜缘)。恢复虹膜的标准:瞳孔居中,圆,前房见到周切孔。小梁切除口没有虹膜组织黏附。

术中并发症。①出血:多为根部撕裂,粘连组织分离,睫状突损伤。可用含肾上腺素棉签压迫 1 分钟;②若虹膜膨出,在根部剪一小口,缓解后房压力。

十四、巩膜瓣复位

方法:5 倍显微镜下,在巩膜瓣和巩膜床的两个后角用 10-0 尼龙缝线各缝一针,松紧适当,瓣边缘对位均一(前房及时形成与房水过滤量之间的平衡),缝线跨度要大。

标准:用干棉签擦拭后,房水缓缓渗出为宜(避免前房形成迟缓与滤过不足)。采用调整缝线,周边角膜穿刺注液。采用 10/0 尼龙线(刺激性小、组织反应轻),应将线结拉入针道内,防止戳穿球结膜(避免异物感、结膜瓣漏、感染危险)。闭角型青光眼建议紧密缝合。

十五、形成前房

自穿刺口注入平衡盐液,形成前房。如无渗漏,随着前房形成,滤过区的球结膜应呈泡状隆起。

十六、结膜瓣复位

要求水密缝合,线结埋入角巩膜。结膜瓣缝合的水密闭合也是滤过性手术的一个关键步骤。为此应在 5 倍的手术显微镜下,使用 10-0 尼龙线,按解剖层次逐层缝合。

十七、术后高眼压的调控手段

1.术后缝线松解或拆除

(1)激光缝线松解术(断线术):筋膜较厚的患眼应做部分筋膜切除,以便术后容易发现黑色的尼龙缝线。方形巩膜瓣上方顶角的缝线结扎时要牢固(关键缝线)。在术后 4~15天,如前房恢复到术前深度,滤过泡平坦和眼压 ≥17.3 mmHg 时,可在表面麻醉下应用 Hoskin 尼龙缝线激光镜或 Zeiss 房角镜行氩激光断线术。

1)激光断线所用的参数:光斑大小 50~100 μm,时间 0.1 秒,功率 0.4~0.8 W。

2)激光断线方法:表面麻醉后,先在球结膜囊内滴 1 滴 10% 去氧肾上腺素或复方萘甲唑啉眼药水使结膜血管收缩,将激光镜放在巩膜瓣缝线区域上加压 1~2 分钟,透过苍白结膜寻找须切断的黑色尼龙缝线,待结膜面准确聚焦后再稍向前推进即发射激光切断缝线。一旦缝线断端前开即为有效,可见滤过泡隆起和扩大。若缝线断离后断端不崩开,可寻觅另一根缝线切断,原则上每次切断一根缝线为宜。如果眼压不太高,则先选择张力较小的两侧水平缝线;如眼压较高,则先切断张力较大的顶端关键缝线。如切断缝线后滤过量仍不足,可于 1~2 天后再行第 2 次激光断线。

(2)巩膜瓣缝线外露拆除术:即在巩膜瓣两侧边缘放置 1~2 根张力较大的可拆除缝线。

这种可拆除缝线的具体操作方法如下:将带 10-0 尼龙线的缝针自角膜缘前方 1.0 mm透明角膜板层内进针,约在 1/2 角巩膜厚度水平潜行越过角膜缘和巩膜组织,并自巩膜瓣侧面切口(约在中央部)旁的巩膜处出针,接着缝针穿过侧面切口的内外边缘各约 0.5 mm;最后将缝针从角膜缘后方巩膜处进针,约在 1/2 角巩膜厚度水平潜行越过角膜缘,并在其前方 1.0 mm 透明角膜处出针,透明角膜缝针的进、出口距离应相隔 1.0~15 mm,以便术后松解可拆除缝线时,线端不会退缩入角膜组织内从而保证缝线完整除去。以相同操作步骤在巩膜瓣另一侧缝合拆除缝线。在这些缝线系紧之前,经预作的前房穿刺口注入平衡盐溶液重建前房,调整缝线张力以产生适度的房水流出阻力和轻度的房水渗漏功能,最后在周边透明角膜面上将缝线结或蝴蝶结或半蝴蝶结的活结,以固定这两条可拆除缝线。

2.抗代谢药物的应用

(1)氟尿嘧啶:术后 2 周内结膜下(对侧 180°)共注射 5~7 次。总剂量 40~75 mg。

(2)丝裂霉素 C：术后根据患者的个体情况包括年龄、疾病类型、结膜下筋膜囊组织的厚薄等情况，综合评价后于滤过泡对侧结膜下（对侧180°）注射，并根据临床需要适当增加注射次数。

3.滤过泡针刺分离结膜瓣或巩膜瓣　滤泡针刺修复术也称滤泡针刺分离术，主要用于早期滤过泡瘢痕化以及包裹性囊状泡的处理。操作前，局部使用表面麻醉和血管收缩剂如复方萘甲唑啉眼液。可先在滤过区旁注射0.1 mL利多卡因，然后用1 mL注射针经此进入滤过区，对于早期瘢痕或瘢痕倾向的滤过泡，因滤过区顶壁与巩膜面粘贴紧密，可以边进边推注生理盐水以小心分离粘连组织；对于包裹性囊状泡，因滤过区内囊腔大，针头进入较安全，一般很少会刺穿滤过泡顶壁，不必推注生理盐水，可以直接深入到对侧的囊壁，利用针刃刮离纤维组织；一侧分离完毕，用同样方法从该侧滤过区旁进针，分离另一侧囊壁纤维组织。如果分离有效，可以见到高隆的囊腔塌陷、房水向两旁结膜下分流。进针口应当强调在滤过区旁，切勿在滤过区（即滤过泡顶壁），防止滤过泡渗漏、愈合不良。术毕，在滤泡旁注射0.2 mL氟尿嘧啶（5 mg），或0.1 mL MMC（0.01～0.02 mg/mL）。氟尿嘧啶和MMC必须注射在滤过区旁，防止药液进入前房对眼内组织产生毒性。注射后要滴抗生素眼药水，并小心冲洗渗漏出来的抗代谢药。

滤过泡针刺分离可以挽救一部分濒临失败的滤过泡，但强调要早期发现、早期治疗。分离后，仍需密切观察，加强按摩，根据情况连续或3～5天注射上述药物2～3次。

4.术后眼球按摩　据患者眼压以及滤泡情况，于术后1～3天开始眼部按摩。主要在裂隙灯下进行操作，由受过眼部按摩专业训练的护士进行按摩护理。

眼部按摩的方法分为两种：下眼睑按摩法和上眼睑按摩法。上眼睑按摩法：操作者使用示指交替按摩，按摩部位分别为上眼睑巩膜瓣对应的上方和两侧，从而松解巩膜瓣两侧的缝线，房水外流增多；下眼睑按摩法：首先患者眼球向上注视，操作者将拇指指腹放置在青光眼患者术眼眶下缘紧贴下眼睑处，压迫下部眼球并向上推动眼球使眼内压增加，进而房水外流增多，并冲破结膜瓣下的粘连以及巩膜瓣。

两种按摩方式中以下眼睑按摩法易学、易会，且操作相对简单，家属以及患者都易于掌握。而上眼睑按摩法操作要求高，操作者需对青光眼小梁切除术有一定的了解，且对按摩部分以及按摩手法具有严格要求。若按摩不准确，手法不熟练，按摩护理不准确，极易造成进一步粘连，不利于功能性滤过泡的形成。按摩时嘱患者眼球向上注视，按摩者按摩力度要适中，拇指指腹放置于患者术眼的下眼睑紧贴眶下缘处，压迫眼球下部（6点钟处）并向上推动眼球，整个过程中要密切关注前房以及滤泡情况，频率15次/分，压2秒停2秒，4～6次/天，按摩时间3～5分钟。主治医师要有针对性地对患者本人进行教育，传授按摩技巧，通过观看录像、示范、讲解等多种方式指导患者掌握规范、正确的按摩方式，嘱患者在术后3个月内坚持进行眼部按摩，且严格定期复诊。

十八、小梁切除术术中及术后并发症的处理

1.术中并发症

(1)结膜瓣撕裂及裂孔：多见于过度向前分离结膜瓣，过多采用锐器分离或剪除组织，结膜组织牵拉过强，结膜组织过于菲薄等。

处理:①尚未制作巩膜瓣前,采用10-0尼龙缝线缝合裂孔,关闭撕裂区,随后将结膜切口向一侧扩大,并在离裂孔适当距离处作滤过手术切口;②若巩膜瓣已制备或前房已切开,较小的裂孔可按上述处理,较大的结膜撕裂需将角巩膜切口、结膜裂孔及结膜切口缝合,并更换手术位置。

(2)出血。①前房积血:术前要彻底控制活动性虹膜炎,术中操作轻柔,尽量减少组织损伤。前房切开之前必须制止所有出血。正确选择角膜缘切口位置。少量前房积血多自行吸收,可不予处理,大量前房积血应作前房冲洗,或向前房内注入组织纤维蛋白溶酶原激活剂;②脉络膜上腔出血或暴发性出血:最具破坏性的术中并发症。危险因素包括浅层巩膜静脉压升高,真性小眼球,长期持续高眼压,晚期婴幼儿型青光眼,无晶状体眼,高血压动脉硬化,血液病,高度近视,术中眼眶静脉压升高等;③眼底出血:由于眼压突然下降所致,未累及黄斑区的少量视网膜出血通常对视力预后影响不大,日后会自行吸收。

(3)脉络膜渗漏:易发生于具有显著浅层巩膜血管扩张(浅层巩膜静脉压升高)的患眼,例如 sturge-weber 综合征。

(4)其他罕见并发症:晶状体损伤与不全脱位,后弹力膜撕裂,暂时性失明多见于球后麻醉的小视野晚期青光眼、球后出血和精神紧张患者,玻璃体脱出。

2.术后早期并发症 最常见的早期并发症为:①浅前房;②滤过泡失败。

浅前房是青光眼滤过术后最常见的并发症,常由于滤过道渗漏,房水引流过盛、脉络膜脱离,房水分泌减少,房水逆流和晶状体虹膜隔前移所致。根据其形态和预后不同可分为3种类型。①第Ⅰ型(浅前房):周边虹膜和角膜内皮接触,其余部分前房存在,或中央部前房比术前浅1/2;②第Ⅱ型(裂隙状前房):除瞳孔区晶状体或玻璃体前表面(无晶状体眼)和角膜内皮之间存在裂隙状前房外,其他区域虹膜与角膜内皮接触;③第Ⅲ型(无前房):虹膜-晶状体或玻璃体前表面,人工晶状体前表面与角膜内皮之间完全接触,前房完全消失。

浅前房的诊断特点如下。①眼压水平:抗青光眼滤过术后第3~4天眼压相对不稳定,术后第2~3天通常比术后第1天低,当术后早期眼压在5.0 mmHg以下,尤其术后第3~4天眼压呈进行性下降时,必然存在滤过道渗漏,房水过度流出和(或)房水形成减少,前房变浅。这种伴低眼压的浅前房,必须仔细检查有无滤过泡渗漏、滤过泡过大、脉络膜脱离和房水生成减少。如果伴有高眼压的浅前房,应注意有无瞳孔阻滞、房水错流和脉络膜上腔出血;②滤过泡性质:术后早期滤过泡的形状性质以及眼压水平有助于估计房水的流出率和鉴别浅前房的病因。A.滤过泡渗漏:滤过泡渗漏可能是结膜切口裂开或眼球筋膜组织在切口处裂开、滤过区结膜撕裂或有小孔,注射针孔、缝线针孔和缝线线端外露,如果是做以穹窿部为基底的结膜瓣,则应注意角膜缘切口处是否有房水渗漏。这种滤过泡渗漏通常表现为滤过泡隆起不明显。Seidel 荧光素试验阳性,低眼压和浅前房。B.弥散高隆的滤过泡:如此型滤过泡与低眼压和浅前房同时存在,提示房水经滤过口或巩膜瓣流出过度,处理上可用加压绷带包扎或在滤过区压一小枕头,以减少房水的过度流出。持续的房水渗漏和房水流出过度将导致脉络膜脱离和房水形成减少,故应及时处理。C.滤过泡扁平:如与低眼压和浅前房同时发生,可能存在脉络膜脱离和房水生成减少;如低眼压而无浅前房,房水可能经其他路径(如睫状体分离裂隙)排出,如伴有高眼压和浅前房,可能是房水向前流动被阻(瞳孔阻滞)、向后错流(恶性青光眼)或脉络膜腔出血;如高眼压而无浅前房,可能为手术区滤过道受阻

(巩膜瓣缝合过紧,瓣下有纤维素凝块)或滤过口被虹膜、睫状突、晶状体或玻璃体阻塞;③房水流动性质:可经静脉内注射荧光素钠,然后在裂隙灯显微镜下观察前房内有无荧光素。如无瞳孔阻塞或房水错流,静脉注射荧光素钠30秒后可见荧光素从瞳孔出现,常呈孤立的溪流;在瞳孔阻滞眼内,出现在前房内的荧光素减少,但即使是完全瞳孔阻滞眼,前房内也可见到荧光素出现;如为房水错流,则房水中的荧光素只积聚于眼后段玻璃体内。用此法可鉴别房水是向前流动受阻(瞳孔阻滞)引起的浅前房(常为Ⅰ、Ⅱ型)还是房水向后错流(睫状环阻滞)引起的恶性青光眼。如为瞳孔阻滞者,可行激光虹膜切开术;④超声检查可区分脉络膜脱离或脉络膜出血。

手术处理原则:①Ⅲ型浅前房因其对角膜内皮及晶状体造成严重损害,影响视功能,故保守治疗无效后应及时行手术干预;②Ⅱ型浅前房,如常规保守综合治疗5~7天无效,伴有较重的葡萄膜炎并容易引起早期房角广泛周边前粘连;或Ⅱ型转为Ⅲ型者,应手术重建前房;③Ⅰ型浅前房通常无须手术重建。但如持续低眼压、向Ⅱ型转变、滤过泡扁平、有严重脉络膜脱离和房水形成被抑制,为了恢复滤过泡功能,应引流脉络膜上腔积液和行前房形成术。

(1)低眼压性浅前房

1)结膜缺口渗漏

检查方法:结膜囊内或滤过泡处滴入2%荧光素钠溶液并轻微压迫滤过泡上缘,即可发现缺口处呈绿色溪流现象(Seidel试验)。

处理方法:下穹窿部结膜下注射地塞米松并涂阿托品眼膏;相应滤过区眼睑上固定放置一块棉条并用绷带作适度加压包扎。如上述处理无效则考虑手术修复。

2)滤过泡功能过强

临床表现:低眼压,浅前房,异常高隆而弥漫的大滤过泡。

处理:巩膜瓣额外加固缝合,延迟或不做巩膜瓣的术后激光断线或外表缝线拆除,外加压式绷带包扎。如上述处理3~7天不能恢复,存在角膜内皮或晶状体损伤威胁时,应选择手术重建前房。

3)脉络膜脱离

浆液性:特征性周边部眼底光滑球形隆起和浅棕色的外貌,通常伴有低眼压和浅前房。

出血性:突然疼痛,视力减退,眼压升高。表现为具有中心接触的巨大暗红棕色球状隆起。

脉络膜脱离一般无须特殊治疗,包扎卧床可在1~2周内自行消失复位,不留痕迹。如持续时间较长,脱离处有斑点状或线条状色素沉着。术后低眼压、前房浅者,则应检查手术切口,如有漏水现象,应及早修复。如切口完好则应充分散瞳,应用皮质激素、高渗药物和乙酰唑胺等。

经上述处理脱离仍不复位,持续性浅前房并进一步加剧,晶状体或玻璃体-角膜接触,对角膜内皮或晶状体构成威胁,可能导致滤过泡变平或消失,或有巨大出血性脉络膜脱离,并有前房消失时,可考虑平坦部位作巩膜切开、放液,前房内注入空气,使前房形成促使脱离的脉络膜复位。

预防发生脉络膜脱离的措施:①术前降低眼压,避免在高眼压下施行手术;②切开前房时要使房水缓慢流出，可加压包扎，以减少房水外流，促进修复。

4）渗出性视网膜脱离：较为罕见，机制与脉络膜脱离相似，通常自行消退。

5）房水生成减少（低分泌）。可能原因：眼压持续低，睫状体水肿或脱离，睫状体炎症，术前长期应用房水生成抑制剂以及术中巩膜瓣下应用 MMC 等。

6）虹膜睫状体炎：常见于闭角型青光眼急性发作期，炎症活动期的葡萄膜炎性青光眼，新生血管性青光眼，高眼压状态下施行手术，术中操作对虹膜睫状体刺激过多，前房积血。

处理：局部散瞳以维持瞳孔活动和防止虹膜后粘连，根据病情轻重应用皮质类固醇。

（2）高眼压性浅前房

临床表现：术后发生高眼压，三级或四级浅前房。

预防及处理：阿托品眼药水或眼膏充分散瞳，口服醋甲唑胺，局部滴用降眼压眼液，静脉滴注甘露醇，全身使用皮质类固醇。若无效或恶化则采取手术治疗。

（3）术后高眼压。

1）瘘口内部阻塞：可用激光从内部途径切开和重建瘘口与滤过通道。如上述处理失败则需重新应用抗青光眼药物控制高眼压，必要时需待炎症稳定后于新的手术位置重做滤过手术。

2）早期滤过泡失败

平坦滤过泡：早期拆除或激光松解巩膜瓣缝线，加强滤过泡按摩，抗代谢药物结膜下注射，联合应用氟尿嘧啶的滤泡针刺修复术，滤过泡手术探查修复等。

包裹囊滤过泡：联合应用氟尿嘧啶进行滤过针刺修复术。

（4）其他术后早期并发症

葡萄膜炎和前房积血：前者采用散瞳和皮质类固醇治疗，后者采用抬高头位和限制活动（尤其眼压低于 5 mmHg 时）。

角膜 Dellen 干燥斑：位于巨大或悬垂滤过泡邻近的周边角膜上，可发生于术后早期或后期，少数患眼发展成周边部角膜溃疡。处理：局部滴用人工泪液眼药水或促进角膜上皮愈合的眼药。

小的中央视岛丧失：晚期青光眼患者低眼压可造成中央视岛丧失。后弹力膜脱离，术后角膜散光等。

3.术后晚期并发症

（1）后期滤过泡失效：是最常见并发症，占 10% ~ 30%，可发生在术后数月或数年期间，术前与术后活动性炎症可能对本并发症起着重要作用。滤过泡失效的原因包括内瘘口被肉芽组织阻塞，巩膜瓣或结膜瓣与其下方巩膜组织瘢痕愈合以及包裹囊状泡复发。临床表现为Ⅲ型的平坦（瘢痕）滤过泡或包裹囊状滤过泡并伴随眼压失控。

这种晚期失效的滤过泡通过前房角镜检查如证实内瘘口为膜样组织阻塞，可从内部途径采用刀或针切开该组织或采用不同的激光系统重建滤过通道。对于瘘口外滤过通道的瘢痕阻塞通常需要在新的位置重做滤过性手术，并且联合应用抗代谢药物。复发性包裹囊状泡也是手术切除修复的适应证。

（2）滤过泡渗漏：巨大或局限的薄壁微囊状滤过泡房水容易经结膜上皮或细的破孔渗漏，起周期性滤过泡或继发眼内感染，局限薄壁滤过泡比弥散的薄壁滤过泡更易破裂和发生感染。滤过泡渗漏可通过荧光素染色诊断。

小的缺损可通过组织黏合剂、绷带加压包扎或胶原盾等方法让其自然愈合。上述方法失败，反复破裂或有过感染史及巨大薄壁渗漏滤过泡，需移植一块游离结膜或异体巩膜覆盖。渗漏滤过泡的组织学研究发现从滤过泡表面到表层巩膜存在有上皮细胞衬里的小道，因此新的结膜覆盖之前应切除或冷冻渗漏处的滤过泡组织，以防止上皮细胞向内生长（上皮植入）。应用抗代谢药物，尤其是应用高浓度、长时间丝裂霉素 C 是引起薄壁渗漏滤过泡最常见的原因，滤过泡渗漏会引起持续性低眼压，造成低眼压性黄斑病变，视力下降，也可导致浅前房，合并感染严重者则可引起化脓性眼内炎。因此必须强调要规范化、合理化使用抗代谢药。

（3）化脓性眼内炎：滤过泡感染或化脓性眼内炎与薄壁微囊状渗漏池有密切关系，多见于全层巩膜滤过术联合应用抗代谢药物的滤过性手术。具有渗漏的薄壁微囊状滤过泡应密切观察其破口及继发感染的可能性，术后经常局部应用抗生素眼药水对预防感染有帮助。一旦这些患眼发生急性结膜炎应采取积极的抗感染治疗。如果滤过泡周围结膜经常充血，苍白的泡壁变浊，且表面有分泌物，结膜渗漏、前房突然变浅和房水呈现细胞反应，提示为早期眼内感染并应紧急处理。滤过泡破裂继发的化脓性眼内炎多为致病力较强的细菌引起，如革兰阴性杆菌、链球菌和葡萄球菌。处理：①立即抽取房水和玻璃体作涂片检查和细菌培养加药物敏感度试验；②培养结果尚未出来之前，首先在眼表面、结膜下及经非肠道途径全身应用高剂量广谱抗生素，其后根据培养结果及细菌对抗生素的敏感性选择最有效的药物；③排除真菌感染后，眼部或全身应用皮质类固醇药物；④玻璃体受累者，应进行治疗性玻璃体切割术。

（4）白内障：发生的危险因素包括年龄、术前已存在白内障、使用缩瞳剂时间、手术操作、术后虹膜炎症、长期低眼压或浅前房、营养改变等。

关于术后白内障的发生据报道在浅前房者约占 61%，低眼压者为 30%；未经手术的青光眼患者仅 8%发生白内障，而滤过性手术后则有 30%。提示术前已存在白内障的青光眼患者术后白内障更可能进一步发展。

第三节　青光眼引流阀植入术

难治性青光眼的治疗一直是眼科临床工作中的棘手问题之一。1969 年 Molteno 发明了现代青光眼引流物植入术治疗难治性青光眼，其原理为通过一人工引流装置将房水引流到赤道部的结膜下间隙，以期获得新的房水外引流通道。在 Molteno 引流装置的基础之上，一些新型的现代前房引流物不断问世，其制作材料、制作工艺及手术方法不断改进，目前手术的并发症明显减少，手术成功率也显著提高。

一、概述

现代房水引流装置的特点：现代房水引流装置和早期设计使用的相比主要有以下几方面改进。

1.材料　现代房水引流装置所选用的材料多为医用高分子化合物，如聚丙烯、硅胶、聚甲基丙烯酸甲酯等。这些材料的生物相容性好,对眼组织刺激性小,引流盘周围炎症反应轻,因此可减少瘢痕的形成。

2.引流盘的位置　现代房水引流装置的引流盘位置已从眼球赤道部之前改为赤道部之后。这种改变有许多优点,赤道部以后的球结膜及眼球筋膜具有很好的扩张潜力,易于引流盘的植入和存留,并可在引流盘周围形成一个表面积与引流盘外表面积相同的纤维性囊腔。在赤道部后引流盘周围形成的纤维囊腔储液间隙由于远离前房,减少了眼前段的炎症反应。由于该区域的筋膜组织较厚加强了对引流盘的保护,减少了后期引流盘暴露的可能性,并且减少了滤过泡相关并发症,如滤过泡渗漏、滤过泡感染以及眼内炎的发生。

3.制作工艺　现代房水引流装置的设计工艺有了很大改进,如压力敏感性开关的设计,保证了在一定压力下房水的单向流动,减少了术后早期浅前房的发生率,并可根据要求设计不同降眼压水平的引流装置,术后易获得所需眼压控制水平。所以这类引流装置又被称为青光眼减压阀、青光眼眼压调节器、青光眼房水分流泵等。

房水引流装置通常由两部分组成。一是引流管,它将前房水引流到远端的引流盘处,二是引流盘,一般引流盘要达到一定面积(>135 mm²),引流盘植入后在盘周围可形成一个和引流盘表面积相应的纤维性储液间隙。房水在压力作用下通过引流管被引流到这一储液间隙,再经囊壁被动扩散或被毛细血管和淋巴管吸收,眼压因此下降。

因此,眼压控制水平取决于纤维性储液间隙的大小及该间隙囊壁对房水排出的阻力大小。

Ahmed 青光眼引流阀,该装置采用文丘里系统,提供限制房水外流阻力的单向压力敏感阀门,该阀门在前房压力超过 1.07~1.33 kPa(8~10 mmHg)时开放,房水以 2~3 μL/min 的速度缓慢排向引流盘,可减少术后早期严重的低眼压和浅前房的发生。此外,其硅胶弹性引流管可提供抗渗漏的紧密性及充足的引流容量,其引流盘与眼球曲率一致,易于在眼外肌之间插入,仅占据赤道部区域的一个象限,有利于减少手术创伤,由于具有较大的表面积(184 mm²),增大了巩膜表面包裹形成的表面积,从而能够更有效地降低眼压。

近来新型 FP7 型硅胶 Ahmed 青光眼引流阀已应用于临床,其组织相容性更好,厚度更薄,外形呈渐变细窄的形状,引流盘具可弯曲性,并且没有后嵴,更易于植入,更利于切口关闭,利于形成更扁平更薄的滤过泡,术后炎症反应轻微,远期眼压控制良好。

二、手术适应证

青光眼房水引流物植入手术主要适用于眼压无法控制而尚有一定的视功能且常规滤过性手术成功率低的难治性青光眼,并且随着这一技术的发展及引流装置工艺设计的完善,目前这类手术适应证有扩大趋势,对于新生血管性青光眼、虹膜角膜内皮综合征患者甚至可考虑作为首选术式。本院手术方式较传统方法有部分改良,现详述如下:①新生血管性青光眼;②无晶状体眼青光眼或人工晶状体植入术后青光眼;③多次滤过手术失败的青光眼;④虹膜角膜内皮综合征;⑤先天性青光眼或青少年型青光眼;⑥葡萄膜炎继发青光眼;⑦角膜移植术后继发青光眼;⑧外伤性青光眼;⑨无虹膜或 Sturge-weber 综合征继发青光眼;⑩视网膜或玻璃体手术后继发青光眼。

三、术前准备

1.全身准备　由于接受这类手术的青光眼患者(例如新生血管性青光眼、葡萄膜炎继发青光眼)可能同时患有糖尿病、高血压、肾病等,所以术前患者的全身准备十分重要,例如控制血糖、血压等。有葡萄膜炎者术前应给予类固醇皮质激素和非甾体抗炎药物治疗。有出血倾向者术前数天开始使用止血剂。

2.眼部准备 注意眼部原发病的治疗,例如眼底血管病变引起的新生血管性青光眼应在术前尽可能行全视网膜激光光凝治疗,并对拟行引流管植入处的虹膜房角组织新生血管行氩激光漂白;葡萄膜炎继发青光眼患者则应加强眼部的抗感染治疗。

由于术中引流管植入时需作前房穿刺,故术中有发生眼压突然下降从而导致晚期青光眼患者出现视力丧失的可能,为此,术前应给予降眼压药物,对晚期青光眼应给予血管扩张剂及视神经损伤拮抗剂。

四、麻醉

因为手术时需穿刺前房并可能接触虹膜组织,故成人的麻醉应采用球后或球周麻醉联合表面麻醉,儿童则采取基础麻醉。

五、手术部位

在可选择的条件下通常手术选择在颞下象限,由于可能损伤上斜肌导致假性 Brown 综合征,因此鼻上象限一般较少选择。但往往由于患者接受多次手术造成结膜及结膜下组织瘢痕化,故可选择的手术区域受到限制,此时只能选择在可利用的象限内,但手术区一定要位于两条相邻的直肌之间。

六、手术步骤

传统的青光眼引流阀植入术手术步骤如下。

1.结膜瓣的制作 以颞下象限部位手术为例,在5~7倍手术显微镜下,于6:00~9:00方位作以穹窿为基底的结膜瓣,并在结膜下及筋膜下沿巩膜表面向后分离至离角膜缘 20 mm 处。分离暴露下直肌并用斜视钩勾起该肌后,在肌肉下穿过4-0丝线牵引固定眼球并暴露术野。

2.引流盘植入 在5倍手术显微镜下用平镊夹持引流盘,另一手用镊子掀起结膜和筋膜瓣,将引流盘插入已分离好的筋膜下间隙,使引流盘前缘距角膜缘9~10 mm,用8-0丝线穿过引流盘两侧固定孔及浅层巩膜并打结,将引流盘固定于巩膜表面。

3.引流管植入 在7倍手术显微镜下,于引流管对应的角膜缘后方,作 6 mm 宽、8 mm 长,1/3 厚度及长轴与引流管平行的巩膜瓣。采用19~20号锋利的注射针头,在巩膜床前界巩膜瓣下沿虹膜平面作穿刺口进入前房,制成引流管植入通道。一般要求引流管植入前房内的长度为 2~3 mm。为了确定这一长度,可将引流管先摆放在角膜表面,然后从角膜缘测量确定引流管植入房内需要的长度,接着用组织剪剪断引流管,要求引流管断端斜面向上呈45°斜口。沿预先穿刺的通道将引流管用无齿镊抓住植入前房内。

如果植入过程中发生前房消失,一定要用生理盐水或黏弹剂再形成前房后才将引流管植入。引流管植入前房后应观察该管的位置是否合适,不要与虹膜及角膜内皮接触,管口是否被虹膜组织、血凝块、玻璃体等阻塞。

待引流管植入前房后可采用 10-0/9-0 的尼龙线在原位间断缝合巩膜瓣切口 4~6 针,

位于巩膜瓣后的引流管则采用 8-0 可吸收缝线作褥式缝合固定于巩膜面。有些病例由于多次手术后,巩膜变薄,不宜作巩膜瓣者也可采用异体巩膜制成 6 mm×8 mm 大小的巩膜片,间断缝合固定于引流管上,防止引流管外露。

4.结膜切口缝合　在 5 倍手术显微镜下,将结膜瓣复位,用 8-0 可吸收缝线原位间断缝合切口 2~4 针。

5.在远离手术部位的结膜下注射抗生素及地塞米松,包扎术眼。

我们的手术方式较传统方法有部分改良,现详述如下。①将 FP-7Ahmed 青光眼引流阀(美国 New World Medical 公司)置于手术野中,将冲洗针头插入引流管开口处。冲开引流盘处的弹性瓣膜,进行引流阀初始化;②为了防止术后发生浅前房等并发症,植入引流盘前用 8-0 可吸收缝线结扎引流管 1 次,根据冲洗引流盘时打开阀门的阻力情况,调节结扎的松紧度;③选择颞下方手术部位:分离球结膜和 Tenon 囊,颞下方做以穹窿部为基底的结膜瓣,暴露巩膜,在结膜下和巩膜表面钝性分离至下直肌与外直肌之间的眼球赤道部后方;④止血,应用 0.4 g/L 丝裂霉素 C 棉片覆盖 2 分钟,然后用 20 mL 平衡盐溶液冲洗;⑤在距离角膜缘约 5 mm 处以及角膜缘处做一放射状浅层巩膜隧道,长约 6 mm;⑥将引流盘植入近赤道部 Tenon 囊与巩膜间间隙,前端距角膜缘约 10 mm,修剪引流管至适当长度,且末端成斜面,将引流管穿入浅层巩膜隧道;⑦23G 针头沿角膜缘行前房穿刺,注入黏弹剂后,再次将引流管沿角巩膜穿刺口平行于虹膜表面插入前房 2~3 mm,斜面朝上。保持引流管前端位于角膜与虹膜之间,不接触角膜内皮;⑧8-0 可吸收缝线在引流管近引流盘部将其固定在巩膜表面,并对位缝合 Tenon 囊及球结膜。

七、手术要点

1.术中联合使用丝裂霉素。引流盘周围结膜过度纤维化及纤维包裹的形成是引流物植入术失败的主要原因。术中可根据患者年龄、Tenon 囊厚度,于拟放置引流盘处巩膜表面以浸有 0.25~0.33 mg/mL 丝裂霉素的棉片处理 3~5 分钟,之后除去棉片以平衡盐溶液冲洗。由于植管术后早期赤道部引流盘周围房水引流量较低,巩膜表面缺乏房水的冲刷,术中应用丝裂霉素则起到抑制成纤维细胞增生、防止术后早期引流盘周围纤维化,并且丝裂霉素应用于远离角膜缘的赤道部,减少了丝裂霉素相关并发症的发生。

2.术中必须对引流装置进行灌注冲洗。通过灌注冲洗,一方面可排出引流装置管腔内的气体,另一方面可确保引流装置的活瓣开放。最后通过对引流装置的灌注冲洗可检查引流管腔是否通畅。

3.引流管植入时所做的前房穿刺口一定要大小合适,一般选用和引流管外径大小一致的穿刺针最为理想,如果穿刺部位较后及穿刺路径较长时,宜选用稍大于引流管外径的穿刺针穿刺。引流管植入口周围一定要密闭,如有房水经植入管周围渗漏,应在术中修补渗漏口,以便达到水密状态。

4.联合黏弹剂的使用。难治性青光眼患者术前往往处于长期高眼压状态,药物治疗效果不佳,术中前房穿刺进入前房时,眼压骤降易导致脉络膜出血等严重并发症。于前房穿刺时注入适量黏弹剂,维持一定的前房深度及适当的眼压,便于引流管的植入,并且术后黏弹剂可以在前房内停留 3~5 天,有利于稳定前房,从而减少术后早期低眼压和浅前房的发生。

术中可于颞侧透明角膜作前房穿刺,便于术后根据眼压情况于此穿刺口放出适量黏弹剂以降低眼压。

5.引流管可吸收缝线结扎法。尽管目前房水引流装置采用单向压力敏感阀门,一定程度上可限制房水的过度引流,但临床应用中其仍无法完全避免低眼压的发生。据此我们采用以 8-0 可吸收缝线于角膜缘后 3~4 mm 结扎固定引流管于浅层巩膜 2 针,术后缝线吸收松解过程中房水引流量缓慢增加,至术后 3~4 周经完全吸收,引流管得以恢复开放时,引流盘周围的纤维包裹囊腔已经形成,对房水外流具有一定阻力,从而减少术后早期浅前房合并低眼压的发生。

八、引流阀植人术的并发症及处理

1.术中并发症 多与前房引流管植入术有关。

(1)角膜缘切口过大:容易引起管周渗漏、角膜缘滤过泡发生和前房变浅,应采用 10-0 尼龙线关闭过大的切口。

(2)进入前房的引流管位置不适当:引流管植入方向不适当,可能会损伤虹膜、晶状体和角膜,甚至管口被虹膜组织阻塞。如此情况发生应更改新的切口,如向前、向后或以前切口的两侧。

(3)巩膜穿破:多发生在植入物固定缝合时,此眼球变软和针口进入位置玻璃体脱出,应在穿破位置上行视网膜冷冻治疗。

(4)前房引流管撕破:尤其发生在引流管插入前房期间,采用有齿镊抓持引流管,如管损伤严重应更换新的引流物。

2.术后早期并发症

(1)低眼压和浅前房:原因是大量房水经畅通无阻的引流管,直接流入引流物周围较大的赤道部潜在间隙,或房水经角膜缘管周围渗漏,导致浅前房、低眼压和脉络膜脱离。如果前房变浅或者消失,引流管接触虹膜、晶状体和角膜,应做脉络膜液体引流和前房成形术。

(2)炎症:通常应局部点糖皮质激素眼药水,每 1~2 小时一次;阿托品眼药水,每天 2 次。

(3)眼压升高:眼压高可能与房水分流到引流物周围的包裹囊状滤过泡、房水激惹滤过泡的炎症反应有关,应用缩瞳剂可加重这种情况,也可能与局部糖皮质激素眼水应用有关。处理:应用房水生成抑制剂,如肾上腺素能 1/4-受体阻断剂和碳酸酐酶抑制剂。

(4)引流管阻塞:前房引流管远端可被虹膜、纤维素、血液和玻璃体堵塞。可采用氩激光、Nd:YAG 激光打开阻塞的引流管。

3.术后晚期并发症

(1)低眼压:由于术后引流过畅的低眼压,如引起低眼压性黄斑病变视力下降、脉络膜脱离、前房显著变浅和严重眼内炎症,应进行手术修复,对于顽固性低眼压,则需要取出引流物。

(2)引流物移动:如果引流管不适当固定在巩膜表面,需要从外部切开暴露及分离引流管,重新定位和植入前房。

(3)植入物侵蚀与暴露:常发生在巩膜植片溶解时,首先应拆除促进侵蚀结膜的外露缝线。如果外露的引流管引起眼部刺激和房水渗漏,则应进行修复。

（4）角膜功能代偿失调：前房引流管重新定位或取出，严重的角膜功能代偿失调可能需要行角膜移植术。

（5）白内障：引流管与晶状体接触可引起白内障形成，通常晶状体混浊仅局限在与管接触的区域。如果白内障严重，需行晶状体摘除术。

（6）植入物钙化：钙化来源不清楚。如果钙化广泛，需撤除或更换引流物。

（7）眼压升高：前房引流管口阻塞，包括引流管向后移出前房；在前房与引流物之间的引流管阻塞；没有功能的包裹囊状泡。应针对不同的病因采取不同的处理。

（8）眼内炎：罕见，严重者可能需要取出引流物。

九、改良式青光眼引流阀植入术的优缺点

Ahmed 青光眼阀植入术中要将插入前房后的引流管前部 6 mm 覆盖，以防止引流管暴露，传统术式中覆盖物多使用自体巩膜瓣、异体巩膜瓣等。但是，临床操作中制作合适的自体巩膜瓣难度较大且费时较多，巩膜瓣过厚或过薄都可能引起相关并发症。如撕裂或切穿全层巩膜会损伤眼内组织；异体巩膜覆盖术后也有较多并发症发生，如异体巩膜自溶、排斥反应导致的引流管暴露等。另外，传统术式对引流盘进行缝合固定，所需术野大，手术操作困难，创面较大，延长手术时间，增加患者的痛苦。

传统术式的 Ahmed 青光眼阀植入术后并发症包括前房积血、低眼压、浅前房、脉络膜脱离、引流管接触角膜内皮、角膜水肿、瞳孔阻滞、引流管阻塞、葡萄膜炎、高眼压、角膜内皮功能失代偿、引流管移位、远端口阻塞、白内障、玻璃体积血、结膜糜烂、引流管外露、引流盘脱出、引流盘周边纤维包裹等。据统计，Ahmed 青光眼阀植入术治疗难治性青光眼的总体成功率为 72%~79%。国外学者报道了 40 例难治性青光眼行 Ahmed 青光眼阀植入术，术后随访 6 个月时手术成功率为 92.5%。

与传统的 Ahmed 青光眼引流阀植入术术式相比，改良术式的特点是：①以自体放射状浅层巩膜隧道穿刺技术代替传统术式中引流管覆盖物的制作，进而减少手术操作步骤，降低组织损伤；②直接将引流盘置入筋膜下间隙，无须对其缝合固定，避免了缝合中巩膜损伤。这种术式设计，将放射状浅层巩膜隧道制作技术应用其中，避免了传统术式中制作自体巩膜瓣的困难。引流管经放射状巩膜隧道植入到前房后活动度小，增加了引流管的稳定性，引流管表面不需用异体植片覆盖，节省患者费用，降低引流管术后的暴露风险；同时，直接将引流盘置入筋膜下间隙，无须对其缝合固定，减少了操作步骤，手术时间在 20 分钟左右，明显缩短了手术时间，减轻了患者术后的异物感，增加了舒适度。改良术式治疗难治性青光眼取得了良好的临床效果，患者随访期内均未出现术后引流管暴露及引流盘移位现象，手术总成功率高，术后并发症包括少数前房积血，引流管口堵塞，浅前房，引流盘周围包裹性囊性泡等，对症处理后眼压均控制正常。

所以，改良式 Ahmed 青光眼引流阀植入术通过手术技术和细节的改善，不仅大量节省手术时间、降低患者费用，而且明显提高手术成功率，减少术后并发症，可以有效解决难治性青光眼患者的高眼压问题，缓解患者痛苦，值得临床推广。

第四节　青光眼微型引流钉(Ex-Press)植入术

第一个经美国(FDA)和中国(CFDA)批准使用的不锈钢青光眼植入物 Ex-Press 是一个长 3 mm,外径 400 μm,内径 50 μm 和 200 μm 的管状物,前部 2.5 mm 长。它有一个宽 75 μm 的外突缘以阻止植入物植入过深,以及一个距状内突以阻止植入物被挤出。外突缘和距状内突设计呈一定角度,以符合巩膜相应部分的解剖,他们之间的距离与巩膜厚度相符,以便阻止该装置相对于眼球壁的移动。该装置靠近末端处有 3 个侧孔,当虹膜阻塞主孔道时,侧孔可以确保房水流出。动物实验证明该装置在兔眼中引起最小的炎症反应和瘢痕反应,由于兔眼比人眼有较高的细胞增生和纤维形成能力,因此推测在人眼组织中反应会更小。

Ex-PRESS 引流钉植入术作为新一代抗青光眼手术于 2012 年 3 月引进到我国。据国外文献报道,Ex-PRESS 引流钉降低眼压的作用机制与小梁切除术相同,即建立一个前房和球筋膜下的房水短循环,从而达到持续、定量引流房水的作用。作为一种新的手术,学者们对其评价并不一致。

一、推荐选择 Ex-Press 引流钉植入的患者条件

1.内径为 200 μm 的 P200 引流钉:患者年龄<50 岁,术前眼压(用药后)>30 mmHg、眼底杯盘比值>0.8、预期将术后靶眼压至少降至基线眼压 20%~30%。

2.内径为 50 μm 的 P50 引流钉:患者年龄>50 岁,术前眼压(用药后)20~30 mmHg,眼底杯盘比值<0.8。

二、标准的引流钉植入术手术步骤

1.患者取平卧位,进行常规消毒铺巾,结膜下浸润麻醉。

2.在上方做以穹窿部为基底的结膜瓣,分离结膜下组织,烧灼止血。

3.做以角膜缘为基底、大小约 3 mm×4 mm、厚度为 1/2 的板层巩膜瓣。

4.巩膜瓣下放置浓度为 0.4 mg/mL 丝裂霉素 C 浸润棉片,放置时间为 2~4 分钟,之后用大量生理盐水冲洗。

5.一次性穿刺刀做前房穿刺口;27G 针头在板层巩膜瓣下角巩膜缘交界处平行于虹膜面穿刺入前房,使用 Ex-press 引流钉推注器将引流钉从穿刺口处植入。

6.采用 10-0 尼龙线间断缝合巩膜瓣,巩膜瓣两侧采取调整缝线方式。

7.10-0 尼龙线间断缝合结膜瓣,术后涂妥布霉素眼膏并用纱布包盖术眼。

8.术后每日查房进行裂隙灯检查,观察术眼前房深度、术后眼压、结膜滤过泡等情况。根据术后恢复情况再拆除调整缝线,记录术后视力及矫正视力、眼压、滤过泡形态、引流钉位置等。

三、对巩膜瓣制作的改良

1.奥布卡因行眼球表面麻醉,开睑及固定眼球。

2.在上方做以穹窿部为基底的结膜瓣,分离结膜下组织,烧灼止血,将分离的结膜瓣朝穹窿部方向推移,直到暴露约 6 mm×7 mm 巩膜术野。

3.制作一改良的巩膜隧道。应在 7~10 倍手术显微镜下操作。在选定的手术区,通常在正上方(11:00~1:00 方位)或鼻上方,避开结膜瓣破损处、瘢痕处。

巩膜隧道大小约 4 mm×3 mm。厚度为 1/2~2/3 巩膜,先从巩膜瓣后缘开始,用隧道刀先作深达 1/2~2/3 厚度与角膜缘平行的巩膜切口。随后刀尖伸向前端剖切,刀刃须与巩膜床剖切面平行,自始至终可见。巩膜瓣形状为梯形或长方形,切口边缘要垂直及整齐,巩膜瓣不要出现破口,其大小应与巩膜床边缘相吻合,因此如无特殊需要,应避免直接烧灼切口边缘。巩膜床需平整、光滑,止血彻底,减少滤过道瘢痕。

注意隧道刀到达角膜缘,剖切完毕即可完成巩膜瓣,两端无须剪开。

4.抗代谢药物放置于结膜瓣和巩膜表面之间,或在巩膜瓣下。使用 0.2~0.4 mg/mL 丝裂霉素 C 2~3 分钟,使用 50~100 mL 平衡盐溶液冲洗。

5.一次性角膜穿刺刀沿角膜缘行前房穿刺,注入适量黏弹剂以保持前房,便于引流钉植入。

6.1 mL 注射器针头沿巩膜瓣下角巩缘灰白交线处穿制进入前房。

7.将 Ex-Press 引流钉沿角巩缘灰白交线处,穿刺口平行虹膜表面插入前房 0.5~1 mm。

8.与传统巩膜瓣复位不同的是,10-0 丝线固定巩膜瓣只需 1 针,位置为巩膜瓣游离端上方中央,引流钉头部对应处,此针需要正好用巩膜瓣向下覆盖,将引流钉头端的主孔道压住,目的是防止术后早期排水过畅,造成浅前房低眼压的并发症。

9.对位缝合球结膜。要求水密缝合,线结埋入角巩膜。结膜瓣缝合的水密闭合也是滤过性手术的一个关键步骤。为此应在 5 倍的手术显微镜下,使用 10-0 尼龙线,按解剖层次逐层缝合。

四、术后并发症

1.早期为引流过强,前房偏浅,眼压偏低。

处理方案:阿托品活动瞳孔,几天后前房形成。

2.术后中远期并发症主要为引流钉周围巩膜瓣瘢痕化继发眼压升高。

处理方案:加强按摩,532 激光拆除巩膜瓣缝线,术后局部用抗代谢药物。眼压均可控制到正常。

传统的 Ex-Press 青光眼引流钉植入术具有安全有效、并发症少等优点,可以作为开角型青光眼患者的首选治疗方式之一。近年来国内外文献报道 Ex-press 引流钉植入术治疗青光眼具有操作简单、并发症少、降压效果明确等优点。Ex-press 引流钉植入术不需要剪切小梁及虹膜,而是通过微型引流装置建立了一个外引流通道,将房水不断引流到结膜下间隙,达到持续定量引流作用,进而降低眼内压。正因为术中无须触及虹膜,因此对前房的扰动较小,术后炎症反应较轻,患者康复快;术中使用抗代谢药物 MMc 提高控制眼压的成功率,另外术中通常应用可拆除的调整缝线以减少术后低眼压、浅前房等并发症的发生。

而改良式的 Ex-Press 青光眼引流钉植入术较之传统手术又有以下优越性:①制作巩膜隧道简单,快捷,密封性理想,有效防止房水从两侧渗漏,不易暴露;②巩膜瓣只需缝合一针即可有效压住引流钉,直接将引流钉的引流孔压住,既能仍然保持相对有效的滤过量,又能提供房水流出必要的阻力,防止术后因滤过过强产生低眼压、浅前房等并发症;③此种术式对前房扰动更小,对眼周围组织损伤小,术后恢复快,瘢痕形成相对较少。

不足之处:①由于巩膜隧道不能完全揭起,引流钉植入前房这一步骤有部分无法在直视下完成;②巩膜瓣缝合一针,松紧度初学者不易掌握;③本手术需要一定手术技巧及经验。

经临床观察,与传统的滤过手术相比,改良术式治疗开角型青光眼在术后短期都能取得良好的临床效果,获得良好的手术效果,由于引流钉植入术不用咬切巩膜及切除虹膜,手术时间更短,对眼球的正常解剖干扰更少,住院时间更短,视力下降更少,对单纯 POAG 患者,也可作为可选择的手术方式,值得推广。但长期疗效上,尚无明显证据显示引流钉较小梁切除术有明显的优越性,Ex-Press 引流钉手术术后依然存在包括术后浅前房、术后高眼压、引流钉堵塞、结膜瓣渗漏及脉络膜脱离等并发症。

第十八章 白内障手术

第一节 白内障术前检查、准备和术后注意事项

一、术前检查

1.病史询问 病史询问是任何疾病诊疗的常规,询问病史有利于判断白内障是否是导致患者视力下降的主要原因,也能对是否需要手术及对于手术的难易程度、术中是否会发生特殊情况、哪些方面需要予以特别注意做出正确的决定,因此,临床医师应对病史进行详细询问。以下几点在询问病史时需特别注意:①视力下降的程度,轻重缓急,既往视力情况;②既往眼病史:外伤、手术、炎症、感染、斜弱视等;③局部及全身长期药物使用史。尤其特殊药物使用,如抗凝药,前列腺增生患者口服 α 受体阻滞药如特拉唑嗪;④与视力下降可能有关的全身疾病,如糖尿病、高血压、血液病等;⑤工作性质和环境;⑥了解白内障患者对视力功能的需求,了解是否有阅读、驾驶及某些特殊活动的需要,指导术后屈光状态的预留及人工晶状体的选择。

2.眼部检查

(1)视力检查:均需检查远近视力、矫正视力,估计视力下降与白内障严重程度是否吻合。对视力低下者,应检查光感、光定位、红绿色觉和注视性质。对视力下降程度无法用单纯白内障解释时再进一步检查,以排除眼部其他疾病。

(2)视野检查:轻度或中度白内障患者应做视野检查,以明确是否同时存在青光眼或其他眼底疾病。对无条件者,应尽可能用简单的视野检查法,如 Amsler 中心视野计检查可了解黄斑功能,判断有无中心暗点或视物变形;面对面视野检查,可粗略判断有无周边视野缺损。

(3)眼压检查:术前眼压检查对于原发性青光眼的排查和除外如膨胀期白内障、晶状体溶解、晶状体半脱位、葡萄膜炎等眼疾病是否有合并青光眼。对原有青光眼患者,术前眼压测量对选择术式有重要参考价值。

(4)瞳孔检查:检查瞳孔直接及间接对光反射,单纯白内障患者应始终灵敏。若直接对光反射迟钝或消失,间接对光反射正常,一般术后视力难以恢复正常,甚至无提高。此外,术前还应检查瞳孔对扩瞳剂的反应,充分散瞳除了可全面了解晶状体的情况外,还可判断是否有虹膜后粘连等疾病的存在,有助于手术方式的选择。

(5)外眼检查:应在裂隙灯显微镜下进行检查,除外眼部和毗邻部位感染性病灶和活动性炎症。

(6)眼表检查:白内障术前应评估患者眼表健康情况,必要时先治疗眼表疾病,再行白内障手术。眼表检查常用的检查指标包括:

1)泪河高度:通常观察下睑缘泪河高度,正常值为 0.3~0.5 mm。可在裂隙灯下观察或使用前节 OCT、眼表分析仪等非侵入性、客观的检查方法。检查结果受环境温度、湿度、眼部解剖结构等因素的影响。

2)泪膜破裂时间(BUT):是评估泪膜稳定性的重要指标。被检者眼内滴 2%荧光素钠溶

液,或用生理盐水湿润荧光素试纸后涂在下穹窿球结膜上,在裂隙灯下用钴蓝色滤光片观察,嘱被检者闭眼3~5秒,待其自然睁开眼后立即按动秒表开始计时,并嘱被检者不要瞬目,在裂隙灯下角膜表面泪膜呈均匀鲜绿色,至泪膜表面出现第一个黑色破裂斑,再次按动秒表结束计时,读出间隔时间,此间隔时间即为泪膜破裂时间(BUT),一般测量3~5次,取平均值。

3)泪液分泌试验:包括Schirmer试验Ⅰ和Schirmer试验Ⅱ。让被检查者在半暗室内安静坐好,休息片刻后略向上方看。将5mm宽、35mm长的Schirmer试纸上端约5mm处对折一下;将试纸对折端置于下睑中外1/3交界处的结膜囊内,使折线处恰好位于睑缘,可自然瞬目。嘱被检查者略向上方看,5分钟后取出试纸;自折线处测量试纸被泪液湿润的长度,此为Schirmer试验Ⅰ;为避免反射性分泌,在暗室中予以眼表面麻醉,待反射性分泌消退,眼表充分麻醉后用同样方法测定,此为Schirmer试验Ⅱ。

4)角膜荧光素染色:将1%荧光素钠滴入结膜囊1滴,嘱患者瞬目2~3次,使染料分布均匀,裂隙灯显微镜调至钴蓝光下检查。有着色部位提示角膜上皮缺损,根据着色情况评分,无荧光素着色记为0分,散在点状荧光素着色记为1分,略密集荧光素着色点记为2分,密集点状或斑片状着色记为3分,按角膜的4个象限记分,分数范围0~12分。

5)OQAS泪膜检查:是评估泪膜光学动态变化的客观检查方法,可据此辅助诊断干眼症,决定治疗时机、治疗方法以及术后随访和治疗,确保屈光白内障手术的临床效果。

(7)角膜检查:角膜透明与否以及散光状态影响术后视力。应用裂隙灯显微镜进行检查,观察角膜混浊、翳肉、角膜后沉着物(KP),通过裂隙灯镜面反射法检查角膜内皮细胞形态,初步判断有无角膜内皮营养不良的角膜内皮病变。应用角膜曲率计检查角膜曲率。对于曾做过内眼手术、患有角膜变性、青光眼、葡萄膜炎等眼病或年龄过大者,应尽量进行角膜内皮显微镜检查。

(8)前房及前房角检查:裂隙灯倍数放大,仔细检查前房房水闪辉和细胞,若存在提示合并葡萄膜炎,应详细查找原因并进行治疗后再决定是否手术。对于前房浅的患者提示术中操作应注意。合并有闭角型青光眼的白内障患者房角镜检查有益于手术方式的选择。合并有开角型青光眼或外伤性房角后退及睫状体脱离等可考虑行相应的联合手术治疗。

(9)晶状体检查:应用裂隙灯显微镜进行检查,了解晶状体混浊程度和混浊部位,判断是否与视力损害程度相符。无禁忌证情况下进行散瞳后检查,观察囊膜的形态、晶状体厚度、悬韧带情况。判断核硬度,指导手术方式的选择,Emery核硬度分级标准,根据晶状体核的颜色将核硬度分为5级:Ⅰ级,晶状体透明,无核,软性。Ⅱ级,晶状体核呈黄白色或黄色,核软。Ⅲ级,晶状体核呈深黄色,中等硬度核。Ⅳ级,晶状体核呈棕色或琥珀色,硬核。Ⅴ级,晶状体核呈棕褐色或黑色,极硬核。

(10)尽可能散瞳检查眼后节情况,以便除外影响术后视功能恢复的眼病。如怀疑有黄斑部病变或视神经病变,则白内障手术预后差,应当在手术前向患者或其家属说明,并按规定记录在病历上。尽可能检查周边视网膜,了解有无视网膜裂孔及变性,如有应先进行相关处理,以免白内障术后出现视网膜脱离。如条件允许应进行相干光断层扫描(OCT)检查并给予后节疾病治疗建议。

3.眼部特殊检查

(1)超声检查(A/B超):当晶状体混浊程度影响眼底检查时,需借助超声检查,获得眼内组织的声波图像,如视网膜脱离、玻璃体混浊、玻璃体积血、玻璃体视网膜增生、眼内肿瘤,但是超声波由于频率受限,对细微结构的分辨率较低,对轻微病变漏诊、误诊率较高,白内障术后需进一步加以明确。

(2)视觉电生理检查:是一种无创的客观检查方法,用于评估视功能是否受到损害以及损害程度,可初步判断病变的定位。对于晶状体混浊严重,无法对眼底进行直接检查者,该项检查可间接判断白内障术后视功能预后情况。包括视网膜电流图检查(ERG)和视觉诱发电位检查(VEP)。

ERG 主要反映视网膜感光细胞到双极细胞及无长突细胞的功能,用来评价黄斑部视网膜功能。分为图形视网膜电流图(PERG)和闪光视网膜电流图(FERG),PERG 主要反映视网膜第三神经元的功能,FERG 主要反映视网膜第一、第二神经元的功能。FERG 对黄斑中心凹局限病变及视神经受损的患者评估效果欠佳。

VEP 是检查视皮质对光刺激的平均电位反应,检查视网膜神经节细胞至视觉中枢的传导功能。分为图形视觉诱发电位(PVEP)和闪光视觉诱发电位(FVEP),PVEP 主要反映视网膜黄斑区中心凹功能、视网膜神经节细胞到视皮质的形觉信息的传导功能和视皮质功能;FVEP 主要反映黄斑区功能、视路传导功能和视皮质功能。当白内障合并任何眼底疾病,如黄斑变性、视神经萎缩、颅内疾病影响视路功能时,均可表现出 VEP 的异常,反之,则为正常 VEP。FVEP 是屈光介质混浊时检查视功能的理想方法,对视力低于 0.1 的白内障患者,FVEP 检查可以预测术后视力,准确性可高达 80% 以上。

FERG 和 FVEP 检查可有优劣,前者反映视网膜功能,后者反映黄斑和视神经功能,因此需要做电生理检查的患者这两项检查均需做,将结果结合分析才能发挥电生理检查的优势,提高疾病的确诊率和预测白内障术后视力的准确性。

(3)视网膜视力检查:对于晶状体不完全混浊而保留部分透明区域的白内障患者,如未成熟期白内障,可在术前利用特殊的仪器来直接检查视网膜视力,推测术后视力预后。目前,临床上有两种检查方法。

1)激光干涉条纹检查:适用于晶状体中度混浊患者。散瞳状态下检查,激光干涉仪发出两束相干光源(氦-氖激光),分别通过晶状体的相对透明区,在投射到视网膜上产生相干波,形成粗细可调的立体条纹,条纹的宽度与条纹之间的距离相等,起初将光栅调至最大,这时条纹最粗,然后逐渐调细条纹直到患者不能分辨,再调至患者刚能分辨的最细条纹,根据仪器上条纹宽度可换算成 Snellen 视力,则为视网膜视力。视网膜视力在 0.06 以下提示视力预后不良。

2)潜在视力仪检查:是安装在裂隙灯上的附加设备,检查时先散瞳,矫正屈光不正,将仪器 Snellen 视力表通过 0.15 mm 的点光源光束,经晶状体的相对透明区投射到视网膜上,让患者读出能看清的最小一行,从而检测患者的潜在视力,预测患者术后可能获得的视力。

以上两种视网膜视力检测方法具有主观性,很大程度受到患者心理因素影响,需要患者很好地配合。当屈光介质明显混浊时,检测结果可信度小,对于中等程度的白内障患者术后视力预测的准确性,激光干涉条纹检查为 90%,潜在视力检查为 100%。

4.全身情况检查 详细进行体格检查及实验室检查,以发现患者是否有全身性疾病,如术前发热、咳嗽、腹泻、血压增高、精神异常等应推迟手术,糖尿病患者易发生前房积血、创口愈合延缓、感染等,术前应控制血糖,心血管疾病患者应衡量其心功能状况,必要时请内科医师会诊,评估手术风险,术中进行监护;高血压动脉硬化患者,术前应采取措施使血压维持在接近正常水平,但对长期舒张压维持较高水平的高血压患者,需注意掌握降压的速度和幅度。慢性支气管炎症患者的咳嗽以及胃肠道疾病患者术后恶心、呕吐等,均易导致伤口裂开、前房积血等,术前要给予恰当的治疗,老年男性患者要注意是否有前列腺肥大或炎症,应慎用阿托品。此外,白内障术后,常应用皮质类固醇,所以用药期间应考虑其对结核病、溃疡病、糖尿病、骨质疏松的影响并做好相应的预防措施。风湿病及过敏性疾病常是术后炎症反应较重的原因,故应积极进行抗感染治疗。

二、术前准备

1.术前全身情况的准备

(1)发热、感冒、精神异常、高龄体弱、独居等患者,应考虑术后感染、术中配合程度、全身情况是否耐受手术等问题均需评估和做相应的措施。

(2)血糖:围术期血糖异常(包括高血糖、低血糖和血糖波动)增加手术患者的死亡率,增加感染、伤口不愈合及心脑血管事件等并发症的发生率,延长住院时间,影响远期预后。合理的血糖监测和调控是围术期管理的重要组成部分,应当得到重视。对合并糖尿病的患者,术前还应了解糖尿病类型、病程、目前的治疗方案、低血糖发作情况,特别是有无糖尿病并发症。合并糖尿病酮症酸中毒、高渗综合征是非急诊手术的禁忌。病程长的糖尿病患者可能并发冠心病等心脑血管疾病,且心肌缺血症状往往不典型、容易漏诊,应引起警惕。同时手术应激对血糖也会产生影响,中小手术可使血糖升高 1.11 mmol/L,大手术可使血糖升高 2.45~4.48 mmol/L,麻醉剂(全身)可使血糖升高 0.55~2.75 mmol/L。研究显示,糖尿病患者结膜囊菌群,如金黄色葡萄球菌、链球菌、肠球菌、克雷白菌明显高于无糖尿病患者。

糖化血红蛋白 HbA1c 反映采血前三个月的平均血糖水平,可用于术前筛查糖尿病和评价血糖控制效果。对既往无糖尿病病史者,如果年龄≥45 岁或体重指数 BIM≥25kg/m^2,同时合并高血压、高血脂、心血管疾病、糖尿病家族史等高危因素,行高危手术者,推荐术前筛查 HbA1c;HbA1c≥3.5%即可诊断糖尿病。既往已有明确糖尿病病史的患者,HbA1c≤7%提示血糖控制满意,围术期风险较低;HbA1c>8.5%者建议考虑推迟择期手术。单纯应激性高血糖者 HbA1c 正常。围术期血糖控制目标:推荐围术期血糖控制在 7.8~10.0 mmol/L,正常饮食的患者控制餐前血糖≤7.8 mmol/L,餐后血糖≤10.0 mmol/L。

(3)血压:高血压的患者白内障手术全身不良事件的风险高 2.39 倍,包括因全身疾病住院、术后 90 天内死亡。血压从 115/75 mmHg 到 185/115 mmHg,收缩压每升高 20 mmHg 或舒张压每升高 10 mmHg,心、脑血管并发症发生的风险翻倍。亚洲人群每升高 10 mmHg 收缩压,脑卒中与致死性心肌梗死风险分别增加 53%、31%。重度高血压,终末期肾病发生率是正常血压者的 11 倍以上。如血压高需先控制血压,术前血压控制于 160/90 mmHg 以下。3 级高血压(≥180/110 mmHg)应权衡延期手术的利弊再做决定。对舒张压长期维持较高水平的高血压患者,一定要掌握降压速度和幅度,不宜在短时间内大剂量服用降压药。

(4)其他心血管病:有研究表明,白内障和冠心病都与过氧化相关,白内障和心血管疾病有很强的相关性,白内障的发展可能提示冠心病的可能,两者具有发展同步性。白内障术前常规行心电图检查,请心血管内科医师会诊,术中心电监护。

(5)泌尿系统:检查尿常规,排除泌尿系统感染,注意肾功能情况。

(6)血液系统:检查血常规、止凝血功能。询问是否使用抗凝药物。长期使用抗凝药物患者白内障手术影响不大,大部分可以不停用,但发生出血的机会比未使用抗凝药者高,术中应谨慎操作。使用抗凝药物应避免球后麻醉。

(7)呼吸系统和消化道疾病:胸部 X 线检查,咳嗽、恶心、呕吐均可致术后切口裂开,眼内出血,人工晶状体移位等。

(8)前列腺增生口服药物:前列腺肥大患者或患下尿路综合征女性患者长期使用 α 肾上腺受体拮抗药(如坦洛新),术中可引起虹膜松弛综合征,表现虹膜松弛、瞳孔缩小,前房注射 1∶1000 肾上腺素注射液可以对抗术中的虹膜松弛及瞳孔缩小。

(9)风湿和类风湿疾病:此类疾病常合并有葡萄膜炎,术前应仔细检查。葡萄膜炎控制静止 3 个月以上才考虑手术,术前 3 天至 2 周开始眼部使用皮质类固醇药物,术后足量使用皮质类固醇药物。

(10)肿瘤患者:手术目的是提高生活质量,早期发生白内障(20~55 岁),随访发生各类癌症的机会是对照人群的 2.19 倍。术前评估患者全身状况,避免恶病质期手术。头面部放疗的患者注意切口愈合能力评估及术后干眼发生率。

(11)通便剂:易发生便秘的患者,特别是老年患者,便秘会影响手术后的恢复,如易引起伤口裂开及前房积血,故术前应注意润肠通便处理。

2.术前眼部及周围组织的准备

(1)慢性泪囊炎:术前常规检查泪道,包括挤压泪囊、泪道冲洗。如有泪道的分泌物则应推迟手术治疗。泪囊摘除或泪囊鼻腔吻合术可以根据患者的具体情况选择,待恢复正常后眼内无分泌物方再考虑内眼手术。

(2)面部疖肿,鼻旁窦炎,化脓性中耳炎。全身和局部抗感染治疗彻底控制炎症

(3)扁桃体炎:麻醉插管困难,术后可能影响呼吸。

(4)排除活动性炎症,如结膜炎、角膜炎、葡萄膜炎。

(5)泪道冲洗:泪道不通且有脓性分泌物,先行泪道手术。

(6)术前预防性抗生素的使用:术前 1~3 天开始,患眼局部使用抗生素眼液,4 次/天,仅使用 1 天,6~8 次/天,选用喹诺酮类或氨基糖苷类。高龄、糖尿病、免疫功能低下(尤其是接受器官移植者)、营养不良、独眼、对侧眼曾发生术后眼内炎等特殊病例可酌情使用全身抗生素。

(7)冲洗结膜囊:在患者准备间,护士用生理盐水进行眼睑皮肤、周围皮肤以及结膜的清洗,用无菌棉签擦干。

(8)术前散瞳剂的使用:保证瞳孔充分散大是手术顺利进行的关键。一般在手术前半小时用复方托吡卡胺滴眼液 3~4 次,瞳孔可以散大。为了维持手术中的瞳孔散大,灌注液内可以配以肾上腺素,浓度为 500 mL 灌注液内加入 0.5 mg 肾上腺素。

(9)术前镇静:术前半小时予地西泮 5 mg 口服,注意前房角狭窄或青光眼患者避免使用地西泮,可改用肌内注射苯巴比妥(鲁米那)注射液 0.1 g 肌内注射。

(10)消毒:手术当天 5%聚维酮碘消毒睑缘及滴入结膜囊内停留 3 分钟。5%聚维酮碘消毒眼周,上至发际、外至耳前、内过中线、下至鼻唇沟、上唇水平。

3.术前心理及精神准备

(1)心理准备:避免术前有恐惧、紧张及焦虑等情绪,或对手术及预后有多种顾虑。

（2）生理准备：对患者生理状态的调整，使患者能在较好的状态下安全度过手术和术后的治疗过程。

（3）医患沟通：医患沟通注意以下几点。①耐心回答患者问题；②告知手术方式及费用；③告知麻醉方式；④做好术前宣教工作，告知术后注意事项和护理，明确能否得到恰当护理；⑤告知手术计划及共同决定人工晶体；⑥告知手术风险，并发症情况；⑦告知术后的可能视力情况及屈光状态；⑧签署手术同意书。

三、术后注意事项

1.术后护理

（1）术毕结膜囊内涂妥布霉素地塞米松眼膏，遮盖无菌纱布，用胶布轻轻固定纱布，纱布上用眼罩固定以防术后受到外伤。

（2）术后当天尽量休息，勿用力挤眼，勿剧烈运动，勿弯腰提拉重物，勿剧烈咳嗽。

（3）术后饮食无特殊要求，但避免辛辣刺激性食物。

（4）保持大便通畅，避免用力排便。

（5）术后1周内勿将脏水溅入眼内。

2.术后药物使用

（1）局部使用抗生素：因氟喹诺酮类抗生素眼内穿透性强，故建议术后最好采用氟喹诺酮类抗生素滴眼液。术后建议使用抗生素滴眼液1~2周，每天4次。

（2）糖皮质激素：其作用机制为抑制磷脂酶 A_2 产生花生四烯酸，减少前列腺素和白三烯的产生，从而发挥较强的抗炎作用；此外，其还可抑制多种炎症反应因子的产生，为眼科临床最常用的抗炎药物。按作用时间分类，可分为短效、中效与长效三类。短效药物：氢化可的松和可的松，作用时间多在8~12小时，中效药物：泼尼松、泼尼松龙、甲泼尼龙，作用时间多在12~36小时，长效药物：地塞米松、倍他米松，作用时间多在36~54小时。我国白内障围术期非感染性炎症反应防治专家共识建议术后局部联合使用糖皮质激素和非甾体抗炎药物，其抗炎效能优于任何一种单独用药，建议用药方式：术后2周内一般使用非甾体抗炎滴眼液联合糖皮质激素滴眼液，每日4次，术后2周后仅使用非甾体抗炎眼液，以防止长期使用糖皮质激素引起高眼压。白内障摘除术后血-房水屏障完全修复一般需要4周，虽视力已比较稳定，但4~6周内仍存在发生黄斑水肿的风险，故可使用非甾体抗炎眼液至术后6周。根据炎症反应的活动情况，第3周后以每周1滴/天的频度递减，最低维持剂量为1滴/天。若术后6周后术眼无任何炎症反应表现，可停止用药。

（3）非甾体抗炎药物：其通过抑制环氧合酶生成前列腺素和（或）抑制脂氧合酶产生白三烯（如双氯芬酸钠），从而抑制手术诱发的瞳孔缩小和炎症反应，维持术中瞳孔散大，减轻眼胀或疼痛等不适症状，并可预防术后黄斑囊样水肿，辅助糖皮质激素发挥抗炎作用以减少糖皮质激素用量。除单纯白内障摘除术外，非甾体抗炎药物更适用于术前瞳孔散大困难者、有黄斑水肿倾向者（合并葡萄膜炎等慢性炎症反应、晶状体后囊膜破裂或玻璃体切割术后、糖尿病、假性囊膜剥脱综合征等）、术后炎症反应高危者等。因其易引起烧灼感、刺痛、结膜充血、点状角膜炎、角膜基质浸润和溃疡等不良症状及并发症，故严重的眼表疾病、角膜上皮缺损、长期佩戴角膜接触镜、眼表毒性反应倾向和角膜融解等高危患者应慎用。

第二节　白内障超声乳化术

一、手术适应证和禁忌证

白内障超声乳化手术的适应证包括当患者视觉质量无法满足且适宜做超声乳化手术的年龄相关性白内障、并发性白内障、先天性白内障、外伤性白内障等。初学者建议选择角膜清亮、角膜内皮细胞正常、前房深度正常、瞳孔能充分散大、晶状体无明显脱位、核硬度 2~3 级的患者。初学者避免独眼、角膜混浊、瞳孔不易散大、青光眼控制不理想、高度近视、复杂外伤性白内障、葡萄膜炎、玻璃体手术后、需联合其他手术(抗青光眼、玻切、角膜移植等)、出血倾向、睑裂小、眼窝深、长期糖尿病、局麻不配合等患者。

二、操作步骤

1.切口制作　角膜穿刺刀(角膜刀)是用于制作白内障手术切口的常用手术刀,宽度有 1.8、2.2、2.4、2.75、3.0、3.2 等,巩膜隧道刀(月形刀)和 15°穿刺刀,材质为一次性钢刀及宝石刀。角膜穿刺刀用于主切口制作时穿刺进入前房,使用时注意刀的尺寸与切口大小和手术系统的配套。巩膜隧道刀常用于巩膜隧道切口中隧道的制作以及切口的扩大。15°穿刺刀用于制作侧切口,刀尖朝向瞳孔中央,切口内口约为 1.0 mm。

理想的白内障超声乳化手术的切口应满足以下条件:在手术过程中保持眼内液流稳定;无切口渗漏;不会增加角膜散光;不会造成术后疼痛;不会产生瘢痕导致眩光。

目前的白内障手术主切口一般为自闭式切口,省去了缝合切口的步骤,所以一个完美切口的制作常常关系到手术的成败以及手术后的恢复。自闭式切口的原理是,依靠眼内压作用于角膜活瓣使切口发生机械性闭合,眼内压越高,切口的闭合越好。理论上,正方形的切口闭合最好,因此制作的切口应为正方形或者矩形,切口隧道需有一定的长度,内切口应进入透明角膜以形成角膜内活瓣。

根据患者条件和医师的习惯,主切口可以选择巩膜隧道切口、透明角膜切口或角膜缘切口。切口的位置可以选择在术眼的上方、右上方或颞侧水平方向。颞侧水平主切口更适合于睑裂小、眼窝深的患者,可以减轻或消除老年患者可能存在的逆规性散光,缺点是可能会增加眼内炎的机会。

(1)巩膜隧道切口。制作方法是:①沿角膜缘剪开结膜,分离结膜下组织;②距离角巩缘后 1 mm 处垂直切开 1/2 巩膜厚度;③用隧道刀沿 1/2 巩膜深度向前分离至透明角膜内 1 mm;④再用 3 mm 穿刺刀平行于虹膜表面进入前房,形成一个 3 mm×3 mm 或 3 mm×2 mm 的切口。

巩膜隧道切口的优点有:①切口自闭性最好;②操作与热损伤风险较低;③远离角膜,术后散光小,而且避免了与 RK、AK 或 LASIK 切口重叠;④适合于初学白内障手术的医师以及复杂白内障手术病例,方便术中发生意外时可以随时更改术式;⑤切口有结膜瓣覆盖,增强了局部抗感染能力,对全身条件较差的病例以及在卫生条件较差的基层医院或大规模防盲手术时可以有效减少发生感染或眼内炎的风险。

巩膜隧道切口的缺点有:①不适用于青光眼术后存在滤过泡的患者;②需要 2~3 把不同手术刀制作切口,制作时间较长;③有出血,影响手术视野的清晰度;④制作易受眉弓、眼眶、眼裂等解剖因素的影响;⑤术后可能存在"红眼"情况,引发患者心理不适。

巩膜隧道切口制作时的注意事项有:①在隧道内分离至角巩缘时应略微抬起月形刀刀头后再向前分离板层以避免过早进入前房;②切口深度要达到 1/2 巩膜厚度,要避免切口过浅,容易造成巩膜瓣薄或穿通、撕裂,影响伤口愈合;③也要避免切口过深,易损伤睫状体,引起出血或提前进入前房,出现这种情况时应停止操作,必要时应缝合过深的切口,重新换一个部位做切口。巩膜隧道进入角膜的内切口位置最理想在 Schwalbe 线上及附近,内切口太前会损伤角膜内皮及后弹力层;内切口太后会损伤 Schlemm 管。

(2)透明角膜切口。制作方法是:①用有齿镊在切口对侧或侧切口固定眼球,防止患者眼球移动,把角膜穿刺刀置于周边透明角膜位置;②沿角膜板层前进,深度约为角膜厚度的 1/2,至切口隧道长度达 2 mm 为止;③手抬高,刀尖下压,进入前房,进入时控制力度,避开虹膜及晶状体前囊膜。

透明角膜切口的优点:①术中无出血或少量出血,适合接受抗凝治疗的患者;②制作容易、省时,术后外观良好,无"红眼";③对结膜、巩膜无损伤,适合小梁切除术后或今后计划实施小梁切除术的患者。

透明角膜切口的缺点:①恢复时间长;②可能会造成热损伤,损伤角膜内皮层与后弹力层;③一旦切口渗漏会增加眼内炎的风险;④患者可能会出现术后异物感;⑤术中出现意外时,不方便及时扩大切口更换手术方式。

透明角膜切口不适合经验不多的新手医师,特别是硬核白内障需要超声乳化的时间长,会使角膜切口水肿发白,影响手术者视线,增加操作难度,还会造成术毕切口闭合不良,增加感染机会。透明角膜切口的制作时需注意,制作切口内口时确保可以形成第二个切口平面,角膜刀进入前房时应与虹膜平面平行。

(3)角膜缘切口。制作方法类似于透明角膜切口。由于切口起始部位由巩膜组织构成,开始手术时组织可以拉伸,对相邻角膜的损伤小;同时因为角膜缘包含血管组织,切口恢复迅速,术后不适感较轻。

(4)辅助切口(侧切口)。制作:在与主切口成 90° 夹角的角膜缘,用 15° 穿刺刀制作 1 mm×1 mm 的切口。要避免切口过大,否则会导致术中切口渗漏,影响前房稳定性,甚至虹膜脱出。也要避免切口过小,切口过紧,影响辅助器械的活动。

2.撕囊　晶状体囊膜在正常情况下各部位厚度不一。前后极较薄,后极最薄处 2 μm,最厚处 20 μm。年龄相关性白内障患者晶状体囊膜可有不同程度变薄或变性,甚至机化。先天性白内障患者囊膜较厚,韧性较大,过熟期白内障患者囊膜则薄而脆。

连续环形撕囊(continuous circular capsulorhexis,CCC)是白内障手术成功的关键,成功的 CCC 可以有效减少术中和术后并发症,适当大小的连续性的囊膜撕开可以把 IOL 限制在囊袋中,可以保证 IOL 长期居中。

连续环形撕囊时首先要使用黏弹剂保持前房充盈并控制眼压,消除来自晶状体和玻璃体的正性压力,才能使撕囊容易完成。连续环形撕囊一般采用撕囊镊或截囊针来制作。根据力学原理又分为水平撕囊和剪切撕囊法,撕囊的顺序是逆时针还是顺时针可以根据个人习惯或晶状体情况而定。

水平撕囊法(又称为单平面撕囊法)是在前囊膜做三角形或弧形切口,制作一个小囊膜瓣,尽量不要扰动晶状体皮质,然后仅平行牵拉前囊膜瓣,同时不断改变方向,保证首尾连续相连,完成圆形的撕囊。剪切撕囊法(又称为双平面撕囊法)是在前囊膜做三角形或弧形切口,制作一个小囊膜瓣,然后将前囊膜瓣翻折,用弧形向心力按预定轨迹撕出圆形的前囊开口,在结尾处要包绕住起始点,保证撕囊的连续性,并尽可能保证是正圆形。

在行连续环形撕囊时应注意:①撕囊的直径一般为 5.0~5.5 mm;②撕囊边缘要与植入的 IOL 光学部略有重叠(0.5 mm);③换手重新夹持前囊膜瓣时应该靠近囊膜瓣根部;④重新夹持囊膜瓣前,应在晶状体中央松开囊膜。

对于全白白内障也可以用锥虫蓝或吲哚菁绿(indocyanine green,ICG)进行囊膜染色后完成撕囊。对皮质液化膨胀的白内障因囊膜张力较大,撕囊时容易产生放射状裂口,关键技术是注入足量的黏弹剂压平前囊膜,以平衡晶状体内部的压力,在做好囊膜小瓣后也可以吸出液化的皮质以减轻囊膜的张力,然后再继续完成撕囊。

撕囊的技术要点:

第一,撕囊口的大小:在理想状态下,撕囊口应该尽可能大,因为撕囊口越大,越容易对晶状体核进行操作;但不能过大,需使前囊膜的边缘刚好覆盖人工晶状体光学面的边缘,使人工晶状体完全密闭于囊袋内,这将会产生"密闭"效应,结合人工晶状体的直角方边设计,可抑制后发性白内障的发生。

第二,获得理想撕囊口大小的影响因素:瞳孔的大小;悬韧带在晶状体前囊膜上的附着位置。角膜具有放大作用,使得我们所见的撕囊口比真实的大,一旦植入人工晶状体,撕囊口与人工晶状体光学面相比会显得收缩变小。撕囊口形状不对称(即部分覆盖光学面边缘部分没有覆盖)的情况应尽量避免,因为可能造成人工晶状体光学面偏中心。

3.水分离、水分层

(1)水分离:水分离是通过将 BSS 注入囊袋内使晶状体囊与皮质或核分开,在前囊膜与皮质之间液体的冲力使整个囊袋分离。水分离时将冲洗针头置于前囊膜下,并轻轻呈帐篷样向上挑起前囊膜。在针头挑起前囊膜之前不要注水,否则液体会在皮质层内向周围扩散,使皮质水化膨胀,却不能将皮质与囊膜分离。在针头挑起前囊膜并伸入合适的位置后,缓慢、轻柔、连续地注水,可以看到水波纹在后囊膜与皮质间流动。由于赤道部的皮质与囊膜附着紧密,液体经赤道部到达后囊膜下后就会聚集在此,使整个晶状体核在囊袋内向前隆起,引起术中一过性类似囊袋阻滞综合征的表现,前囊口也会扩张变大。向下轻压核,使液体从周边流出,使囊袋穹窿部和前囊膜下的皮质与囊膜相分离,使扩张的前囊口恢复。从切口对侧远端象限开始反复进行上述水分离和囊袋的减压操作有助于进行充分的水分离。旋转核块,如果核能在囊袋内自由转动说明水分离已经很充分。良好的水分离既可将晶状体分解便于乳化,又可于超声乳化时在晶状体与后囊膜间有液体间隙保护而避免损伤后囊膜。

(2)水分层:水分层指将针头置于晶状体皮质与外核层间,借助水流力量使晶状体皮质与外、内核层分离。水分层是水分离后将针头移至晶状体核旁中心区域,插入晶状体皮质和核的交界处,然后将 BSS 缓慢、稳定地注入大部分核内,要点是多点注水、动作轻柔、控制注水量。观察液体将内核与其周围核壳分离,在内核周围形成金黄色反光的金色环。金色核的形成,使硬核易被超声乳化针头旋转,增加核壳和皮质的保护作用和核的可旋转性,有助于安全手术,减少并发症的发生。

4.劈核和超声乳化核

(1)超声乳化劈核器械:劈核钩通常只有一个面有切割作用,这个面是和劈核钩同轴的。

也可能有2~3个锋利的面,有助于进行侧向劈核的操作,也可以根据左手还是右手操作的需求将杆体弯成不同的角度。

(2)刻槽:刻槽是分核和劈核的基础。有几个要点:①足够深度,约2/3晶状体厚度,能看到槽底红光反射;②足够宽度,约1个半针头直径,能容纳针头和套管;③适度长度,约在撕囊口的范围内。

(3)常用劈核技术

1)拦截劈核:拦截劈核是一种经典的劈核技术,基本技术要点为"刻、分、转、劈",即刻槽要深,分核到底,转核到边,劈核抓牢(图18-1)。

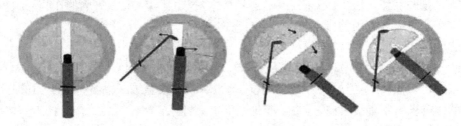

图18-1 拦截劈核

首先在晶状体核中央雕刻一个深度为2/3晶状体厚度的沟槽,通过眼底红光反射判断超声探针雕刻的深度,刻槽方向为自切口至切口对侧,保持针头斜面向上,灌注孔在两侧,每次刻槽的深度为1/3~1/2,脚踏3档前进,1档后退,脚重(3档底部)手轻(针头浅削);在没有负压时,将超乳针头和劈核钩平行置于槽底,水平向两侧完全掰开分离核块,如果掰核不成功,可继续刻槽。这一步骤是将脚踏板控制在2档(只有灌注抽吸,没有超声能量)情况下完成;以晶状体核中央部为核心旋转核块,着力点越远离核中心,力矩越大;使用劈核钩钩住其中一半晶状体核的赤道部,超乳针头放置在低于沟槽的位置,与劈核钩的位置相对抓牢核块,使用水平劈核的方法将一半的晶状体核再分为数块更小的核碎片。

2)水平劈核:操作要点为将Phaco针头深埋核块中央,可在距离切口较近的地方插入晶状体核直至触及袖套,针头指向视神经方向,若使用30°探针,最好将斜面向下,当最大负压时造成的阻塞可以帮助控制晶状体核。劈核钩应从前囊口下在内层核与表层核的交界处绕至核赤道部向Phaco头方向运动,在同一轴线的相对运动,操作时要注意劈核钩的深度,将核劈成两半。超乳针头埋入晶状体内固定支撑,劈核钩应从前囊口下绕至核赤道部,在晶状体核比较大或者瞳孔不够大的情况下,术者仍会感觉到劈核钩从硬核处到外周软核处的落空感。当感觉触到核的边界时,劈核钩至少还要向下伸入1 mm。

接着是沿圆周方向循序劈开晶状体核的外周部分。对于习惯右手操作的医师而言,应将要劈开的核块置于左侧,将核块沿顺时针方向转动。用超声乳化针头咬着核块的前缘,劈核钩对着核块的周边部分横切,使劈开的小块楔形核块进入超声乳化针头中。核块可以劈成任意大小,当核硬度高于2级时,每半边晶状体核劈成3小块楔形核块就够了。当核非常硬超过4级,应将每半边核劈成6~8块才行,目的就是使核块的大小适于超声乳化针头的咬入(图18-2)。

水平劈核最大的危险不是后囊膜破裂,而是将劈核钩直接放置囊袋外引起悬韧带断裂。需要术者严格遵守规则,确定看见劈核钩在前囊膜下进入。然而由于存在晶状体核及皮质的碎片,并不总是能够观察清楚,可以确保劈核钩从中央区域开始,移向周边前一直保持与晶状体核的接触,这样前囊膜一直在劈核钩上方,避免晶状体悬韧带断裂。

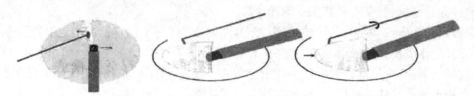

图18-2　水平劈核

3)垂直劈核:操作要点为将Phaco针头深埋核块中央,劈核钩于Phaco针头的上方向核内插入,劈核钩与Phaco针头做相反运动,使晶状体在垂直方向全层裂开两半。垂直劈核在轻微提起埋在晶状体核内的乳化针头而劈核钩向下压时完成,核的一半用垂直劈核的方法进一步分开(图18-3)。

垂直劈核的关键是将超乳针头尽可能深地刺入晶状体核中央,再将尖锐的劈核钩向下压同时,晶状体位置被稍微上抬,由此产生撕裂的作用力,来劈裂晶状体,这与水平劈核产生的压缩力是相反的。一旦垂直面(从前往后)的裂缝开始产生,两种器械还要同时轻轻地水平移动,直至核完全一分为二。接下来继续沿着圆周方向垂直劈开剩下的小核块。

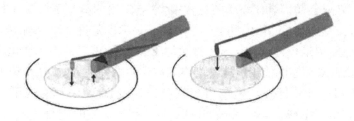

图18-3　垂直劈核

垂直劈核的优势在于不必将劈核钩伸至前囊膜下的晶状体赤道部。因为在很多情况下根本看不到前囊膜和赤道部。垂直劈核要求晶状体核有足够的脆性,中等硬核效果最好,可以被截断成两半,而较软的晶状体核缺乏脆性,因此难以使用垂直劈核或拦截劈核的方法进行操作。一个技术全面的超声乳化术者,应熟练掌握水平和垂直劈核技术,因为他们各有不可替代的作用。

4)直接劈核:直接劈核是临床实践基础上探索出的快速有效的劈核技术。优点是一般硬度核可直接劈开,不需刻槽,不必转核,节省时间,减少超声能量,减少对晶状体囊袋和悬韧带的压力。操作要点是首先吸除晶状体中央部前表面皮质,将超乳针头埋入晶状体核中固定,硬核表面可浅刻槽,同水平劈核将劈核钩放置对侧晶状体赤道部,注意放置前囊膜下方,将核一劈为二,不旋核,直接将下方1/2核再劈成两半直接吸除,上方核块处理方法相同。

5)预劈核:预劈核技术是在超声乳化之前,在黏弹剂辅助下进行利用预劈核器机械性核分离的技术,无须任何超声能量,手动将晶状体核分为多个碎片。这一方法使超声能量大大减少,抽吸时间和平衡液灌注的使用量也会明显减少。

(4)注意事项:开始使用劈核技术时,术者要首先熟悉撕囊、水分离及水分层,晶状体必须能够自由地转动。一个完整的边界清楚的环形撕囊能够为术者提供清晰的标志,同时产生足够承受术中操作的囊膜强度。水分层将晶状体的内层核和表层核分开,便于将劈开的核碎块移除,同时也暴露出晶状体核的赤道部。

进行成功的劈核和超声乳化核需要注意以下5个条件:①稳定的液流系统维持前房稳定;②充分的水分离和水分层,皮质垫保护后囊膜;③将劈核钩放置合适的初始位置,可反向应用,撑开后囊膜,水平劈核时劈核钩位于足够的深度,注意不要损伤侧切口;④超乳头位置正确,利用负压稳定住晶状体核,避免超乳头与后囊膜接触,超声乳化核块时,尽量拖至瞳孔区;⑤处理最后一块核块时降低能量,应用黏弹剂或辅助器械保护后囊膜,最后阶段将超乳针头向切口方向移动。

无论哪一种超声乳化技术,选择合适的病例对初学者来说是非常重要的。柔软至中等硬度的晶状体核有足够的核壳包绕,比较适合水平劈核的学习,而较难用垂直劈核处理。大而硬的晶状体核一般不要轻易用于学习阶段的尝试。希望学习劈核技术的术者可以从练习劈开第二个1/2核开始,且第一个1/2核是用传统的分而治之法劈开和乳化吸除的。这样第二个1/2核通常比较容易移动,通过多次的练习可以掌握劈核的基本技术,增加手感。当劈开第二个1/2核感觉熟练时,就可以练习拦截劈核了。学习的最后一步是如何用劈核钩将核一分为二。一旦掌握了劈核技术,它将成为超声乳化医师手中不可或缺的利器。劈核越快,超声乳化的时间就会越短,就会更好地保护角膜内皮细胞,减少后囊膜破裂的风险。

(5)机器参数掌握:超声乳化技术的过程中,常被忽略的就是了解超声乳化设备原理的重要性,熟悉设备的动力学、能量学和流体学有助于手术医师更好地控制。

1)能量设定:能量是指将核乳化成易吸除物质的能量,能量的大小变化决定针头伸缩的幅度,超声频率至针头伸缩的快慢。能量的设定应注意合理性,建议使用能够维持有效超声乳化作用的最小超声乳化能量。术中可根据具体情况调整,一般能量设置在50%,软核30%~40%,硬核60%~70%。多使用机械劈核,减少超声能量的使用,避免空超,要经常在2档、3档之间切换。小核块用低能量高负压,大核块用高能量低负压。初学者由于心理负担和不熟悉脚踏,以至于太犹豫不敢使用脚踏或仅使用微弱能量,只把核的表面乳化掉;或使用能量太大,不仅超穿核块,而且超破后囊膜。

能量输出模式包括:①定性控制:能量输出设定固定不可调,如设定功率为50%,一踩脚踏开关,功率就是50%,目前临床上已较少使用;②线性控制:能量随脚踏板3档的下踩而逐渐增大,目前大多仪器采用此种模式,通常设定50%~60%,如同汽车的油门,踩下去越深能量越大,踩到底即达到设定的最大值,此种连续模式易于使用但会产生较多热量和排斥力,适合刻槽;③脉冲能量:能量以脉冲模式间断发出,可降低能量释放,减少热量,维持前房稳定,适用于核块小、碎核的患者,安全可靠但稍费时;④超脉冲能量:脉冲频率高达120次/秒,但不改变能量释放的总量。每个脉冲能量后有短暂间歇期,因而产热少,也称为"冷超乳模式"或微能量间歇释放,有利于刻槽和极硬核的患者;⑤爆破模式:能在设定的时间内以固定百分比释放能量并线性控制爆破间歇期,具有良好抓核能力,有利于劈核。

2)流量设定:流量是指在特定时间内吸引泵所吸出液体的体积。流量值设置越大就有越多的液体流入吸引孔,一般设置在20~40 mL/min。如核不能很好地接近乳化针头,可试着提高流量。相反,如核能很快地接近,则有误吸到虹膜和后囊膜的危险,因此则下降流量。

术中根据实际情况调高流量提高效率或调低流量避免并发症发生。超声乳化晶状体核时,可增加流量;乳化核壳和吸除皮质时,降低流量,避免吸破后囊膜。当发生核碎片颤动、晶状体易于弹开,撕囊口过小灌注针头无法吸除皮质时可增加流量;当发生小瞳孔,后囊膜表面少量皮质时,可降低流量 1~2 mL/min。

3)负压设定:负压是指抓住物体的力量。一般在超声乳化时使用 100~400 mmHg,吸除皮质时使用 400~550 mmHg,抛光后囊膜时使用 5~10 mmHg。可根据术中情况进行调整,而吸较硬皮质或黏弹剂时需要稍大的负压。对于蠕动泵机型,负压主要取决于针尖的堵塞程度。吸引口闭塞则吸引压力加大;如不能很好堵塞,无论如何加大设定吸引压力也是无用的。目前新型仪器为了提高效率,往往在超声乳化时即使用高负压如 250~360 mmHg。

4)灌注瓶高度设定:超声乳化灌注系统无须动力,高悬灌注瓶使灌注液因重力作用产生压力。灌注压除与灌注瓶和手术床的高度相关外,还与灌注管道的直径大小有关。一般建议 60~80 cm。手术中可通过调节灌注瓶的高低、手术床的高度和流量的大小来控制前房的深浅。手术床低(眼位低)灌流量会增多。调整瓶高要留意前房的稳定性。如切口过大时,灌流液会大量流出眼外,吸引流量即使减少,灌流与吸引也不能取得平衡。后囊膜破裂时,灌流压过高会导致玻璃体脱出,因此后囊膜破裂时先下降灌注瓶的高度,继续超声时也要注意与流量的平衡。

5)眼压和前房控制:稳定的前房是手术中的关键。一般来说,前房的容量取决于进、出前房液体量的平衡。影响术中眼压和前房稳定性的因素有:切口构造、流量设定、负压设定、能量设定、灌注瓶高度、管道直径。进水量主要取决于灌注瓶的高低,而出水量取决于切口的大小和超声乳化仪的吸力(流量大小)。进、出水平衡时前房稳定,否则可产生浪涌现象、前房过深或过浅。

6)脚踏板控制:术者主要通过脚踏板实时控制超声乳化仪。脚踏开关可以控制灌注、吸引、回吐、超声等。显微镜和超声乳化仪的脚踏板放在术者喜欢和习惯的位置(两脚踏板呈"V"形)。初学者术前首先了解脚踏板的结构和功能,熟练掌握脚踏板的使用方法,熟悉脚踏各挡位及脚踏深度,避免猛踩脚踏板,注意脚踏和手部操作的配合。一般来说在超声乳化模式下,脚踏板 1 挡仅有灌注功能,2 挡同时有灌注和吸引功能,3 挡同时有灌注、吸引、超声功能。超声乳化时根据术中实际情况变换 2 挡和 3 挡的位置,避免空超,节省能量,以避免并发症的发生。

固定劈核时,应踩至 3 挡,使用适当的能量把乳化针头埋入核中,然后迅速回到 2 挡,使用高负压吸住核,以便劈核。此时如果继续踩至 3 挡发出超声能量,则可能会穿透核,被吸住的部分也会被乳化掉,造成吸不住核。若此时回到 1 挡,也不能吸住核块。是否有效吸住核块要用耳朵来判断,吸住核块时针头完全被封堵住,仪器会发出负压达到最大时的"噔噔噔"音,听到此音时就可以判断已吸住核块。

初学者常见的错误一是担心未踩到乳化挡 3 挡而用力猛踩,如此超声能量突然变大,造成上方核不能乳化,而下方的沟挖得太深,容易造成 6 点位后囊膜穿破。另一种常见的错误是不用能量而只推动乳化针头,如此可能将核推向 6 点方向,而造成 12 点方向晶状体悬韧带断裂。

5.皮质吸除 当超声乳化操作完成后,更换为注吸(I/A)手柄,然后进行皮质的吸除。操作时,保持 I/A 手柄头上的注吸孔始终保持向上或侧方,吸住皮质后拉向中心,并有旋转动作,用足够负压吸除。12 点或主切口下方的皮质吸除可以选择弯头的注吸手柄,如仍不能吸除干净,可在注入人工晶状体后随着人工晶状体的旋转,残留的皮质就会松动,然后在人工晶状体的保护下,安全地将其吸除干净。如果误吸了后囊膜,囊膜会呈放射状皱褶,此时应立即停止操作,然后等待囊膜依靠自身的张力和弹性慢慢松开,或利用脚踏控制的回吐功能来松开囊膜,然后再继续操作,切忌此时紧张牵拉囊膜,会引起后囊膜破裂,并造成玻璃体脱出。

6.囊膜抛光 皮质吸除后如发现前或后囊膜上残存少量皮质碎片,可做抛光处理。抛光可用抛光器、注吸针管、恢复器,也可用 I/A 针头(调节至超声乳化仪抛光模式,负压 5~10 mmHg,针孔朝向需要抛光的囊膜,一般针孔处于可见范围)。后囊膜上残存的钙化膜或机化膜还可在黏弹剂下用撕囊镊或截囊针钩取剥离。后囊膜抛光也是容易导致后囊膜破裂的一个步骤。操作前仔细检查抛光器是否带锐利尖角,抛光不能过度,注意脚踏的控制,不慎吸入 I/A 针头时及时松脚踏板,必要时启用回吐功能,以免后囊膜破裂。

7.人工晶状体植入 人工晶状体是目前矫正无晶状体眼屈光的最有效的方法,它在解剖上和光学上取代了原来的晶状体,尤其是在正常晶状体生理位置上的后房型人工晶状体。超声乳化注吸晶状体核和皮质后,视选择植入人工晶状体的类型决定是否扩大切口。

扩大切口前先往前房内注入黏弹剂,然后扩大切口,可使用月牙形隧道刀或使用与要扩大的切口等大的切口专用刀。扩大刀应一边左右慢慢摆动一边进入切口内,注意扩大刀的尖端不要损坏切口内的组织。扩大刀的尖端应越过内侧角膜瓣,直到前房内。手术刀一旦进入前房,则倾斜下压手术刀,一边按住一边切。注意不能插入过深,以免接触到角膜内皮或后囊膜。

(1)非折叠式(PMMA)人工晶状体植入:扩大切口至 5.5~6 mm,用植入镊夹住光学部的上方,在晶状体下襻达到瞳孔中央时,将下襻稍向下倾斜插入囊袋内,随即把光学部分送入囊袋内。

然后用晶状体镊夹住晶状体上襻顶端,沿切线方向作顺时针旋转,使下襻深入囊袋内。当大部分下襻和光学部分深入囊袋内时,松开晶状体镊,上襻将自行弹向对应的囊袋部位。也可用晶状体调位钩插入襻与光学部连接处,将上襻旋转进囊袋内。

(2)软式折叠式人工晶状体植入

1)折叠镊植入:所需切口约 4 mm,经巩膜或角膜隧道植入囊袋内。用植入镊取出折叠式人工晶状体,纵向夹住光学部中央,纵向插入折叠镊的槽内,缓慢对折,折缘向上两襻也上翘。用植入镊紧靠折叠镊夹住已折好的晶状体,换下折叠镊。经巩膜或角膜隧道,将下襻和晶状体光学部水平送入囊袋内,转动植入镊,使对折缘转向下方,轻轻松开植入镊。晶状体光学部慢慢展平在囊袋内,上襻用植入镊或晶状体定位钩旋转入囊袋内。

2)推助器植入:切口 2.8~3.2 mm,将人工晶状体安放在推助器内,使其卷曲呈柱状,经巩膜隧道或经透明角膜切口推送入囊袋内。在折叠夹中注入适量黏弹剂,用晶状体植入镊纵向夹住折叠式人工晶状体部的中央,纵向安装人工晶状体在折叠夹上,两襻于槽内,折好折叠夹,注意勿将襻夹住。也可使用预装式人工晶状体。将安装好晶状体的折叠夹安装在推助器上,小心旋转推送杆,使下襻和晶状体光学部慢慢展开于囊袋内,上襻植入镊或晶状体旋转钩送入囊袋内,使用晶状体调位钩调整位置,然后置换前房内的黏弹剂。切口一般不需要缝合,若切口对位不良时需要缝合一针。

(3)悬吊式人工晶状体植入:一般应用于缺乏悬韧带和囊袋支撑的术眼。分别于 10 点和 4 点位置角膜缘后 1~1.5 mm 处各作一个三角形巩膜瓣用于埋藏固定缝线。聚丙烯 10-0 双针缝线的一端,自其中一侧巩膜瓣下水平刺入,自虹膜后自对侧巩膜瓣下平行穿出,从角膜缘切口将缝线勾出,中间剪断,将 10 点线端结扎于晶状体下襻,4 点线结扎于晶状体上襻,在缝线的引导下分别植入下襻和上襻,并顺时针方向旋转将人工晶状体植入后房,上下襻固定于睫状沟后,各自打结固定于巩膜瓣下,最后将巩膜瓣顶端缝合原位。或使用人工晶状体推注器,以带弯针 10-0 聚丙烯缝线结扎于人工晶状体一襻,经上方透明角膜切口进入眼内,从 4 点钟角膜缘后 1~1.5 mm 处穿出。将人工晶状体植入前房,以带弯针 10-0 聚丙烯缝线固定于另一襻,从 10 点钟角膜缘后 1~1.5 mm 处穿出固定。近年,不少国内外学者改良各式人工晶状体固定方式固定、无巩膜瓣固定等,取得较好效果。

8.吸除黏弹剂 放置好人工晶状体后应吸除前房及人工晶状体后面的黏弹剂以及残余的晶状体皮质,黏附在后囊膜表面的晶状体纤维以免导致术后的眼压升高和后发性白内障的高发生率。对于植入矫正散光的人工晶状体更需要彻底吸除黏弹剂,促进人工晶状体与后囊膜的贴附,以免术后人工晶状体发生旋转失去矫正散光的作用。

9.关闭切口 角巩膜切口的缝合与否需根据实际情况而定。一般小切口(3.0 mm 以下)能自闭的角巩膜隧道切口无须缝合,注入 BSS 形成前房,在切口两侧加压注水使角膜基质水肿密闭切口。手术切口 5.5 mm 以上需水平缝合。巩膜隧道切口可通过电凝封闭或烧灼使结膜复位。检查切口水密情况,可用棉签轻压切口两端观察是否漏水,或从辅助切口注水入前房看切口是否漏水。

第三节 硬核白内障的超声乳化手术

根据 Emery 分级法,一般将Ⅳ和Ⅴ级核硬度的年龄相关性白内障称为硬核白内障。硬核白内障代表白内障发展过程的一个极端时期,出现晶状体核密度增大、囊袋弹性差、悬韧带松弛和角膜内皮计数低等情况,这将显著增加白内障手术的难度,易导致晶状体囊袋撕裂、后囊破裂、玻璃体疝、角膜内皮失代偿和继发性青光眼等一系列并发症。可见,硬核白内障是一类极具挑战性和复杂性的白内障手术。目前,治疗硬核白内障的常见术式包括:白内障囊外摘除术、小切口非超声乳化白内障手术、白内障超声乳化吸除术、微切口白内障超声乳化术和飞秒激光辅助白内障超声乳化术。本章对硬核白内障超声乳化术的手术要点进行探讨。

一、术前评估

术者应在术前详细询问患者病史,如出现症状的时间、视力下降的程度、是否受过外伤、是否伴有眼部其他疾病、是否接受过眼部手术,以及对侧眼的情况等。除视力、眼压、裂隙灯检查、眼部 B 超和角膜内皮镜检查外,Pentacam 眼前节分析仪和前节 OCT 等技术可以识别白内障的类型,并对病情程度进行量化分级。如患者出现前房深浅不一或晶状体虹膜隔震颤,则需警惕晶状体半脱位的可能,可进一步完善超声生物显微镜(ultrasound biomicroscopy,UBM)检查,以明确病变的位置和范围。此外,仔细评估晶状体后囊膜非常重要,特别是在外伤或玻璃体切割术后的白内障病例中。

二、麻醉方式

对于包括硬核白内障在内的复杂白内障手术,选择理想的麻醉方法会直接影响手术效果。大多数硬核白内障病例都可以在表面麻醉下进行。如果需要进行复杂的虹膜操作或手术时间较长,则可行球周或球后麻醉,以提高患者的配合度和舒适度。在联合眼底手术或患者配合度较差时,建议首选全身麻醉。

三、手术切口

随着手术设备和器械的发展更新,常规 3.0 mm 的透明角膜切口已经完全可以安全用于硬核白内障手术。微切口白内障手术(micro-incision cataract surgery,MICS)是指 2.0 mm 及更小的手术切口的术式,但临床上通常将 2.2 mm 以下手术切口的术式均归为 MICS 的范围。多项研究证实,MICS 治疗硬核白内障具有手术创伤小、术源性散光小、前房稳定和术后恢复快等优点。

四、撕囊

连续环形撕囊术对于硬核白内障极为重要,需保证撕囊口居中且大小适中。而在硬核白内障,眼底红光反射通常较弱且囊袋较容易放射状撕裂,这些因素均显著提高手术难度。首先,可以利用显微镜的同轴光前囊膜反射或使用锥虫蓝等染色剂进行前囊染色,从而清晰呈现出囊膜,特别是撕囊瓣的边缘,有助于顺利完成撕囊过程。其次,硬核白内障前房相对较浅,术中使用高分子量的内聚性黏弹剂有助于创造足够的操作空间,并使前囊相对变平,从而有利于连续撕囊。再次,为避免撕囊口放射状撕裂,可先行制作较小的撕囊口,待彻底吸除皮质后再使用囊膜剪和撕囊镊扩大撕囊口,从而预防囊袋皱缩综合征和囊袋阻滞综合征的发生。

近来,飞秒激光辅助性白内障手术(fem to second laser assis-ted cataract surgery,FLACS)在治疗硬核白内障方面得到了广泛关注。飞秒激光作为一种超短脉冲激光,具有聚焦精准、穿透性强和精密度高等优点,可在白内障手术中主要用于前囊膜截开、晶状体碎核、角膜切口及矫正散光的弧形切口制作等步骤。多项研究表明,FLACS 可精准制备居中、正圆的前囊口,可最大限度降低囊袋撕裂的风险,减少术后偏心、倾斜和高阶像差,以及减少后囊膜混浊发生率。

五、水分离

在硬核白内障中,由于晶状体核体积较大,囊袋内的灌注液不易流出。在进行水分离时,易出现囊袋内压力突然增高即囊袋阻滞综合征,继而出现后囊破裂,小的前囊连续环形撕囊(CCC)尤其容易发生。可见,水分离的过程需缓慢进行、动作柔和并时刻观察晶状体核的情况。如果在水分离过程中出现晶状体核向上移位,则需立即停止水分离,避免发生术中囊袋阻滞和(或)后囊破裂。此外,硬核白内障核较硬,皮质相对较少且同囊袋黏附紧密,建议初学者在晶状体各个象限分次进行水分离,以利于分离皮质和囊膜。

六、劈核和超声乳化

硬核白内障可以采用分而治之法、拦截劈裂法以及各种劈核技术处理硬核。由于晶状体核硬度增加,术中所需的超乳能量较高且手术时间较长,易导致角膜内皮细胞丢失、角膜水肿和囊袋损伤。新学者需要具备扎实的劈核技术,并在硬核白内障术中注意以下几点:①硬核白内障的纤维非常坚硬、牢固并且彼此黏合紧密、难以分离,劈核过程极具挑战性,一定要将核彻底劈开,避免底部的藕断丝连;②超声乳化过程中,硬核锯齿状边缘与后囊膜摩擦时,后囊膜与晶状体核之间没有皮质保护层,极易破裂,务必使硬核的锯齿状边缘远离后囊膜,将核块提起,可吸到虹膜平面进行乳化;③超乳能量的使用,应随着核密度的增加,线性逐步增加,保持前房稳定,减少前房浪涌。

硬核白内障的晶体核致密而坚韧,在用劈核钩劈核时,裂缝的底部有时仍然连在一起,这样会为后续的操作带来许多的麻烦。此时,不要试图用劈核钩一次将核完全分开,这样需要太大的力量。向后用力过大,可增加悬韧带的张力或刺穿后囊;向外侧掰核用力过大,容易撑破后囊或使前囊口撕裂。在作进一步劈核前,一定要先在裂缝中调整改变劈核钩的位置,然后稍向外侧用力,使裂开到达底部,沿着沟槽的底部在不同的位置重复向外侧用力,直到核块完全分开。

近年来,飞秒激光辅助预劈核在硬核白内障中得到广泛关注。飞秒激光可直接将晶状体核分割成预设形状,不需要通过超声能量来刻槽与劈核,从而减少超声乳化手术中超声能量的使用、有效减少眼内操作、缩短超声乳化的时间并降低角膜内皮的损伤。但在飞秒激光的参数设置和预劈核深度的控制方面,还需要进行进一步的研究。

七、超声仪参数设置

超声仪参数需要根据术者习惯、患眼核硬度、瞳孔大小、前房深度和角膜内皮情况进行个性化的设置,并在手术的各个阶段均有不同。常见的超声乳化模式包括连续模式、爆破模式、脉冲模式及扭动模式等。对于初学者而言,连续模式能量释放高,且核碎片跟随性差、超声时间长,增加了角膜内皮损伤的风险。若选用爆破模式,需注意负压突然升高导致前房稳定性下降的风险。

个人推荐扭动模式,该模式可使超声乳化手柄头部在前后运动的同时,产生左右方向的剪切运动,使得手柄头部持续同晶状体核接触,保证晶状体核良好的跟随性、提高手术效率、缩短超声时间并减少热量的释放。

术中控制灌注压、维持前房的稳定性可有效降低硬核白内障的手术风险。任何原因破坏前房内液体的流入量和流出量的平衡,如角膜切口过长、套管相对于切口过小,以及器械反复进出前房等,均可导致前房内液体流出、前房浪涌、角膜内皮损伤和晶状体后囊破裂。多种超声仪可通过提高灌注瓶的高度来增加流入量,在手术过程中如果前房不稳定,可以适当调整灌注瓶的高度,以确保良好的流入和流出平衡。新型超声仪配备了非重力的主控液流系统,可设定目标眼压并在术中进行实时监测,并使用机械强制压缩系统将液体泵入眼内,以维持持续稳定的眼压。此外,还需注意避免出现灌注过高,出现前房过深、角膜水肿和悬韧带损伤的情况。表 18-1 为美国 Alcon 公司的 Centurion 超声仪推荐参数设置,可在此基础上根据个人习惯进行调整。

综上所述,硬核白内障手术极具挑战性。在进阶过程中,年轻医师需注重手术细节、熟悉仪器的参数设置、并提高妥善处理术中并发症的能力。由于硬核白内障手术学习曲线较长,建议初学者在上级医师的指导下逐步提高撕囊和劈核等核心技术的水平,戒骄戒躁。

表 18-1　A.Vasavada 医师推荐的超声乳化仪参数设置

参数	能量/%	流量/(mL·min-1)	负压/mmHg	灌注高度/cm
刻核	50~60	20	50	50
碎核	50~60	20	500~600	50
吸核	70~80	20	300~400	90

第四节　小瞳孔白内障超声乳化手术

所谓小瞳孔是指直径≤4 mm 的瞳孔。在小瞳孔情况下进行白内障手术对主刀医师而言是非常具有挑战性的。小瞳孔使视野受限、手术操作空间受限,因此大大提高手术难度,增加手术并发症的发生。

因此,手术医师必须制订恰当的手术计划来防止并发症的发生。既要安全地摘除白内障,又要保持虹膜的美观和瞳孔的功能,否则一味强调晶状体摘除而忽略了瞳孔的功能,势必导致医源性眩光的发生。

一、小瞳孔的成因

引起小瞳孔的原因各异,下面列举了部分引起小瞳孔的原因。

1.前葡萄膜炎　原发性葡萄膜炎、内眼术后或外伤炎症反应,可能导致虹膜后粘连。

2.糖尿病　可能与长期的血糖升高导致的自主神经损伤有关。

3.长期使用缩瞳剂　瞳孔强直或后粘连。

4.术中虹膜松弛综合征(intraoperative floppy iris syndrome,IFIS)　典型的 IFIS 表现为三联征:①在正常的前房灌注中松弛的虹膜基质出现涌动;②尽管手术切口合理,但松弛的虹膜基质仍易从超声乳化白内障主切口或侧切口脱出;③常规术前散瞳后术中进行性瞳孔缩小。

5.老年性瞳孔开大肌萎缩、纤维化。

6.假性剥脱综合征　积聚于虹膜的剥脱物质可能影响瞳孔括约肌及瞳孔开大肌的功能。

二、术前准备

术前应仔细询问病史,了解小瞳孔的相关风险因素,例如糖尿病、慢性葡萄膜炎等。术前应充分评估瞳孔状态,必要时可采用散瞳剂观察瞳孔散大的程度。虹膜后粘连或长期使用缩瞳剂等原因导致的小瞳孔,一般瞳孔难以在使用散瞳剂后扩大。对于长期使用缩瞳剂的青光眼患者,可于术前一周换用其他非缩瞳的降眼压药物。

非甾体抗炎药(non-steroidal anti-inflammatory drugs,NSAIDs)能够阻断环氧化酶 1 和环氧化酶 2(COX1,COX2),从而阻止花生四烯酸转化为前列腺素。前列腺素能够促使虹膜平滑肌收缩,缩小瞳孔。因此,术前使用局部非甾体抗炎药可以在整个手术过程中帮助维持瞳孔散大状态。

三、术中处理

目前可以对小瞳孔采用的措施和方法有如下几种:药物处理、黏弹剂扩瞳、双手牵拉扩张、虹膜拉钩扩张瞳孔、使用瞳孔扩张器、瞳孔括约肌切开手术等。

1.药物处理　对于难以散大的小瞳孔,可以采用联合应用睫状肌麻痹剂及散瞳剂的方式加强散瞳的效果。此外,前房内注射散瞳药物比滴眼液的作用效果更强。

(1)睫状肌麻痹剂

1)盐酸环戊通:既可散大瞳孔,又可麻痹睫状肌。作用时间长,可散大瞳孔至术后 36 小时。

2)盐酸托吡卡胺:有效散大瞳孔,但作用时间仅持续数小时,且睫状肌麻痹作用也较弱。

3)硫酸阿托品:作用强且维持时间最长,可维持瞳孔散大 2~3 周。

(2)散瞳剂

1)盐酸去氧肾上腺素:是最常用的散瞳剂,可与睫状肌麻痹剂合用。例如美多丽滴眼液,为托吡卡胺和去氧肾上腺素的混合滴剂,散瞳效果好。

2)肾上腺素:在手术中,可在 500 mL 的灌注液内加入 1∶10000 的肾上腺素 0.5 mL,有助于促进和保持瞳孔的散大状态,含有肾上腺素的灌注液进入眼内后,除本身的散瞳作用外,还可以帮助维持术前的散瞳效应。

(3)非甾体抗炎药:前房内注射的酮咯酸制剂可能即将上市,研究表明这种药物能够维持术中瞳孔散大和减少患者的术后疼痛。

2.黏弹剂　术中还可以使用黏弹剂将瞳孔进一步扩大。黏弹剂在手术中相当于"软性分离器",在分离虹膜后粘连时可以直接用黏弹剂和黏弹剂针头进行分离。黏弹剂针头可以通过主切口和侧切口,从不同方向分离后粘连虹膜。一般情况下后粘连多局限于瞳孔缘,不延伸至虹膜根部。对于广泛的虹膜后粘连,先用黏弹剂针头分离瞳孔缘部位,再用黏弹剂软性分离虹膜平面和接近虹膜根部的粘连。

黏弹剂扩大瞳孔是一种非创伤性的方法,不破坏瞳孔括约肌,具有简单、快捷、安全的优点。术后瞳孔圆、美观。但用此法,瞳孔仅能扩大至 4~5 mm,对手术者的操作技巧要求高。对于有经验的医师,如果瞳孔扩大到可以撕囊,就能顺利完成手术。

3.双手牵拉扩张法　另一种临床上较常应用方法是机械扩张法,即应用 2 个钩子钩住瞳孔缘相对的两个点,向相反的方向牵拉,然后改变 90°方向再次牵拉。此方法的优点在于省时,缺点是最终瞳孔通常尺寸较小,术中可能会有瞳孔缩小。

4.虹膜拉钩　瞳孔拉钩在操作时在角膜缘内 2 mm 做 4 个对称的穿刺口,每个穿刺口都可直接到达虹膜的中部。虹膜钩在牵拉瞳孔边缘后,通过一个滑动硅胶块将其在眼外固定,即可把瞳孔牵开固定成为正方形或长方形。通常可以将瞳孔扩张到 6 mm 左右。手术结束后,虹膜钩上的复位器可以使钩从虹膜上抬起,恢复虹膜原状,牵拉器取出后穿刺口无须缝合。虹膜拉钩使用方便,同时改进后的囊袋拉钩也可以用于半脱位晶状体的囊膜支撑,是临床上广泛应用的方法。

5.瞳孔扩张器　瞳孔扩张器是由水凝胶、温度敏感材料、聚丙烯、弹性聚氨酯或合金材料制成的环形支撑物,可置于特制的注射器内,经主切口注入前房,常用的有 Malyugin 环、Visitec I-环或 X-pand 虹膜牵张器。瞳孔扩张器环形结构的外侧边缘可以直接卡在瞳孔缘的内侧,依靠其弹性将瞳孔扩大到一定的程度,一般可达 7 mm 左右,这样即可进行环形撕囊和超声乳化。手术结束后,通过牵拉环的一端很容易从眼内取出。

瞳孔扩张器不需在角膜上做额外穿刺口,使用便捷,但对虹膜粘连严重、瞳孔不规则、前房较浅的复杂白内障超声乳化病例不能应用。另外,扩张器在手术操作中可能脱落,其扩张瞳孔的力量也有限。

6.虹膜手术　虹膜手术可以与上述方法一同应用或单独应用,一般可供选择的方法包括:多点虹膜括约肌切开术、下方虹膜括约肌切开术、瞳孔缘纤维环去除术、虹膜切开术和虹膜缝线法等。当有虹膜萎缩时常采用这些方法,但术中超乳头容易吸住瞳孔缘翘起的组织及导致出血,术后炎症反应也较重。

(1)多点虹膜括约肌切开术:手术方法是用显微剪放射状剪开瞳孔领的 1/3～1/2 宽度的括约肌,然后注入黏弹剂,利用黏弹剂的张力将瞳孔扩张同时止血。此方法的优点是不会破坏所有的瞳孔括约肌,术后炎症反应较轻,瞳孔的对光反射也能部分保留,适用于老年人中央区虹膜组织硬化引起的小瞳孔,也适用于术后炎症性瞳孔缩小和长期应用缩瞳剂的小瞳孔。

(2)下方虹膜括约肌剪开术:此为早期的一种方法,即用直接剪开下方 6 点的瞳孔括约肌,然后在前房内充填黏弹剂,使瞳孔扩大。此法虽然简单,但瞳孔不易扩大到理想的大小。

四、手术技术

虽然用上述方法可以将大多数小瞳孔扩张,但仍有很多情况需要在小瞳孔下进行超声乳化术。这对手术者的技术要求较高,既要保证小范围内的超声乳化顺利完成,又要避免乳化针头损伤虹膜及囊膜,是极具挑战性的手术。

1.撕囊和水分离　顺利的连续环形撕囊是保证白内障手术成功的关键一步,如果小瞳孔在术中无法散大,用撕囊镊向瞳孔缘外牵拉有望做出一个超出小瞳孔的环形撕囊。撕囊后不作水分离,因为在劈开核之后自然就发生了水分离,这样既减少了操作程序,也降低了由于小瞳孔无法看到"金色环"而过分水化撑破后囊的风险。

2.低流量的应用　在小瞳孔下超声乳化时,往往不希望眼内的液体流速过快,否则会导致下方的虹膜进入超乳针头而造成虹膜损伤,形成所谓"磁性虹膜"或"自杀性虹膜",即由于负压的吸引超乳针头只要稍微接近瞳孔缘,虹膜就会跳跃性地进入乳化头内,好像具有磁性一样,很难与乳化针头分开。而保持瞳孔缘的完整可以抵抗一定的吸引力。

低的液体流动速率可以由机器预先设定。低流速的标准是能够保持液体通过眼内的最低流速,同时又有足够的液体流动来冷却超乳头,并保持操作过程中前房的稳定性。

3.劈核和超声乳化　超声乳化应该是在直视下手术,所以小瞳孔下手术的关键是要把核拖至瞳孔平面甚至前房,然后再进行超声乳化碎核。

对于较硬的核可采用超声前深埋手法劈核,用超声能量将乳化头深埋于核内,用负压稳住核,将劈核钩自六点位向瞳孔中央乳化头方向劈核。劈核方法先分成两块,再转动核,吸住 1/2 核将其劈开,用负压将劈开的较小核拖至瞳孔区乳化掉,也可直接采用拦截劈裂法将完整的核拖出囊袋,然后在瞳孔区小心地逐块乳化吸除,进行有效超声乳化。小瞳孔下碎核要注意放慢速度,注意安全距离,脚踏不宜踩得过深过长,以免损伤虹膜和后囊同时减少超核,避免在不可视状态下对囊袋口及悬韧带的损伤。另外,要按顺序逐渐将核完全去除,避免小核块留在虹膜后面。在乳化后,牵拉虹膜,检查是否有残留的核块和皮质。

五、术后的观察

经过各种虹膜处理的眼睛术后炎症反应可能更重,因此更容易发生黄斑囊样水肿(cystoid macular edema,CME)。术前和术后应用非甾体抗炎药可以帮助减少炎症和 CME 的发生。同时,患者可能术后需要更频繁,更长时间的局部应用激素药物。

第十九章 眼底疾病的激光治疗

激光(laser)是英文激发辐射光放大(light amplification by stimulation emission of radiation)每个单词首字母的缩略词,是一种单色高能光束波,具有光波的机械效应、热效应和光化学效应。眼球是一个光学透明体,临床上常利用激光的高能特性治疗各种眼部疾病。在眼底疾病的治疗中,广泛地应用各种类型的激光器,如利用激光的机械效应,用 Nd:YAG 激光切断玻璃体条索和消融玻璃体混浊;利用激光的热效应,用氩激光和半导体激光治疗视网膜血管性疾病和视网膜肿瘤;利用激光的光化学效应,用 810 半导体激光做光动力学治疗脉络膜新生血管等疾病。很多眼底疾病都需要激光治疗,玻璃体手术眼内激光更是必备器械,激光在眼底疾病治疗中重要性不言而喻。

第一节 眼底激光基础

激光光凝是利用激光的热效应作用眼底的视网膜色素上皮细胞(RPE),使 RPE 吸收激光能量后,温度升高,产生蛋白质凝固坏死,达到治疗眼底疾病的作用。近年来,兴起了不用引起细胞凝固坏死的阈值下激光能量治疗眼底疾病的新理论和实践,本节也做了详细介绍。

一、激光种类

1.激光发展简史 眼科非激光光凝的历史可追溯到公元前400年,苏格拉底首次描述了日光性视网膜炎或日食视网膜烧伤。在 20 世纪 40 年代,德国眼科医师 Meyer-Schwickerath 开拓了光线凝固视网膜方法。他看到一个医学生未采取保护措施观看了 1945 年的日全食后对黄斑的烧伤,受到启发,研发了一种太阳光凝方法,用一种碳弧光凝器在临床上治疗了几百个患者。1956 年,第一台氙弧光凝机出现了,用于治疗前节和后节肿瘤以及视网膜血管性疾病。氙弧光很难聚焦到小光斑、需要长时间照射、患者很痛苦并导致较多并发症。这些非激光光凝包含了各种可见波长光谱和红外光谱,因此,是一种全层视网膜烧伤。

1960 年,诞生了世界上第一台真正眼科激光——红宝石激光(ruby laser),这种固体激光机释放 694 nm(纳米)单色能量光,附在单眼直接检眼镜上,能调节曝光时间和有瞄准光,比先前的氙弧激光更紧凑和可靠。1968 年,第一台氩激光研制成功,迎来了广泛使用眼科激光光凝新时代。自那时起,出现了各种介质类型的激光机,如使用电离气体作为激光介质的氩激光和氪激光,使用液体溶液的可调节染料激光,使用晶体和半导体的掺钕钇铝石榴石(Nd:YAG)和半导体激光,由于半导体激光器体积小便于携带,又能同时改变成连续或单脉冲模式输出激光,很受大家欢迎。

2.激光波长 激光是一种十分耀眼的单色光,可选择波长,具有能量高和方向直的特性,便于精准地瞄准目标。激光辐射能量传播到视网膜,产生光热反应的光凝固。在照射的局部可达到 60~70℃高温,对组织产生凝固性坏死。

加热程度取决于激光和目标眼组织的特性,可通过调节时间、能量和波长来改变激光特性。

(1)激光波长范围:视网膜激光使用的波长范围在 400~800 nm,这个范围内主要是可见电磁波谱(紫色 380 nm 至红色 750 nm)和部分红外线(750 nm 至 1 mm)。理想的波长是既能很好地穿透眼屈光间质又能被靶组织最大吸收,红光(620~750 nm)比蓝光(450~495 nm)穿透性更好,较短波长更容易散射。散射是目标外组织吸收了辐射能量,能发生在视网膜前任何部位,包括角膜、房水、晶状体和玻璃体。因此,随着白内障加重或出现玻璃体积血,散射的程度增加。在这种情况下,需要较长的波长、增加激光时间或提高能量。因蓝激光散射大,又容易被黄斑区叶黄素吸收,已停止临床使用。

(2)眼组织的激光吸收:吸收激光的程度也依赖目标组织的色素成分,眼底有三种主要色素:黑色素、叶黄素和血红蛋白,它们吸收不同的波长。黑色素存在眼内 RPE 和脉络膜,吸收大多数可见光到接近红外光的一部分(400~1000 nm),吸收光能最有效。叶黄素主要位于黄斑区,最大吸收蓝色光(420~500 nm)。血红蛋白对蓝、绿和黄色光吸收很好(450~550 nm),对红色光吸收差。在做眼底疾病治疗时,应针对眼底病变,选择最有效的波长光谱。

(3)氩激光:氩离子激光是蓝绿激光(488 nm 蓝 70%:514.5 nm 绿 30%),被黑色素和血红蛋白吸收。由于它是短波长,比其他颜色的激光散射更大,因此要取得合适光凝就需要更高的能量输出。散射虽不引起光凝固,但较短的波长确实对邻近的组织有着更高的潜在光化学损伤(低能量引起破坏分子键的反应),在需要大面积激光操作时尤其如此,如糖尿病视网膜病变全视网膜光凝。最大关心点是黄斑有着较多的叶黄素,光化学损伤黄斑可能引起中心盲点,对晶状体的散射也可能加速白内障的核硬化。

(4)绿激光:同时被黑色素和血红蛋白吸收,而叶黄素吸收最小,能同时用在黄斑区和周围,直接瞄准异常血管激光。有两种可用的绿色激光机:氩离子气体激光(514.5 nm)和倍频Nd:YAG 激光(532 nm),后者使用掺钕离子的钇、铝和石榴石晶体,它的光束近红外波长为1064 nm,通过磷酸钛钾实现的频率加倍,晶体将波长减半,产生绿色激光。

(5)黄激光:具有类似于绿色激光的属性,还有一些额外的优势,比绿激光波长更长和散射更少,在通过角膜或晶状体混浊时有更大的透射率。因此,减少了能量的需要。它还具有最高的氧合血红蛋白和黑色素吸收率,血红蛋白对其的吸收至少是绿激光的两倍,使其成为更有效的血管结构激光。它较少像传统老激光一样造成严重的瘢痕,它和当前用的其他激光一样有效,但不良反应小。由于氪黄激光器(568.2 nm)和可调谐染料激光器(可变波长取决于染料)价格昂贵和笨重,限制了它的应用。2008 年,更紧凑、更经济的固态半导体黄色激光器(577 nm)引入到临床,比其他黄激光散射更少,可使能量集中到较小体积,使用较低的能量和较短的脉冲时间。577 nm 波长出现在视网膜叶黄素吸收光谱外,可允许靠近中心凹的治疗。

(6)红外线激光:波长在红外线范围内(780~840 nm),与可见波长相比,红外光散射更少,除治疗视网膜和脉络膜肿瘤外,还特别适合伴有浓密屈光间质混浊如白内障和玻璃体积血患者。商用机是半导体 810 nm 激光机,能深穿透 RPE 到脉络膜,相对不损伤视网膜感觉层。红外激光特别适合治疗脉络膜毛细血管病变引起的中心性浆液性脉络膜视网膜病变,缺点是产生治疗疼痛。但在微脉冲情况下很少见。

3.激光进展　以上各种波长的激光均是靠 RPE 吸收的激光能量转变成热能,导致局部

RPE 死亡。一段时间以后,这些热损伤的组织瘢痕化,变成更重的色素沉着,留下明显的瘢痕,产生治疗各种眼底疾病的效果。但它们造成视网膜组织永恒的损伤,可减少夜视力、减少中心和周边视力引起相应中心和周边盲点,甚至视力丧失。近年来已专注于最大化激光的热治疗效果,而最小化对视网膜的损伤,就出现了对视网膜无损伤激光和阈值下微脉冲激光。将在后面激光输出方式里论述。

二、激光作用机制

激光光凝用于治疗各种眼底疾病的目的是不同的:①对视网膜裂孔,光凝使 RPE 和外层视网膜坏死,以后形成视网膜神经上皮和脉络膜的瘢痕来封闭视网膜裂孔,防止裂孔漏水引起视网膜脱离;②对黄斑区脉络膜新生血管(CNV)和息肉状脉络膜血管病变(PCV)激光,是使新生血管和异常扩张的血管血栓形成而闭塞和萎缩;③对视网膜血管性疾病或葡萄膜炎引起的视网膜缺血和渗漏区激光,目的是降低缺血组织耗氧量,减少新生血管生长因子和各种炎症因子释放,避免新生血管膜形成或使已形成的新生血管膜萎缩,从而避免发展到严重的牵拉性视网膜脱离阶段;④对眼内肿瘤激光,是毁掉肿瘤细胞和血管,促进肿瘤萎缩,避免肿瘤引起视网膜脱离等严重并发症。

激光光凝在以上眼底疾病应用非常成功,但它疗效的确切机制仍有争议。早期理论假设激光直接凝固异常血管(微血管瘤和新生血管组织)诱导这些病理血管退化。反对这个理论的观点认为没有直接治疗微血管瘤(黄斑格栅样光凝),治疗后黄斑水肿也有明显的消退。全视网膜光凝并没有直接治疗新生血管,激光后,视网膜新生血管也退化。其他理论推测缺氧是视网膜血管疾病最主要的病理机制,视网膜光感受器消耗氧最多,激光破坏一些光感受器后,改善了视网膜缺氧,减少新生血管生长因子释放。另有人提议激光瘢痕本身允许从脉络膜毛细血管弥散更多的氧到内层视网膜,减轻了内层视网膜缺氧。这后两点是常规激光治疗增生性糖尿病视

网膜病变(PDR)的理论基础,然而,新的研究进展,对这个传统激光理论提出了挑战。

1.激光生物机制　当前激光作用目标既不是异常血管也不是需氧最多的光感受器,而是视网膜最外层的 RPE。研究发现激光后在 RPE 层面出现各种代谢的、生化的和结构改变的表达,这种生物学活性的改变不是来自已经凋亡(或烧死区)的细胞,而是来自活着的细胞,是由邻近烧伤的 RPE 暴露在亚致死剂量的热环境中受到激发而产生。

2.激光病理　进入眼内的激光能量被 RPE 吸收,将光能转变成热能,引起 RPE 凝固坏死,过多的热能向周围组织传导,引起邻近组织损伤(图 19-1)。造成周围组织的附带损害与激光强度和阈值上高热持续时间成正比,随着激光强度增加,热能向 RPE 周围组织的横向扩散超过激光斑直径范围的损伤增加。向内传导,主要引起外层视网膜损伤,向外传导引起脉络膜损伤,刺激脉络膜痛觉感受器。当玻璃膜受损时,引起出血和日后形成脉络膜新生血管膜。减少激光强度、减小光斑和缩短曝光时间,可减少这些附带损伤。

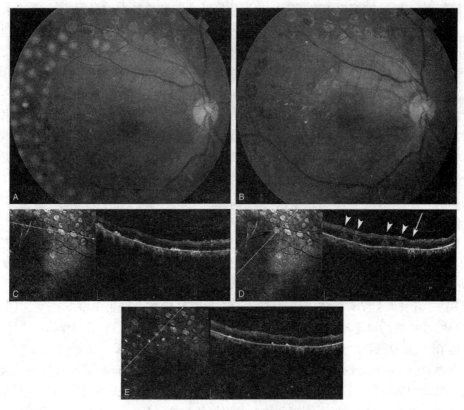

图 19-1　激光后视网膜解剖改变

A.糖尿病视网膜病变激光治疗,黄斑外侧新近激光后 24 小时,激光斑呈白色,中央激光斑致密白色,周围一圈灰白色附带损伤圈。上方陈旧激光斑呈灰白色,中央有程度不等的色素增生;B.补充激光后一个月,黄斑外侧激光斑灰白色环中央有色素增生;C.经过上方陈旧激光斑切面 OCT 检查,激光斑处视网膜外丛状层和 RPE 粘连,相应处脉络膜毛细血管层消失;D.经过陈旧激光斑(左图黑箭)和新近激光斑切面显示(见 A 图),脉络膜和外颗粒层水肿增厚,激光烧伤达外丛状层,反射增强(白箭头),陈旧病灶外丛状层直接和 RPE 粘连(白箭);E.A 图激光后一个月和 D 图同一个位置切面比较(眼底彩照见 B 图),脉络膜和外颗粒层水肿消失,激光斑形成外丛状层和 RPE 粘连。

刚打完的激光斑呈白色圆形和边缘锐利,一会儿就见到致密光斑外一圈边缘不清的灰白晕(图 19-1A)。白色激光斑可持续一周,大约在二周后出现激光斑色素增生,呈黑色;大约在第四周,激光斑色素沉着变得很明显(图 19-1B)。用相干光断层成像仪(OCT)观察激光后视网膜反应,显示级激光斑损伤视网膜外层和 RPE 层,引起损伤处脉络膜和外颗粒层水肿增厚,激光斑呈圆团状高反射达外丛状层(图 19-1D)。一个月后,脉络膜和外颗粒层水肿消退,激光斑形成外丛状层直接和 RPE 粘连的瘢痕,瘢痕处脉络膜毛细血管层消失(图 19-1E)。眼底激光后,在第 2~4 周后复诊,可观察激光效果。

3.无损伤阈值下激光原理　无损伤激光是释放诱导 RPE 吸收热能低于细胞死亡阈值的激光能量,稍高于此能量阈值即引起被照射 RPE 死亡,低于此临界的激光能量就叫阈值下激光。①激光热能有刺激 RPE 代谢和再生作用,光凝后,刺激了 RPE 代谢活性和基因表达,随后释放生长因子、酶和细胞因子,能调节血管生成和血管渗漏。有研究显示阈值下激光能量诱导局部再生效应,如恢复 RPE 的血-视网膜屏障功能和增加细胞黏附;②亚致死性热损伤的细胞应激反应还诱导热激蛋白产生。在应激反应中,热激蛋白无处不在,帮助修补组织损伤和产生"热耐受",增加细胞对热、炎症、氧化或低氧发生的凋亡和损伤的阈值。导致细胞免疫调节,通过减少已存在的视网膜的慢性炎症,使细胞因子正常化。选择合适阈值下激光参数,既能"应激"RPE 又不引起可见的永恒的视网膜损伤显得非常重要;③只需要临床可见的各种损伤曝光量的 $1/4 \sim 1/2$,就可产生组织或细胞反应,引起血管内皮细胞生长因子(VEGF)下调、抑制新生血管因子色素上皮衍生因子释放和胶质纤维酸性蛋白表达。阈值下激光有着无痛和无损伤优点,既可用于大范围也可用于黄斑中心凹治疗,即使重复治疗也没有结构或功能损伤。总之,阈值下激光类似组织热疗,通过激光提高 RPE 温度,达到了增强 RPE 功能的作用,产生治疗效果。

4.阈值下微脉冲激光(subthreshold micropulse laser,SML)的安全性和有效性　研究显示常规格栅样光凝引起立即和永恒的视网膜和周围组织损伤,在活体研究证实局部光凝后 RPE 和光感受器层丢失,与可见视网膜烧伤的位置相对应。OCT 观察这些损伤是椭圆体带中断、外层视网膜的早期炎症和晚期胶质增生均表现高反射带(图 19-1)。相反,SML 选择性治疗 RPE,组织学上没有见到视网膜神经上皮或 RPE 破坏。使用 10%的占空比(见后面解释)导致 RPE 层的局部改变,没有任何视网膜神经上皮层的改变。用 5%的占空比,没有可察觉的 RPE 或视网膜改变。用 SML 治疗后,用检眼镜、荧光素眼底血管造影(FFA)、眼底自发荧光或 OCT 检查都没有可检测到的变化。SML 后的心理物理测试没有发现功能性损伤。国外学者用微视野计检查了随机分为 SML 组和修改后糖尿病视网膜病变的早期治疗研究(ETDRS)激光组,尽管两组黄斑水肿有着相似的改善,但 4°和 12°视网膜敏感性在 SML 组显著增加,在 ETDRS 组显著下降。还有学者用多焦视网膜电图比较了常规激光和阈值下激光治疗黄斑水肿,OCT 显示两组黄斑水肿消退相似,检测到信号空白在阈值下组和常规激光组分别是 17.4%和 78.3%。该研究者结论阈值下微脉冲激光具有常规激光同样的效果,但前者保存了更好的电生理功能。

这项技术在治疗糖尿病黄斑水肿得到了最广泛的探索,已经证明可以将瘢痕减到在眼科和血管造影检查中检测不到的激光斑点的程度,没有组织破坏也没有炎症反应,是目前唯一允许安全治疗视力尚好中心凹下疾病的激光。也是目前唯一通过微视野计检查局部激光后视网膜敏感性增加了的激光。

三、激光机简介

尽管已有很多类型激光机,但基本结构相似,下面以某品牌多波长激光机为样板进行结构和操作介绍。读者可在熟悉各种激光机的结构后,遵照操作规程进行激光。

1.激光机的结构

(1)主机:是激光光源发生器,通过接口与控制器、光纤和脚踏相连。

(2)控制器:用于调控激光输出的参数。左边从上到下依次:①主屏幕键(Main),显示当前实时参数;②激光波长选择盘,有黄激光(577 nm)、红激光(659 nm)和绿激光(532 nm)三种波长激光选择,应根据不同的治疗目的选择不同激光;③归零键(Clear),触摸该键激光脉冲计数归零;④脉冲计数显示器(Shot Count),此时记录激光发射数是 237 次;⑤裂隙灯转换键(Port 1),触摸此键转入裂隙灯下激光状态;⑥眼内激光按键(Port 2),触摸此键转换成玻璃体手术眼内激光状态。右边从上到下依次:①选项屏幕键(Options),按此键跳出选项屏,可进行一些辅助功能的调节;②能量调节键(Power),选择曝光能量大小,以 mW 显示,可在 50～1500 mW 之间调节,通过按"+"和"−"来增减;③瞄准光亮度调节键(Aiming Bean),为 635 nm 红色光,在<1 mW 内调节瞄准光亮度;④曝光时间调节键(Duration):每次曝光(脉冲)时间可在 0.01～3 秒之间变动;⑤间接检眼镜照明调节键(LIO illumination),连接间接检眼镜激光后调节其照明亮度;⑥间隔时间调节键(Interval):调节每次脉冲之间的间隔时间,在0.05～1 秒之间调节;⑦治疗键(Ready):按此键后,可以开始激光治疗;⑧单发或连发键(Single Pulse):每按一次,在两者之间转换;⑨待机键(Standby):按此键激光机进入休眠状态;⑩治疗参数保存和调出健(Recall),按此键跳出预设激光参数屏,有五个独立键可分别设置参数,保存后,下次激光治疗可直接调出设置好的参数快速治疗。

(3)光纤:可连接在裂隙灯上、间接检眼镜上或眼内激光光纤,输出激光能量,通过光纤头释放能量,产生光凝效应。

(4)脚踏:用于控制激光的发射,如果设置发射为单发,踩一次脚踏产生一次发射,持续踩住脚踏也不会再有发射。如果设置为连续发射,单踩脚踏一次也可呈单次发射,如果持续踩住脚踏可连续间断发射激光。

(5)附件:用裂隙灯和间接检眼镜激光,防护镜内置在机器内,眼内光凝保护器连接在手术显微镜的光路上,医师无须戴防护眼镜。如果没有,操作者和助手均要戴相应激光波长防护眼镜才能打激光。

2.激光传输系统　将激光传送到视网膜有四个途径,分别是:①裂隙灯显微镜下通过专业激光接触镜经瞳孔将激光束传送到眼内;②双目间接检眼镜下通过非接触透镜经瞳孔将激光束传送到眼内;③在玻璃体手术中通过导光纤维头插入眼内,在显微镜直视下眼内激光;④接触式探头经巩膜光凝视网膜。

至今以上激光传送系统没有改变,但在激光输出模式上有了以下新的方法,提高了激光治疗效率和减少了激光并发症。

(1)阈值下微脉冲激光:当今临床上最常用的是连续激光释放模式,通常在 0.1～0.2 秒之间。连续激光的主要问题是热扩散损伤邻近视网膜组织,超过实际激光斑大小。以前也观察到,使用常规连续模式格栅样激光引起迟发激光瘢痕扩大,甚至累及黄斑影响视力。SML 是一种无损伤激光疗法,由 Pankratov1990 年研发。该方法不是连续激光,采用单次激光(0.1～0.5 s)内含有多个重复微脉冲能量(持续时间 0.1～0.3 ms),有脉冲和无脉冲交替进行,而不是维持整个曝光时间同等程度能量。微脉冲开关时间可调,时间由占空比或百分比控制(占空比是发射脉冲能量总和时间与跨度时间相比,脉冲之间空置的时间越长,占空比越低,组织热量和损伤越小)。微脉冲时间短,使组织在每次脉冲之间有冷却时间,使靶组织体温升高但不引起蛋白变性(细胞死亡)又不足以引起周围视网膜组织的附带损伤。阈值激光功率滴定用连续模式激光在后极部视盘鼻侧相对正常的视网膜上测试,曝光时间 200 ms,光斑直径 200 μm,从 100 mW 逐步提高能量到测试点产生几乎看不见或阈值烧伤的能量为基础,然后以较小的占空比(5%～15%)切换到微脉冲模式上,增加能量在 5% 占空比是 4 倍和 15% 占空比是 2 倍,治疗终点是肉眼看不见的烧伤。实际上,微脉冲激光传输的瞬时功率设置高于等效连续波激光模式所需的能量。

(2)多点激光或扫描激光光凝:2006 年 OptiMedica 公司推出了一种半自动化的、完全集成的模式扫描激光器(pattern scanning laser,PASCAL),使用 532 nm 掺钕钇铝石榴石(Nd：YAG)倍频固体激光,采用较少热损伤的短脉冲时间(10～30 ms)。此模式中的扫描功能由微处理器驱动的扫描仪实现,在电脑屏幕上可以看到各种各样的图案,外科医师可以选择几个可调节的预定图案、形状和尺寸中的一个,包括直线、正方形和圆弧。单脚踩下踏板可发射多达 56 个激光点(可调数量),一次就能打出每个点的间距相等和能量一致的阵列激光斑点。无论是做黄斑格栅样治疗或做全视网膜光凝,均显著缩短了治疗时间,减少了患者不舒适感(疼痛)。单次治疗与常规的多次全视网膜光凝(PRP)方法治疗的临床效果相同。

(3)导航激光:本质上也是多点激光,已有 532 nm 导航激光机和 577 nm 黄激光版本。使用一种狭缝眼底摄像仪器,红外线成像,每秒能捕获 25 幅图像,观察范围 50°,在监视器上实时显示,因此,不用裂隙灯也不用接触镜。该设备具有导航做视网膜激光功能,术前治疗方案设计和治疗均在监视屏上控制。允许捕获或导入和覆盖图像,例如:FFA 图像和 OCT 厚度图,优化微动脉渗漏的局部治疗或弥漫性水肿区的格栅样治疗。在获得眼底像后,由医师制订的治疗计划,在治疗过程中,平面图被叠加到实时数字视网膜图像上。治疗中能准确快速跟踪患者眼位,计算机按标记出要激光治疗区域自动靶向治疗和图像储存归档,可随访调阅图像,进行治疗效果分析等。此平台首次实现了通过摄像系统提供快速无痛的激光,在宽视野屏幕上监控治疗过程,比传统方法更加精准。

第二节　眼底激光基本技术

眼底激光分为眼外激光和眼内激光,一般默认的激光均是眼外激光,是在激光室将激光束导入眼内进行眼底疾病的治疗;眼内激光是在手术中,将激光头插入玻璃体腔内进行的眼底疾病治疗。因眼内激光属于玻璃体手术医师特有的操作,已在上文有详细描述,在此仅论述眼外激光(简称激光)。

一、激光前准备

1.了解病情　复习病历和激光申请,了解治疗目的,按疾病类型和各种激光机的特性选择好激光类型。

2.签署知情同意书　在门诊进行激光前,应向患者及家属讲解激光的目的和意义、注意事项、可能出现的激光中和激光后的并发症。在患者或家属理解并同意激光治疗,签名后才进行光凝治疗。

3.充分散瞳　用快速散瞳剂间隔 5 分钟三次。

4.麻醉　一般表麻足够,用 1% 丁卡因滴眼三次,每次间隔 3 分钟。个别疼痛明显的患者可做球周或球后神经阻滞麻醉。还可通过缩小光斑直径、缩短曝光时间、波长调至较短端及分次少量光凝有助减少疼痛。

5.接触镜选择　用于眼底激光治疗的接触镜种类繁多,但最常用的是全检影镜、三面镜和压陷单面镜。全检影镜和三面镜均适合全视网膜光凝和局部视网膜光凝,但全检影镜观察范围广泛和操作灵活,更适合做一般眼底激光治疗。压陷单面镜仅适合基底部附近视网膜光凝治疗。

6.双目间接检眼镜下光凝　是用导光纤维将激光发射头镶嵌在双目间接检眼镜上,通过间接检眼镜上反光镜将激光输送到眼内进行光凝,配合压陷巩膜,可进行周边部视网膜光凝。适合小儿和不配合患者的眼底激光治疗。

7.前置镜下光凝　在一些特殊情况下也可不用接触镜,直接在前置镜下进行眼底光凝。适合刚做完手术和接触镜不方便光凝部位。

二、光凝反应

按光凝斑的反应程度不同分为四级。

三、眼底激光选择

1.全视网膜光凝术　全视网膜光凝(panretinal photocoagulation,PRP)是空出黄斑区和视神经1DD范围外所有视网膜按照一定光斑间隔行光凝治疗的技术(图19-2)。

(1)适应证:有临床意义的黄斑水肿的重度非增生性糖尿病视网膜病变(NPDR)和PDR138)、视网膜中央静脉阻塞、视网膜周围静脉炎、视网膜血管炎、早产儿视网膜病变、镰刀细胞贫血性或地中海贫血性视网膜病变、眼部缺血综合征和各种原因引起的视网膜缺血和眼内新生血管形成(视盘,视网膜和虹膜新生血管形成)等。

(2)激光方法:光斑直径的选择应根据光凝的部位而定,近黄斑选择100 μm 的较小光斑,周边部选择300~500 μm 的较大光斑。此外还要考虑接触镜的类型及放大率,三面镜放大率1.08 倍,Mainster Wide-Field 镜1.47 倍,Mainster PRP 165 激光镜1.96 倍。通常绿或黄激光,屈光间质混浊时红和红外激光较好。曝光时间0.1~0.2秒。输出功率从200 mW 开始,逐渐增加,每次增加50 mW,光斑反应Ⅱ级。通常先打下方,再打鼻侧或颞侧,最后打上方象限,总共1200~1600有效激光斑。一次完成PRP后脉络膜渗漏严重甚至发生急性闭角型青光眼,因此应分3~4 次完成,每次间隔一周左右。光斑距鼻侧视盘缘≥1/3 个视盘直径(DD),距黄斑上下2~3DD,距黄斑颞侧2~3DD。光斑与光斑之间间隔1~1.5 个光斑直径。

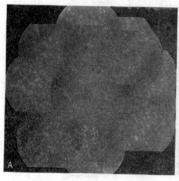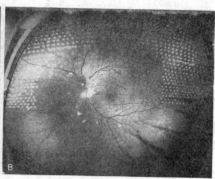

图19-2　全视网膜光凝

A.糖尿病视网膜病变,光凝黄斑区及视盘周围以外的所有视网膜,光凝斑大部分呈白点状色素脱失,少部分为点状色素增生,大小不一;B.导航多点激光,分三次完成了全视网膜光凝,光斑大小均匀,排列整齐

(3)多点激光参数:与传统光凝有所不同,曝光时间10~30 ms,光斑直径200 μm,光斑间距200 μm,能量在100~800 mW 之间,光斑反应在Ⅰ~Ⅱ级之间。输出模式可选择矩阵、环形和弧形等。PRP 可一次或多次完成,需2500~3000 个光凝斑(图19-2B)。

2.局部视网膜光凝术

（1）局部视网膜光凝：是相对全视网膜光凝而言，即局限于某个或某几个区域性的视网膜光凝术。其治疗方法和激光参数依据不同的病种而不同。对于缺血型分支静脉阻塞或其他原因导致的局部缺血性视网膜病变，激光参数的设置基本与全视网膜光凝相似。对于周边视网膜裂孔或变性区的激光治疗有别于光凝治疗缺血性视网膜病变，一般要求黄光或绿光，光斑与光斑相连，光斑反应较强，光凝2~3排呈堤坝样包围病变区。对于视网膜血管瘤病、Coats病的微血管瘤等疾病最好用黄激光，以便更好地以较低功率有效封闭活动性渗漏的病变。适应局限性视网膜缺血、渗出性病变以及视网膜裂孔和变性。包括：视网膜分支静脉阻塞，缺血性视网膜血管炎，Coats病，局限性毛细血管扩张或新生血管性病变等，视网膜血管瘤和脉络膜血管瘤等。

（2）局灶光凝：NPDR黄斑水肿，先做局灶光凝，以后再做PRP1381。直接光凝距黄斑中心3000 μm以内水肿区渗漏微动脉瘤，每个微动脉瘤都常规用50~100 μm光斑和持续0.1秒时间治疗，导致小的脉络膜视网膜瘢痕。如果用阈值下激光，这些参数要改变。

（3）黄斑区格栅样光凝：主要用于弥漫性黄斑水肿，没有特定的渗漏点患者。在黄斑中心500 μm以外作C形（留下乳斑区不做光凝）或环形光凝。格栅样光凝可延伸至所有方向，直到距离黄斑中心2DD的边缘或全视网膜光凝边界。光斑切忌打在距视盘500 μm以内，同时要避免大能量，高密度光斑。光斑大小以50~100 μm为宜，间隔一个光斑直径，时间0.05~0.1s，Ⅰ级光凝斑。适合糖尿病黄斑水肿以及分支静脉阻塞所致的持续性黄斑水肿。据信格栅样光凝能增加内皮细胞和RPE的增生和移行，减少液体渗漏。

3.黄斑光凝术　黄斑光凝术是指黄斑区活动性病变的激光光凝治疗，包括脉络膜新生血管、息肉样脉络膜血管病变、浆液性视网膜色素上皮渗漏以及某些早期黄斑水肿等病症，但对黄斑中心无血管区内的病变不宜直接光凝治疗。

（1）适应证：中心凹外脉络膜新生血管、视网膜色素上皮渗漏。

（2）方法：黄斑区有叶黄素，吸收蓝光。一般情况下脉络膜新生血管的治疗用绿光、黄光和红光均可，但若合并出血时，出血处禁用黄激光，宜采用红激光。光斑50~100 μm，曝光时间0.1~0.2秒，功率100~300 mW，反应以Ⅰ级激光斑为宜。

4.阈值下激光治疗方法　常规连续波激光也能发出较低能量进行阈值下治疗，使用常规能量滴定阈值上激光斑后，降低曝光能量和曝光时间到100 ms，但很难界定常规激光无过度（医源性视网膜烧伤）或治疗不足（无治疗效果），因此很少在临床上应用。

（1）阈值下微脉冲激光（SML）：其特点已在前面介绍，因为激光不引起RPE损伤，看不到激光反应，终点反应无法判定。在滴定激光能量和算好占空比参数后，采用低强度（光能）和高密度（融合激光斑）治疗策略，这样，不会漏掉病变部位，还能产生更好的临床效果。SML能单独应用，也可和药物治疗联合应用。

（2）参数选择：目前文献报道使用的SML参数不一致。不可见微脉冲激光的治疗范围很小，超过这个范围的激光强度会导致视网膜损伤，低于这个范围的强度是亚治疗（治疗不足）。实验证实30%阈值能量不引起临床或FFA可见的视网膜损伤。具体方法是先在后极部水肿和正常视网膜交界处逐渐增加能量（滴定阈值能量），直到视网膜刚出现微弱的灰白（或几乎看不到视网膜变白），即阈值能量（滴定法本身存在损伤视网膜的风险）。然后转成微脉冲模式使用15%占空比，将能量增加到2倍阈值，就获得30%的阈值能量。

5.多点激光光凝技术　多点激光是一种激光输出技术,任何激光都可采用这种输出技术,见前面叙述。既可是常规激光,也可是无损伤激光。现以某模式扫描激光治疗慢性中心型浆液性脉络膜视网膜病变(中浆)为例解释无损伤激光与阈值下微脉冲激光的不同。577 nm 模式扫描激光机,典型滴定量以光斑 200 μm、脉冲 15 ms 和能量是 120 mW(90～150 mW),按滴定量的 30% 作为治疗能量,激光斑间距 50 μm(0.25 激光斑直径)。可以看出,无损伤激光的脉冲时间是 ms 级,通过缩短脉冲时间(常规激光脉冲时间>100 ms)和降低能量来达到阈值下的有效激光;而阈值下微脉冲激光的脉冲时间是 μs 级,脉冲时间极短,是通过占空比来达到阈值下有效治疗。

6.导航激光技术　导航激光也是一种多点激光,只不过是在电脑屏幕上制订激光部位、监控和引导视网膜光凝。在精确度上,导航视网膜光凝胜过常规视网膜光凝,适应各种眼底疾病治疗。

7.吲哚菁绿染料增强光凝技术　吲哚菁绿(indocyanine green,ICG)是一种阴离子三碳青染料,吸收波峰近红外光(805 nm),它在 835 nm 处发出荧光,用于脉络膜血管造影剂。它还是一种光敏剂用于光动力学治疗,作为一种光凝增强剂用于温热疗法。ICG 吸收光波后,可在一秒钟升高温度到 53℃ 以上。ICG 偏爱与脉络膜新生血管膜结合,可作为半导体激光选择性光凝的发色团,吸收光能转变成热能关闭新生血管。

目前尚未有统一的治疗方法,一般是将 25 mg ICG 用生理盐水稀释成 2～3 mL,像脉络膜血管造影一样注入静脉,接着注射 5 mL 生理盐水。3～4 分钟(视网膜血管瘤样增生)或 15～20 分钟(慢性"中浆")后,开始用 810 nm 微脉冲半导体激光照射病变区。激光参数:光斑直径 75 μm,能量 350～500 mW,脉冲时间 500 ms,10% 占空比,共治疗 50 秒。ICG 增强的光凝已用于治疗脉络膜新生血管、视网膜血管增生性肿瘤、慢性中浆、黄斑毛细血管扩张、视网膜毛细血管瘤和视网膜母细胞瘤。

用 ICG 增强 TTT(transpupilary thermotherapy,TTT)治疗视网膜母细胞瘤(retinoblastoma,RB),因 RB 无色素或太大太厚,单纯 TTT 治疗导致瘢痕也影响激光能量吸收,ICG 是大分子物质,倾向于血管内滞留增强了激光能量的吸收,降低 TTT 光凝中的激光通量和辐照度阈值。Al-Haddad 等用 ICG 增强 TTT 治疗了三例对常规化疗和 TTT 多次治疗效果微弱或无效RB,一到两次治疗后,RB 都明显消退。

四、光碎裂

光碎裂又叫光爆破或光离解作用,是利用高功率的激光脉冲来击碎组织,从原子中诱导光学破裂、离解电子并产生等离子体。用 Nd:YAG 激光照射组织,瞬间将温度增加到 100～305℃ 时,超过汽化阈值,就产生蒸汽泡,导致与气泡大小相当的区域内的组织破裂。光碎裂在眼底病的应用主要是将玻璃体腔内混浊物和增生牵拉条索消融和切断,消除玻璃体混浊和解除增生条索对视网膜的牵拉。

1.适应证　玻璃体漂浮物和玻璃体对视网膜产生牵拉的条索,其前段需离开晶状体 5 mm,后段离开视网膜至少 3 mm。

2.方法　必须应用专用角膜接触镜以便将光束聚焦于玻璃体腔,焦点聚于具有牵张力的玻璃体条索上,光斑直径<50 μm,能量 4～12 mJ,在能量足够情况下,目标组织被瞬间被汽化,伴产生火花或啪嗒声。若玻璃体条索含有血管应先用绿或黄激光将血管封闭后再用

Nd:YAG 激光切断之。对玻璃体漂浮物的治疗见后面详述(激光视频)。

五、经瞳孔温热疗法

经瞳孔温热疗法(transpupilary thermotherapy, TTT)是最早的阈值下激光方式之一,是用红外激光(810 nm)照射组织,增加体温到 45~60℃,引起被照组织 DNA 损伤和细胞溶解反应。激光参数:初能量 200~300 mW,逐步增加到肿瘤表面变灰白色为照射能量,一般在 300~1200 mW,光斑直径 2~3 mm,每个光斑持续 1 分钟,互相重叠,超过肿瘤边界 1.5 mm。肿瘤越大,曝光时间越长,最长可达 12 分钟。如果一次照射后,仍有视网膜脱离,间隔 2~3 个月,重复照射。光凝后只使肿瘤表浅 1 mm 深度发生坏死,而 TTT 能达到 3.9 mm 深的肿瘤坏死。在照射后几周里,肿瘤开始消退,持续数月,最终照射部位肿瘤退化和脉络膜视网膜瘢痕形成。已用于治疗脉络膜新生血管、中心性浆液性脉络膜视网膜病变和眼内肿瘤。TTT 与敷贴放射治疗相比,操作简单和价格低,避免了侵入性手术和放疗并发症。

六、光动力疗法

光动力疗法(photodynamic therapy, PDT)是用光敏剂,被特定波长光照射后,产生对选择组织的光化学反应损伤而治疗人体疾病。在眼科临床上,主要使用维替泊芬(Vertepofin)作为光敏剂,治疗年龄相关性黄斑变性(AMD)引起的 CNV。维替泊芬吸收光谱范围很广,用最大吸收 689 nm 远红光波,能穿透黑色素、血液和能有效治疗位于脉络膜层的色素或新生血管组织。

光照射维替泊芬后,受到激发,从基态跃入高能态。活化的维替泊芬分子与氧和(或)生物底物相互作用,产生细胞毒性单体氧和自由基,这些高度反应的物质作用邻近组织,使局部细胞损伤和死亡。维替泊芬光动力疗法损伤血管内皮细胞,导致血小板凝聚,激活凝血反应和微血管阻塞。

光动力疗法适应 AMD、PCV、慢性中浆、脉络膜血管瘤、视网膜血管瘤等。由于光凝和 TTT 均损伤视网膜神经上皮,而 PDT 不损伤,因此,PDT 特别适合黄斑区眼底疾病的治疗。一般静脉注射维替泊芬剂量是 6 mg/m² 体表面积,10 分钟注完后,再等待 5 分钟,让药液和组织充分结合。在目标组织内药物浓度最高时,用 689 nm 远红光波照射病变组织,能量密度 50J(焦耳)/cm²,功率密度 600 mW/cm²,持续时间 83 秒。光斑大小要超过病变组织 0.5 mm,最大范围 7 mm。但要位于视盘边界 0.2 mm 以外,避免损伤视盘。

在治疗过程中,患者可能有视力障碍(10%~18%)过敏反应(3%)和背痛(1%~5%)。如果不小心注射到血管外,可引起局部皮肤坏死,应及时处理。治疗后,应避免光线照射到身体其他部位引起光过敏反应,48 小时后,这种光敏感性消失。

第三节　激光在眼底病的应用

传统眼底激光在眼底疾病治疗方面发挥了重要的作用,并仍然是治疗眼底疾病的重要工具。然而,这些传统的眼底激光引起永恒的视网膜和脉络膜损伤,导致视力下降、视野缩小、对比敏感度下降、降低色觉和夜视力,严重的出现纤维化和脉络膜新生血管等后遗症。最新出现的阈值下微脉冲激光就具有对视网膜损伤最低,却有着和传统激光同样疗效的优点,已证实对 PDR、各种原因的黄斑水肿、中心性浆液性脉络膜视网膜病变和年龄相关性黄斑病变有效,但对其他血管疾病、炎症疾病和肿瘤是否比传统激光优越,尚待研究。阈值下微脉冲激光器的主要缺点是没有可见的激光终点(看不到激光斑),总是担心治疗不足,但可用密集激光点和大光斑弥补。

一、裂孔性视网膜脱离

裂孔性视网膜脱离(rehgmatogenous retinal detachment,RRD)是临床上最常见的需要手术治疗的视网膜疾病,发病原因是视网膜出现裂孔(破裂),玻璃体腔内液体进入视网膜下导致的视网膜脱离,严重影响患者视力。激光在 RRD 的应用分两个部分:一是在裂孔引起视网膜脱离以前预防性激光;二是玻璃体手术中做眼内激光封闭视网膜裂孔。

二、视网膜血管性疾病

视网膜血管性疾病包括了一大类常见眼底病,包括了先天异常、血管阻塞和血管炎症等,这些血管疾病的共同特征是视网膜血管闭塞引起的视网膜缺血、继发渗出和新生血管性疾病。

1.糖尿病视网膜病变 糖尿病视网膜病变(DR)是长期高血糖引起视网膜毛细血管内皮细胞和周细胞受损,视网膜血管闭塞,视网膜缺血和缺氧引起视网膜新生血管增生、玻璃体积血、牵拉性视网膜脱离,严重影响患者视力。在视网膜新生血管出现以前,视网膜主要表现为微血管瘤、视网膜出血、棉绒斑、硬性渗出物和视网膜内异常血管,分类为 NPDR,有视网膜新生血管后,分为 PDR。在 NPDR 重度期做 PRP 可预防 DR 发展成严重 PDR,挽救患者视力。常规全视网膜光凝见上面激光技术,下面仅介绍 SML 全视网膜光凝。

(1)适应证:①合并黄斑水肿的重度 NPDR 和早期 PDR 先行 PRP,激光后观察仍有黄斑水肿,再进行黄斑局部光凝;②年轻人活动性视网膜新生血管合并黄斑水肿,同时做 PRP 和黄斑光凝。

(2)方法:在滴定 SML 能量后,采用多点激光模式或导航激光模式做 PRP,分 1~3 次完成。理论上,SML 改善 RPE 功能,增加视网膜氧量和刺激产生抗血管生长因子的物质,与抗VEGF 药物作用相当。Luttrull 最早报告了 99 只眼用 SML 治疗严重 NPDR 结果,平均每只眼治疗 2 次,追踪 12 个月,发生玻璃体积血占 12.5%,需要玻璃体手术 14.6%。其治疗效果并不低于常规 PRP,但保留了视网膜敏感度。

2.视网膜血管阻塞 视网膜血管阻塞可导致视网膜缺血、水肿和出血。不及时治疗,可发生视网膜新生血管、玻璃体积血、牵拉性视网膜脱离和新生血管青光眼。

(1)适应证:视网膜中央动脉阻塞、视网膜分支动脉阻塞、视网膜中央静脉和分支静脉阻塞的缺血型(图 19-3)、眼部缺血综合征无血管区。

(2)方法:局部光凝缺血区视网膜或全视网膜光凝整个视网膜缺血区。在抗 VEGF 药物时代,激光光凝治疗视网膜缺血的重要作用仍然无可替代,为了预防和治疗新生血管青光眼,充分视网膜光凝越及时做越好。玻璃体腔内注射抗 VEGF 药物只能延迟手术,而不能根本改变需要治疗新生血管青光眼的总趋势。

3.视网膜血管炎 视网膜血管炎引起视网膜血管低灌注或闭塞,视网膜缺氧导致新生血管生长因子活化和释放,产生视网膜新生血管、视盘新生血管和虹膜新生血管,最终发展到玻璃体积血、牵拉性视网膜脱离或新生血管青光眼。早期用激光光凝封闭缺血区和视网膜血管渗漏区,可预防发展到严重病变(图 19-4)。

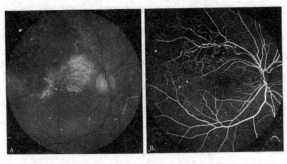

图 19-3　分支静脉阻塞缺血型

A.颞上分支静脉阻塞,颞上静脉变细和扭曲,其分布区大片出血,出血边界外大量黄白色硬性渗出,累及黄斑区,出血周围见黑色激光斑;B.荧光素眼底血管造影显示,颞上分支静脉扭曲,其分布区出血遮蔽荧光和大片毛细血管无灌注,黄斑上方开始有新生血管芽形成,出血周围可见激光斑点遮蔽荧光

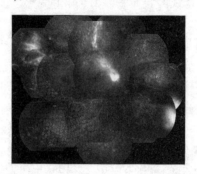

图 19-4　多点扫描模式全视网膜光凝

视网膜血管炎患者,颞下为多点模式扫描激光,排列整齐

4.早产儿视网膜病变　详见其他章节。

5.大动脉瘤　视网膜大动脉瘤(retinal arterial macroaneurysm,RAM)是一种继发性视网膜前三级动脉血管的局限扩张引起的渗漏和出血。无临床症状的大动脉瘤无须干预,当继发临床症状时,应根据不同情况进行处理。

(1)适应证:RAM 引起的黄斑渗漏或水肿引起视力下降,FFA 显示动脉瘤内壁无血栓形成患者,激光治疗,动脉瘤内壁有血栓形成和远端动脉开放,给予观察。

(2)方法:用局部氩激光照射大动脉瘤周围视网膜;有黄斑前出血患者,用 YAG 激光在出血下方玻璃体皮质或内界膜打孔,排出黄斑前出血;玻璃体积血患者做玻璃体手术。

三、黄斑疾病

在抗 VEGF 药物时代,很多黄斑水肿疾病首选玻璃体腔内注射抗 VEGF 药物或曲安奈德,黄斑激光已退居二线。然而,在耐抗 VEGF 药物、未累及中心凹的黄斑水肿、不能坚持复诊和费用限制患者,最适合黄斑局部激光治疗,特别是用 SML 治疗。在玻璃体腔内注射抗 VEGF 药物治疗时,辅助 SML 治疗,可减少注药次数。在用 SML 治疗中心凹下疾病时,应防止阈值上激光,可避免严重损伤中心视力。

1.糖尿病黄斑水肿　糖尿病黄斑水肿(diabetic macular edema,DME)可发生在任何一期的 PDR,是 DR 患者视力丧失的主要原因。由于 PDR 微血管瘤和异常的毛细血管渗漏液体进入黄斑区,导致黄斑区水肿增厚和出现积液囊腔,导致视力严重下降。多少年来,常规激光是治疗 DME 的唯一有效方法。但也有着常规激光可能的所有不良反应,正因如此,临床上已很少用常规激光治疗 DME。当前,治疗 DME 最有效的药物是玻璃体腔内注射抗 VEGF药物,其次是肾上腺糖皮质激素。玻璃体腔内注药是一种侵入性操作,对视网膜无损伤,也获得较好视力。但需要多次注射,治疗不方便和费用昂贵;SML 操作简便和费用低廉,对视网膜无损伤,可单独治疗或联合抗 VEGF 药物治疗 DME。特别适合早期弥漫性视网膜水肿、中心凹轻度或中度水肿(中心凹厚度<400 μm)和视力较好的病例。

(1)适应证:有临床意义的黄斑区水肿:①不愿意玻璃体腔内注药者;②因全身问题禁用抗 VEGF 药物者;③负担不起注射抗 VEGF 药物费用者;④部分小量黄斑水肿、时间短和视力较好患者。

(2)方法:使用 5%~15% 占空比的 SML,对全部的黄斑水肿区用低强度高密度的融合和重叠激光斑,仅打到中心凹无血管区边缘。通常用多点激光机,激光斑间距设置为 0。

2.中心性浆液性脉络膜视网膜病变　中浆因多种病因和机制导致的脉络膜血管扩张和渗漏,引起局灶性 RPE 缺损继发视网膜神经上皮脱离,也可是 RPE 脱离。常规激光封闭RPE 缺损是通过烧毁缺损区 RPE,然后附近正常 RPE 内生,弥补缺损和吸收视网膜下液。常规激光治疗中浆,能引起中心性或旁中心性暗点、对比敏感度丢失,偶尔损伤中心凹、视网膜扭曲和脉络膜新生血管。如果渗漏点在中心凹或旁中心凹下,很难应用常规激光。半量维替泊芬 PDT 用于局灶性和慢性中浆治疗,显示有效,但有可能出现 RPE 萎缩、脉络膜低灌注、一过性黄斑功能下降和脉络膜新生血管等不良反应的风险。SML 通过多个和重复的不可见光斑治疗异常的 RPE 区域,能重新恢复外视网膜屏障功能,有效治疗中浆,但不损伤视网膜。其机制可能是提高了 RPE 泵视网膜下液功能和产生细胞因子抑制了伴随存在的炎症,已成为治疗中浆的第一线方法。SML 治疗中浆能达到 60%~80% 视网膜下液完全吸收,治疗慢性中浆与 PDT 相似,最新研究 SML 治疗中浆效果比半量 PDT 治疗好。

(1)适应证:急性中浆和慢性中浆。因急性中浆有自愈倾向,有些文献不建议激光治疗。因中浆长期不愈将影响患者视力,SML 不损伤 RPE,可以早期用 SML 治疗中浆。

(2)方法

1)阈值下微脉冲激光参数:连续波测试光斑 200 μm4、曝光时间 0.2s,以后极部视网膜轻微变白为滴定能量,换算成 5%~15% 占空比。用该参数照射 FFA 显示急性中浆的渗漏点和慢性中浆渗漏区域及邻近区域,常用低强度高密度照射,平均能量 1.35W(1~2W),平均激光点 215 个。观察三个月,治疗无效,可多次重复治疗。

2)无损伤激光:参数设置见前面多点激光光凝技术。一次治疗无效或复发,三个月后可再次和多次治疗,临床各种检查显示无激光损伤斑。

3)半量 PDT 治疗慢性中浆:通过破坏病变区异常高渗漏的毛细血管,达到治疗目的。治疗方法:采用维替泊芬减半(3 mg/m²体表面积),或能量减半(25J/cm)的二者之一减半方法,其他参数不变。两种半量 PDT 治疗慢性中浆都取得很好效果,无显著性差异。

3.继发视网膜静脉阻塞黄斑水肿　视网膜静脉阻塞是一种常见的视网膜疾病,导致周边视网膜缺血和黄斑水肿。多年来,一直是常规激光光凝治疗。如同常规激光治疗 DME,激光治疗分支静脉阻塞继发黄斑水肿是以破坏光感受器为代价来改善视网膜形态和功能。前瞻性随机对照用常规格栅样激光和玻璃体腔内注射雷珠单抗治疗分支静脉阻塞性黄斑水肿,玻璃体腔内注射组优于激光组。在多个对比 SML 和抗 VEGF 药物治疗视网膜静脉阻塞继发黄斑水肿,两种治疗方法效果相似,只有小部分效果不同。治疗方法类似 DME。

4.年龄相关性黄斑病变　年龄相关性黄斑变性(age-related macular degeneration,AMD)常见于 55 岁以上老年人,临床上主要分为两种类型:脉络膜新生血管的"湿型"(图 19-5)和地图样萎缩的"干型",在两种类型的早期都有位于 RPE 和玻璃膜之间的玻璃膜疣。玻璃膜疣的出现是早期 AMD 的标志性事件,其类型、大小和数量都是 AMD 的危险因素。大于 120 μm 的玻璃膜疣常是软疣或融合疣,尤其是双眼都存在,与发展成 AMD 高度相关。玻璃膜疣形成的准确机制尚未明确,通过 RPE 传输脂质异常、玻璃膜结构和厚度的改变起着重要作用。脂蛋白的沉积和玻璃膜增厚减少 RPE 传输营养和排除废物的能力,就迈出了向 AMD 发展的关键一步。在预防 AMD 方面,尽管已经采取了很多措施,如:禁烟、保持健康的生活方式和饮食习惯、补充叶黄素、玉米质和欧米伽-3 脂肪酸,都收效甚微。

(1)激光预防 AMD:针对玻璃膜疣的治疗来预防 AMD 的探索研究一直在进行,使用阈值和阈值以上的激光能量治疗玻璃膜疣有效,但不能预防 AMD 的发生,与对照组相比,没有显著的预防 AMD 效果。直到阈值下微脉冲激光时代的到来,一个预试验取得了令人振奋的治疗效果,治疗后,玻璃膜疣减少和有预防发生黄斑 CNV 的作用。但还需要做大样本前瞻性随机对比研究来证实。

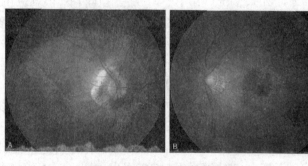

图 19-5　年龄相关性黄斑病变

A.患者右眼黄斑区弥漫玻璃体膜疣,中心凹下有融合的玻璃体膜疣,达到 2/3 视盘旁静脉直径,视力 0.8;B.左眼典型年龄相关性黄斑病变,黄斑区出血、水肿和增厚,视力矫正 0.1,玻璃体腔内注射抗 VEGF 药物治疗

1)适应证:黄斑中心凹 3 mm 半径范围内中等以上玻璃膜疣(>64 μm),无地图样变性和脉络膜新生血管(图 19-5A)。

2)方法:用 532 nm 激光,脉冲光时间 3 ns,激光斑 400 μm。在下方血管弓下缘测定阈值激光能量,以刚好出现微弱视网膜灰白为定点,将滴定能量减少 20% 作为治疗激光量。离中心凹 1.5 mm,在大血管弓内共打 12 个激光斑,并不刻意照射玻璃膜疣。有学者回顾性统计用 DML 治疗高危 AMD,没有观察到玻璃膜疣改变,但 CNV 发生率非常低。他们使用 810 nm 激光,光斑 200 μm,时间 0.15 秒和能量 1.43W,占空比 5%。将后极部大血管弓范围内(包括中心凹)打上融合光凝斑,1000~1800 个点,称为"全黄斑治疗",没有发现不良反应。

(2)激光治疗 AMD:以前对湿型 AMD 是直接用激光光凝,这样在破坏 CNV 的同时也将感光细胞也一起破坏,治疗后,有 50% 的复发率。自从抗 VEGF 药物问世以来,治疗湿型

AMD 的效果比 PDT 更好,已成为治疗湿型 AMD 的首选疗法。反复多次玻璃体腔内注射,取得了显著的疗效。只是在各种原因不能玻璃体腔内注射抗 VEGF 药物者,才选择 PDT 作为湿型 AMD 的替代治疗,治疗时,能量密度降低到 25J/m²,以减少并发症。

5.息肉状脉络膜血管病变　息肉状脉络膜血管病变(polypoidal choroidal vasculopathy, PCV)是一种临床表现视网膜下橘红色结节,以反复发作渗出性和出血性黄斑病变为特征。至今病因不明,病理表现脉络膜动脉血管硬化,内层脉络膜异常分支血管网和结节性息肉样病损。吲哚菁绿脉络膜血管造影(ICGA)是诊断 PCV 的金标准,能显示浆液性和(或)出血性 RPE 脱离。以前用激光直接烧灼中心凹外渗漏的息肉状结节,取得了一些效果。但现今治疗方案是 PDT 和(或)抗 VEGF 药物治疗。

治疗方案:在 ICGA 指导下单用 PDT 治疗或联合抗 VEGF 药物治疗(连续玻璃体腔内注射三次,每次间隔一个月),如果一次治疗后,ICGA 显示息肉没有完全消退,应再次单用 PDT 或联合抗 VEGF 药物。如果 ICGA 显示息肉完全消退,但仍然渗漏荧光,其他临床检查 PCV 仍然活跃,进一步治疗选择抗 VEGF 药物。因单纯注射抗 VEGF 药物虽能减少水肿和出血,但不能消除异常血管网和息肉,联合 PDT 治疗能达到闭塞异常血管网和息肉的目的。

PCV 做 PDT 参数同前面的描述,治疗范围包括了全部 PCV 病损(息肉和分支血管网),而不仅仅是渗漏的息肉结节。PDT 的不良反应主要是出血,一般能自行吸收,严重出血可进入玻璃体腔内。

6.黄斑毛细血管扩张 II 型　黄斑毛细血管扩张型(Macular telangiectasia type II, MacTel II)是一种十分少见的双眼特发性黄斑区疾病。以前认为是一种血管性疾病,现在考虑是一种神经变性疾病。临床表现双眼中心凹旁毛细血管扩张,先位于颞侧,逐渐达全部中心凹旁,病变区失去透明性;可见到视网膜内结晶样沉着物和色素沿着异常血管增生,OCT 可显示黄斑区不规则腔隙形成。晚期 CNV 形成、外层视网膜变性、萎缩和瘢痕形成。随着黄斑病变发展,患者双眼视力进行性下降。目前,尚无任何有效治疗 MacTel II 的方法。

Lavinsky 动物实验证实无损伤视网膜激光可刺激米勒细胞增加胶质细胞酸性蛋白表达,从而改善视网膜功能。他们用 577 nm 黄激光,典型的能量滴定是光斑直径 200 μm、脉冲 15 ms 和能量 120 mW(100～140 mW),按滴定能量的 30% 作为治疗能量,激光斑间距为 50 μm(0.25 激光斑直径),图形模式选择 2×2 或 3×3 正方形,平均治疗点数是。共治疗 10 只眼,观察一年,80% 黄斑区视网膜内缺损腔减少,而中心外层视网膜厚度保持不变;部分患者缺损腔消失,外核层和外界膜逐步恢复,并没有像 MecTel II 的自然过程而萎缩。治疗后,患者视力均改善。缺损腔持续不退可再次治疗。

7.视盘周脉络膜新生血管　视盘周脉络膜新生血管(peripapilary choroidal neovascularisation, PCNV)定义为 CNV 位于视盘旁 1DD 范围内,常是特发性,也可是继发炎症性疾病(如:匐行性葡萄膜炎或拟眼组织胞质菌病)和视神经畸形(如:视盘玻璃疣或视盘缺损)。当渗出或出血累及黄斑时,患者感到视力下降,在某些病例,PCNV 病变扩大,可直接累及中心凹。

对没有累及黄斑的 PCNV,不用处理。传统激光光凝仅用于有症状患者,但有热损伤视网膜感光层的风险,以后视力丧失。当前的治疗方式包括 PDT 或抗 VEGF 治疗,后者治疗有效,但需要多次注射。用 PDT 治疗 1～2 次后常取得 PCNV 消退的疗效,只有很小的不良反应风险,甚至将视盘也包括在 PCNV 治疗区内,对视盘也没有损伤。PDT 治疗参数同前面讲的标准 PDT 协议,因 PCNV 病变的侵袭性较低,可用半量 PDT 治疗,也可取得同样的效果。

四、玻璃体漂浮物

玻璃体是一种无色透明的胶样体,起着屈光和支撑视网膜的作用。随着年龄增加,玻璃体发生凝缩和液化,以后出现玻璃体后脱离。高度近视、眼内炎症、玻璃体疾病(玻璃体变性和积血)和糖尿病可加重玻璃体凝缩。这些凝缩或玻璃体后脱离(Weiss 环)失去透明性,玻璃体液化和后脱离使得玻璃体能随着眼球转动或头部运动而移动,其阴影投射到视网膜上,在视野里产生灰色或黑色运动影像,有点状、线状、飞蝇状、环状或不规则形等,这种现象临床上描述为玻璃体漂浮物或叫有症状玻璃体漂浮物。玻璃体漂浮物可严重影响患者的工作和生活。以往治疗方法有药物注射和玻璃体手术,均是一种损伤性操作。目前,Nd:YAG 激光玻璃体消融术是一种非侵入性治疗玻璃体漂浮物的方式,从已有的报告来看,取得了良好的效果。玻璃体消融术是用 Nd:YAG 激光发射短强脉冲,在一个狭窄的地方,通过将区域温度提高到 1000K(一种温度单位,$-273℃=0K$)以上产生能量将玻璃体混浊气化成等离子体。

1.适应证　没有眼部疾病的有症状玻璃体漂浮物患者,症状出现在 3 个月以上,漂浮物稳定;B 超确定 Weiss 环或其他混浊物离视网膜>3 mm,离晶状体后表面>5 mm。

2.方法　在门诊做好常规眼科检查,散大瞳孔,放置专用光学接触镜。用超 Q 反射激光器(ultra Q reflex-YAG),波长 1064 nm 的红外激光,找到玻璃体混浊物并对准焦点。能量初设为 2.5~3.5 mJ,逐步提高滴定合适能量直到等离子(靶物质)体形成气泡,最大能量每次脉冲 5.5 mJ。每位患者的激光照射次数由医师决定,但在一般情况下 20 分钟内累计不超过 500 次脉冲。在看到漂浮物或 Weiss 环气化后,停止操作,如果残留太多漂浮物,可在一周后,再次激光。不会出现明显的不良反应。YAG 激光对成形的条索效果好(图 19-6),对玻璃体内疏松的混浊效果不好。

3.并发症　玻璃体消融术的并发症很少,但也可发生出血引起的青光眼、白内障、视网膜裂孔、视网膜脱离、视网膜出血、视野暗点和漂浮物增加。严格按照适应证操作和提高治疗技术可避免和减少这些并发症。

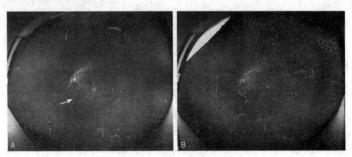

图 19-6　玻璃体混浊消融

A:视盘下方 Weiss 环混浊漂浮物(箭),上方周边见格子样变性 B:激光消融术后,玻璃体混浊物消失,上方视网膜格子样变性激光斑围绕

五、黄斑前出血

黄斑前出血是位于玻璃体后皮质后或内界膜后的黄斑区出血,严重影响视力。常见 Valsalva 视网膜病变、Terson 综合征、糖尿病、视网膜分支静脉阻塞、视网膜大动脉瘤和血液

病。聚集在视网膜前的出血要很长时间才能吸收,对黄斑产生影响,甚至会形成黄斑前膜。早期去除黄斑前积血,有利于患者视力恢复和减少并发症。解除黄斑前出血方法:一是玻璃体手术,二是用 YAG 激光打孔。前者是侵入性手术,手术复杂和相应并发症多;后者是非侵入性操作,并发症少。

1.适应证　出血直径>3DD,未凝固的视网膜前出血,特征是下方有船形液平面(图 19-7A)。

2.激光方法　散大瞳孔后,滴表面麻醉剂三次后,放置三面镜。用 Q 开关 Nd:YAG 激光,波长 1064 nm,单发脉冲 10 ns 模式,从 2 mJ 开始,逐渐增加能量,直到在出血下方接近边缘处击穿玻璃体皮质或内界膜,有血流出。最大能量限制在 9 mJ 以下。如流出不畅,可在其他下方再打一个孔。注意不要太靠近下方边缘视网膜,以免损伤视网膜。通过击穿包膜,黄斑前血逐步流出,露出黄斑区,如果是血凝块,就不能流出,留待自行吸收(图 19-7)。流入玻璃体腔的下方积血,最终可缓慢吸收。因此,在 PDR 患者,最好先做下方视网膜光凝,再做黄斑出血治疗。一般预后良好,但也有报道引起黄斑裂孔和视网膜脱离,激光部位应选择下方隆起最高处和避开黄斑。

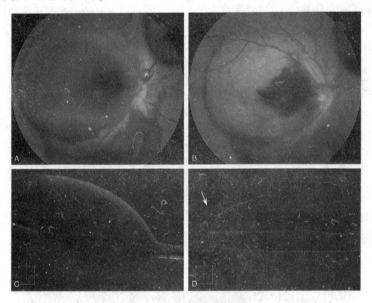

图 19-7　黄斑前出血

A.黄斑区玻璃体后皮质后出血,约 5DD 圆形,在下方出现鲜红色船形出血液平面,其下方见玻璃体积血;视盘颞侧见深红色血凝块,视盘旁鼻上支静脉见白色鞘,鼻上见另一视网膜前出血;B.YAG 激光在黄斑前出血下方激光打孔后,黄斑前出血流出进入玻璃体腔,原黄斑前出血边界残留环形痕迹,视盘颞侧视网膜前血凝块残留在原位,血凝块上方露出了另一静脉白色鞘;C.激光治疗前,OCT 显示黄斑前出血上方为无反射的液体,下方为致密的出血;D.激光治疗后,黄斑前出血已排空,箭头指激光在下方玻璃体皮质打的孔。

六、眼内肿瘤

眼内肿瘤是指眼内新生物,包括玻璃体、视网膜、视神经和脉络膜良性及恶性肿瘤,也包括原发性、继发性和转移性肿瘤。

1.视网膜母细胞瘤　激光既可单独治疗视网膜母细胞瘤(retinoblastoma,RB),也是配合全身化学减容疗法的重要辅助治疗。

(1)适应证:①A 期肿瘤直径<3 mm,厚度<2 mm,无玻璃体和视网膜下种植转移的赤道后 RB,距离视盘 1.5 mm 和距离中心凹 3 mm;②也可用于 B~D 期 RB 化疗后局部辅助治疗,一般在化学减容疗法 1~2 个疗程后开始,此时肿瘤的体积已经减小。

(2)方法

1)光凝治疗:首选治疗 RB 用 532 nm 绿激光或 810 nm 红外激光,跨着肿瘤边界(激光斑一半在肿瘤,一半在正常视网膜)打融合激光斑,宽约 1 mm,以及关闭肿瘤滋养血管长 0.5 mm 的重度激光,避免直接光凝肿瘤,导致肿瘤细胞进入玻璃体,光斑直径 200 μm,能量从 100 mW 开始增加到出现白色反应。持续时间 1~4 秒。激光后,一个月复查,肿瘤未完全消退,可再次激光,直到肿瘤完全瘢痕化,但仍有 30%的复发率。用于化疗后辅助治疗,能量 250~300 mW,时间 0.3 秒,先打肿瘤边缘,后用重叠 50%的激光斑直接照射瘤体,光斑反应轻度变白。应避免能量太大和时间太长,引起肿瘤破裂和出血。2~4 周再重复激光,一般要打三次。

2)TTT 治疗:在间接检眼镜下瞄准肿瘤,光斑直径 1.2 mm,能量 350 mW±50 mW,100%覆盖肿瘤照射 30 秒,直到肿瘤和周围视网膜发白。64%肿瘤一次 TTT 治愈,平均 1.7 次治疗,单用 TTT 治愈占 92%。

3)ICG 增强 TTT:用于对常规化疗和 TTT 治疗效果不好的患儿。静脉内注入 ICG 染料 0.6 mg/kg,30 秒后开始 TTT,能量 600~900 mW,治疗时间 6~10 分钟。3~4 周检查,继续化疗和常规 TTT 治疗,必要时可再做 ICG 增强 TTT。

2.视网膜毛细血管瘤和成血管细胞瘤

(1)适应证:肿瘤直径<4.5 mm。

(2)方法

1)激光光凝:直径在 2.5DD 以下视网膜毛细血管瘤(retinal capillary hemangioma,RCH),用黄激光或绿激光,用较低能量和长时间照射(>0.4s)。时间 0.2~1 秒,光斑直径 100~500 μm,能量 250~300 mW,用重度激光斑直接光凝肿瘤和滋养血管变白,1~2 周重复光凝,直到肿瘤萎缩和视网膜渗出消失(图 19-8)。

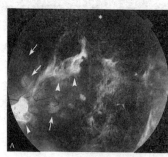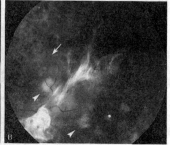

图 19-8　视网膜毛细血管瘤

A.左眼视网膜毛细血管瘤,原颞上大血管瘤切除后视网膜缺损区(星),以后多发小血管瘤(箭),已经激光光凝治疗后血管瘤视网膜前膜形成(箭头);B.黄激光治疗后 8 个月 2 个血管瘤萎缩(箭头),一个继续增大(箭)

2)PDT:用标准参数治疗视盘周或其他部位 RCH。位于视盘旁的 RCH,应避免直接照射视盘上的主干血管,一次治疗不成功,4~6 周后可再次治疗,治疗后,视功能能有一定下降。

3.脉络膜黑色素瘤

(1)适应证:小脉络膜黑色瘤,底部直径<12 mm,高度<4 mm。

(2)方法

1)用绿或红色激光治疗:光斑 200~500 μm,能量 100~300 mW,曝光时间达 0.5 秒。先打 2~3 次激光围住肿瘤边缘,每次间隔 3~4 周,诱导肿瘤周脉络膜萎缩。下一步用重光凝烧灼肿瘤表面,光斑不变,能量 200~500 mW,时间是 1~15 秒,相对低能量和照射长时间,更好地破坏肿瘤组织而减少出血。总共治疗次数要 5~10 次,每次间隔 4~6 周。这种方法治疗后复发率很高,一般 3~6 个月复查一次,对可疑复发者,重复治疗。现在,光凝已不作为主要治疗手段,只是用于敷贴放疗或远距离放射治疗的辅助治疗。

2)TTT 治疗:在裂隙灯显微镜和广角接触镜下,使用 3.0 mm 光斑,平均 11 个光斑,终点以肿瘤发灰白。平均治疗 2.8 次,平均随访 19 个月,91%治愈,9%复发。TTT 治疗脉络膜黑色素瘤有着较高的并发症,包括:视盘水肿、分支静脉或动脉阻塞、囊样黄斑水肿、视网膜出血、视网膜前膜形成、视网膜新生血管化、牵拉性视网膜脱离、渗出性视网膜脱离、视网膜裂孔和视网膜脱离。TTT 治疗后,应密切追踪和随访患者,定期眼底检查和 B 超检查,早期发现眼内或眼外转移。TTT 也可与敷贴放射治疗结合使用,称为"三明治治疗法(sandwich therapy)",特别是对视盘旁肿瘤治疗,以减少复发风险。

3)光动力疗法:适应肿瘤基底直径<16 mm,厚度<5.7 mm 和位于后极部无色素脉络膜黑色素瘤。照射范围超过肿瘤边界 1 mm。每次治疗间隔一个月,经 1~4 次治疗后,9 例中 8 例瘤体完全萎缩,只有一例复发。治疗后没有出现严重并发症,没有发生转移,患者都保留一定视力。

4.脉络膜痣　脉络膜痣是一种良性病变,一般基底部直径≤5 mm,厚度<1 mm,可以有色素或无色素。如果脉络膜痣增大有可能恶变成黑色素瘤,应密切观察,一旦确诊,按脉络膜黑色素瘤治疗。当脉络膜痣继发脉络膜新生血管和引起渗出性视网膜脱离,可用 PDT 治疗。

(1)适应证:FFA 显示由脉络膜痣渗漏引起的渗出性视网膜脱离累及黄斑。

(2)方法

1)光凝治疗:渗漏点离中心凹 2 mm 以内,直接光凝肿瘤渗漏点,光斑 200~500 μm,时间 0.2~0.5 秒,能量 100~200 mW,打上 II 级激光斑。如果渗漏点在中心凹外 2 mm,用更小的激光斑(100~200 μm)、曝光时间 0.1~0.2 秒和能量 100~200 mW,在痣的边缘打上一排激光隔开脱离的视网膜。

2)PDT:参数见基本技术节,可多次治疗。

5.脉络膜血管瘤　脉络膜血管瘤分为两种类型:一是孤立性脉络膜血管瘤(cicumscribed choroidal hemangioma,CCH),二是弥漫性脉络膜血管瘤,与 Sturge-Weber 综合征相关。没有临床症状的脉络膜血管瘤,仅观察,只有引起视力下降或视网膜脱离病例才需要治疗。

(1)适应证:肿瘤基底直径<10 mm,厚度<4 mm。肿瘤表面无明显视网膜脱离,浅脱离或视网膜劈裂可以直接激光光凝,因视网膜脱离不能直接光凝改用 TTT 或 PDT。

(2)方法

1)激光光凝:用绿激光在肿瘤周围和肿瘤表面打上融合 II 级激光斑,使视网膜和 RPE

粘连,制约肿瘤发展。如果有渗出性视网膜脱离,激光后半靠位,让视网膜下液聚积在下方。一个月后重复激光,直到肿瘤萎缩和渗出性视网膜脱离消失(图 19-9)。

2)TTT:用 TTT 治疗 CCH 能达到 95%完全和部分肿瘤消退,治疗后视力提高和视网膜脱离消失。一次照射后,3 个月内肿瘤萎缩;如果 3 个月视网膜下液仍残留,可继续 TTT 治疗。

3)ICG 增强 TTT 治疗:将 25 mg ICG 溶解在 5 mL 液体里,静脉注射 20 秒后,用 3 mm 直径光斑,能量 720~1250 mW,照射 8~14 个斑点,时间 1 分钟。不像光凝和单纯 TTT 需要多次治疗,ICG 增强 TTT 一次治疗 50%治疗有效,另一半仅需要重复治疗一次;照射时间也比单纯 TTT 需要少些。

4)光动力疗法:无论是单个或弥漫性脉络膜血管瘤,均适合 PDT 治疗。治疗方法见第二节激光技术,但几个参数有改变,注射时间缩短到 2 分钟,首次能量设定 100 J/cm²,一个光斑照射时间 166 秒。这种改进,使肿瘤里的维替泊芬浓度增加,能更好地毁坏肿瘤。一次治疗后,在 3 个月里肿瘤厚度减少,渗出性视网膜脱离吸收,可以维持很长时间稳定。如果视网膜下液不吸收,3 个月后,再次治疗。治疗的终点不是让肿瘤消失,而是不引起视网膜脱离。对弥漫性脉络膜血管瘤,无或少量肿瘤表面视网膜下液,用标准参数的 PDT 多点覆盖肿瘤,也可取得视网膜下液完全吸收。PDT 仅治疗肿瘤,而保留表面的 RPE 和视网膜,是治疗脉络膜血管瘤的最佳方法。

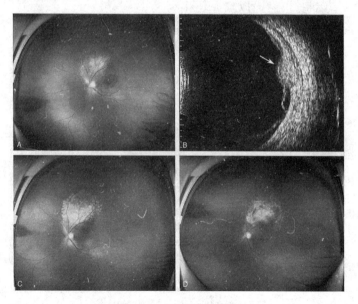

图 19-9 脉络膜血管瘤

A.左眼上方后极部约 3DD×3DD 半球状隆起,下方视网膜渗出性脱离;B.B 型超声波显示肿瘤呈半球状实性隆起(箭),下方视网膜脱离回声;C.用绿激光对肿瘤和周围视网膜光凝 D.三次激光治疗后,脉络膜血管瘤萎缩,视网膜脱离消失

6.脉络膜转移肿瘤　对乳腺癌、前列腺癌和肺癌转移到眼底,基底部直径在 10 mm 以内,厚度小于 3.5 mm 的脉络膜转移肿瘤,可用 TTT 治疗,治疗参数见第二节激光基本技术。一次治疗后,肿瘤未萎缩,可 2 个月后再治疗,最多可达 4 次。

7.其他肿瘤 其他少见的眼内肿瘤如视网膜血管增生性肿瘤、脉络膜骨瘤、获得性视网膜星形细胞瘤和星形错构瘤,用 PDT 治疗均有效果。

8.激光治疗的并发症 光凝肿瘤可引起并发症,前节并发症包括角膜和虹膜烧伤、虹膜萎缩、虹膜后粘连、白内障和角膜擦伤;后节并发症包括视野缺损、视神经萎缩、分支静脉阻塞、黄斑囊样水肿、视网膜前膜形成、视网膜或脉络膜新生血管膜形成、玻璃体积血、视网膜裂孔和视网膜脱离,也可有中心凹下色素沉着。

七、视网膜变性疾病

鉴于 SML 有改善视网膜功能的作用,Luttrull 尝试用 SML 治疗至今临床上无任何特别有效治疗措施的视网膜变性疾病,取得了可喜的初步疗效。

用 810 激光机治疗视网膜色素变性,治疗参数:能量 1.4 W、光斑直径 200 μm、持续时间 0.15 秒和占空比 5%,除大血管外包括黄斑的全视网膜融合激光斑,总激光数在 1500~2000 点。治疗后,所有患者视力、视野和图形视网膜电图都有显著改善,没有治疗不良反应。但一般在治疗后 2~3 个月,治疗效果减少或消失,最早 6 周就开始,最晚是一年。可重复 SML 治疗,治疗效果又可恢复。同样用 SML 治疗高危 AMD 和地图样黄斑萎缩、视杆视锥细胞变性、视锥视杆细胞变性和 Stargdart 病,也取得了一定疗效。早期预防性用 SML 治疗这些视网膜变性疾病,可保护患者视力或延迟患者视功能下降。SML 为治疗视网膜变性性疾病提供了一个新的方法,尚需进一步深入研究。

参考文献

[1]彭清华,叶河江.中西医结合眼科学[M].北京:人民卫生出版社,2023.

[2]张利娟,张霜霞,张利,等.眼科常见手术与临床实践[M].上海:上海科学技术文献出版社,2023.

[3]魏文斌,陈积中.眼底病鉴别诊断学.[M].第2版.北京:人民卫生出版社,2023.

[4]任胜卫,赵东卿.实用干眼诊疗学[M].郑州:郑州大学出版社,2022.

[5]张宗端,晋秀明,潘钦托,等.眼科显微手术学基础.[M].第2版.北京:人民卫生出版社,2022.

[6]贾卉,孙旭光.眼表疾病临床系列 眼科手术相关性角结膜病变[M].北京:人民卫生出版社,2022.

[7]张秀兰.图解青光眼微创手术操作与技巧[M].北京:人民卫生出版社,2022.

[8]魏文斌,周海英,佘海澄.同仁眼科疑难病例精析 同仁眼科临床病例讨论会1[M].北京:人民卫生出版社,2022.

[9]施殿雄.实用眼科诊断.[M].第2版.郑州:河南科学技术出版社,2022.

[10]张颖.眼科急症工作实用手册[M].北京:人民卫生出版社,2022.

[11]魏瑞华,谷天瀑,张洪波,等.临床双眼视觉学[M].北京:人民卫生出版社,2021.

[12]张新媛,肖新华.糖尿病相关眼部病变[M].北京:人民卫生出版社,2021.

[13]刘汉生,唐罗生.眼科功能影像检查[M].北京:科学出版社,2021.

[14]彭清华,龙达.中西医结合眼表疾病学[M].长沙:湖南科学技术出版社,2021.

[15]彭清华.中医眼科学.新世纪[M].第5版.北京:中国中医药出版社,2021.

[16]王宁利,杨培增,徐国兴,等.眼科学.[M].第3版.北京:人民卫生出版社,2021.